Springer-Lehrbuch

Christel Weiß

Basiswissen Medizinische Statistik

7., vollständige und überarbeitete Auflage

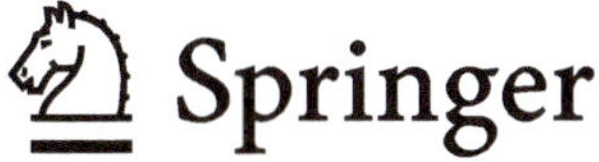

Springer

Christel Weiß
Med. Statistik
Universität Heidelberg
Medizinische Fakultät Mannheim
Mannheim, Deutschland

ISSN 0937-7433   ISSN 2512-5214   (electronic)
Springer-Lehrbuch
ISBN 978-3-662-56587-2   ISBN 978-3-662-56588-9   (eBook)
https://doi.org/10.1007/978-3-662-56588-9

Die Deutsche Nationalbibliothek verzeichnet diese Publikation in der Deutschen Nationalbibliografie;
detaillierte bibliografische Daten sind im Internet über http://dnb.d-nb.de abrufbar.

Vorwort zur siebten Auflage

Für die klinische und epidemiologische Forschung sind statistische Analysen unverzichtbar. Dieser Satz wird bei manchen Studierenden der Medizin auf Unverständnis stoßen. Warum sollte sich ein Arzt mit Statistik befassen, und warum ist dieses Fach Teil der ärztlichen Ausbildung? Die Antwort liegt auf der Hand: Statistik befasst sich mit zufälligen Ereignissen, und der Zufall ist in der klinischen Praxis und der medizinischen Wissenschaft allgegenwärtig. Ärztliches Handeln muss auf Wissen basieren. Ansonsten verfallen wir Zufällen und Halbwahrheiten, die sich auch nicht dadurch verbessern, dass sie mantrahaft wiederholt werden. Dies wäre unter ethischen, medizinischen und ökonomischen Aspekten nicht vertretbar.

Ist Biostatistik unattraktiv? Keineswegs! Erst eine statistische Analyse ermöglicht es, Daten zu strukturieren, Zusammenhänge aufzudecken und abzusichern, Zielgrößen zu erklären, Ergebnisse zu interpretieren und die daraus resultierenden Erkenntnisse zum Wohle der Patienten praktisch umzusetzen. Jeder Arzt, der wissenschaftliche Publikationen liest oder selbst erstellt, weiß dies. Den meisten Studierenden wird dies spätestens beim Schreiben ihrer Doktorarbeit bewusst. Der schlechte Ruf, der diesem Fach vorauseilt, ist dadurch begründet, dass statistische Methoden auf mathematischen Formeln basieren, die für manche Menschen ein Gräuel sind. Als Anwender muss man diese Formeln jedoch nicht herleiten oder gar auswendig lernen (zumal die Berechnungen üblicherweise von einer Software durchgeführt werden). Man sollte vielmehr verstehen, wie statistische Methoden sinnvoll angewandt werden. Jedem, der diesem Fachgebiet unbefangen begegnet, erschließen sich äußerst interessante Anwendungsmöglichkeiten.

Ziel dieses Buches ist es, Studierenden, Doktoranden und Ärzten einen kompetenten Überblick über die wichtigsten statistischen Anwendungen zu geben. Darüber hinaus gewährt es einen umfassenden Überblick über klinische und epidemiologische Studien. Es ist nicht nur bei Klausur- und Examensvorbereitungen nützlich, sondern auch als Nachschlagekompendium geeignet.

Für die siebte Auflage wurden drei Kapitel ergänzt: Zwei Kapitel widmen sich Varianz- und Regressionsanalysen; außerdem wurde ein Kapitel zum Thema „Wissenschaftliche Methodik" aufgenommen. Übungsaufgaben am Ende eines Kapitels sollen aufzeigen, wie man den Stoff praktisch anwenden kann und den Leser motivieren, Probleme zu analysieren und eigenständig Lösungen zu finden. Ansonsten wurde das bewährte didaktische Konzept beibehalten: Alle Methoden werden verständlich dargestellt und anhand von einfachen Beispielen erläutert. Hin und wieder wird im laufenden Text auf Abschnitte oder Beispiele an anderer Stelle verwiesen. So können interessierte Leser mathematische Details oder sonstige relevante Zusatzinformationen rasch nachschlagen. Für das generelle Verständnis des Textes ist dies jedoch nicht erforderlich.

Unter ► www.umm.uni-heidelberg.de/inst/biom/prints/buch/ finden sich wertvolle Hinweise und Anregungen wie beispielsweise ein Glossar, MC-Aufgaben mit kommentierten Lösungen, die Herleitung der mathematischen Formeln sowie eine Zusammenstellung bedeutender medizinischer Studien.

Viele haben zum Gelingen dieses Buches beigetragen. Ich bedanke mich bei Frau Clara Both (cand. med.) und Miriam Weiß (Bachelor of Science), die den gesamten Text akribisch gelesen haben – sowohl unter inhaltlichen als auch formalen Aspekten. Ich habe ihre Ideen gerne einfließen lassen! Frau Both hat außerdem wesentlich an den Internetseiten mitgewirkt: Sie hat die MC-Aufgaben bearbeitet, die Studien ausgewählt und zusammengefasst. Einige Studierende der Mannheimer Fakultät (Eric Laubach, Alexander Schmid und Lisa Wies) sowie Herr Prof. Dr. Dieter Mergel haben mir wertvolle Kommentare und Verbesserungsvorschläge zukommen lassen. Herrn Prof. Dr. Berthold Rzany, Sc. M. danke ich für seine konstruktive Hilfe beim Erstellen der Kap. 14, 15, 16 und 17. Ferner bin ich Frau Dr. med. Verena Schneider-Lindner, Ph.D. zu großem Dank verpflichtet. Sie hat als Epidemiologin dieses Kapitel für die vorliegende Auflage durchgesehen und kritisch kommentiert.

Außerdem danke ich meinen Mitarbeiterinnen Sylvia Büttner und Rosemarie Černý, die sehr engagiert das Glossar zusammengestellt und mit großer Sorgfalt die grafischen Darstellungen erstellt haben. Nicht zuletzt geht mein Dank an die Projektmanagerin Frau Rose-Marie Doyon-Trust und an meine Lektorin Frau Dr. med. Dipl.-Päd. Kahl-Scholz vom Springer-Verlag für ihre große Geduld und die hervorragende Zusammenarbeit.

Christel Weiß
Mannheim, Deutschland

Frühjahr 2019

Inhaltsverzeichnis

III   Epidemiologie

IV   Prüfungsteil

Basiswissen Medizinische Statistik: Das Layout

Dieses Kapitel fasst alle wesentlichen Aspekte zusammen, die für die Beschreibung eines Merkmals wichtig sind. Begriffe wie Lagemaß, Streuungsmaß und Formmaß sowie der Umgang beim Vergleich mehrerer Stichproben werden erklärt.

4.4 Formmaße

4.4.1 Schiefe

Einige statistische Methoden setzen eine bestimmte Verteilungsform (z. B. Normalverteilung) voraus. Einen ersten Eindruck diesbezüglich liefert ein Histogramm. Daran erkennt man, ob eine Verteilung einen oder mehrere Gipfel hat, ob sie symmetrisch ist und ob sie stark oder eher schwach gewölbt ist. Die **Schiefe** ist ein Formmaß, das die Symmetrie bzw. Asymmetrie einer Verteilung kennzeichnet. Sie ist definiert als:

$$g_1 = \frac{1}{n} \cdot \sum_{i=1}^{n} \left(x_i - \bar{x} \right)^3 / s^3 \qquad (4.17)$$

❗ Obwohl im strengen Sinne nicht erlaubt, wird der Mittelwert gerne auch bei ordinal skalierten Merkmalen angegeben. So ist beispielsweise die Berechnung einer Durchschnittsnote allgemein üblich.

Beispiel 4.4: Median bei ordinal skaliertem Merkmal

Wir betrachten das ordinal skalierte Merkmal „Therapieerfolg" mit den Ausprägungen 0 (Patient verstorben), 1 (Zustand verschlechtert), 2 (keine Veränderung eingetreten), 3 (Zustand verbessert) und 4 (Patient vollständig geheilt). Wenn jeweils die eine Hälfte der Patienten verstorben und die andere vollständig geheilt ist, ergibt sich der Median $\tilde{x} = 2$.

Praxistipp

Die Daten einer Stichprobe werden allgemein mit $x_1, \ldots, x_n$ bezeichnet. Diese Werte bilden die sog. Urliste. Die tiefgestellten Indizes geben normalerweise die Reihenfolge an, in der die Daten erhoben wurden; sie haben darüber hinaus keine Bedeutung. Die Zahl n symbolisiert den Stichprobenumfang. Die Kenngrößen werden aus den Daten der Stichprobe ermittelt und dienen als Schätzwerte für die entsprechenden Parameter der Grundgesamtheit. Man nennt sie deshalb **empirische Größen**.

Kapitelzusammenfassung

■■ **Mittelwert**
- Er darf nur für quantitative Merkmale berechnet werden.
- Er ist vor allem bei symmetrischen, eingipfligen Verteilungen sinnvoll.
- Er nutzt im Gegensatz zu anderen Lagemaßen **alle** Informationen der Stichprobenwerte.

■■ **Median**
Die Angabe des Medians ist sinnvoll:
- bei ordinal skalierten Daten;
- bei quantitativen Merkmalen, die schief verteilt sind;

Übungsfragen
1. Warum ist die Anwendung von Statistik in der Medizinischen Forschung notwendig?
2. Bitte nennen Sie die wesentlichen Phasen einer medizinischen Studie.
3. Was unterscheidet die deskriptive von der induktiven Statistik?

Lösungen ▶ Kap. 20

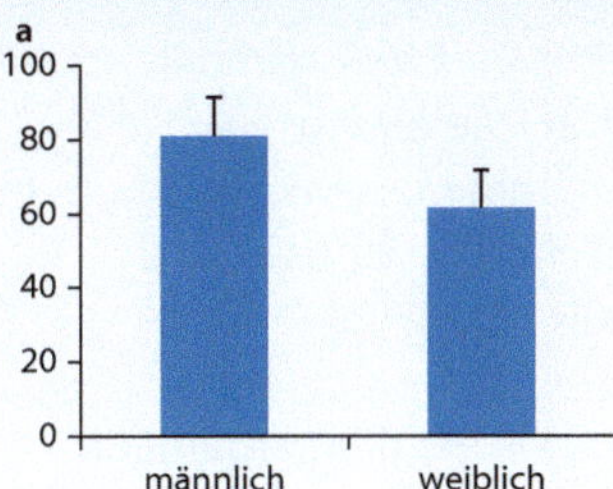

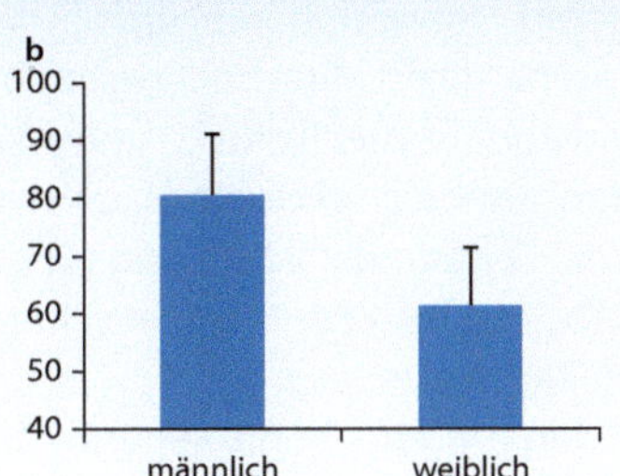

Abb. 4.3　Körpergewichte männlicher und weiblicher Studenten (abgewandeltes Säulendiagramm). **a** Die *y*-Achse beginnt bei 0. Diese Darstellung vermittelt den Eindruck, der Unterschied zwischen den Gruppen sei gering. **b** Hier beginnt die *y*-Achse erst bei 40. Der Unterschied tritt dadurch deutlicher hervor als in **a**

Hintergrundinformation
Cramérs Index (CI): Dieses Maß (benannt nach dem schwedischen Mathematiker *Harald Cramér* (1893–1985), vorgestellt im Jahre 1946) ist eine Verallgemeinerung von Φ für Kontingenztafeln mit $k \cdot \ell$ Feldern:

$$CI = \sqrt{\frac{\chi^2}{n \cdot (R-1)}} \tag{11.5}$$

wobei $R = \min(k, \ell)$. Es ist leicht nachvollziehbar, dass der *CI* für $R = 2$ mit Φ identisch ist.

19.1 MC-Fragen

1. **Merkmale:** In einer geburtshilflichen Klinik werden folgende Merkmale erfasst:
    (1) Geschlecht des Kindes (0 = männlich, 1 = weiblich)
    (2) Geburtsgewicht in Gramm
    (3) Schwangerschaftsdauer in Tagen
    (4) Parität (Anzahl der Geburten)
    (5) Diabetes der Mutter (0 = nein, 1 = ja, nicht insulinpflichtig, 2 = ja, insulinpflichtig)
    (6) Apgar-Wert, ermittelt 5 Minuten nach der Geburt
    (7) Körpertemperatur des Kindes, gemessen in Celsius eine Stunde nach der Geburt
    Welche Merkmale sind quantitativ?
    A.　alle
    B.　alle außer (1) und (5)
    C.　nur (2), (3), (4) und (7)
    D.　nur (2), (3) und (7)
    E.　nur (2) und (3)

19.2 MC-Lösungen

1. **Antwort C ist korrekt.** Das Geschlecht ist binär; das Merkmal „Diabetes der Mutter" ist nominal skaliert. Der Apgar-Score ist ordinal skaliert und damit nicht quantitativ.

■　**Kapitel 1: Einführung**

1. Alle Mediziner, die forschen und publizieren, benötigen statistische Methoden, um Studien durchzuführen, deren Ergebnisse darzustellen, zu verallgemeinern und schließlich ihre Bedeutung für die klinische **Praxis oder die medizinische Wissenschaft** zu beurteilen. Die Statistik ist dabei eine **unentbehrliche Hilfswissenschaft** – ähnlich wie die Mathematik in der Physik.

Abbildung:
Veranschaulichen komplexe Zusammenhänge

Prüfungsteil:
Für eine optimale Vorbereitung auf MC-Fragen und mündliche Prüfungen

Hintergrundinformation:
Zusatzinformationen zu ausgewählten Themen

Über die Autorin

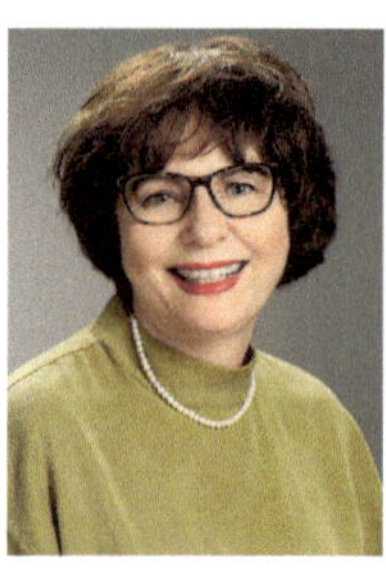

Christel Weiß

- Studium der Fächer Mathematik und Physik an der Johannes-Gutenberg-Universität in Mainz
- Wissenschaftliche Mitarbeiterin am Institut für Experimentelle Chirurgie der Ruprecht-Karls-Universität in Heidelberg
- 1991 Promotion zum Doctor scientiarum humanarum
- Seit 1999 Leiterin der Abteilung für Medizinische Statistik und Biomathematik an der Medizinischen Fakultät Mannheim der Universität Heidelberg
- 2011 Erlangung der Venia Legendi für die Fächer Biomathematik und Epidemiologie
- Seit 2014 Professorin (apl.) an der Medizinischen Fakultät Mannheim

Deskriptive Statistik

Inhaltsverzeichnis

Einleitung

© Springer-Verlag GmbH Deutschland, ein Teil von Springer Nature 2019
C. Weiß, *Basiswissen Medizinische Statistik*, Springer-Lehrbuch,
https://doi.org/10.1007/978-3-662-56588-9_1

1

> » Der Beginn aller Wissenschaften ist das Erstaunen, dass die Dinge sind, wie sie sind. (Aristoteles, Philosoph, 384–322 v. Chr.)

Dieses Kapitel gibt eine Einführung in das Themengebiet der Statistik. Neben den geschichtlichen Aspekten werden auch die Entwicklung der medizinischen Wissenschaft und die Anwendung in Studium und Beruf näher beleuchtet.

1.1 Bedeutung der Statistik für die Medizin

Jeder medizinische Wissenschaftler und jeder praktisch tätige Arzt weiß aus Erfahrung, dass alle Erkenntnisse und Entscheidungen in der Medizin mit einer gewissen Unsicherheit verbunden sind. In diesem Punkt unterscheiden sich die Biowissenschaften grundlegend von den exakten Naturwissenschaften: Während die Zusammenhänge in der Mathematik oder der klassischen Physik determiniert und damit berechenbar sind (etwa aufgrund einer mathematischen Formel oder eines physikalischen Gesetzes), unterliegen die Zustände und Vorgänge bei biologischen Systemen nicht nur naturwissenschaftlichen Gesetzen, sondern auch dem **Zufall**. Aus diesem Grund lassen sich medizinisch-biologische Abläufe allenfalls abschätzen, aber niemals exakt berechnen oder vorhersagen.

Im Allgemeinen sind zahlreiche Faktoren bekannt, die ein bestimmtes Merkmal beeinflussen. So ist etwa das Körpergewicht eines Menschen abhängig von dessen Alter und Geschlecht; außerdem sind genetische Einflüsse, die Körpergröße, pathologische und psychische Besonderheiten sowie eine Reihe weiterer Einflussgrößen maßgebend. Es wird jedoch niemals möglich sein, **alle** das Körpergewicht bestimmenden Faktoren zu benennen und deren Einfluss im Einzelnen zu quantifizieren. Dazu sind die Vorgänge im menschlichen Organismus viel zu komplex und können von unserem Verstand nicht mehr nachvollzogen

werden. Man geht deshalb davon aus, dass jeder physiologische Parameter letztlich auch dem Zufall unterliegt.

Ebenso kennt man bei fast allen Krankheiten diverse Faktoren, die deren Entstehen verursachen oder deren Auftreten begünstigen. Man weiß beispielsweise, dass bei Menschen, die in permanenter Anspannung leben, stark rauchen sowie unter erhöhtem Blutdruck und starkem Übergewicht leiden, die Gefahr eines Herzinfarkts besonders hoch ist, und jeder verantwortungsbewusste Arzt wird einen Risikopatienten darauf hinweisen. Dessen ungeachtet gibt es Personen, die mit all diesen Risikofaktoren steinalt werden, ohne dass bei ihnen jemals ein Herzinfarkt diagnostiziert wird – wie z. B. *Winston Churchill*, der an seinem 90. Geburtstag auf die Frage, wie er so alt geworden sei, geantwortet haben soll: „Smoking, drinking and first of all no sports". Andererseits bietet eine vermeintlich gesunde Lebensweise, die alle bekannten Risiken ausschließt, keinen zuverlässigen Schutz vor dieser Krankheit. Schließlich ist auch hier der Zufall mitentscheidend. Aus diesem Grund kann bei keinem Menschen präzise vorhergesagt werden, ob eine bestimmte Krankheit im Laufe seines Lebens eintreten wird oder nicht.

In Einzelfällen kann der Zufall zu extremen Werten oder zu unerwarteten Ereignissen führen. Deshalb erlebt jeder Mediziner hin und wieder Überraschungen – erfreulicher oder unerfreulicher Art. Dies gilt für den behandelnden Arzt, der den Verlauf einer Krankheit nicht vorhersehen kann und niemals mit Sicherheit weiß, ob eine therapeutische Maßnahme den gewünschten Erfolg erzielen wird, ebenso wie für den Wissenschaftler, dessen Forschungsergebnisse stets eine gewisse Irrtumswahrscheinlichkeit beinhalten.

Die **Statistik als Wissenschaft des Zufalls** stellt Methoden zur Verfügung, die es ermöglichen, trotz der Unvorhersehbarkeit im Einzelfall Strukturen aufzudecken und allgemein gültige Aussagen herzuleiten. Diese bilden die Basis für jede neue wissenschaftliche Erkenntnis und jedes daraus abgeleitete ärztliche Handeln. Dieser Ansatz garantiert zwar nicht, dass die getroffene Entscheidung in jedem Fall zum gewünschten Ergebnis führt. Die Entscheidung ist aber nachvollziehbar und das Risiko einer Fehlentscheidung wird minimiert. Der Zufall wird bei dieser Vorgehensweise nicht eliminiert, aber quantifiziert und damit kontrollierbar gemacht.

Neues Wissen in der Medizin kann nur unter Anwendung statistischer Methoden gewonnen werden. Auch wenn die persönlichen Erfahrungen des behandelnden Arztes und die individuellen Bedürfnisse des Patienten nach wie vor wichtige Säulen des Entscheidungsprozesses darstellen, darf der aktuelle Stand der Forschung nicht vernachlässigt werden. Dazu sind die Kenntnisse statistischer Methoden und die Fähigkeit, deren Resultate sinnvoll zu interpretieren, unabdingbar. Insofern ist Statistik für die Medizin unentbehrlich, sowohl um Forschung zu betreiben als auch, um deren Ergebnisse praktisch anzuwenden.

1.2 Geschichte der medizinischen Statistik

Die Medizin ist eine jahrtausendealte Wissenschaft. Dennoch ist es erst in den vergangenen Jahrzehnten üblich geworden, neue Erkenntnisse in der Forschung mit statistischen Methoden abzusichern. Um diesen erstaunlich langen Prozess nachvollziehen zu können, ist es notwendig, sich mit der historischen Entwicklung der Statistik zu befassen und einige Aspekte der Medizingeschichte zu beleuchten.

1.2.1 Historische Entwicklung der Statistik

Anfänge

Das primäre Anwendungsgebiet der Statistik liegt in der **Staatsbeschreibung**. Bereits im 4. Buch Mose mit dem Namen „Numeri" wird eine Volkszählung erwähnt; ferner sind aus dem Altertum Volkszählungen aus Ägypten und Griechenland bekannt. Dabei ging es hauptsächlich um die Beschreibung geografi-

scher, politischer und wirtschaftlicher Besonderheiten, wie sie heute noch im Statistischen Jahrbuch der Bundesrepublik Deutschland veröffentlicht werden.

Aus den Methoden der Staatsbeschreibung entwickelte sich die **beschreibende** oder **deskriptive Statistik**, deren Aufgabe darin besteht, Zustände übersichtlich darzustellen. Bis heute werden diese Methoden in vielen Bereichen der Wirtschaft, der Verwaltung, des Versicherungswesens und bei der Volkszählung angewandt, wo statistische Erhebungen als Grundlage für Planungen dienen. Bis ins 18. Jahrhundert hinein wurde Statistik fast ausschließlich für staatliche Zwecke benutzt. Dies erklärt dieselbe etymologische Wurzel der Wörter „Statistik" und „Staat" (lat. status = Zustand, Beschaffenheit). Den Begriff „Statistik" führte der Göttinger Staatswissenschaftler *Gottfried Achenwall* (1719–1772) ein.

16. bis 19. Jahrhundert

Ein anderes Anwendungsgebiet ergab sich zu Beginn des 16. Jahrhunderts in England, als man begann, Bevölkerungsentwicklungen quantitativ zu beschreiben. Diese Art von Statistik bezeichnete man als „politische Arithmetik". Auf Veranlassung des Lordkanzlers *Thomas Cromwell* (1485–1540) wurden alle Geburts- und Todesfälle systematisch in Kirchenbüchern aufgezeichnet. Dies veranlasste *John Graunt* (1620–1674), basierend auf Londoner Geburts- und Sterberegistern, Gesetzmäßigkeiten bezüglich der **Bevölkerungsentwicklung** herzuleiten. Graunt gilt als der Begründer der **Demografie**; sein Werk bildete später die Grundlage für die Berechnung von Lebensversicherungen. Das bahnbrechende Werk der deutschen Bevölkerungsstatistik mit dem Titel „Die göttliche Ordnung in den Veränderungen des menschlichen Geschlechts" erstellte der preußische Feldprediger *Johann Peter Süßmilch* (1707–1767).

Daneben gab es eine Anwendergruppe mit gänzlich anderen Interessen: Ihr ging es darum, die Gewinnchancen bei Glücksspielen zu berechnen. Dies regte Mathematiker wie *Galileo Galilei* (1564–1642), *Blaise Pascal* (1623–1662), *Christiaan Huygens* (1629–1695) und

Pierre Simon Marquis de Laplace (1749–1827) zur Berechnung von Wahrscheinlichkeiten und zu theoretischen Abhandlungen an. Sie haben damit die **Wahrscheinlichkeitsrechnung** wesentlich bereichert. In diesem Zusammenhang ist auch der deutsche Mathematiker *Carl Friedrich Gauß* (1777–1855) zu nennen, der unter anderem die Normalverteilung und deren Bedeutung für die angewandte Statistik beschrieben hat.

Moderne Statistik

Die Fundamente moderner Wahrscheinlichkeitsrechnung legte der russische Mathematiker *Andrej Kolmogorov* (1903–1987). Diese mathematische Disziplin ist die Grundlage der **induktiven Statistik**. Sie ermöglicht es, aufgrund einer relativ kleinen Stichprobe Aussagen bezüglich einer weitaus größeren Grundgesamtheit herzuleiten. Diese Methoden wurden erst ab dem 20. Jahrhundert entwickelt. Besonders hervorzuheben sind dabei die Wissenschaftler *William Sealy Gosset* (1876–1937), der die *t*-Verteilung herleitete, *Karl Pearson* (1857–1936), der die Korrelations- und Regressionsanalysen vorantrieb, *Sir Ronald Aylmer Fisher* (1890–1962), auf den die Varianzanalyse zurückgeht, und *David Cox* (geboren 1924), der sich mit der Modellierung von Überlebenszeiten befasste. Diese Entwicklungen haben entscheidend dazu beigetragen, dass die Statistik in den Bio- und Sozialwissenschaften breite Anwendung gefunden hat.

1.2.2 Methodik in der medizinischen Wissenschaft

Die Medizin als Heilkunst, deren Zweck darin besteht, kranken Menschen zu helfen, ist so alt wie die Menschheit selbst. Als eine moderne Wissenschaft kann sie jedoch erst seit dem 19. Jahrhundert angesehen werden.

Antike

Von der Antike bis ins 19. Jahrhundert hinein konnten Beobachtungen am kranken Menschen fast ausschließlich durch unmittelbare **Sinneseindrücke** des behandelnden Arztes erfasst werden.

Diese Beobachtungen waren naturgemäß subjektiv und die daraus gezogenen Schlussfolgerungen häufig spekulativ. Generell gab es zwei Ansätze bezüglich der Wahl einer geeigneten Therapie: den empirischen und den theoretischen Ansatz.

Der **Empiriker** gründete seine Entscheidung auf persönliche Erfahrungen und überprüfte in jedem Einzelfall, ob sie sinnvoll war. Allerdings waren die so gewonnenen Erkenntnisse ungeregelt, da sie lediglich auf einzelnen, zufälligen Beobachtungen beruhten. Dagegen suchte der **Theoretiker** nach den Krankheitsursachen und leitete dann durch logisch-konsequente Schlussfolgerungen eine seiner Meinung nach adäquate Therapie her. Diese dogmatische Methode basierte auf unverrückbaren, nie zuvor überprüften Grundannahmen, die generell nicht infrage gestellt wurden. Die Autoritäten der beiden griechischen Ärzte *Hippokrates von Kos* (ca. 460–370 v. Chr.) und *Galen von Pergamon* (129–199 n. Chr.) bedingten, dass niemand es wagte, sich kritisch mit diesem Ansatz auseinanderzusetzen.

Renaissance

Der Ursprung für die Wissenschaftlichkeit der Medizin lag in der Renaissance. Ein herausragender Wissenschaftler jener Epoche war *Galileo Galilei*, der weniger durch seine Einzelleistungen auf den Gebieten der Mathematik, Physik und Astronomie Bedeutung erlangte als vielmehr dadurch, dass er die modernen Naturwissenschaften auf objektiven Beobachtungen und nachvollziehbaren Experimenten aufbaute. Naturvorgänge wurden fortan nicht mehr theologisch oder philosophisch erklärt, sondern aus Naturgesetzen hergeleitet.

Nach der Einführung naturwissenschaftlicher Methoden wurden subjektive Sinneseindrücke durch **objektive Messwerte** ersetzt, die sich numerisch analysieren lassen. Erkenntnisse, die man auf diese Weise erhält, sind nachvollziehbar und bilden die Grundlage für weitere Forschungen. Die rasante Entwicklung der Physik und der Chemie hat sich in vielfacher Hinsicht segensreich auf die Medizin ausgewirkt. Diese Fortschritte führten zu einem umfangreichen Wissen bezüglich der Vorgänge im menschlichen Körper und damit zu einem besseren Verständnis der Körperfunktionen beim gesunden und beim kranken Menschen. Darauf basierend wurden technische Apparate entwickelt, die eine exakte Messung von physiologischen Parametern erlaubten und im Laufe der Zeit ungeahnte Möglichkeiten in Diagnostik und Therapie eröffneten.

Aufklärung

Man erkannte allmählich, dass sich alle medizinischen Phänomene theoretisch auf naturwissenschaftliche Gesetze zurückführen lassen. Im 17. Jahrhundert dachten deshalb einige Ärzte euphorisch, man wäre bald in der Lage, die Ursachen aller Krankheiten zu ergründen und wirksame Therapien zu entwickeln. Stellvertretend sei der französische Philosoph *René Descartes* (1596–1650) genannt, der den Menschen als eine komplexe Maschine ansah, die durch chemische und physikalische Vorgänge gesteuert würde. Es setzte sich dann jedoch – beginnend im 18. Jahrhundert zur Zeit der Aufklärung in England – die Erkenntnis durch, dass naturwissenschaftliches Grundwissen bei weitem nicht ausreicht, um wirksame Fortschritte in Diagnostik und Therapie zu erzielen.

So besann man sich auf eine Methode zur Erkenntnisgewinnung, die bereits ein Jahrhundert zuvor der englische Philosoph *Francis Bacon* (1561–1626) propagiert hatte. Sie beinhaltete die Beobachtung zahlreicher Einzelfälle, die lückenlose Aufzeichnung der erhobenen Daten und deren rechnerische Auswertung. Dieses Vorgehen vermittelte objektive Erkenntnisse, die jedoch vom Zufall beeinflusst waren. Es bedeutete einen Wandel von einem ehemals theoretisch-dogmatischen hin zu einem **empirischen Ansatz**. So begann allmählich die Statistik Einzug in die Medizin zu halten. Statistische Methoden ermöglichten es (und tun dies auch noch heute), Erfahrungen abzusichern – auch dann, wenn sich die Wirkmechanismen (noch) nicht auf molekularer oder zellulärer Ebene erklären lassen.

Forschung im 20. Jahrhundert

Es dauerte allerdings noch bis weit ins 20. Jahrhundert, ehe statistische Methoden in den Biowissenschaften akzeptiert waren. Dies lag nicht zuletzt daran, dass allgemein anerkannte Richtlinien bezüglich der medizinischen Forschung am Menschen fehlten. Diese wurden erst im Jahre 1964 auf der 18. Generalversammlung des Weltärztebundes als „Deklaration von Helsinki" erarbeitet und seither mehrfach revidiert. (Die letzte Version wurde 2013 in Fortaleza, Brasilien verabschiedet.) Heute herrscht weitgehend Konsens darüber, dass außer der Anwendung naturwissenschaftlichen Wissens die Beobachtung zahlreicher Individuen und die damit verbundene Datenanalyse für die medizinische Forschung unverzichtbar sind.

Die einst konkurrierenden empirischen und theoretischen Ansätze sind somit vereint, wobei jedoch im Gegensatz zu früher die theoretischen Grundannahmen wissenschaftlich fundiert sind und die empirische Erkenntnisgewinnung auf einer systematischen Vorgehensweise basiert.

1.2.3 Anwendungen der Statistik in der Medizin

Wurzeln in England

Der Forderung Bacons, zahlreiche Einzelfälle zu beobachten und auszuwerten, stand zunächst entgegen, dass sich die Medizin bis ins 18. Jahrhundert hinein traditionell nur mit einzelnen Patienten befasste. Bacons neuer **Erfahrungsbegriff** war grundlegend dafür, dass fortan klinische Studien durchgeführt und die daraus erhobenen Daten analysiert wurden. Er kam zunächst in England, wenn auch zögerlich, zur Anwendung.

Vor diesem Hintergrund ist es nicht erstaunlich, dass die ersten medizinischen Publikationen mit statistischen Analysen in England erschienen. Der Landarzt *Edward Jenner* (1749–1823) verifizierte statistisch die prophylaktische Wirkung der Kuhpockenimpfung. Der Sozialreformer *Edwin Chadwick* (1800–1890) beschrieb die Gesundheit der arbeitenden Klassen und gab damit der Hygienebewegung wichtige Impulse. Seine Daten gründeten sich auf statistischen Analysen von *William*

1

Farr (1807–1883), der Berichte über Todesursachen in England publiziert hatte. Wie *John Snow* (1813–1858) entdeckte, hing das Cholerarisiko in London mit der Qualität des Trinkwassers zusammen. Seine Forschungsarbeiten zählen zu den ersten und spektakulärsten Leistungen auf dem Gebiet der Epidemiologie.

Auswirkungen auf Europa

Im 18. Jahrhundert entstanden in einigen europäischen Städten wie z. B. in Berlin, Paris oder Wien Krankenhäuser, die die Beobachtung größerer Kollektive ermöglichten. Als der Begründer der klinischen Statistik gilt *Pierre Charles Alexandre Louis* (1787–1872), der eine naturwissenschaftlich orientierte Medizin vertrat. Er überprüfte die Wirkung des Aderlasses und wies – nachdem diese Methode jahrhundertelang angewandt worden war – mittels statistischer Analysen nach, dass dieses Mittel nutzlos oder gar schädlich war.

Ignaz Philipp Semmelweis (1818–1865) war der erste Mediziner im deutschsprachigen Raum, der den Zusammenhang zwischen einer Krankheit und einem ätiologischen Faktor mit statistischen Methoden belegte. Semmelweis war seit 1846 Assistent an der Geburtsklinik des Wiener Allgemeinen Krankenhauses, die aus zwei Abteilungen bestand. Die Mortalitätsraten der Wöchnerinnen differierten sehr stark: Zwischen 1841 und 1846 starben in der einen Abteilung durchschnittlich 9,9 %, in der anderen dagegen nur 3,4 % der Frauen. In der Abteilung mit der geringeren Mortalitätsrate arbeiteten nur Hebammen. In der anderen Abteilung waren Ärzte und Studenten, die auch Leichen sezierten, als Geburtshelfer tätig. Dabei war die Mortalitätsrate in der Ärzteabteilung großen Schwankungen unterworfen. Wie Semmelweis beobachtete, war sie immer dann besonders hoch, wenn viele pathologische Studien durchgeführt wurden. In Zeiten allerdings, in denen keine Leichen seziert wurden, waren die Mortalitätsraten in beiden Abteilungen etwa gleich groß. Dieser Zusammenhang war für Semmelweis zunächst nicht erklärbar.

Ausschlaggebend für Semmelweis' Entdeckung war der Tod seines Freundes und Kollegen *Jakob Kolletschka*, der sich beim Sezieren mit dem Messer verletzt hatte. Semmelweis erkannte die Parallelität der beiden Krankheitsbilder des Kindbettfiebers und des Wundfiebers. Dies veranlasste ihn zu der Vermutung, dass die Ärzte und Studenten den gebärenden Frauen „Leichenteilchen" übertrugen, die das Kindbettfieber verursachten. Dies war in der damaligen Zeit, als bakteriologische Erreger noch unbekannt waren, eine sehr gewagte Hypothese. Semmelweis setzte gegen den Widerstand seiner Kollegen hygienische Maßnahmen durch; die Sterblichkeit sank daraufhin drastisch auf unter 2 % in beiden Abteilungen. Obwohl Semmelweis seine Hypothese eindrucksvoll bestätigen konnte, wurden seine aus heutiger Sicht bahnbrechenden Erkenntnisse zu seinen Lebzeiten nicht anerkannt.

Etwas später, im Jahre 1865, stellte der Augustinermönch *Gregor Johann Mendel* (1822–1884) seine Vererbungsgesetze vor, die er nach einer langen und mühsamen Forschungsarbeit ebenfalls mit statistischen Methoden verifiziert hatte. Auch diese Erkenntnisse fanden zunächst keine große Beachtung.

Entwicklung in Deutschland

Die in England, Paris und Wien durchgeführten Studien nahmen deutsche Ärzte kaum zur Kenntnis. Es gab Kommunikationsprobleme nicht nur sprachlicher Art. Dies lag unter anderem am damals herrschenden Zeitgeist. Deutschland stand unter dem Einfluss der romantischen Naturphilosophie, bei der das Individuum im Vordergrund stand. Ein Vertreter dieser Denkrichtung war der Begründer der Homöopathie *Christian Friedrich Samuel Hahnemann* (1755–1843). Eine bevölkerungsbezogene und naturwissenschaftlich orientierte Medizin sowie die Anwendung statistischer Methoden konnten sich bei dieser Grundeinstellung kaum durchsetzen. Außerdem war man bis zur Mitte des 19. Jahrhunderts gewohnt, dass ein Wissenschaftler den deterministischen Verlauf eines Geschehens angeben konnte. Man forderte Gewissheit und nicht Unsicherheit und begegnete deshalb Wahrscheinlichkeitsrechnungen mit unverhohlener Skepsis.

Semmelweis konnte jedoch im Einzelfall nicht vorhersagen, ob eine Frau die Geburt überleben würde; er konnte nur **Wahrscheinlichkeiten** angeben. Dies ist eine fundamentale Eigenschaft der Statistik: Sie erlaubt keine gesicherten Aussagen bezüglich eines Einzelfalls, sondern nur für eine große Menge von Personen oder Objekten. Dennoch wird in der klinischen Praxis auch der einzelne Patient von Statistik profitieren, da der Fortschritt in der Medizin zum großen Teil auf statistischen Analysen basiert.

Entwicklung im 20. Jahrhundert

Aus all diesen Gründen hat sich die Anwendung der Statistik in der Medizin lange verzögert. Ein weiterer Grund für die mangelnde Akzeptanz lag in der Statistik selbst. Es handelte sich bei den bis dahin verwendeten Methoden überwiegend um den einfachen Vergleich von Häufigkeiten. Erst im 20. Jahrhundert wurden Methoden entwickelt, mit denen sich anhand einer relativ kleinen Stichprobe allgemein gültige Zusammenhänge absichern lassen. Diese Methoden haben der medizinischen Wissenschaft enorme Impulse verliehen.

Pionierarbeit auf diesem Gebiet leistete der bereits erwähnte *Sir Ronald Aylmer Fisher*, der sich intensiv mit den Themen Versuchsplanung und -auswertung befasste. Dem Internisten *Paul Martini* (1889–1964) sowie den Biostatistikern *Arthur Linder* (1904–1993) und *Erna Weber* (1897–1988) ist es zu verdanken, dass die von England ausgehenden Ideen auch in Deutschland praktisch umgesetzt wurden.

Nicht zuletzt hat das Aufkommen leistungsfähiger Computer und benutzerfreundlicher Software seit Beginn der 1980er-Jahre statistische Berechnungen enorm vereinfacht und beschleunigt. Seit den 1990er-Jahren werden zunehmend **multiple Methoden** entwickelt, bei denen mehrere Einflussgrößen simultan untersucht werden und die eine sehr effiziente Datenanalyse ermöglichen. All diese Entwicklungen haben entscheidend zur Akzeptanz der Statistik in der Medizin beigetragen.

1.3 Status der medizinischen Statistik

■ **Medizinische Statistik oder Biostatistik**

Sie hat sich mittlerweile als ein eigenständiges, interdisziplinäres Fachgebiet etabliert, das statistische Probleme behandelt, die sich aus medizinischen Fragestellungen ergeben. Im weiteren Sinne zählen dazu die Planung und Durchführung klinischer und epidemiologischer Studien sowie die Datenanalyse mit statistischen Methoden. Die medizinische Statistik ist einerseits Teilgebiet der **Biomathematik**, andererseits gehört sie zur **Stochastik**. In engem Zusammenhang dazu steht die **Biometrie**. Dieser Wissenschaftszweig befasst sich mit der mathematischen Modellierung zufallsabhängiger Phänomene in der Medizin, der Pharmazie, der Biologie und der Landwirtschaft.

❗ Einerseits wird der Begriff Biometrie als Synonym für Biostatistik verstanden. Andererseits bezieht er sich auf die Verarbeitung individueller körperlicher Merkmale wie etwa des Fingerabdrucks zum Identitätsnachweis. (Auf diese spezielle Bedeutung wird in diesem Buch nicht eingegangen.)

■ **Biomathematik**

Dieses Fach behandelt die Theorie und Anwendung mathematischer Methoden im Bereich der Biowissenschaften. Es beinhaltet außer der Statistik noch weitere mathematische Disziplinen (etwa Differenzialgleichungen, mit denen Wachstumsprozesse beschrieben werden).

■ **Stochastik**

Dieser Sammelbegriff (er stammt aus dem Griechischen und lässt sich mit „Ratekunst" übersetzen) umfasst den gesamten Wissenschaftsbereich, der sich mit der mathematischen Behandlung von Zufallserscheinungen befasst. Teilgebiete der Stochastik sind die Statistik und die Wahrscheinlichkeitsrechnung.

■ **Statistik**

Der Begriff hat mehrere Bedeutungen. Er kann sich auf eine Zahlenübersicht beziehen oder auch eine Prüfgröße bezeichnen, die als Ergebnis aus einer Datenanalyse hervorgeht. In diesem Buch wird der Begriff Statistik meist in einem anderen Sinn verwendet: als Wissenschaft, mit der Daten analysiert werden, um zu neuen Erkenntnissen zu gelangen. Das Fach „Statistik" beinhaltet mehrere Teilgebiete:

- In der **deskriptiven Statistik** werden Daten strukturiert, zusammengefasst, grafisch dargestellt und mit geeigneten Kenngrößen beschrieben.

- Die **induktive Statistik** ermöglicht den Schluss über den Beobachtungsbereich hinaus auf die zugrunde liegende Grundgesamtheit. Mit diesen Methoden lassen sich Hypothesen, die vor Studienbeginn aufgestellt werden, überprüfen und statistisch absichern.

- Seit den 1970er-Jahren hat sich eine weitere Form der Datenanalyse herauskristallisiert: die **explorative Statistik** (auch als Data Mining bezeichnet). Ihr Ziel besteht darin, in großen, heterogenen Datenbeständen (Big Data) Auffälligkeiten und Hinweise auf mögliche Zusammenhänge zu entdecken und darauf basierend neue Hypothesen zu generieren. Im Wesentlichen werden dazu die Methoden der deskriptiven und der induktiven Statistik verwendet. Durch die Analyse von großen Mengen individueller und ökonomischer Daten (wie sie beispielsweise in Krankenhausinformationssystemen erfasst werden) kann neues Wissen zu Krankheitsentstehung, Diagnose und individualisierter Therapie generiert werden. Im Gesundheitswesen können diese Techniken genutzt werden, um neue Impfstoffe zu entwickeln oder den Verlauf von Epidemien vorherzusagen.

- **Wahrscheinlichkeitsrechnung**
Sie befasst sich mit der mathematischen Analyse von Zufallsexperimenten sowie den theoretischen Gesetzmäßigkeiten, auf denen die Verfahren der induktiven Statistik basieren.

Die Tatsache, dass statistische Verfahren mittlerweile in ganz unterschiedlichen Disziplinen wie Volkszählung, Meinungsforschung, Spieltheorie, Meteorologie, Versicherungswesen, Finanzmathematik, Psychologie und Medizin angewandt werden, unterstreicht die Bedeutung dieses Fachs.

1.4 Phasen einer medizinischen Studie

Die Medizin ist eine empirische Wissenschaft, deren Erkenntnisse auf Erfahrungen basieren. Ein Forschungsprozess beginnt in der Regel damit, dass ein Wissenschaftler, nachdem er hinreichend viele Erfahrungen gesammelt hat, nach längerem Nachdenken oder aufgrund einer genialen Idee einen Zusammenhang entdeckt, der bis dahin noch unbekannt gewesen ist. Diese neue Erkenntnis sollte man gemäß des eingangs erwähnten griechischen Philosophen Aristoteles zunächst einmal erstaunt zur Kenntnis nehmen. Es handelt sich vorerst nur um eine vage Vermutung. Um sie zu verifizieren, ist eine Studie erforderlich. Diese lässt sich grob in 4 Phasen einteilen (◘ Abb. 1.1):

- **Erkundungsphase**
Zu Beginn sollte sich der Forscher über den aktuellen Wissensstand kundig machen, die Literatur umfassend recherchieren sowie darüber nachdenken und eventuell mit kompetenten Fachleuten diskutieren, ob die geplante Studie sinnvoll und notwendig ist.

- **Theoretische Phase**
Danach wird er seine Vermutung als Hypothese formulieren und versuchen, sie in eine logisch konsistente Theorie einzubetten. Damit ist die Hypothese theoretisch abgesichert. Diese Art wissenschaftlicher Methodik (das Herleiten einer neuen Hypothese aus einer bekannten Theorie) nennt man **deduktiv**. Streng deduktiv arbeitet man fast nur in der reinen Mathematik. Neue mathematische Sätze werden aus bekannten Theorien hergeleitet; weitergehende Studien oder Experimente sind dazu nicht notwendig. Da jedoch eine Theorie in der Medizin niemals vollständig sein kann und die Realität nicht in allen Details hinreichend genau beschreibt, muss man die zu verifizierende Hypothese zusätzlich empirisch bestätigen.

◘ Abb. 1.1 Phasen einer medizinischen Studie

Erkundungsphase
Literaturstudium, Diskussion mit Fachleuten etc.

|

Theoretische Phase
Formulierung einer Hypothese, Einbetten in eine Theorie

|

Analytisch-statistische Phase
Planung, Datenerhebung, -beschreibung und -analyse

|

Interpretation der Ergebnisse
Entscheidung für oder gegen die Hypothese

■ Analytisch-statistische Phase

Diese Phase beinhaltet eine detaillierte Planung sowie die Datenerhebung und -auswertung mit statistischen Methoden. Bei retrospektiven Studien sind die Daten in der Regel bereits dokumentiert und müssen nur noch passend aufbereitet werden. Bei prospektiven Beobachtungsstudien oder experimentellen Studien werden die Daten im Laufe der Studie gesammelt und erst danach ausgewertet.

■ Interpretation der Ergebnisse

Wenn die Ergebnisse der Analyse die Hypothese bestätigen, wird man sich für deren Richtigkeit entscheiden. Diese ist damit im streng mathematischen Sinne zwar nicht bewiesen, aber doch wesentlich besser abgesichert als vorher. Eine falsche Entscheidung ist hierbei nicht ausgeschlossen – dieses Risiko ist jedoch kalkulierbar. Falls das Ergebnis der Datenanalyse mit der Hypothese **nicht** in Einklang zu bringen ist, muss man überprüfen, ob die zugrunde liegende Theorie einen Fehler enthält oder ob die analytisch-statistische Phase nicht optimal verlaufen ist. Eventuell kann man eine Wiederholung der Studie in modifizierter Form erwägen.

Die Methode, vom Besonderen (nämlich der Stichprobe) auf das Allgemeine (die Grundgesamtheit) zu schließen, nennt man **induktiv**. Dieses Verfahren wurde aus den Naturwissenschaften übernommen. Auch bei naturwissenschaftlichen Experimenten werden Daten erhoben und ausgewertet, um funktionale Zusammenhänge zu erkennen und diese dann zu allgemeingültigen Naturgesetzen zu

erklären. Allerdings unterscheiden sich naturwissenschaftliche Experimente in einem wichtigen Punkt von klinischen Studien: In den Naturwissenschaften arbeitet man unter kontrollierten Bedingungen im Labor; der Zufall spielt dabei allenfalls eine untergeordnete Rolle. Dagegen hat man es in der Medizin mit Individuen zu tun, bei denen die potenziellen Einflussgrößen wegen ihrer Vielzahl und Komplexität kaum kontrollierbar sind.

Aus diesem Grund müssen sich alle Wissenschaftler, die menschliche Eigenschaften oder Verhaltensweisen untersuchen (seien es Mediziner, Psychologen, Soziologen oder Politologen), mit dem Zufall und mit Statistik auseinandersetzen.

1.5 Anwendungen in Studium und Beruf

Die meisten medizinischen Publikationen (Artikel in Fachzeitschriften, Dissertationen und Habilitationen) beinhalten die Ergebnisse statistischer Analysen. Ausnahmen bilden allenfalls Publikationen in Fächern wie Geschichte oder Ethik der Medizin sowie Einzelfalldarstellungen, bei denen nur ein einziger oder einige wenige, interessante Fälle beschrieben werden. Diese liefern möglicherweise Hinweise auf ähnlich gelagerte Fälle. Sie lassen jedoch im Gegensatz zu einer Stichprobenuntersuchung keine Verallgemeinerung zu.

Alle Mediziner, die forschen und publizieren, benötigen statistische Methoden, um Studien durchzuführen, deren Ergebnisse darzustellen, zu verallgemeinern und schließlich ihre Bedeutung für die klinische Praxis oder die medizinische Wissenschaft zu beurteilen. Die Statistik ist dabei eine unentbehrliche Hilfswissenschaft – ähnlich wie die Mathematik in der Physik.

Auch ein praktisch tätiger Arzt betreibt Statistik – wenn auch nicht formalisiert, sondern eher intuitiv:

- wenn er etwa einen Laborwert danach bewertet, ob er physiologisch oder pathologisch ist;
- wenn er aufgrund eines diagnostischen Tests zu beurteilen versucht, ob eine bestimmte Krankheit vorliegt oder auszuschließen ist;
- wenn er aufgrund vorhandener Symptome eine Diagnose stellt;
- wenn er den zu erwartenden Nutzen und die Risiken einer Therapie gegeneinander abwägt und sich dann für oder gegen eine bestimmte Maßnahme entscheidet.

All diesen ärztlichen Entscheidungen oder Einschätzungen liegen (oft unbewusst) statistische Analysen zugrunde.

Theoretische Kenntnisse auf diesem Gebiet lassen erkennen, dass man bei spontanen, intuitiven Entscheidungen oft einem großen Irrtum unterliegt. Sie tragen deshalb dazu bei, vorsichtig zu entscheiden und verantwortungsbewusst zu handeln. Häufig sind zwar Bauchentscheidungen richtig (was sich jedoch erst später herausstellt). Man sollte jedoch bedenken, dass diese fast immer subjektiv geprägt und meist nicht logisch nachvollziehbar sind. Deshalb kann es nicht schaden, sich auf objektive Wahrscheinlichkeiten zu stützen und diese zu berücksichtigen.

Im Übrigen ist jeder Arzt – unabhängig von seinem Fachgebiet und seinem Arbeitsumfeld – angehalten, sich permanent weiterzubilden, da sich das medizinische Wissen rasant vermehrt. Dabei benötigt er statistische Kenntnisse, um gute von schlechten Studien zu unterscheiden und um die Relevanz der dargestellten Ergebnisse für seine Patienten oder sein Labor beurteilen zu

können. Nicht zuletzt schult die Biomathematik im problemorientierten, logisch-analytischen Denken. Auch diese Fähigkeiten sind für einen Arzt unentbehrlich.

Insofern ist für Studierende der Medizin die Beschäftigung mit dem Fach „Biostatistik" als Vorbereitung für den künftigen Beruf nützlich und sinnvoll. Im Allgemeinen ist ein Student spätestens beim Erstellen seiner Dissertation gezwungen, sich mit Statistik auseinanderzusetzen. Zum einen ist dies notwendig, um relevante Fachartikel zu verstehen und zu bewerten; zum anderen liegt fast jeder Dissertation eine statistische Datenanalyse zugrunde. Für Doktoranden oder in der Forschung tätige Ärzte empfiehlt es sich, einen Statistiker zu Rate zu ziehen. Dies ist aber nur dann hilfreich, wenn sie selbst zumindest über elementare statistische Kenntnisse verfügen – so wie dieses Buch sie zu vermitteln sucht.

Kapitelzusammenfassung
▪▪ Deskriptive Statistik
Daten werden strukturiert, grafisch dargestellt und mit statistischen Kenngrößen beschrieben.

▪▪ Induktive Statistik
Sie ermöglicht den Schluss von der Stichprobe auf die Grundgesamtheit.

▪▪ Wahrscheinlichkeitsrechnung
Sie befasst sich mit den mathematischen Gesetzmäßigkeiten, auf denen die Methoden der induktiven Statistik basieren.

Übungsfragen
1. Warum ist die Anwendung von Statistik in der Medizinischen Forschung notwendig?
2. Bitte nennen Sie die wesentlichen Phasen einer medizinischen Studie.
3. Was unterscheidet die deskriptive von der induktiven Statistik?

Lösungen ▶ Kap. 20

Grundlagen

© Springer-Verlag GmbH Deutschland, ein Teil von Springer Nature 2019
C. Weiß, *Basiswissen Medizinische Statistik*, Springer-Lehrbuch,
https://doi.org/10.1007/978-3-662-56588-9_2

2

> » Man sollte alles so einfach wie möglich sehen, aber nicht einfacher. (Albert Einstein, Physiker, 1879–1955)

Dieses Kapitel zeigt die wesentlichen Elemente einer statistischen Analyse (Grundgesamtheit, Stichprobe, Merkmale) auf und geht auf die wesentlichen Aspekte, die für eine Datengewinnung relevant sind, ein. Ferner werden in einem gesonderten Abschnitt besondere Problematiken wie Ausreißer, Surrogatmerkmale etc. besprochen.

2.1 Grundgesamtheit und Stichprobe

Die Hypothesen, die in den Bio- und Sozialwissenschaften aufgestellt werden, beziehen sich meist auf eine sehr große Anzahl von Individuen oder Objekten. Es wäre aus organisatorischen und zeitlichen Gründen viel zu aufwendig oder gar vollkommen unmöglich, die gesamte Population zu untersuchen, auf die eine Hypothese zutreffen könnte. Dies ist im Allgemeinen auch gar nicht notwendig. Die moderne Statistik stellt nämlich Methoden zur Verfügung, die es ermöglichen, basierend auf einer relativ kleinen Stichprobe allgemein gültige Aussagen bezüglich einer weitaus größeren Grundgesamtheit herzuleiten (siehe auch ▶ Kap. 1, induktive Statistik).

Eine **Total-** oder **Vollerhebung** wird daher nur in Ausnahmefällen durchgeführt. Beispielsweise beruhen die im Statistischen Jahrbuch der Bundesrepublik Deutschland veröffentlichten Todesursachenstatistiken, medizinische Register oder die Ergebnisse einer politischen Wahl auf Vollerhebungen. In der medizinischen Forschung beschränkt man sich jedoch meist auf die Untersuchung einer relativ kleinen Teilmenge, der **Stichprobe**, und überträgt die daraus gewonnenen Erkenntnisse auf die **Grundgesamtheit**. Dies ist allerdings nur unter der Voraussetzung sinnvoll, dass die charakteristischen Eigenschaften der Stichprobe (abgesehen von zufällig bedingten Abweichungen) mit denen der Grundgesamtheit übereinstimmen. Eine solche Stichprobe heißt **repräsentativ**.

Bei vielen Untersuchungen steht man vor dem Problem, aus einer konkret vorgegebenen Grundgesamtheit eine repräsentative Stichprobe zu wählen. Ein Beispiel hierfür stellt eine Umfrage vor einer politischen Wahl dar. Die Grundgesamtheit besteht in diesem Fall aus allen wahlberechtigten Bürgern. Um eine Prognose zu erstellen, beschränkt man sich auf eine Stichprobe von einigen tausend Personen. Diese Stichprobe muss repräsentativ und hinreichend groß sein, damit sie das endgültige Wahlergebnis in brauchbarer Weise widerspiegelt.

Wie erhält man eine solche Stichprobe? Man sollte darauf achten, dass für jedes Mitglied der Grundgesamtheit dieselbe Chance besteht, in die Stichprobe zu gelangen, und allein den Zufall darüber entscheiden lassen (z. B. mithilfe des Einwohnermelderegisters). Damit erhält man eine **zufällige Stichprobe**, von der am ehesten anzunehmen ist, dass sie auch repräsentativ ist. Der Ausdruck „zufällig" beschreibt hier die Art, wie die Stichprobe gewonnen wird; „repräsentativ" bezieht sich auf eine Eigenschaft der Stichprobe.

Bei Untersuchungen in der Medizin ist die Problemstellung häufig umgekehrt: Gegeben ist eine konkrete Stichprobe (beispielsweise Patienten einer klinischen Studie). Dann ist zu klären, wie die zugehörige Grundgesamtheit beschaffen ist. Eine Antwort auf diese Frage beruht auf sachlogischen Überlegungen und ist eng mit dem jeweiligen Forschungsvorhaben verknüpft. Oft ist die entsprechende Grundgesamtheit fiktiv und lässt sich gar nicht konkret angeben. Man sollte sich in jedem Fall davor hüten, allzu weit reichende Schlussfolgerungen zu ziehen, die sich hinterher als falsch herausstellen könnten.

2.2 Aufgaben der deskriptiven Statistik

Aus dem Gesagten geht hervor, dass bei einer Stichprobenuntersuchung die statistische Analyse aus zwei Teilen besteht:

1. Zunächst werden die Daten der Stichprobe mit dem Ziel ausgewertet, deren charakteristische Eigenschaften zu beschreiben. Dies ist das Aufgabengebiet der **deskriptiven Statistik**. Dazu zählen:
   - Zusammenfassen und Ordnen der Daten in **Tabellen**
   - Erstellen von **Diagrammen**
   - Ermitteln von Häufigkeiten und Berechnen **charakteristischer Kenngrößen** oder **Maßzahlen** (z. B. Mittelwert und Standardabweichung; ▸ Kap. 3 und 4)

> Sind zwei oder mehrere Gruppen miteinander zu vergleichen (z. B. Therapiegruppen bei einer klinischen Studie), sollte man zunächst jede einzelne Stichprobe separat beschreiben. Damit lässt sich bereits überblicken, ob und wie sich die Stichproben unterscheiden.

2. Im nächsten Schritt versucht man, mit Methoden der **induktiven Statistik** die Ergebnisse aus den Stichproben zu verallgemeinern und statistisch abzusichern. So gesehen, ist die deskriptive Statistik die Vorstufe zur induktiven Statistik. Beide Teilbereiche sind zur Datenanalyse notwendig und ergänzen sich (◨ Abb. 2.1).

2.3 Merkmale

2.3.1 Grundbegriffe

- **Merkmalsträger**

Dabei handelt es sich um die Personen oder Objekte der Stichprobe. In der medizinischen Forschung sind dies meist Patienten, gesunde Probanden, Versuchstiere oder Laborproben.

- **Beobachtungseinheiten**

Dies sind die kleinsten Einheiten, an denen Beobachtungen registriert und Daten erhoben werden; bei experimentellen Studien spricht man auch von **Untersuchungseinheiten**. Werden beispielsweise in einer Therapiestudie von jedem Patienten beide Augen mehrmals nacheinander untersucht, versteht man unter den Merkmalsträgern die Patienten und unter den Untersuchungseinheiten das linke oder das rechte Auge bezogen auf einen bestimmten Zeitpunkt.

- **Merkmale**

Die Beobachtungseinheiten sind durch bestimmte Merkmale charakterisiert. Das sind Eigenschaften, die für die zu untersuchende Fragestellung relevant sind und in die statistische Analyse einfließen. Andere Eigenschaften der Beobachtungseinheiten sind (zumindest im Rahmen der jeweiligen Studie) uninteressant. Anstelle von Merkmalen spricht man

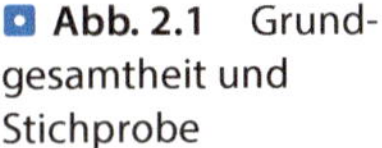

◨ **Abb. 2.1** Grundgesamtheit und Stichprobe

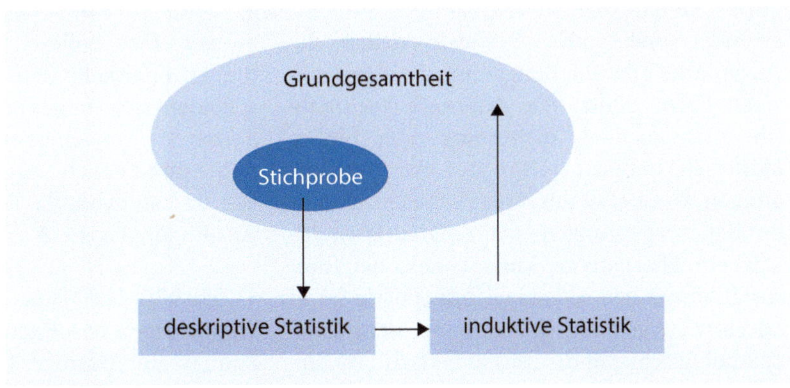

2

auch von **Variablen** oder **Zufallsvariablen**, insbesondere dann, wenn man mit ihnen Rechnungen durchführt oder mathematische Gleichungen erstellt.

■ **Merkmalsausprägungen**

Darunter versteht man die Werte oder Ausprägungen, die ein Merkmal annehmen kann.

Die Art der Merkmale ist entscheidend für die Planung und Durchführung einer Studie, vor allem für den erforderlichen Stichprobenumfang (Fallzahl) und die geeigneten Analysemethoden. Deshalb sind zu Beginn der Planungsphase die zu erfassenden Merkmale festzulegen und deren Eigenschaften zu spezifizieren. Diese Eigenschaften betreffen das Skalenniveau (▶ Abschn. 2.3.2) und die Funktion des Merkmals im Rahmen der statistischen Analyse (▶ Abschn. 2.4.1).

2.3.2 Klassifikation nach Skalenniveau

Jedes Merkmal lässt sich einem bestimmten Skalenniveau zuordnen. Dieses gibt Auskunft über das Messniveau und darüber, wie die entsprechenden Daten weiterverarbeitet werden können.

■ **Nominalskala**

Sie hat das niedrigste Niveau; die Ausprägungen (auch **Faktorstufen**, **Strata** oder **Kategorien** genannt) unterscheiden sich nur begrifflich voneinander. Beispiele stellen die Augenfarbe oder die Blutgruppe dar. Eine spezielle Form bilden die **Alternativmerkmale** (die man auch als **dichotome** oder **binäre Merkmale** bezeichnet) mit nur zwei Ausprägungen. So ist etwa das biologische Geschlecht mit den Ausprägungen „männlich" und „weiblich" ein Alternativmerkmal, ebenso der Rhesusfaktor mit den Ausprägungen „positiv" und „negativ". Auch ein Zustand, bei dem nach „pathologisch" und „physiologisch" unterschieden wird, oder Fragen, die sich mit „ja" oder „nein" beantworten lassen, sind als Alternativmerkmale aufzufassen.

■ **Ordinalskala (oder Rangskala)**

Sie besitzt ein höheres Niveau als die Nominalskala; die Ausprägungen dieser Merkmale lassen sich in einer natürlichen Rangfolge anordnen. Ein bekanntes Beispiel bilden Zensuren mit den Ausprägungen 1–6. Auch klinische Scores sind ordinal skaliert, ebenso das Merkmal „Therapieerfolg" mit den möglichen Abstufungen „vollständig geheilt" bis hin zu „Patient verstorben" oder ein Krebsstadium mit den Ausprägungen I–IV.

Nominal und ordinal skalierte Merkmale werden zusammenfassend als **qualitative** (oder **kategoriale**) **Merkmale** bezeichnet. Es ist allgemein üblich, diese Merkmale zahlenmäßig zu kodieren. So kann das Geschlecht einer Person durch die Zahlen 0 (männlich) oder 1 (weiblich) angegeben werden; der Therapieerfolg lässt sich mit natürlichen Zahlen 0, 1, 2,... beschreiben. Diese Zahlen haben jedoch keine numerische Bedeutung. Man kann zwar zwei Ausprägungen A und B eines nominalen Merkmals durch $A = B$ oder $A \neq B$ miteinander in Beziehung setzen; bei einem ordinalen Merkmal lässt sich eine der Relationen $A = B$, $A < B$ oder $A > B$ angeben. Mathematische Operationen wie die Bildung einer Differenz oder eines Quotienten sind aber unzulässig. Es leuchtet ein, dass bei qualitativen Merkmalen weder der Abstand zwischen zwei Ausprägungen noch deren Verhältnis sinnvoll definiert ist.

■ **Intervallskala (oder Abstandsskala)**

Sie hat einen höheren Informationsgehalt als die Ordinalskala. Die Ausprägungen unterscheiden sich zahlenmäßig. Bei intervallskalierten Merkmalen ist ein Nullpunkt festgelegt; daher gibt es auch negative Werte. Es ist möglich und sinnvoll, die Differenz zwischen zwei Ausprägungen $A - B$ anzugeben.

■ **Verhältnisskala (oder Ratioskala)**

Sie hat einen absoluten Nullpunkt; ansonsten können nur positive Werte auftreten. Außer der Differenz lässt sich auch das Verhältnis $A : B$ zwischen zwei Ausprägungen bestimmen (falls $B \neq 0$).

Die Begriffe Verhältnis- und Intervallskalierung sollen in ▶ Beispiel 2.1 verdeutlicht werden.

Beispiel 2.1: Skalenniveaus

Das Merkmal „Temperatur in Celsiusgraden" hat einen festgelegten Nullpunkt (Gefrierpunkt des Wassers) und ist deshalb intervallskaliert, aber nicht verhältnisskaliert. Beim Vergleich der beiden Ausprägungen 10 und 20 °C lässt sich zwar der Abstand berechnen; es wäre aber unsinnig, die Werte in ein Verhältnis zu setzen und zu sagen, 20 °C seien doppelt so warm wie 10 °C.

Viele Merkmale in der Medizin sind verhältnisskaliert: etwa das Körpergewicht, der Cholesteringehalt oder die Leukozytenanzahl pro Mikroliter Blut. Vergleiche der Art „10.000 Leukozyten pro µl Blut sind doppelt so viel wie 5000" sind durchaus sinnvoll. Auch die Temperaturangabe in Kelvin kann als verhältnisskaliert aufgefasst werden.

Intervall- oder verhältnisskalierte Merkmale werden als **quantitativ** oder **metrisch skaliert** bezeichnet. Diese Strukturen findet man vor allem im physikalisch-naturwissenschaftlichen Umfeld und damit auch in der Medizin. ◘ Tab. 2.1 fasst die wichtigsten Informationen zu Skalenniveaus zusammen.

2.3.3 Diskrete und stetige Merkmale

▪ Diskrete Merkmale

Ein Merkmal heißt diskret, wenn es nur abzählbar viele Werte annehmen kann. Qualitative Merkmale sind im Allgemeinen diskret (wenngleich es Ausnahmen gibt, z. B. das Merkmal „Duftnote"). Quantitative Merkmale sind dann diskret, wenn die Ausprägungen durch einen Zählvorgang ermittelt werden (z. B. die Anzahl der Schwangerschaften einer Frau).

▪ Stetige Merkmale

Ein stetiges Merkmal kann dagegen theoretisch alle Werte innerhalb eines bestimmten Intervalls annehmen; die Ausprägungen werden in der Regel durch einen Messvorgang

◘ **Tab. 2.1**   Übersicht: Skalenniveaus

Merkmalsart	Skalenniveau	Beispiele	Hinweise	Vergleich zweier Ausprägungen
Qualitativ	Nominalskala	Blutgruppe, Rhesusfaktor	Niedrigstes Niveau	$- A = B$ oder $A \neq B$
Qualitativ	Ordinalskala (Rangskala)	Medizinische Scores, Zensuren	Natürliche Rangfolge gegeben	$- A = B$ oder $A \neq B$ $- A = B, A < B$ oder $A > B$
Quantitativ	Intervallskala (Abstandsskala)	Temperatur in °C	Skala mit festgelegtem Nullpunkt	$- A = B$ oder $A \neq B$ $- A = B, A < B$ oder $A > B$ $- d = A - B$
Quantitativ	Verhältnisskala (Ratioskala)	Leukozytenanzahl pro µl Blut, Körpergröße	Höchstes Niveau, Skala mit absolutem Nullpunkt	$- A = B$ oder $A \neq B$ $- A = B, A < B$ oder $A > B$ $- d = A - B$ $- c = A : B$

2

ermittelt. Beispiele sind Körpergröße oder Blutdruck. Allerdings lässt die begrenzte Messgenauigkeit nur abzählbar viele Ausprägungen zu. So wird die Körpergröße meist in der Einheit *cm* in ganzen Zahlen angegeben, wobei im Einzelfall gerundet wird. Deshalb ist bei praktischen Untersuchungen letzten Endes jedes Merkmal diskret.

Andererseits sind stetige Merkmale recht beliebt, da sie sich im Hinblick auf die Informationsgewinnung effizienter und häufig einfacher analysieren lassen als diskrete Merkmale. Statistische Analysemethoden, die eigentlich ein stetiges Merkmal voraussetzen, können dann angewandt werden, wenn das relevante, quantitative Merkmal innerhalb eines bestimmten Bereichs zahlreiche fein abgestufte Ausprägungen hat (z. B. die Leukozytenanzahl pro μl Blut). Insofern ist eine Unterscheidung zwischen diskreten und stetigen Merkmalen nicht nur theoretisch, sondern auch für praktische Anwendungen sinnvoll.

2.3.4 Skalentransformationen

Es ist generell möglich, ein höheres Skalenniveau auf ein niedrigeres zu transformieren. Jede Verhältnisskala ist automatisch eine Intervallskala; diese wiederum lässt sich als eine Ordinalskala auffassen. Die Nominalskala kann grundsätzlich jedem Merkmal zugeordnet werden. Wie ▸ Beispiel 2.2 verdeutlicht, geht eine Reduktion des Skalenniveaus einerseits mit einer einfacheren Messtechnik einher, andererseits mit einem Informationsverlust.

Dennoch ist eine Skalentransformation bei praktischen Anwendungen zuweilen sinnvoll. Um beispielsweise bei Routineuntersuchungen den Glukosegehalt im Urin zu bestimmen, ist es nicht notwendig, diesen exakt in *mg/dl* zu erfassen. Stattdessen verwendet man Teststreifen mit den Ergebnissen „negativ" und „positiv". Im Einzelfall ist stets abzuwägen, ob es sinnvoll ist, das Skalenniveau zugunsten eines einfacheren Messverfahrens zu reduzieren.

In den folgenden Kapiteln wird gezeigt, dass Analysemethoden für quantitative (ins-

besondere stetige) Merkmale differenziertere Auswertungen ermöglichen als Methoden für qualitative Merkmale. Eine Skalentransformation sollte man deshalb nur dann durchführen, wenn praktische Gründe dies erfordern, und ansonsten versuchen, ein möglichst hohes Niveau beizubehalten. Bestehen jedoch Zweifel, ob ein höheres Skalenniveau überhaupt angenommen werden kann, sollte man sicherheitshalber das nächst niedrigere zugrunde legen.

Beispiel 2.2: Skalenreduktion

Wir betrachten das Merkmal „Zigarettenkonsum eines Patienten". Merkmalsart und Skalenniveau sind abhängig von der Art der Datenerfassung:

Ausprägungen	Merkmalsart	Skala
Menge des pro Tag konsumierten Tabaks in Gramm	quantitativ; stetig	Verhältnisskala
Anzahl der pro Tag gerauchten Zigaretten	quantitativ; diskret	Verhältnisskala
Nichtraucher – schwacher Raucher – mäßiger Raucher – starker Raucher	qualitativ	Ordinalskala
Nichtraucher – Raucher	qualitativ; binär	Nominalskala

2.3.5 Merkmalsausprägungen

Nachdem zu Beginn einer Studie festgelegt worden ist, welche Merkmale erhoben und welche Skalenniveaus zugrunde gelegt werden, ist für jedes Merkmal eine **Ausprägungsliste** zu erstellen. Bei quantitativen Merkmalen handelt es sich dabei um die Mess- oder Zählwerte. Unpräzise Angaben wie „<150 *cm*" oder „≥200 *cm*" (beim Merkmal „Körpergröße") sind zu vermeiden, da dies die Analysemöglichkeiten unnötigerweise einschränkt.

Bei qualitativen Merkmalen sollte man darauf achten, dass die Anzahl der Faktorstufen in einem sinnvollen Verhältnis zur Stichprobengröße steht. Es ist wenig hilfreich, wenn viele Ausprägungen nur vereinzelt vorkommen, weil sich dann ein Zusammenhang mit einem anderen Merkmal nicht mehr nachweisen lässt.

Eine sinnvolle Ausprägungsliste ist nicht zuletzt abhängig von der konkreten Fragestellung. So ist beispielsweise für das Merkmal „Geschlecht" eine Liste mit den Ausprägungen „männlich" und „weiblich" für die meisten Fragestellungen ausreichend. Es sind jedoch auch Situationen denkbar, die eine zusätzliche Ausprägung wie „intersexuell", „divers" oder „nicht feststellbar" erfordern. Bei quantitativen Merkmalen sind Messverfahren und -genauigkeit zu berücksichtigen. Während man das Körpergewicht von Erwachsenen üblicherweise in ganzzahligen *kg*-Werten erfasst, scheint diese Einteilung für das Körpergewicht von Neugeborenen zu grob zu sein.

2.4 Aspekte der Datengewinnung

2.4.1 Ziel- und Einflussgrößen

Bei der Wahl der zu erfassenden Merkmale sollte man sich an Einsteins Empfehlung orientieren („Alles so einfach wie möglich, aber nicht einfacher"). Konkret bedeutet dies: Es ist nicht sinnvoll, **alle** Informationen zu erfassen, derer man habhaft werden kann. Man beschränke sich vielmehr auf Merkmale, die für die eingangs aufgestellte Hypothese relevant sind und versuche, diese vollständig und fehlerfrei zu erfassen und zu dokumentieren.

Die Merkmale lassen sich entsprechend ihrer Funktion bei der Datenanalyse in Ziel- und Einflussgrößen (■ Abb. 2.2) unterteilen:

- **Zielgrößen:** Der eigentliche Zweck einer Studie besteht darin, Erkenntnisse über eine oder mehrere Zielgrößen zu gewinnen. Werden mehrere Zielgrößen untersucht, ist es ratsam, zunächst für jede einzelne Zielgröße eine separate Analyse durchzuführen.
- **Einflussgrößen:** Darunter versteht man die Merkmale, die in einem funktionalen Zusammenhang mit der Zielgröße stehen. Quantitative Einflussgrößen werden oft auch als **Einflussvariablen**, qualitative als **Faktoren** bezeichnet. Das Ziel der statistischen Analyse besteht darin, deren Zusammenhang mit der Zielgröße abzusichern und quantitativ zu beschreiben.

Die Einflussgrößen lassen sich weiter einteilen in:

- **Haupteinflussgrößen:** Das primäre Ziel einer Studie besteht darin, den Einfluss der Haupteinflussgröße(n) auf die Zielgröße zu untersuchen. Sie ergeben sich direkt aus der Formulierung der Hypothese, die der Studie zugrunde liegt.

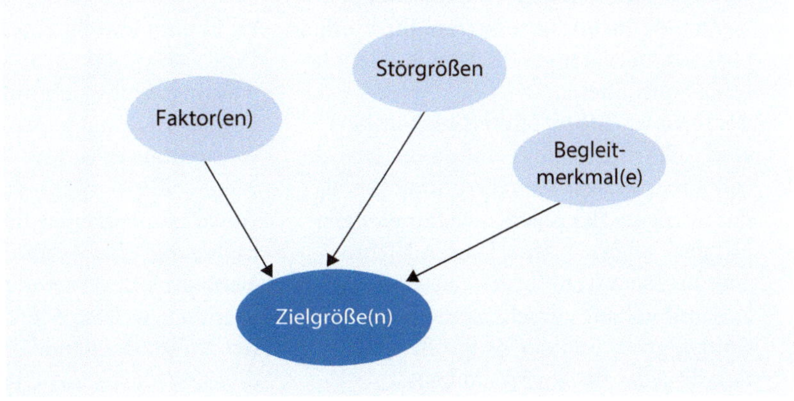

■ **Abb. 2.2** Einflussgrößen und Zielgrößen

2

- **Begleitmerkmale (Cofaktoren, Covariablen):** Sie werden erfasst und bei der Analyse berücksichtigt, weil sie wichtige Informationen bezüglich einer Ziel- oder Einflussgröße beinhalten und deshalb helfen können, Zusammenhänge aufzudecken. Sie sind jedoch nicht der eigentliche Untersuchungsgegenstand der Studie.

Diese Unterscheidung wird nicht immer streng gehandhabt. Häufig werden alle Merkmale, die mit der Zielgröße assoziiert sind, im statistischen Sinne als „erklärende Größen" bezeichnet.

❗ Zum Zeitpunkt der Hypothesengenerierung ist keineswegs klar, ob die zu untersuchenden „Einflussgrößen" tatsächlich die Zielgröße beeinflussen. Ferner sei darauf hingewiesen, dass sich mit einer statistischen Analyse prinzipiell nur stochastische Zusammenhänge nachweisen lassen. Ob diese darüber hinaus auch kausal bedingt sind, muss anhand von medizinisch-fachlichen Argumenten beurteilt werden.

Darüber hinaus gibt es **Störgrößen**, die die Zielgröße ebenfalls beeinflussen, die aber im Versuchsplan **nicht** berücksichtigt sind. Man unterscheidet verzerrende und nichtverzerrende Störgrößen:

- **Nichtverzerrende Störgrößen** sind verantwortlich für die zufallsbedingte Streuung der Ergebnisse. Diese Störgrößen machen ein Ergebnis eventuell ungenau; sie werden es jedoch nicht systematisch in eine bestimmte Richtung verzerren. Ihr Einfluss lässt sich bei einer geschickten Studienplanung kontrollieren.
- **Verzerrende Störgrößen (Confounder)** sind gefährlicher: Ein Confounder ist ein (oft unbekanntes) Hintergrundmerkmal, das in engem (kausalen) Zusammenhang mit der Zielgröße steht. Dessen Nichtbeachtung kann dazu führen, dass ein Zusammenhang zwischen einer anderen Einflussgröße und der Zielgröße vorgetäuscht wird, der aber nicht kausal bedingt ist.

Daraus folgt: Aus der präzisen Formulierung der Fragestellung ergeben sich unmittelbar die Zielgröße und die Haupteinflussgröße(n). Darüber hinaus ist zu evaluieren, welche zusätzlichen Merkmale als Covariable im Versuchsplan berücksichtigt werden sollten bzw. wie sich deren Vernachlässigung auf das Ergebnis der Studie auswirken könnte. Sind mögliche Confounder bekannt, sollte man sie unbedingt als Covariablen erfassen und bei der Analyse berücksichtigen.

2.4.2 Methoden der Datenerhebung

Merkmale werden in Abhängigkeit ihres Skalenniveaus mit unterschiedlichen Messtechniken erhoben. Die Begriffe „Datenerhebung" und „Datenerfassung" werden im allgemeinen Sprachgebrauch quasi synonym benutzt (wenngleich „Erhebung" sich eher auf den Messvorgang bezieht und „Erfassung" mit „Erkennen" assoziiert ist).

Als **Primärdaten** (Roh- oder Urdaten) bezeichnet man Daten, die explizit für die jeweilige Studie erhoben werden. Die Art der Datenerhebung ist abhängig vom Skalenniveau. Die Ausprägungen eines nominal skalierten Merkmals lassen sich meist eindeutig bestimmen (etwa durch Beobachten, Befragen oder Untersuchen). Die Werte eines quantitativen Merkmals werden in der Regel durch einen Zähl- oder einen Messvorgang ermittelt. In manchen Fällen lassen sich die Werte nicht exakt bestimmen, sondern nur grob schätzen (z. B. das Gewicht eines Fötus im Mutterleib). Eine Schwierigkeit der eindeutigen Wertezuweisung ergibt sich mitunter bei ordinal skalierten Merkmalen, deren Ausprägungen teilweise subjektiven Einschätzungen unterliegen. Man sollte deshalb darauf achten, dass die Ausprägungen eines ordinal skalierten Merkmals möglichst exakt definiert und nachvollziehbar sind. – Aus den Rohdaten lassen sich eventuell weitere Merkmale berechnen (z. B. der Body-Mass-Index als Körpergewicht [kg] dividiert durch das Quadrat der Körpergröße [m^2]).

Sekundärdaten werden aus bereits existierenden Datenquellen entnommen und dann im Rahmen einer Studie analysiert. Beispielsweise stellen Medizinische Register, Routinedaten von Krankenversicherungen, Datenbanken, Patientenakten oder Institutionen wie das Statistische Bundesamt wichtige Quellen für Sekundärforschung dar.

Es hängt vom Studiendesign ab, ob Primär- oder Sekundärdaten verwendet werden. Prospektive Beobachtungsstudien oder Experimente basieren auf Primärdaten; retrospektive Studien oder Literaturarbeiten auf Sekundärdaten. Auf die Anwendungsmöglichkeiten, Vor- und Nachteile dieser Studientypen wird in ▶ Kap. 14 detailliert eingegangen.

2.4.3 Klinische Indizes, Skalen und Konstrukte

Quantitative Merkmale lassen sich effizienter auswerten als qualitative. Daraus resultierte die Tendenz, spezielle Erhebungsinstrumente zu entwickeln, mit denen sich Sachverhalte, die eigentlich nur qualitativ beschreibbar sind, quantifizierbar werden.

Ein Beispiel stellt der Karnofsky-Index dar, der von dem Onkologen *David A. Karnofsky* (1914–1969) entwickelt wurde, um den Allgemeinzustand eines an Krebs erkrankten Patienten zu beschreiben. Dieser Index nimmt Werte zwischen 0 (Patient tot) und 100 (keine Beschwerden) an und ist in 10er-Abstufungen unterteilt. Als weiteres Beispiel sei die Visuelle Analog-Skala genannt, auf der ein Patient auf einer 10 cm langen Linie sein Schmerzempfinden markiert. Man spricht bei derlei Skalen etwas abfällig von „weichen Daten" im Gegensatz zu „harten Daten", die sich exakt messen lassen.

Manche Eigenschaften eines Individuums erscheinen derart komplex, dass sie sich einer direkten Messung entziehen. Diese Phänomene erfasst man über mehrere relevante Einzelmerkmale (sog. Indikatoren oder Items), die in ihrer Gesamtheit das zu beschreibende Merkmal (oder Konstrukt)

abbilden. Die Items sind ordinal skaliert und werden mit ganzen Zahlen beginnend bei 0 oder 1 erfasst. Die Summe der Einzelwerte gilt als Maß für das zu erfassende Konstrukt. Die einzelnen Items sind vom Likert-Typ; die Summenwerte bilden die sogenannte Likert-Skala (benannt nach dem Sozialforscher *Renis Likert*, 1903–1981). Ein Beispiel stellt der Apgar-Score zur Beurteilung des Zustands Neugeborener dar (1952 eingeführt von der Anästhesistin *Virginia Apgar*, 1909–1974). Diesem Score liegen Einschätzungen für die fünf Merkmale Herzfrequenz, Atmung, Muskeltonus, Reflexe und Hautfarbe zugrunde, die jeweils mit 0 (fehlt), 1 (eingeschränkt) oder 2 Punkten (in Ordnung) bewertet werden. Die Summe ergibt einen Wert zwischen 0 und 10. Auch bei Fragebogenerhebungen werden Likert-Skalen häufig verwendet.

Bei manchen Skalen werden die Itemwerte nicht einfach aufaddiert, sondern nach einem komplexeren mathematischen Algorithmus verknüpft oder unterschiedlich gewichtet. So stellt etwa der Gesundheitsfragebogen SF36 ein Instrument zum Messen der Lebensqualität dar. Er besteht aus 36 Items vom Likert-Typ, die in acht Subskalen eingeteilt sind (u. a. körperliche Funktionsfähigkeit, psychisches Wohlbefinden). Die Items werden entsprechend ihres Stellenwertes bei der Bildung des Gesamtscores unterschiedlich gewichtet.

Es liegt nahe, Skalenwerte oder Summenscores als quantitativ anzusehen. Folgendes ist aber zu bedenken:

- Bei den Items handelt es sich keineswegs um Mess- oder Zählwerte, sondern teilweise um subjektive Einschätzungen.
- Die Unterschiede zwischen zwei benachbarten Ausprägungen sind nicht unbedingt äquidistant (gleichwertig). So ist etwa beim Merkmal „Herzfrequenz" des Apgar-Scores der Unterschied zwischen 0 (kein Herzschlag) und 1 (Frequenz unter 100) keineswegs gleichzusetzen mit dem Unterschied zwischen 1 und 2 (Frequenz über 100).

2

— Es erscheint sogar problematisch, zwei gleiche Ausprägungen miteinander in Beziehung zu setzen. So besagt ein Apgar-Wert von 7 lediglich, dass zwei oder drei Einzelmerkmale nicht optimal ausgeprägt sind. Das bedeutet jedoch keineswegs, dass der Zustand zweier Neugeborener mit diesem Wert der gleiche ist.

Demnach lassen sich im strengen Sinne diese Scores bestenfalls als ordinal skalierte, nicht jedoch als quantitative Merkmale ansehen. Andererseits billigt man Skalen mit einem hohen Wertebereich (z. B. dem SF36-Fragebogen) im Allgemeinen das Niveau einer Verhältnis-Skala zu. Diese Einschränkungen sollte man bei der Datenanalyse und der Präsentation der Ergebnisse beachten.

2.5 Besondere Problematiken

Bei der Durchführung klinischer oder epidemiologischer Studien gibt es eine Reihe von Besonderheiten bezüglich Datenerhebung, -analyse oder -interpretation:

■ Ausreißer

Dies sind extrem hohe oder extrem niedrige Werte, bei denen fraglich ist, ob sie unter den gleichen Bedingungen entstanden sind wie die anderen Werte der Datenreihe. Die Einstufung eines Wertes als Ausreißer muss in erster Linie inhaltlich motiviert sein. Wie behandelt man Ausreißer? Zunächst sollte man nachforschen, wie diese Werte entstanden sind. Möglicherweise handelt es sich um Erfassungs-, Mess-, Rechen- oder Dokumentationsfehler oder auch um pathologische Besonderheiten. Fehlerhafte Werte sind von der Analyse auszuschließen. Ansonsten ist es sinnvoll, die Analysen zweimal durchzuführen: mit und ohne Ausreißer. Wenn sich die Ergebnisse ähneln, spielen die Ausreißer offenbar keine große Rolle. Unterscheiden sie sich jedoch, sollte man auf statistische Verfahren zurückgreifen, die unempfindlich gegenüber Ausreißern sind. In Ausnahmefällen mag es sinnvoll sein, Ausreißer (auch wenn es sich

um korrekte Werte handelt) für die statistische Analyse zu eliminieren, weil sie einer anderen Grundgesamtheit entstammen als die anderen Werte der Messreihe. Dies muss jedoch nachvollziehbar begründet werden.

■ Surrogatmerkmale

Manche Krankheiten lassen sich nicht direkt oder nur unter hohem Aufwand diagnostizieren. Dann behilft man sich gern mit sog. Surrogatmerkmalen, die eine Funktionsstörung anzeigen und einfach zu bestimmen sind. So dient beispielsweise der Kreatinin-Wert dazu, ein Nierenversagen nachzuweisen; aus einem erhöhten Nüchtern-Blutzuckerwert wird auf Diabetes mellitus geschlossen. Zu Surrogatmerkmalen zählen auch Biomarker: Das sind biologische Merkmale wie beispielsweise Zellen, Gene oder Enzyme, die direkt gemessen werden. Sie weisen auf drohende Erkrankungen hin oder geben Auskunft bezüglich der Wirkung eines Medikaments. Gegen Surrogatvariablen ist nichts einzuwenden, sofern sie in engem und validiertem Zusammenhang mit der zu evaluierenden Krankheit stehen.

> **Oft täuschen Surrogatmerkmale eine Sicherheit vor, die nicht gerechtfertigt ist. Dies sollte man kritisch hinterfragen und beim Ziehen von Schlussfolgerungen vorsichtig sein!**

■ Ungenaue Definitionen

Vorsicht ist ebenfalls geboten, wenn man Zielgrößen untersucht, die nicht exakt definiert sind. Ein Beispiel ist das Merkmal „Therapieerfolg". Im Allgemeinen verbindet man damit etwas Positives – dennoch wird dieser Begriff keineswegs einheitlich verwendet: Nicht nur eine vollständige Heilung kann als Erfolg gewertet werden, sondern auch eine Symptombesserung oder die Änderung eines Laborwerts. Dies ist zu berücksichtigen, wenn der Leser einer Publikation praxisrelevante Schlussfolgerungen ziehen und Vergleiche anstellen möchte.

■ Falsche oder unvollständige Angaben

Häufig ist man beim Einholen von Informationen auf die Mithilfe von Patienten oder Probanden angewiesen. Dabei kann es vorkommen, dass die befragten Personen falsche oder unvollständige Angaben machen – sei es unbewusst, weil sie sich nicht recht erinnern, oder absichtlich, weil sie aus Scham gewisse Dinge verschweigen. So wird beispielsweise nicht jeder Patient uneingeschränkt die Wahrheit sagen, wenn man ihn nach seinem Alkoholkonsum fragt. Derlei Probleme können auch auftreten bei Studien, die auf Sekundärdaten basieren (bei denen die Dokumentation mitunter unvollständig oder mangelhaft ist). Es ist schwierig, das so gewonnene Datenmaterial adäquat auszuwerten. Entsprechende Vorsicht ist bei der Interpretation der Ergebnisse geboten!

2.6 Tabellen

- **Liste**

Bei jeder Studie ist darauf zu achten, dass man für jede einzelne Beobachtungseinheit alle relevanten Informationen (Ort und Zeit der Untersuchungen, untersuchende Personen, erhobene Daten, Besonderheiten etc.) sorgfältig dokumentiert. Falls ein Wert nicht erhoben werden kann, ist dies mit Angabe von Gründen zu vermerken. Zu einem späteren Zeitpunkt ist kaum noch nachvollziehbar, warum eine Information fehlt – ob beispielsweise nur die Dokumentation vergessen wurde (das sollte freilich nicht passieren), oder ob und warum ein Wert nicht gemessen wurde. Für die statistische Analyse und die Interpretation der Ergebnisse sind diese Informationen mitunter sehr wichtig.

- **Tabelle**

Darin ordnet man die für die Analyse relevanten Daten übersichtlich an. Die Tabelle stellt die Basis für alle nachfolgenden Analysemethoden und für die daraus resultierenden Erkenntnisse dar. Sie wird üblicherweise mit einer Software (z. B. dem Tabellenkalkulationsprogramm MS Excel) erstellt und enthält folgende Elemente:

- **Tabellenzeilen:** Für jede Beobachtungseinheit ist eine eigene Zeile mit einer eindeutigen Identifikationsnummer (ID) in der ersten Spalte reserviert. Patienten-

namen oder Initialen sind – nicht zuletzt aus Gründen des Datenschutzes – zur Identifikation ungeeignet.
- **Tabellenspalten:** Jede Spalte enthält die Daten eines bestimmten Merkmals. Angaben dazu findet man in der ersten Tabellenzeile, dem sog. **Tabellenkopf.**
- **Tabellenblätter:** Bei sehr umfangreichem Datenmaterial kann es zweckmäßig sein, mehrere Tabellenblätter anzulegen. Untersucht man etwa Patienten im Rahmen einer Längsschnittstudie zu mehreren Zeitpunkten, ist es übersichtlich, für jeden Untersuchungszeitpunkt ein eigenes Tabellenblatt zu erstellen. Anhand der Identifikationsnummer lassen sich die Daten korrekt miteinander verknüpfen.
- **Tabellenlegende:** Ist die Tabelle Teil einer Publikation oder einer Dissertation, sollte man die zum Verständnis notwendigen Informationen (Abkürzungen, Maßeinheiten etc.) in der Legende oberhalb der Tabelle aufführen.
- **Tabellenfuß:** Oft enthält eine Tabelle in der letzten Zeile zusammenfassende Angaben (etwa Summen, Mittelwerte oder Häufigkeiten) oder Erläuterungen. Falls es zweckmäßig erscheint, kann die Tabelle nach einem oder mehreren Merkmalen sortiert sein.

Die nachfolgende Tabelle enthält die Daten von 8 Merkmalen, die bei 73 Studierenden am Universitätsklinikum Mannheim erfasst wurden. Neben Angaben zu Geschlecht, Körpergröße und -gewicht, Rhesusfaktor und Blutgruppe wurden die Studierenden nach ihrem Raucherstatus und ihrer Einstellung zu homöopathischen Heilverfahren befragt. Außerdem wurden sie gebeten, die Anzahl von Haselnüssen in einem Glas zu schätzen (die korrekte Anzahl betrug 117). Diese Tabelle (🔵 Tab. 2.2) dient als Grundlage für diverse statistische Analysen, die in den folgenden Kapiteln erläutert werden. Sie ist sortiert nach Geschlecht und Körpergröße.

Charakteristische Eigenschaften der erhobenen Merkmale und deren Zusammenhänge treten – zumindest auf den ersten Blick – an-

2

ID	Geschlecht	Größe	Gewicht	Blut-gruppe	Rhesusfaktor	Raucher	Einstellung Heilverfahren	Anzahl Nüsse
	Tab. 2.2 Geschlecht (m = männlich, w = weiblich), Körpergröße in cm, Gewicht in kg, Blutgruppe, Rhesusfaktor, Raucher (1 = ja, 0 = nein), Einstellung zu homöopathischen Heilverfahren (−5 = totale Ablehnung bis +5 = uneingeschränkte Zustimmung) und die geschätzte Anzahl von Nüssen							
1	m	165	61	0	+	0	−1	50
2	m	170	55	A	+	0	+1	76
3	m	178	74	A	+	0	−5	35
4	m	178	75	0	+	0	−2	75
5	m	179	75	B	+	0	−5	42
6	m	179	77	A	+	1	−5	243
7	m	179	83	A	+	0	−5	104
8	m	180	66	0	−	0	−4	44
9	m	180	70	B	−	0	−1	165
10	m	180	72	0	+	0	+2	58
11	m	180	75	0	+	0	0	174
12	m	182	83	0	+	1	−2	66
13	m	182	88	0	+	1	−5	80
14	m	182	91	A	+	0	+2	53
15	m	183	74	0	+	0	+1	65
16	m	183	79	0	−	0	−3	66
17	m	184	87	0	+	0	−2	45
18	m	185	78	A	+	1	−5	86
19	m	185	81	0	+	0	−2	45
20	m	185	85	0	+	0	−4	100
21	m	185	92	0	+	1	−3	69
22	m	186	95	AB	+	1	−3	30
23	m	188	78	0	+	0	−5	50
24	m	191	80	A	+	0	−2	48
25	m	192	90	B	+	0	−3	123
26	m	192	100	A	+	0	−1	148
27	m	193	93	0	+	0	−2	30
28	m	193	94	A	−	1	−4	146
29	m	194	90	0	+	0	−2	45

◼ Tab. 2.2 (Fortsetzung)

ID	Geschlecht	Größe	Gewicht	Blut-gruppe	Rhesusfaktor	Raucher	Einstellung Heilverfahren	Anzahl Nüsse
30	w	158	48	A	+	0	−4	101
31	w	158	49	A	+	0	0	70
32	w	158	56	A	+	1	−1	90
33	w	158	60	B	+	0	−3	120
34	w	159	52	0	+	0	−4	56
35	w	160	54	A	+	0	+1	34
36	w	161	56	A	+	0	−1	109
37	w	163	47	A	+	1	−3	55
38	w	163	57	A	−	0	+2	42
39	w	163	58	B	+	0	+2	53
40	w	164	.	B	+	0	+3	95
41	w	165	59	A	+	0	+3	90
42	w	165	60	A	+	0	+2	65
43	w	165	65	A	+	1	+1	75
44	w	166	61	0	−	0	−2	25
45	w	166	79	B	+	0	−2	68
46	w	167	52	A	+	0	−4	125
47	w	167	50	B	+	0	−1	65
48	w	167	60	0	+	1	+1	115
49	w	168	43	A	+	0	+1	39
50	w	168	68	0	+	0	−5	150
51	w	168	70	A	+	0	−3	57
52	w	169	57	A	+	1	0	52
53	w	170	55	0	+	0	−3	107
54	w	170	60	B	−	0	−2	47
55	w	170	60	A	+	0	−3	33
56	w	170	61	A	+	0	−2	50
57	w	170	63	0	+	0	−2	85
58	w	171	57	A	+	0	0	64
59	w	171	70	A	+	0	+1	130

(Fortsetzung)

2

◘ **Tab. 2.2**   (Fortsetzung)

ID	Geschlecht	Größe	Gewicht	Blut-gruppe	Rhesusfaktor	Raucher	Einstellung Heilverfahren	Anzahl Nüsse
60	w	172	89	0	−	0	0	91
61	w	173	55	A	+	0	0	60
62	w	173	59	0	+	0	−1	59
63	w	173	70	A	+	0	+2	35
64	w	174	66	A	−	1	+5	48
65	w	174	67	A	+	0	−4	109
66	w	175	55	A	+	0	+3	100
67	w	175	90	AB	+	0	+2	60
68	w	176	63	0	+	0	−5	87
69	w	176	75	AB	+	0	+3	200
70	w	177	65	A	+	1	+1	101
71	w	178	59	0	+	0	−4	40
72	w	178	76	A	+	0	+4	42
73	w	184	73	0	+	0	−3	70

hand einer Tabelle nicht in Erscheinung. Deshalb ist es erforderlich, die Daten anschaulich grafisch darzustellen und die Merkmale quantitativ zu beschreiben. Dazu empfiehlt sich folgendes Vorgehen:

- Zunächst wird jedes Merkmal einzeln – also unabhängig von den anderen und separat für jede Stichprobe – untersucht. Geeignete Methoden werden in ► Kap. 3 und 4 vorgestellt.
- Danach lassen sich einfache Zusammenhänge beschreiben. Dies wird in ► Kap. 5 erörtert.
- Mit Methoden der induktiven Statistik lässt sich prüfen, ob die Stichprobenergebnisse verallgemeinerbar sind. Dieses Thema ist Gegenstand von Teil III (► Kap. 8, 9, 10 und 11).
- Mit multiplen Methoden (Varianz- und Regressionsanalysen) lassen sich mathematische Modelle generieren, die die Zielgröße in Abhängigkeit mehrerer Einfluss-

größen optimal erklären. Diese Methoden werden in ► Kap. 12 und 13 vorgestellt.

❗ **Üblicherweise wird eine Tabelle mit dem Tabellenkalkulationsprogramm Excel (im Office-Paket der Firma Microsoft enthalten) angelegt. Diese Software ist für die Datenerfassung geeignet; auch einfache statistische Berechnungen lassen sich damit durchführen. Für Analysen der induktiven Statistik empfiehlt sich ein leistungsstarkes Statistikprogrammpaket wie z. B. SAS oder SPSS.**

❯ **Diverse Analysemethoden, die in den folgenden Kapiteln erörtert werden, sollen beispielhaft anhand der Daten der Studierenden in ◘ Tab. 2.2 und anhand einer Studie angewandt werden. Deshalb wird in zahlreichen Übungsaufgaben auf die „Daten der Studierenden" und die „Klinische Studie" Bezug genommen.**

Übungsfragen/-aufgaben

1. **Daten der Studierenden** (Tab. 2.2)
   a. Ordnen Sie jedem Merkmal das jeweilige Skalenniveau zu.
   b. Welches zusätzliche Merkmal lässt sich aus diesen Daten ermitteln?
   c. Bei welchen Merkmalen würden Sie annehmen, dass die Angaben verzerrt sein könnten? Aus welchem Grund?
   d. Welche Vergleiche lassen sich mit diesen Daten durchführen, welche Zusammenhänge untersuchen?
2. **Klinische Studie:** Im Rahmen einer klinischen Studie werden zwei Medikamente, die den systolischen Blutdruck senken sollen (ein neues Medikament und ein Standardmedikament) bezüglich ihrer Wirkung verglichen. Die Studie umfasst 75 Patienten, deren systolischer Blutdruck mindestens 140 *mmHg* beträgt. Folgende Merkmale werden erfasst: systolischer Blutdruck zu Studienbeginn und nach 12 Wochen, die Therapie, das Geschlecht und das Alter der Patienten. Die Zuteilung zu einer Therapiegruppe erfolgte im Einzelfall allein durch den Zufall. 39 Patienten werden mit der neuen und 36 Patienten mit der Standardtherapie behandelt.
   a. Welche Skalenniveaus haben die genannten Merkmale?
   b. Welche Zielgröße sollte sinnvollerweise untersucht werden?
   c. Welches Merkmal erachten Sie als die Haupteinflussgröße?
   d. Warum ist es sinnvoll, weitere Einflussgrößen als Covariable zu berücksichtigen?
   e. Welche (nicht erfassten) Störgrößen könnten die Zielgröße beeinflussen?
   f. Warum ist das Studiendesign geeignet, um den Einfluss von Confoundern zu kontrollieren?

Lösungen ▶ Kap. 20

Häufigkeiten

© Springer-Verlag GmbH Deutschland, ein Teil von Springer Nature 2019
C. Weiß, *Basiswissen Medizinische Statistik*, Springer-Lehrbuch,
https://doi.org/10.1007/978-3-662-56588-9_3

» Die Zahl ist das Wesen aller Dinge.
(Pythagoras von Samos, Philosoph,
570–510 v. Chr.)

Dieses Kapitel beschäftigt sich mit Häufigkeiten und deren grafischen Darstellungen. Ein Abschnitt befasst sich mit dem Verknüpfen von Häufigkeiten.

3.1 Einfache Häufigkeiten

3.1.1 Absolute und relative Häufigkeiten

Um sich einen Überblick bezüglich wesentlicher Eigenschaften eines Merkmals anzueignen, beginnt man am besten mit der **Häufigkeitsverteilung**. Diese Verteilung beschreibt, wie häufig die einzelnen Merkmalsausprägungen in der Stichprobe zu finden sind. Häufigkeiten lassen sich für jedes Merkmal und jedes beliebige Skalenniveau angeben. Diese Zahlen vermitteln grundlegende Informationen, auf denen alle weiteren Analysen basieren – wie Pythagoras bereits vor 2500 Jahren treffend formulierte.

Bei diskreten Merkmalen ist die Anzahl der Ausprägungen in der Regel überschaubar. So gehören beispielsweise zum qualitativen Merkmal „Blutgruppe" die vier Ausprägungen 0, A, B und AB. Durch einfaches Abzählen lässt sich ermitteln, wie häufig die einzelnen Ausprägungen in der Stichprobe vertreten sind.

Allgemein formuliert man diesen Sachverhalt folgendermaßen: Ein diskretes Merkmal A habe k verschiedene Ausprägungen A_1, A_2, …, A_k. Die **absolute Häufigkeit** einer Ausprägung A_i wird mit n_i bezeichnet. Der Buchstabe i ist der sog. Laufindex, der zwischen 1 und k variiert. Die Summe aller absoluten Häufigkeiten n_i entspricht der Anzahl der Beobachtungseinheiten in der Stichprobe – das ist der **Stichprobenumfang** n:

$$\sum_{i=1}^{k} n_i = n \qquad (3.1)$$

> **Praxistipp**
>
> Bei dem Summenzeichen Σ handelt es sich um den griechischen Großbuchstaben *Sigma*. Damit werden Summen in verkürzter Schreibweise dargestellt. Der Ausdruck $\sum_{i=1}^{k} n_i$ entspricht der Summe $n_1 + … + n_k$.

Unter der **relativen Häufigkeit** h_i einer Ausprägung A_i versteht man den Quotienten

$$h_i = \frac{n_i}{n} \text{ für } i = 1, 2, …, k \qquad (3.2)$$

Aus dieser Definition folgt, dass $0 \leq h_i \leq 1$. Wenn man diese Werte mit 100 multipliziert, erhält man Prozentwerte. Die relativen Häufigkeiten aller Ausprägungen addieren sich zu 1 (oder 100 %) auf:

$$\sum_{i=1}^{k} h_i = \sum_{i=1}^{k} n_i / n = \frac{n}{n} = 1 \qquad (3.3)$$

In der Praxis gewinnt man die Häufigkeiten am einfachsten durch Erstellen einer Strichliste oder – weniger mühsam – mittels geeigneter Software (▶ Beispiel 3.1). Die Ausprägung mit der größten Häufigkeit nennt man **Modus** oder **modalen Wert**. Die Angabe eines Modus ist jedoch nur dann sinnvoll, wenn die entsprechende Häufigkeit wesentlich höher ist als die anderen Häufigkeiten.

Beispiel 3.1: Häufigkeiten des Merkmals „Blutgruppe"
Wir betrachten das qualitative Merkmal „Blutgruppe" mit den Daten der in ▣ Tab. 2.2 aufgelisteten Stichprobe von $n = 73$ Studenten. Es ergeben sich folgende Häufigkeiten:

Ausprägung	Absolute Häufigkeiten	Relative Häufigkeiten
A_1 = Blutgruppe 0	$n_1 = 27$	$h_1 = 37\,\%$
A_2 = Blutgruppe A	$n_2 = 34$	$h_2 = 47\,\%$
A_3 = Blutgruppe B	$n_3 = 9$	$h_3 = 12\,\%$
A_4 = Blutgruppe AB	$n_4 = 3$	$h_4 = 4\,\%$
Summe:	$n = 73$	100 %

Die Angabe eines Modalwerts (theoretisch: Blutgruppe A) ist hier wenig sinnvoll, da diese Häufigkeit nahezu so hoch ist wie die der Blutgruppe 0

❗ Der Ausdruck Prozent bedeutet „von Hundert". Deshalb sind Prozentangaben nur bei einem hinreichend großen Stichprobenumfang zweckmäßig. Wenn man bei kleinen Stichproben Prozente berechnet, täuscht man eine höhere Genauigkeit vor als tatsächlich gegeben ist. Andererseits eignen sich Prozentangaben, um Häufigkeiten von Stichproben unterschiedlicher Größe zu vergleichen. Man sollte jedoch beachten, dass es sich dabei möglicherweise um sehr vage Schätzungen handelt.

3.1.2 Grafische Darstellungen bei diskreten Merkmalen

Grafische Darstellungen bringen die oben beschriebenen Sachverhalte prägnant zum Ausdruck:

■ **Kreisdiagramm (▣ Abb. 3.1)**

Bei dieser Darstellung geben die einzelnen Kreissektoren die absoluten Häufigkeiten n_i oder die relativen Häufigkeiten h_i wieder. Allerdings kommt hier nicht (zumindest nicht auf den ersten Blick) zur Geltung, welches der kleinste oder der größte Merkmalswert ist. Deshalb eignet sich diese Darstellungsform

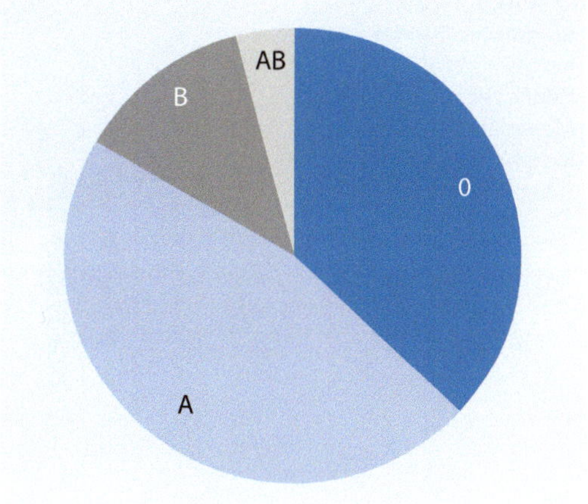

▣ **Abb. 3.1   Kreisdiagramm**. Darstellung der Häufigkeiten des Merkmals „Blutgruppe" (▶ Beispiel 3.1)

nur für nominal skalierte Merkmale. Die Anzahl der Sektoren sollte überschaubar sein (bei mehr als 7 Ausprägungen wird das Diagramm unübersichtlich). Bei binären Merkmalen ist ein Kreisdiagramm wenig sinnvoll.

■ **Rechteckdiagramm (oder Blockdiagramm)**

Hier ist die Fläche eines Rechtecks entsprechend der einzelnen Häufigkeiten unterteilt. Diese Darstellung eignet sich auch für ordinal skalierte Merkmale, da die kleinste und die größte Ausprägung zu erkennen sind.

■ **Balkendiagramm (▣ Abb. 3.2)**

Diese Darstellungsform eignet sich für alle diskreten Merkmale. Die Längen der einzelnen Balken entsprechen den Häufigkeiten n_i oder h_i. Dabei sind zahlreiche Varianten denkbar. Die 2-dimensionalen Balken lassen sich durch eindimensionale Striche oder dreidimensionale Säulen ersetzen. Darüber hinaus können die Balken horizontal anstatt vertikal angeordnet werden. Bei senkrechter Anordnung spricht man auch von einem **Stabdiagramm** oder **Säulendiagramm**. Bezüglich Farben, Mustern und Hintergründen sind – nicht zuletzt dank geeigneter Softwareprodukte – der Fantasie keine

3

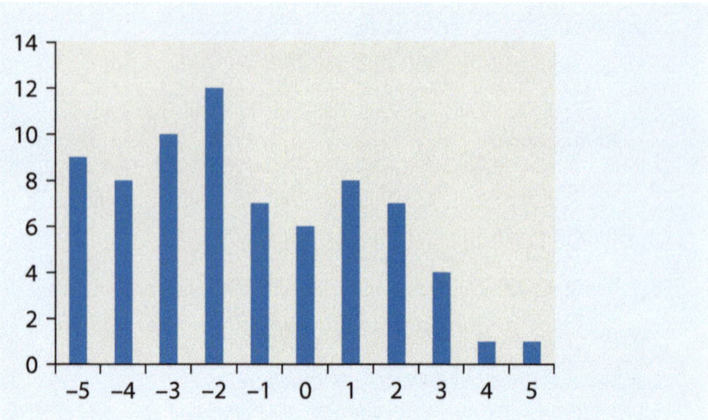

Abb. 3.2 Balkendiagramm. Darstellung der absoluten Häufigkeiten des Merkmals „Beurteilung homöopathischer Heilverfahren"

Abb. 3.3 Stamm-Blatt-Diagramm. Darstellung der Body-Mass-Index-Werte von 72 Studenten. Am rechten Rand sind die absoluten Häufigkeiten angegeben

30	1	1
29	4	1
28	7	1
27	155	3
26	69	2
25	01279	5
24	00012448	8
23	1444677999	10
22	011112448	9
21	115566678889	12
20	0346788	7
19	002567	6
18	0466	4
17	79	2
16		
15	2	1

Grenzen gesetzt. Man sollte jedoch bei solchen Darstellungen darauf achten, dass die wesentlichen Eigenschaften der Häufigkeitsverteilung optimal zur Geltung kommen und nicht zugunsten optischer Effekte in den Hintergrund treten.

▪ Stamm-Blatt-Diagramm (▫ Abb. 3.3)

Hier werden die Daten eines quantitativen Merkmals nach der Größe geordnet von unten nach oben aufgetragen. Der Stamm besteht aus der oder den ersten Ziffern der Stichprobenwerte, die Blätter stellen die folgenden Ziffern (oder die Nachkommastellen wie bei den BMI-Werten in ▫ Abb. 3.3) dar. Diese Darstellung benutzt man gern, um sich einen schnellen

Überblick über die Häufigkeitsverteilung zu verschaffen. Für Präsentationszwecke ist sie weniger geeignet.

3.1.3 Prinzip der Klassenbildung

Bei der Erfassung eines stetigen Merkmals (z. B. der Körpergröße) werden – bedingt durch die begrenzte Messgenauigkeit – die gemessenen Werte im Einzelfall auf- oder abgerundet. Im Vergleich zum Stichprobenumfang ergeben sich zahlreiche Ausprägungen, deren Häufigkeiten gering und wenig informativ sind. So schwankt beispielsweise die Körpergröße der

Studenten in ◨ Tab. 2.2 zwischen 158 cm und 194 cm – dies sind 37 mögliche Werte für 73 Beobachtungseinheiten (wovon 5 Werte gar nicht und 11 nur einmal vertreten sind).

Um einen Überblick bezüglich der Häufigkeitsverteilung zu erhalten, erweist es sich als sinnvoll, mehrere nebeneinander liegende Werte in **Klassen** zusammenzufassen (▸ Beispiel 3.2). Dies ist auch bei einem quantitativ-diskreten Merkmal mit extrem vielen, fein abgestuften Ausprägungen gerechtfertigt (z. B. Leukozytenanzahl pro μl Blut). Ein solches Merkmal kann für statistische Analysen wie ein stetiges Merkmal behandelt werden.

Beispiel 3.2: Klasseneinteilung

Die Messwerte für die Körpergröße der 73 Studenten in ◨ Tab. 2.2 variieren zwischen 158 *cm* und 194 *cm*. Es bietet sich an, das Intervall (157,5 *cm*; 197,5 *cm*) in 8 Klassen der Klassenbreite 5 *cm* einzuteilen. Dadurch ist gewährleistet, dass kein Messwert auf eine Klassengrenze fällt.

Lauf-index i	Klassengrenzen in *cm*	Absolute Häufigkeiten n_i	Relative Häufigkeiten h_i
1	(157,5 ; 162,5)	7	10 %
2	(162,5 ; 167,5)	13	18 %
3	(167,5 ; 172,5)	13	18 %
4	(172,5 ; 177,5)	10	14 %
5	(177,5 ; 182,5)	14	19 %
6	(182,5 ; 187,5)	9	12 %
7	(187,5 ; 192,5)	4	5 %
8	(192,5 ; 197,5)	3	4 %

Um die Häufigkeitsbegriffe zu verdeutlichen, betrachten wir die 5. Klasse. Die absolute und die relative Häufigkeit n_5 bzw. h_5 bedeuten: 14 Studenten (das sind 19 %) haben eine Körpergröße zwischen 177,5 und 182,5 *cm*

Mit der Klassenbildung verbindet sich die Frage, wie die Anzahl der Klassen und deren Breiten festzulegen sind. Bei sehr vielen schma-

len Klassen ist die Darstellung unübersichtlich. Dagegen geht eine geringe Anzahl breiter Klassen mit einem hohen Informationsverlust einher; charakteristische Eigenschaften der Verteilung werden verdeckt. Es gibt bezüglich der Klassenbildung zwar keine strengen Vorschriften, jedoch einige Faustregeln, die einen Kompromiss zwischen einer übersichtlichen Darstellung einerseits und einem geringen Informationsverlust andererseits beinhalten:

- Die Klassenanzahl k richtet sich nach dem Stichprobenumfang n. Als Anhaltspunkt gilt: $k \approx \sqrt{n}$. Für größere Umfänge $n \geq 1000$ verwendet man $k \approx 10 \cdot \lg n$ (lg steht für den Zehnerlogarithmus), damit die Klassenanzahl nicht allzu groß wird.
- Weniger als 3 Klassen sind generell nicht sinnvoll.
- Am übersichtlichsten ist die Darstellung, wenn die Klassen gleich breit sind. Sind jedoch Ausreißer vorhanden, mag es sinnvoll sein, am jeweiligen Rand eine breitere Klasse zu bilden.
- Es muss eindeutig geklärt sein, welcher Klasse ein Wert zugeordnet wird, der auf eine Klassengrenze fällt. Man umgeht dieses Problem, indem man die Grenzen so definiert, dass sie nicht mit Werten der Stichprobe zusammenfallen (wie in ▸ Beispiel 3.2). Ansonsten muss man die Klassen als halboffene Intervalle festlegen („halboffen" bedeutet, dass eine der beiden Intervallgrenzen dem Intervall angehört, die andere Grenze nicht). Meist benutzt man Intervalle, die links offen und rechts abgeschlossen sind.

Praxistipp

Wird eine Intervallgrenze durch eine runde Klammer angegeben, ist der Grenzwert **nicht** im Intervall enthalten. Eine eckige Klammer zeigt an, dass der Grenzwert zum Intervall gehört. So ist beispielsweise beim halboffenen Intervall (165 *cm*; 170 *cm*) der obere Grenzwert 170 *cm* im Intervall enthalten; der untere Wert 165 *cm* ist dagegen ausgeschlossen.

Die **Besetzungszahl** einer Klasse ist die jeweilige absolute Häufigkeit n_i. Der Laufindex i kennzeichnet die Klassen in aufsteigender Reihenfolge ($i = 1$ bezeichnet also die erste Klasse mit den kleinsten Messwerten, $i = k$ die letzte Klasse mit den größten Werten). Basierend auf den absoluten Häufigkeiten n_i berechnet man die relativen Klassenhäufigkeiten h_i ebenso wie bei diskreten Merkmalen.

> ❗ In früheren Zeiten – als man einen Mittelwert noch per Hand oder mit dem Taschenrechner berechnete – erleichterte man sich die Arbeit, indem man eine überschaubare Anzahl von Klassen bildete und die Kenngrößen aus den Klassenmitten ermittelte. Man legte Wert darauf, dass dies rechentechnisch günstige Werte waren. Im Zeitalter benutzerfreundlicher Statistiksoftware ist dieses Argument obsolet. Die Einteilung in Klassen wird vor allem wegen der übersichtlichen Darstellung vorgenommen.

3.1.4 Grafische Darstellungen bei klassierten Daten

■ **Histogramm**

Bei einem Histogramm werden die Klassen durch Rechtecke repräsentiert, deren Flächen proportional zu den jeweiligen Klassenhäufigkeiten sind (◘ Abb. 3.4). Am übersichtlichsten

ist ein Histogramm mit gleichen Klassenbreiten. Falls Daten auf eine Klassengrenze fallen, muss man kennzeichnen, welcher Klasse diese Daten zugerechnet werden.

Für mathematisch Interessierte sei erwähnt: Die Funktion, die die Häufigkeitsverteilung beschreibt, bezeichnet man als **empirische Dichte**. Der Funktionswert $f(x)$ ergibt sich aus der Klasse, in der der x-Wert liegt:

$$f(x) = \begin{cases} 0 & \text{für } x \leq a_0 \\[2ex] \dfrac{h_i}{a_i - a_{i-1}} & \text{für } a_{i-1} < x \leq a_i \\ & (i = 1, 2, \ldots, k) \\[2ex] 0 & \text{für } x > a_k \end{cases} \tag{3.4}$$

Dabei sind a_{i-1} und a_i die untere bzw. obere Grenze der i-ten Klasse, und k ist die Klassenanzahl. Das nach Formel (3.4) definierte **Histogramm** besteht aus k Rechtecken mit den Flächen h_i; die Gesamtfläche hat den Wert 1.

■ **Häufigkeitspolygon (◘ Abb. 3.5)**

Diese Darstellung erhält man, indem man senkrecht auf die Klassenmitten Strecken in Höhe der entsprechenden Häufigkeiten aufträgt und deren Endpunkte miteinander verbindet.

◘ **Abb. 3.4** Histogramm für das Merkmal „Körpergröße", Einteilung in 8 Klassen (▶ Beispiel 3.2)

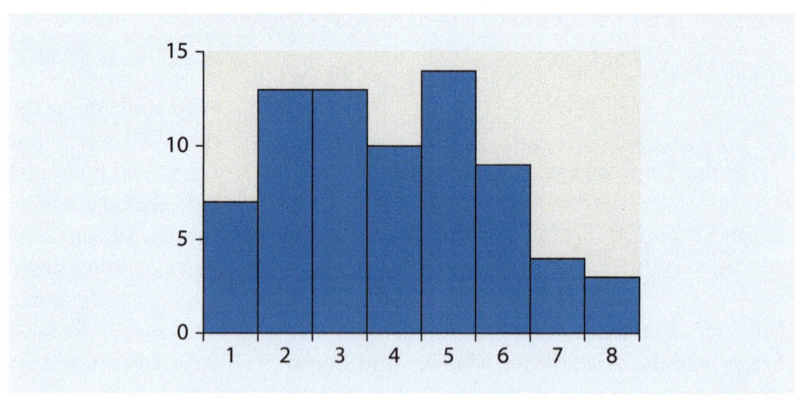

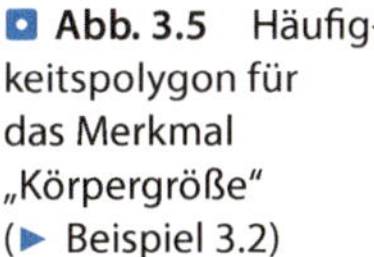

Abb. 3.5 Häufigkeitspolygon für das Merkmal „Körpergröße" (▶ Beispiel 3.2)

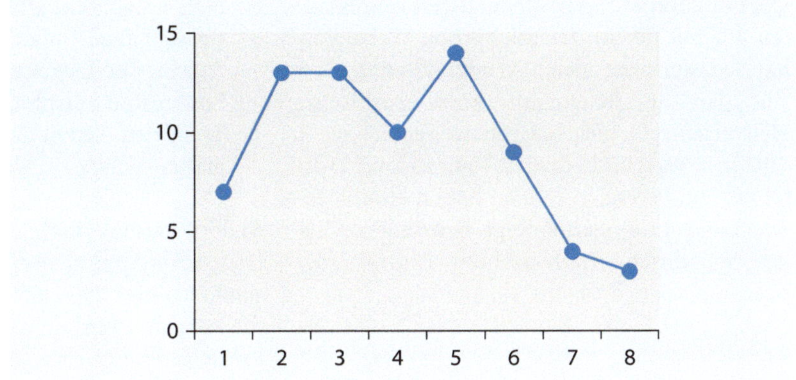

Eine grafische Darstellung liefert auf einen Blick wesentliche Informationen bezüglich der Häufigkeitsverteilung eines Merkmals. Für eine statistische Datenanalyse ist sie jedoch unzureichend. Kenngrößen, die die oben genannten Eigenschaften quantitativ beschreiben, sind Gegenstand von ▶ Kap. 4.

3.2 Summenhäufigkeiten

Bei quantitativen oder ordinal skalierten Merkmalen mit zahlreichen Ausprägungen ist es wenig sinnvoll, nach den Häufigkeiten einzelner Ausprägungen zu fragen. So sind beispielsweise Angaben wie „2 von 73 Studenten sind 175 cm groß" oder „8 Studenten beantworteten die Frage, ob homöopathische Heilmittel eine Alternative zu schulmedizinischen Therapien darstellen, mit +1" (was eine schwache Zustimmung bedeutet) nicht sehr aufschlussreich, weil sie nur punktuelle Informationen vermitteln. Interessanter sind kumulative Angaben, wie etwa die Anzahl der Studenten, die mindestens 175 *cm* groß sind, oder die Anzahl der Studenten, die die Anwendung homöopathischer Heilmittel positiv beurteilen (▶ Beispiel 3.3).

Derlei Fragen lassen sich beantworten, wenn man die Häufigkeiten beginnend bei der kleinsten Ausprägung in aufsteigender Reihenfolge aufaddiert. Dadurch erhält man den An-

teil der Werte, die eine bestimmte Grenze nicht überschreiten. Diese Häufigkeiten nennt man **kumulative, kumulierte** oder **Summenhäufigkeiten**. Sie lassen sich generell für alle quantitativen Merkmale sowie für ordinal skalierte Merkmale bestimmen. Wenn die Ausprägungen der Stichprobe sortiert sind mit $A_1 < \ldots < A_k$, gilt für die absoluten Summenhäufigkeiten:

$$N_i = \sum_{j=1}^{i} n_j \text{ für } i = 1, 2, \ldots, k \qquad (3.5)$$

Die relativen Summenhäufigkeiten sind analog definiert als:

$$H_i = \sum_{j=1}^{i} h_j \text{ für } i = 1, 2, \ldots, k \qquad (3.6)$$

Die relativen Summenhäufigkeiten H_i werden durch die **empirische Verteilungsfunktion** $F(x)$ mathematisch beschrieben:

$$F(x) = \begin{cases} 0 & \text{für } x < A_1 \\[2ex] H_i & \text{für } A_i \leq x < A_{i+1} \\ & \text{für } i = 1, 2, \ldots, k-1 \\[2ex] 1 & \text{für } x \geq A_k \end{cases} \qquad (3.7)$$

Die Funktion $F(x)$ gibt die relativen Häufigkeiten an, mit der in der Stichprobe Werte vorhanden sind, die gleich x oder kleiner als x sind. Für die „Beurteilung homöopathischer Heilverfahren" gilt beispielsweise $F(-1) = 46/73 = 63\%$. Das bedeutet: Nahezu zwei Drittel der Studierenden (63 %) haben eine negative Einstellung; demzufolge beurteilen 37 % homöopathische Heilverfahren neutral oder positiv.

Beispiel 3.3: Empirische Verteilungsfunktion
Für das Merkmal „Einstellung zu homöopathischen Heilverfahren" (Daten aus ◘ Tab. 2.2) ergeben sich folgende Häufigkeiten und Summenhäufigkeiten:

Wert	n_i	N_i	H_i
$A_1 = -5$	9	9	12 %
$A_2 = -4$	8	17	23 %
$A_3 = -3$	10	27	37 %
$A_4 = -2$	12	39	53 %
$A_5 = -1$	7	46	63 %
$A_6 = 0$	6	52	71 %
$A_7 = +1$	8	60	82 %
$A_8 = +2$	7	67	92 %
$A_9 = +3$	4	71	97 %
$A_{10} = +4$	1	72	99 %
$A_{11} = +5$	1	73	100 %

Die Verteilungsfunktion für das Merkmal „Körpergröße" ist in ◘ Abb. 3.6 grafisch dargestellt. Sie verdeutlicht einige wesentliche Eigenschaften von $F(x)$:

- $F(x)$ ist eine Treppenfunktion, die monoton wächst von 0 bis 1.
- $F(x) = 0$ für alle x, die kleiner als der kleinste Stichprobenwert sind.
- Bei jeder Ausprägung (bzw. Messwert, Zählwert, Klassengrenze) springt $F(x)$ nach oben.

- $F(x) = 1$ ab dem größten Wert x_{max}.
- Bei fein abgestuften Ausprägungen ist die Anzahl der Treppen zahlreich und die Stufen sind entsprechend niedrig; die Treppenfunktion nähert sich dann einer glatten Kurve.

In der Pharmakologie dienen Verteilungsfunktionen zur Analyse der dosisabhängigen Wirksamkeit eines Pharmakons. Dabei beschreibt die Funktion $F(x)$ den relativen Anteil der Untersuchungseinheiten, bei denen ein Effekt der Dosis x erkennbar ist. Die grafische Darstellung von $F(x)$ bezeichnet man als **Dosis-Wirkungs-Kurve**. Auch in der Labormedizin arbeitet man häufig mit der Verteilungsfunktion. Wenn etwa für einen Cholesterinwert x_1 gilt: $F(x_1) = 0,98$, informiert diese Angabe darüber, dass dieser Wert im oberen 2 %-Bereich liegt.

3.3 Verknüpfen von Häufigkeiten

3.3.1 Verhältniszahlen

Eine einzelne, absolute Häufigkeit ist (isoliert betrachtet) wenig aussagekräftig. Aus Gründen der Anschaulichkeit ist es sinnvoll, Häufigkeiten in Beziehung zu setzen. Es gibt diverse Möglichkeiten zur Bildung sog. **Verhältniszahlen**:

- **Relative Häufigkeit:** Dieser Begriff (▶ Abschn. 3.1.1) bezeichnet eine absolute Häufigkeit bezogen auf eine übergeordnete Gesamtgröße (z. B. 44/73 = 60 % der Studierenden sind weiblich). Hier repräsentiert der Zähler eine Teilmenge des Nenners. Solche Quotienten nennt man auch **Gliederungszahlen** oder **Proportionen**. Sie sind dimensionslos und nehmen einen Wert zwischen 0 und 1 an; häufig werden sie als Prozente oder Promille angegeben.

- **Odds:** Eine Odds ist das Verhältnis aus zwei zusammengehörenden Häufigkeiten, die sich ergänzen. Ein Beispiel ist der Quotient 29/44, der das Verhältnis männlicher zu weiblicher Studenten darstellt. Odds kann man mit „Quote" übersetzen. (Dennoch wird auch im Deutschen das englische „Odds" bevorzugt.) Odds sind dimensionslos; der Wertebereich beginnt bei 0 und ist nach oben offen.

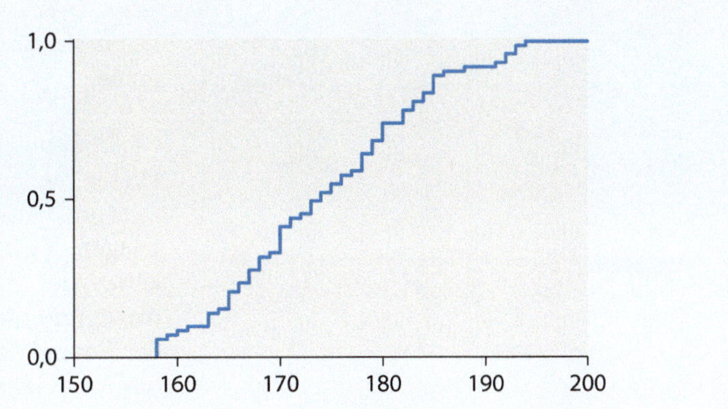

Abb. 3.6 Empirische Verteilungsfunktion für das Merkmal „Körpergröße", gemessen in cm (Daten von 73 Studenten)

— **Ziffer:** Damit werden verschiedenartige Mengen, die logisch in Verbindung stehen, in Form eines Quotienten miteinander verknüpft. Solche Zahlen nennt man auch **Beziehungszahlen**. Falls sich eine Ziffer auf ein Zeitintervall bezieht, spricht man von einer **Rate**. Raten werden in der Demografie gern verwendet, wie beispielsweise die Geburtenrate, die die Anzahl der Lebendgeborenen pro Jahr und 1000 Einwohner angibt. Teilweise wird der Begriff „Rate" (nicht ganz korrekt) synonym für eine einfache relative Häufigkeit (ohne zeitlichen Bezug) verwendet.

Die h_{ij} erstrecken sich zwischen 0 und 1. Addiert man alle Häufigkeiten auf, erhält man:

$$\sum_{i=1}^{k}\sum_{j=1}^{\ell} n_{ij} = n \tag{3.9}$$

$$\sum_{i=1}^{k}\sum_{j=1}^{\ell} h_{ij} = 100 \tag{3.10}$$

3.3.2 Kontingenztafel

Bisher wurde lediglich die Häufigkeitsverteilung eines einzelnen Merkmals betrachtet. Bisweilen ist es interessant, den Zusammenhang zwischen zwei Merkmalen näher zu beleuchten. Handelt es sich dabei um zwei qualitative Merkmale, spricht man auch von **Assoziation** oder **Kontingenz**.

Wir betrachten im Folgenden zwei diskrete Merkmale mit den Ausprägungen A_i ($i = 1, 2, \ldots, k$) und B_j ($j = 1, 2, \ldots, \ell$). Dann beträgt die Anzahl aller denkbaren Kombinationen $k \cdot \ell$. Die absoluten Häufigkeiten n_{ij} bezeichnen die Anzahl der Beobachtungseinheiten, bei denen die Ausprägungen A_i und B_j gemeinsam auftreten. Für die relativen Häufigkeiten h_{ij} ergibt sich dann:

$$h_{ij} = \frac{n_{ij}}{n} \text{ für } i = 1, 2, \ldots, k \text{ und}$$
$$j = 1, 2, \ldots, \ell \tag{3.8}$$

Alle Häufigkeiten lassen sich übersichtlich in einer Kontingenztafel darstellen. Im Kopf und in der Vorspalte sind die Ausprägungen der Merkmale aufgelistet. Im Innern enthält diese Tabelle Felder mit den jeweiligen Häufigkeiten. Die Häufigkeiten, die sich auf eine Zeile oder eine Spalte beziehen, sind die **Randhäufigkeiten**. In ▶ Beispiel 3.4 werden zwei Alternativmerkmale betrachtet; daher enthält die Tabelle im Innern nur vier Felder. Diese einfachste Kontingenztafel nennt man **Vierfeldertafel**. Die absoluten Häufigkeiten bezeichnet man üblicherweise mit a, b, c und d.

Beispiel 3.4: Kontingenztafel

Für die Merkmale „Rauchen und Geschlecht" sind angegeben:
— die absoluten Häufigkeiten n_{ij}
— die relativen Reihenhäufigkeiten
— die relativen Spaltenhäufigkeiten
— die relativen Häufigkeiten h_{ij} (bezogen auf die Stichprobe)

	Raucher	Nichtraucher	Häufigkeiten Geschlecht
Männlich	$a = 7$ (24 %) (50 %) (10 %)	$b = 22$ (76 %) (37 %) (30 %)	29 (40 %)
Weiblich	$c = 7$ (16 %) (50 %) (10 %)	$d = 37$ (84 %) (63 %) (51 %)	44 (60 %)
Häufigkeiten Raucherstatus	14 (19 %)	59 (81 %)	73

Die Menge der 73 Studenten besteht also aus 29 Männern (40 %) und 44 Frauen (60 %).14 von 73 Studierenden (19 %) bezeichnen sich als Raucher. Die 7 rauchenden Männer stellen etwa 10 % des Gesamtkollektivs dar. 24 % der Männer und 16 % der Frauen rauchen. Die Raucher sind zu 50 % männlich; die Nichtraucher zu 37 %. Die Odds Ratio $OR = (7 \cdot 37)/(22 \cdot 7) = 1,68$ ist größer als 1. Dies zeigt, dass anteilmäßig mehr Männer als Frauen rauchen (▸ Abschn. 3.3.3).

3.3.3 Beschreibung einer Assoziation

Die Kontingenztafeln enthalten zwar genaue Informationen bezüglich der Häufigkeiten; sie sind jedoch wenig geeignet, um den Grad eines Zusammenhangs zu erfassen. Zu diesem Zweck bedient man sich grafischer Darstellungen und geeigneter Assoziationsmaße:

- **Balkendiagramm (◼ Abb. 3.7)**

Dieses dient dazu, die Assoziation zwischen zwei qualitativen Merkmalen darzustellen. Die Längen der Balken repräsentieren die Häufigkeiten der Ausprägungen des ersten Merkmals. Außerdem ist jeder Balken entsprechend der Häufigkeiten des zweiten Merkmals unterteilt. Eine andere Möglichkeit besteht darin, für jede Merkmalskombination einen 3-dimensionalen Balken zu erstellen, der die jeweilige Häufigkeit n_{ij} repräsentiert, und die $k \cdot \ell$ Balken in räumlicher Perspektive anzuordnen (◼ Abb. 3.8).

- **Odds Ratio (OR)**

Dies ist ein Assoziationsmaß, das den Grad eines Zusammenhangs zwischen zwei Alternativmerkmalen quantifiziert. Es wird aus den Häufigkeiten im Innern der Vierfeldertafel gebildet:

$$OR = \frac{ad}{bc} \tag{3.11}$$

Diese Maßzahl ist der Quotient aus den beiden Odds a/c und b/d. Die untere Grenze für die Odds Ratio beträgt 0; eine obere Grenze gibt es nicht. Eine Odds Ratio mit dem Wert 1 zeigt an, dass kein Zusammenhang zwischen den

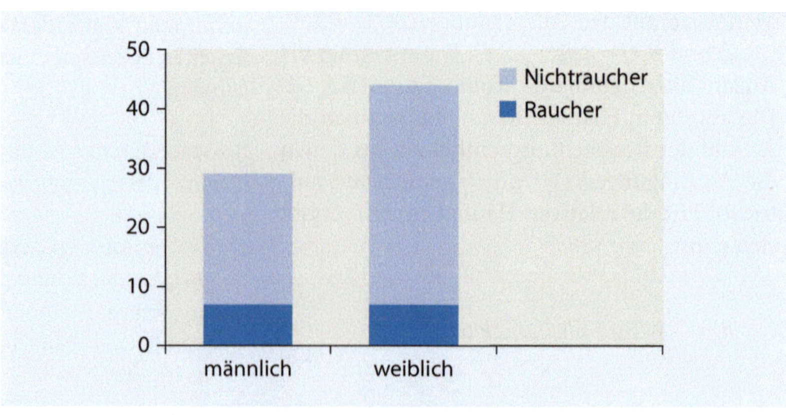

◼ **Abb. 3.7** Zusammenhang zwischen Rauchen und Geschlecht, 2-dimensionales Balkendiagramm (▸ Beispiel 3.4)

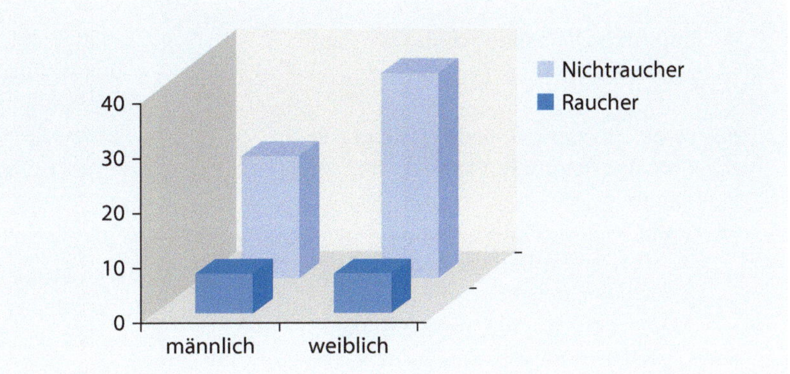

beiden Merkmalen besteht. Aus der Odds Ratio von 1,68 in ▶ Beispiel 3.4 ergibt sich, dass in der Stichprobe anteilmäßig mehr Männer als Frauen rauchen.

Weitere Assoziationsmaße für qualitative Merkmale sind Gegenstand von ▶ Abschn. 11.1.3. Zusammenhangsmaße für quantitative Merkmale werden in ▶ Kap. 5 erörtert.

3.3.4　Ausblick auf die induktive Statistik

Die in diesem Kapitel vorgestellten Methoden dienen dazu, eine Häufigkeitsverteilung zu quantifizieren und optisch darzustellen. Die Beschreibung einer Stichprobe ist – für sich allein genommen – jedoch unbefriedigend. Bisher wurde die Frage ausgeklammert, inwieweit sich die Ergebnisse verallgemeinern lassen. Bei der Betrachtung der Beispiele drängen sich folgende Fragen auf:

– In ▶ Beispiel 3.1 werden relative Häufigkeiten bezüglich der 4 Blutgruppen genannt. Sind diese Angaben verallgemeinerbar, oder sind die Schätzungen dafür zu unpräzise?
– Wie aus der Vierfeldertafel in ▶ Beispiel 3.4 hervorgeht, rauchen etwa 24 % der männlichen und nur 16 % der weiblichen Studenten. Rauchen männliche Studenten generell häufiger? Oder ist dieser Schluss zu gewagt?
– Nur 21 von 73 Studierenden (das sind 29 %) beurteilen homöopathische Heilverfahren tendenziell positiv, 6 neutral und 46 (63 %) negativ. Lässt sich daraus schlussfolgern, dass Medizinstudenten homöopathische Heilverfahren eher ablehnen? Oder sind diese Zahlen nur zufallsbedingt und haben ansonsten keine tiefere Bedeutung?

Auf derlei Fragen kann die deskriptive Statistik keine befriedigenden Antworten geben. Intuitiv würde man kaum annehmen, dass 73 Studenten ausreichen, um die Wahrscheinlichkeiten einzelner Blutgruppen präzise zu schätzen. Andererseits legen die ermittelten Häufigkeiten durchaus die Vermutung nahe, dass Medizinstudenten gegenüber homöopathischen Heilverfahren eher skeptisch eingestellt sind. Dabei handelt es sich jedoch nur um Annahmen, die nicht statistisch abgesichert sind. Zu diesem Zweck bedarf es Methoden der induktiven Statistik, die wir in ▶ Kap. 8, 9, 10 und 11 behandeln.

Kapitelzusammenfassung

Die geeignete grafische Darstellung einer Häufigkeitsverteilung hängt von der Art der Daten ab:

– **Kreisdiagramm:** nominal skalierte Merkmale
– **Balkendiagramm:** diskrete Merkmale
– **Histogramm, Häufigkeitspolygon:** klassierte Daten

- **Empirische Verteilungsfunktion:** Summenhäufigkeiten

Bei einem Histogramm oder Häufigkeitspolygon sind folgende Eigenschaften erkennbar:
- **Lage:**
    - In welchem Bereich konzentrieren sich die Werte?
    - Welche Ausprägungen sind häufig, welche selten oder gar nicht vertreten?
- **Streuung:**
    - Streuen die Werte weit um den Mittelwert?
    - Welches ist der größte, welches der kleinste Wert?
    - Gibt es Ausreißer?
- **Form:**
    - Hat die Verteilung eine besondere Form?
    - Ist sie symmetrisch oder schief?
    - Wie viele Gipfel gibt es?

Übungsfragen/-aufgaben

1. **Daten der Studierenden** (■ Tab. 2.2)
   Erstellen Sie eine Kontingenztafel mit den absoluten Häufigkeiten der Merkmale „Rhesusfaktor" und „Blutgruppe".
   a. Berechnen Sie relative Zeilen- und Spaltenhäufigkeiten in %.
   b. Vermuten Sie eine Assoziation zwischen den beiden Merkmalen?
   c. Ermitteln Sie absolute und relative Summenhäufigkeiten für das Merkmal „Körpergewicht" und skizzieren Sie die Verteilungsfunktion $F(x)$. Für welchen Wert x_0 gilt: $F(x_0) = 0{,}5$? Was bedeutet dies konkret?

2. **Klinische Studie**
   In der klinischen Studie (▶ Kap. 2, Übungsaufgabe 2) wird die Behandlung als erfolgreich gewertet, wenn der systolische Blutdruck innerhalb von 12 Wochen um mindestens 10 *mmHg* sinkt. Bei den 36 Patienten, die mit der Standardtherapie behandelt werden, sind 29 Erfolge zu verzeichnen; in der Subgruppe der 39 Patienten, die die neue Therapie erhalten, gibt es 34 Erfolge.
   a. Erstellen Sie eine Vierfeldertafel (das obere linke Feld soll die Häufigkeiten der Misserfolge der Standardtherapie beinhalten) und ermitteln Sie für beide Therapiegruppen die Erfolgsquote.
   b. Berechnen Sie die Odds Ratio.
   c. Wie ändert sich die Odds Ratio, wenn man zwei Zeilen oder zwei Spalten vertauscht?
   d. Nehmen Sie nun an, dass die neue Therapie der Standardtherapie überlegen ist?

Lösungen ▶ Kap. 20

Beschreibung eines Merkmals

© Springer-Verlag GmbH Deutschland, ein Teil von Springer Nature 2019
C. Weiß, *Basiswissen Medizinische Statistik*, Springer-Lehrbuch,
https://doi.org/10.1007/978-3-662-56588-9_4

» Wenn man den Kopf in der Sauna hat und
die Füße im Kühlschrank, sprechen
Statistiker von einer angenehmen
mittleren Temperatur.
(Franz Josef Strauß, Politiker, 1915–1988)

Dieses Kapitel fasst alle wesentlichen Aspekte
zusammen, die für die Beschreibung eines
Merkmals wichtig sind. Begriffe wie Lagemaß,
Streuungsmaß und Formmaß sowie der Umgang beim Vergleich mehrerer Stichproben
werden erklärt.

4.1 Methoden der univariablen Statistik

In diesem Kapitel werden Methoden vorgestellt, mit denen sich die charakteristischen
Eigenschaften eines einzelnen Merkmals beschreiben lassen. Diese Methoden werden zusammenfassend als „univariable" Statistik bezeichnet.

In ► Kap. 3 wurden Häufigkeiten behandelt. Absolute und relative Häufigkeiten können bei jedem Skalenniveau angegeben
werden; bei ordinalen und quantitativen Merkmalen lassen sich darüber hinaus kumulative
Häufigkeiten berechnen. Diagramme bieten
einen Überblick bezüglich der Häufigkeitsverteilung eines Merkmals. Zur quantitativen
Analyse eines Merkmals bedarf es darüber hinaus aussagekräftiger **statistischer Kenngrößen** (oder **Maßzahlen**). Man unterscheidet
hierbei:

- **Lagemaße** (oder **Lokationsmaße**): Sie
  informieren, in welchem Bereich sich die
  Stichprobenwerte konzentrieren
  (► Abschn. 4.2).
- **Streuungsmaße** (oder **Dispersionsmaße**):
  Sie quantifizieren die Variabilität der
  Werte (► Abschn. 4.3).
- **Formmaße:** Sie dienen dazu, die Form der
  Verteilung zu beschreiben (► Abschn. 4.4).

Abschließende Bemerkungen zum Vergleich
mehrerer Stichproben finden sich in
► Abschn. 4.5.

Praxistipp

Die Daten einer Stichprobe werden allgemein mit $x_1, \ldots, x_n$ bezeichnet. Diese Werte
bilden die sog. Urliste. Die tiefgestellten Indizes geben normalerweise die Reihenfolge an, in der die Daten erhoben wurden;
sie haben darüber hinaus keine Bedeutung.
Die Zahl n symbolisiert den Stichprobenumfang. Die Kenngrößen werden aus den
Daten der Stichprobe ermittelt und dienen
als Schätzwerte für die entsprechenden Parameter der Grundgesamtheit. Man nennt
sie deshalb **empirische Größen.**

4.2 Lagemaße

4.2.1 Arithmetisches Mittel

Das bekannteste Lagemaß ist der **Mittelwert**
(**arithmetisches Mittel** oder **Durchschnitt**). Er
wird mit $\bar{x}$ (sprich: x quer) bezeichnet und
nach folgender Formel berechnet:

$$\bar{x} = \sum_{i=1}^{n} x_i / n \qquad (4.1)$$

Es werden also alle Stichprobenwerte addiert
und deren Summe durch den Stichprobenumfang n dividiert. Der Mittelwert hat – wie alle
Lagemaße – dieselbe Maßeinheit wie die Daten
der Stichprobe.

Beispiel 4.1: Mittelwerte

Von den Merkmalen der ◻ Tab. 2.2 lassen sich
Mittelwerte für die Körpergröße, das Körpergewicht und die geschätzte Anzahl von Nüs-
sen berechnen. Für die mittlere Körpergröße
erhält man:

$$\bar{x}_m = 183,2\,cm \text{ (männliche Studenten, } n = 29)$$
$$\bar{x}_w = 168,5\,cm \text{ (weibliche Studenten, } n = 44)$$
$$\bar{x}_{ges} = 174,4\,cm \text{ (alle Studenten, } n = 73)$$

Es fällt auf, dass die weiblichen Studenten im
Durchschnitt wesentlich kleiner sind als ihre
männlichen Kommilitonen. Ob dieser Unter-

schied nur zufällig bedingt ist oder ein Hinweis darauf, dass weibliche Studenten generell kleiner sind, kann an dieser Stelle nicht beurteilt werden. Die induktive Statistik stellt Methoden zur Verfügung, die eine Entscheidung diesbezüglich gestatten (▶ Kap. 10).

> **Praxistipp**
>
> Wie genau sollte der Mittelwert angegeben werden? Darüber gibt es unterschiedliche Ansichten, aber keine verbindliche Regel. Generell hängt dies von den „signifikanten Stellen" ab: Dies sind die Ziffern der Mess- oder Zählwerte ohne führende Nullen. Ein Mittelwert sollte keinesfalls weniger signifikante Stellen aufweisen als die Einzelwerte. Manche Autoren vertreten die Ansicht, dass zusätzliche „signifikante Ziffern" (z. B. Nachkommastellen) keinen Informationsgewinn bringen. Andererseits repräsentiert die Anzahl der Nachkommastellen die Präzision der Schätzung. Deshalb ist es durchaus üblich (und bei quantitativ-diskreten Merkmalen die Regel), den Mittelwert mit mindestens einer, bei großen Stichproben ($n \geq 100$) vielleicht sogar mit zwei zusätzlichen Nachkommastellen anzugeben. Falls der Mittelwert zur Berechnung weiterer Kenngrößen verwendet wird, sollte man den exakten Rechenwert benutzen (um zu vermeiden, dass sich Rundungsfehler fortpflanzen). Bei der Verwendung einer Statistiksoftware geschieht dies automatisch. Ähnliche Überlegungen gelten für andere Kenngrößen der Statistik.

Der Mittelwert ist sicherlich die bekannteste Kenngröße der deskriptiven Statistik; allerdings wird seine Bedeutung zuweilen überschätzt. Viele Anwender wissen nicht, dass dessen Berechnung nicht in jedem Fall sinnvoll ist und dass andere Lagemaße existieren, die sich zur Beschreibung einer Verteilung eventuell besser eignen. Ein Nachteil des Mittelwerts besteht darin, dass er von Ausreißern stark beeinflusst wird und daher bei schiefen Verteilungen ein verzerrtes Bild der Verteilung wiedergibt (▶ Beispiel 4.3).

Die Berechnung eines Mittelwerts ist eigentlich nur bei quantitativen Merkmalen gestattet (dies ist durch seine mathematischen Eigenschaften bedingt). Ein Mittelwert, der einem ordinalen oder gar einem nominalen Merkmal zugeordnet wird, ist nicht sinnvoll interpretierbar (▶ Beispiel 4.4).

4.2.2 Median

Der **empirische Median** (oder **Zentralwert**) teilt die Stichprobenwerte in zwei Hälften: Die eine Hälfte der Daten ist höchstens so groß wie der Median, die andere Hälfte ist mindestens so groß. Um diese Kenngröße, die üblicherweise mit $\tilde{x}$ (sprich: x Schlange) bezeichnet wird, zu ermitteln, sind die Stichprobenwerte der Größe nach zu sortieren. Die geordneten Werte werden mit tiefgestellten, in Klammern gesetzten Indizes versehen, sodass gilt:

$$x_{(1)} \leq x_{(2)} \leq \ldots \leq x_{(n)}$$

Demnach ist $x_{(1)}$ der kleinste Wert der Stichprobe, also das Minimum (er wird auch als x_{min} bezeichnet); $x_{(n)}$ oder x_{max} ist der größte Wert, das Maximum. Die sortierten Stichprobenwerte nennt man **Rangliste**. Das dazugehörende Merkmal muss mindestens ordinalskaliert sein, da für nominal skalierte Daten keine natürliche Reihenfolge gegeben ist. Der empirische Median $\tilde{x}$ wird in Abhängigkeit vom Stichprobenumfang n nach folgender Formel ermittelt:

$$\tilde{x} = \begin{cases} x_{\left(\frac{n+1}{2}\right)} & \text{für } n \text{ ungerade} \\[2em] \dfrac{x_{\left(\frac{n}{2}\right)} + x_{\left(\frac{n}{2}+1\right)}}{2} & \text{für } n \text{ gerade} \end{cases} \tag{4.2}$$

Aus Formel (4.2) folgt, dass $\tilde{x}$ entweder ein Wert der Urliste ist (falls n ungerade) oder der Durchschnittswert der beiden mittleren Werte (falls n gerade). Deshalb hat der empirische Median dieselbe Maßeinheit wie die x_i-Werte und höchstens eine Stelle mehr nach dem Dezimalkomma.

Beispiel 4.2: Mediane

Die Daten in ◨ Tab. 2.2 sind nach Geschlecht und Körpergröße sortiert; deshalb lassen sich die Mediane leicht ermitteln. Nach Formel (4.2) ergeben sich für die Körpergröße folgende Werte:

$$\tilde{x}_m = x_{(15)} = 183\,cm \quad \text{(männliche Studenten, } n = 29\text{)}$$

$$\tilde{x}_w = \left(x_{(22)} + x_{(23)}\right) / 2 = 168{,}5\,cm \quad \text{(weibliche Studenten, } n = 44\text{)}$$

$$\tilde{x}_{ges} = x_{(37)} = 174\,cm \quad \text{(alle Studenten, } n = 73\text{)}$$

Beim ordinal skalierten Merkmal „Beurteilung homöopathischer Heilverfahren" bietet sich ebenfalls die Angabe des Medians an. Er beträgt -2 (▶ Beispiel 3.3).

Da bei ordinal skalierten Daten die Berechnung des Mittelwerts eigentlich nicht statthaft ist, wird stattdessen gerne der Median als Lagemaß benutzt. Ein weiterer Vorteil des Medians liegt darin, dass er gegenüber Ausreißern robust ist. Ausreißer bewirken, dass Mittelwert und Median stark voneinander abweichen. In diesen Fällen ist die Verteilung schief. Wenn Mittelwert und Median in etwa übereinstimmen, ist dies ein Hinweis darauf, dass die Verteilung symmetrisch ist. Ein Vergleich der beiden Lagemaße liefert demnach Hinweise auf die Form der zugrunde liegenden Verteilung.

Beispiel 4.3: Vergleich Mittelwert und Median

Die postoperative Krankenhausaufenthaltsdauer von vier Patienten nach Appendektomie betrug 4, 5, 5 und 6 Tage. Bei einem weiteren Patienten traten Komplikationen ein; er blieb 20 Tage im Krankenhaus. Aus diesen fünf Werten ergibt sich eine mittlere Aufenthaltsdauer von 8 Tagen; der Median beträgt dagegen nur 5 Tage. Der Mittelwert wird wesentlich vom Ausreißer bestimmt; er gibt die tatsächlichen Verhältnisse verzerrt wieder. Der Median ist dagegen von diesem Ausreißer weitgehend unbeeinflusst.

Beispiel 4.4: Median bei ordinal skaliertem Merkmal

Wir betrachten das ordinal skalierte Merkmal „Therapieerfolg" mit den Ausprägungen 0 (Patient verstorben), 1 (Zustand verschlechtert), 2 (keine Veränderung eingetreten), 3 (Zustand verbessert) und 4 (Patient vollständig geheilt). Wenn jeweils die eine Hälfte der Patienten verstorben und die andere vollständig geheilt ist, ergibt sich der Median $\tilde{x} = 2$. Dieser Wert besagt, dass bei der Hälfte der Patienten keine Veränderung oder ein schlechterer Zustand eingetreten ist, während bei der anderen Hälfte der Zustand unverändert geblieben ist oder sich gebessert hat. Es ist jedoch vollkommen sinnlos, aus den Kodierungen einen Mittelwert von 2 zu berechnen und zu behaupten, „keine Veränderung" sei der Durchschnitt zwischen „tot" und „vollständig geheilt".

Der Median teilt eine Stichprobe in zwei gleich große Subgruppen. Bei Überlebenszeitanalysen hat der Median den Vorteil, dass er bereits berechnet werden kann, nachdem die Hälfte der Studienteilnehmer verstorben ist. Um einen Mittelwert zu berechnen, müsste man den Tod aller Untersuchungseinheiten abwarten. Bei Studien zur Dosisfindung eines Pharmakons entspricht der Median der Dosis, die bei der Hälfte der Untersuchungseinheiten einen Effekt erkennen lässt.

❗ **Obwohl im strengen Sinne nicht erlaubt, wird der Mittelwert gerne auch bei ordinal skalierten Merkmalen angegeben. So ist beispielsweise die Berechnung einer Durchschnittsnote allgemein üblich. Dies ist aber nur dann vertretbar, wenn die Distanzen zwischen zwei benachbarten Ausprägungen bezüglich ihrer Wertigkeit ungefähr gleich sind.**

4.2.3 Quartile und Quantile

Während der Median die Stichprobe in zwei Hälften einteilt, unterteilen die Quartile die Stichprobe in vier Viertel.

- **Unteres** oder **1. Quartil** Q_1: Es besagt, dass 25 % der Stichprobenwerte kleiner als oder gleich Q_1 sind. Dementsprechend sind 75 % der Werte größer als Q_1 oder gleich Q_1.
- **Oberes** oder **3. Quartil** Q_3: Analog gilt, dass 75 % der Werte maximal so groß wie Q_3 und die Werte des restlichen Viertels mindestens so groß wie Q_3 sind.
- **Mittleres** oder **2. Quartil** Q_2: Es entspricht dem Median $\tilde{x}$.

Eine weitere Verfeinerung der Häufigkeitsverteilung gestatten die Quantile (oder Fraktile) $\tilde{x}_q$, die für alle reellen Zahlen q zwischen 0 und 1 definiert sind. Dann gilt: q entspricht dem Anteil der Stichprobenwerte, die kleiner als $\tilde{x}_q$ oder gleich $\tilde{x}_q$ sind. Ein q-Quantil wird folgendermaßen berechnet: Man ermittelt zunächst den Wert q · n und davon abhängig eine Rangzahl k und das Quantil $\tilde{x}_q$ nach folgenden Formeln:

- Falls $q \cdot n$ *keine* ganze Zahl ist, sei k die direkt auf $q \cdot n$ folgende ganze Zahl und

$$\tilde{x}_q = x_{(k)} \tag{4.3}$$

- Falls $k = q \cdot n$ eine ganze Zahl ist, dann ist

$$\tilde{x}_q = \frac{x_{(k)} + x_{(k+1)}}{2} \tag{4.4}$$

Spezielle Quantile sind der Median ($q = 0{,}50$) sowie die beiden Quartile ($q = 0{,}25$ bzw. $q = 0{,}75$). Von Dezilen spricht man, falls $q = 0{,}1; 0{,}2; \ldots; 0{,}9$; von Perzentilen bei $q = 0{,}01; 0{,}02; \ldots; 0{,}99$. Diese Maße eignen sich, um eine Stichprobe in gleich große Subgruppen einzuteilen (was freilich einen hinreichend großen Stichprobenumfang erfordert).

Median, Quartile und alle sonstigen Quantile lassen sich über die empirische Verteilungsfunktion $F(x)$ beschreiben und grafisch abschätzen (◘ Abb. 3.6). Aus der Definition von $F(x)$ folgt nämlich, dass der Median der kleinste Wert ist, für den gilt: $F(\tilde{x}) \geq 0{,}5$. Analog sind die beiden Quartile, die Perzentile und alle anderen Quantile definiert. So lässt sich aus der Verteilungsfunktion für das Merkmal „Einstellung zu homöopathischen Heilverfahren" (▶ Beispiel 3.3), direkt entnehmen, dass der Wert -2 den Median, -3 das untere Quartil und $+2$ das 9. Dezil repräsentieren.

Die Angabe eines Quantils kann sehr hilfreich sein, um einen Messwert größenmäßig einzuordnen. So werden etwa in der Kinderheilkunde die individuellen Werte eines Kindes bezüglich Größe, Gewicht oder Kopfumfang mit den altersgemäßen 5 %- und 95 %-Perzentilen verglichen, um zu beurteilen, ob es Auffälligkeiten in der Entwicklung gibt.

Beispiel 4.5: Quartile und Dezile
Obwohl die Stichprobe recht klein ist, bestimmen wir aus didaktischen Gründen mithilfe der Rangliste ◘ Tab. 2.2 einige Quantile bezüglich der Körpergröße der 29 männlichen Studenten nach Formel (4.3):

1. Quartil: $q \cdot n = 0{,}25 \cdot 29 = 7{,}25$; also $k = 8$ und

$$Q_1 = x_{(8)} = 180\,cm$$

3. Quartil: $q \cdot n = 0{,}75 \cdot 29 = 21{,}75$; also $k = 22$ und

$$Q_3 = x_{(22)} = 186\,cm$$

9. Dezil: $q \cdot n = 0{,}9 \cdot 29 = 26{,}1$; also $k = 27$ und

$$\tilde{x}_{0{,}90} = x_{(27)} = 193\,cm$$

Daraus folgt, dass ein 179 *cm* großer Student bezüglich seiner Körpergröße im unteren Viertel liegt, während ein 193 *cm* großer Kommilitone den oberen 10 % angehört.

❗ In der Literatur werden teilweise etwas andere Berechnungsarten vorgeschlagen, die jedoch ähnliche Werte wie Formel (4.3) und (4.4) liefern. In jedem Fall ist zu beachten, dass derlei Angaben nur bei einem entsprechend hohen Stichprobenumfang sinnvoll sind. Aufgrund der Berechnungsvorschriften ist jedes Quantil identisch mit einem Stichprobenwert oder dem Durchschnitt aus zwei benachbarten Werten.

4.2.4 Modus

Der **Modus** (auch **Modalwert** oder **Dichte-mittel** genannt) ist die Ausprägung mit der größten Häufigkeit (das ist – falls er eindeutig bestimmbar ist – der absolute Modus). Er wird mit dem Buchstaben D (oder M) abge-kürzt und kann bei allen Skalenniveaus er-mittelt werden. Bei Daten, die in Klassen ein-geteilt sind, gibt man gerne die **modale Klasse** an (das ist die Klasse mit der größten Besetzungszahl) und bezeichnet deren Mitte als Modus.

Beispiel 4.6: Modalwerte

Der Modus bei der Beurteilung homöopathi-scher Heilverfahren ist -2 (▶ Beispiel 3.3). Die entsprechende Häufigkeit ist 12 (16 %). Die modale Klasse bei der Körpergröße der Stu-denten ist theoretisch die 5. Klasse (177,5 cm; 182,5 cm) mit dem Modus 180 cm und der Häufigkeit 14 (19 %) (▶ Beispiel 3.2).

Die Angabe eines Modus ist nur sinnvoll, wenn es sich um einen „ausgeprägten" Gipfel handelt. Bei quantitativen oder ordinal ska-lierten Merkmalen sollte die Häufigkeit des Modalwerts wesentlich größer sein als die Häufigkeiten der Umgebung. In diesem Sinne gibt es Verteilungen mit keinem oder mit mehreren (relativen) Modalwerten. Anhand eines Histogramms ist erkennbar, ob die Ver-teilung eingipflig (unimodal), zweigipflig (bi-modal) oder mehrgipflig (multimodal) ist. Zwei- und mehrgipflige Verteilungen beob-achtet man i. d. R. bei heterogenen Populati-onen, wenn sich mehrere Verteilungen über-lappen. U-förmige Verteilungen sind durch zwei Modalwerte an ihren Rändern und ei-nen Tiefpunkt in der Mitte charakterisiert (■ Abb. 4.1e). Der Mittelwert einer solchen Verteilung repräsentiert einen atypischen Wert. Ein Beispiel ist das Merkmal „Einstel-lung zu homöopathischen Heilmethoden". Es gibt in der Gesamtbevölkerung viele Ableh-nende, viele Zustimmende, aber wenige Men-schen mit neutraler Einstellung. Die Daten in ■ Tab. 2.2 legen allerdings nahe, dass die be-fragten Studenten tendenziell eine negative Einstellung haben.

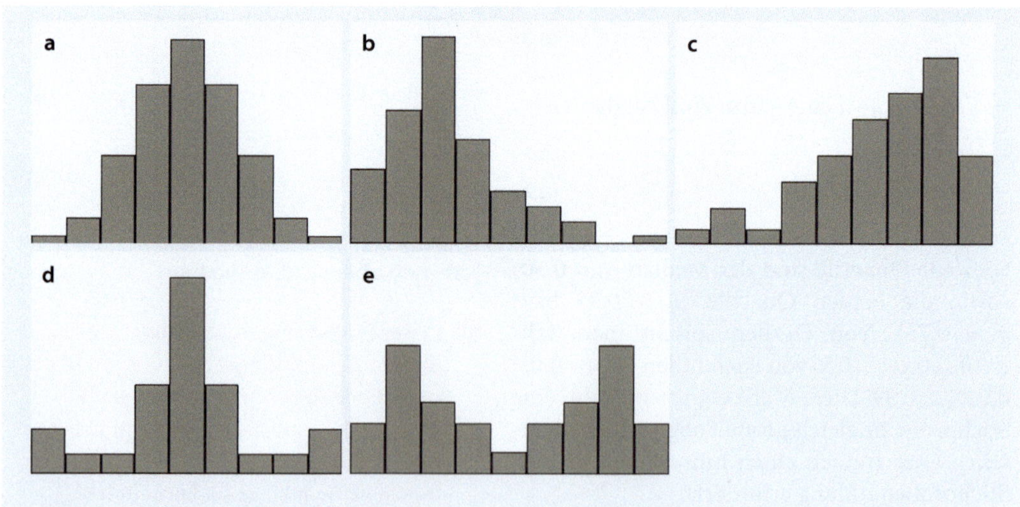

■ **Abb. 4.1   a–e** Empirische Verteilungen mit unterschiedlicher Schiefe und unterschiedlicher Wölbung. **a** symmetrische Verteilung (normalgipflig; Schiefe = 0 und Wölbung = 0); **b** linksgipflige Verteilung (Schiefe > 0); **c** rechtsgipflige Verteilung (Schiefe < 0); **d** symmetrische Verteilung (steilgipflig; Schiefe = 0 und Wölbung > 0); **e** symmetrische Verteilung (flachgipflig; Schiefe = 0 und Wölbung < 0)

4.2.5 Geometrisches Mittel

Das geometrische Mittel wird bei **relativen** Änderungen verwendet, bei denen zeitlich aufeinanderfolgende Werte desselben Merkmalsträgers erfasst werden. Dabei lassen sich zwei benachbarte Merkmalswerte sinnvoller durch einen Quotienten als durch eine Differenz vergleichen. Anwendungsbeispiele stellen Wachstumserscheinungen oder Verdünnungsreihen bei Antikörpertitern in der Immunologie dar. Wenn x_i die relativen Änderungen bezeichnen (wobei $x_i > 0$ und dimensionslos), berechnet sich das geometrische Mittel als:

$$\overline{x}_G = \sqrt[n]{x_1 \cdot \ldots \cdot x_n} \tag{4.5}$$

Beispiel 4.7: Geometrisches Mittel
Ein Klinikum verzeichnet in zwei aufeinanderfolgenden Jahren Zuwachsraten bezüglich der Patientenzahl von 5 % und 3 %. Im dritten Jahr blieb die Patientenzahl quasi konstant. Im vierten Jahr nahm sie um 2 % ab; im fünften Jahr um 1 % zu. Die relativen Änderungen (Wachstumsfaktoren) betragen $x_1 = 1{,}05$, $x_2 = 1{,}03$, $x_3 = 1{,}00$, $x_4 = 0{,}98$ und $x_5 = 1{,}01$. Damit berechnet man für das geometrische Mittel:

$$\overline{x}_G = \sqrt[5]{1{,}05 \cdot 1{,}03 \cdot 1{,}00 \cdot 0{,}98 \cdot 1{,}01} \approx 1{,}0137$$

Durchschnittlich ist die Patientenzahl also um 1,37 % pro Jahr gestiegen.

4.2.6 Harmonisches Mittel

Das harmonische Mittel dient als Lagemaß, wenn die Beobachtungswerte x_i Quotienten sind, die sich bezüglich ihrer Nenner unterscheiden. Damit lässt sich etwa eine Durchschnittsgeschwindigkeit oder eine durchschnittliche Dichte berechnen. Das harmonische Mittel ist definiert als:

$$\overline{x}_H = n / \sum_{i=1}^{n} \frac{1}{x_i} \tag{4.6}$$

Beispiel 4.8: Harmonisches Mittel
Derselbe Weg s wird einmal mit der Geschwindigkeit $v_1 = 20$ *km/h* und ein anderes Mal mit $v_2 = 30$ *km/h* zurückgelegt. Die Geschwindigkeiten sind definiert als Quotienten $v_1 = s/t_1$ bzw. $v_2 = s/t_2$ (wobei t_1 und t_2 die benötigten Zeiten darstellen). Zur Berechnung der Durchschnittsgeschwindigkeit verwendet man das harmonische Mittel nach Formel (4.6):

$$\overline{v}_H = \frac{2}{\dfrac{1}{20\,km/h} + \dfrac{1}{30\,km/h}} = 24\,km/h$$

4.3 Streuungsmaße

4.3.1 Varianz und Standardabweichung

Ein Mittelwert gibt zwar an, in welchem Bereich sich die Stichprobenwerte konzentrieren. Über die Einzelwerte sagt er jedoch wenig aus, da diese mehr oder weniger stark vom Mittelwert abweichen (das hat Franz Josef Strauß treffend formuliert). Deshalb ist es sinnvoll, ein Streuungsmaß anzugeben, um die Variabilität der Daten zu quantifizieren.

Bei quantitativen Merkmalen ist der Mittelwert das am häufigsten benutzte Lagemaß. Es liegt deshalb nahe, ein Streuungsmaß zu definieren, das die Abweichungen der Stichprobenwerte vom Mittelwert quantifiziert. Ein solches Maß ist die **Varianz** – das ist die mittlere quadratische Abweichung der Daten vom Mittelwert.

Wenn man nun (wie es naheliegend erscheint) die Varianz berechnet, indem man die Summe der Abstandsquadrate $(x_i - \overline{x})^2$ durch n dividiert, erhält man die **Varianz der Stichprobe**. Allerdings ist diese Stichprobenvarianz im Durchschnitt etwas kleiner als die Varianz der Grundgesamtheit. Wie später (▶ Abschn. 8.2.3) gezeigt wird, erhält man aus den Messwerten der Stichprobe einen optimalen Schätzwert für die Varianz der Grundgesamtheit, wenn man die **empirische Varianz** nach folgender Formel ermittelt:

$$Var = s^2 = \sum_{i=1}^{n} \left(x_i - \overline{x}\right)^2 / \left(n-1\right) \qquad \textbf{(4.7)}$$

Wegen der quadratischen Dimension ist die Varianz schwer zu interpretieren. Um ein Streuungsmaß mit gleicher Dimension wie die der Stichprobendaten zu erhalten, zieht man die Wurzel aus der Varianz und erhält die **Standardabweichung** s:

$$s = \sqrt{Var} \qquad \textbf{(4.8)}$$

Die Standardabweichung stellt ein Maß für die Homogenität bzw. Heterogenität der Stichprobe dar. Sie ist wie der Mittelwert nur bei quantitativen Merkmalen sinnvoll. Im Allgemeinen ist diese Maßzahl positiv; nur im Extremfall – wenn alle Werte identisch sind und die Stichprobe vollkommen homogen ist – nimmt sie den Wert 0 an.

Beispiel 4.9: Standardabweichungen
Für die Standardabweichungen der „Körpergröße" berechnet man:

$$s_m = 6,6\ cm\ \text{(männliche Studenten, } n = 29)$$
$$s_w = 6,2\ cm\ \text{(weibliche Studenten, } n = 44)$$
$$s_{ges} = 9,6\ cm\ \text{(alle Studenten, } n = 73)$$

Die „gemischte" Gruppe ist also bezüglich der Körpergröße wesentlich heterogener als die beiden Gruppen der männlichen und der weiblichen Studenten.

Es ist üblich, quantitative, annähernd symmetrisch verteilte Daten durch den Mittelwert und die Standardabweichung in der Form $\overline{x} \pm s$ unter Angabe des Stichprobenumfangs n zu charakterisieren, wie z. B. für die Körpergröße aller Studierenden: $\overline{x} \pm s = \left(174,4 \pm 9,6\right) cm$ $(n = 73)$.

Wozu nützt die Standardabweichung? Sie erlaubt folgende grobe Abschätzungen:

- Bei Normalverteilungen liegen etwa 2/3 aller Werte zwischen $\overline{x} - s$ und $\overline{x} + s$; zwischen den Grenzen $\overline{x} - 2s$ und $\overline{x} + 2s$ liegen ungefähr 95 % aller Werte.
- Wenn man von einer Verteilung nur weiß, dass sie symmetrisch und eingipflig ist,

lässt sich angeben: Mindestens 8/9 aller Werte liegen innerhalb der Grenzen $\overline{x} \pm 2s$; 95 % befinden sich im Bereich $\overline{x} \pm 3s$. So lassen sich mit diesen einfachen Algorithmen Referenzbereiche berechnen, die 95 % aller Werte beinhalten.

- Generell findet man bei allen (also auch bei schiefen) Verteilungen mindestens 3/4 aller Werte im Intervall $\overline{x} \pm 2s$ und 8/9 im Intervall $\overline{x} \pm 3s$.

Außerdem ist die Standardabweichung geeignet, um Werte aus unterschiedlichen Populationen miteinander zu vergleichen. Dies geschieht, indem man Werte nach der z-Transformation standardisiert:

$$z_i = \frac{x_i - \overline{x}}{s} \qquad \textbf{(4.9)}$$

Damit erhält man dimensionslose Werte, die angeben, um wie viele Standardabweichungen ein Einzelwert vom Mittelwert abweicht. Man würde beispielsweise die Körpergröße eines $183\ cm$ großen, männlichen Studenten als durchschnittlich einschätzen, während man seine gleich große Kommilitonin als eher groß einstufen würde. Dies wird durch die transformierten Werte $z_1 = (183 - 183,2)/6,6 = -0,03$ und $z_2 = (183 - 168,5)/6,2 = +2,3$ bestätigt.

Mithilfe der Standardabweichung lassen sich Ausreißer leicht identifizieren. Eine Faustregel besagt, dass Werte außerhalb des Intervalls $\overline{x} \pm 4s$ als Ausreißer aufzufassen sind.

4.3.2 Variationskoeffizient

Wie lassen sich zwei Datenreihen bezüglich ihrer Heterogenität vergleichen? Ein direkter Vergleich der Standardabweichungen ist nicht immer sinnvoll. Ein nützliches Maß ist der **Variationskoeffizient**, der die Standardabweichung zum Mittelwert in Bezug setzt:

$$V = s / \overline{x} \tag{4.10}$$

Dieses Maß ist dimensionslos und nur für verhältnisskalierte Merkmale geeignet. Es wird häufig in Prozenten angegeben. Ein Variationskoeffizient bis zu 30 % ist in den Biowissenschaften keine Seltenheit.

Ist der Variationskoeffizient wesentlich höher als 30 %, so weist dies darauf hin, dass die Verteilung extrem schief ist, oder dass zwei inhomogene Gruppen gemeinsam untersucht werden.

Bei männlichen Studenten mit einer durchschnittlichen Körpergröße von 183,2 *cm* erscheint eine Standardabweichung von 6,6 *cm* weniger gravierend zu sein als die gleiche Standardabweichung bezogen auf eine Gruppe von Kleinkindern mit einer mittleren Größe von 90 *cm*. Dies wird durch die Variationskoeffizienten $V_1 = 6{,}6/183{,}2 = 3{,}6\,\%$ und $V_2 = 6{,}6/90 = 7{,}3\,\%$ zum Ausdruck gebracht.

Diese Maßzahl lässt sich auch zum Vergleich unterschiedlicher Merkmale verwenden: Für die Daten in ◨ Tab. 2.2 berechnet man folgende Kenngrößen für Körpergröße und Gewicht: $\overline{x} \pm s_x = (174{,}4 \pm 9{,}6)$; $\overline{y} \pm s_y = (69{,}3 \pm 13{,}9)\,kg$. Daraus ergeben sich die Variationskoeffizienten $V_x = 5{,}5\,\%$ und $V_y = 20{,}1\,\%$. Dies zeigt, dass die Daten des Gewichts wesentlich stärker um den Mittelwert streuen als die Daten der Körpergröße.

Das Maximum des Variationskoeffizienten beträgt $\sqrt{n}$. Der **relative Variationskoeffizient**

$$V_r = \frac{s / \overline{x}}{\sqrt{n}} \tag{4.11}$$

kann also nur Werte zwischen 0 und 1 annehmen.

Ein einfaches Anwendungsbeispiel: 73 Euro werden an 73 Studenten verteilt. Der Mittelwert ist $\overline{x} = 1$. Wenn jeder Student 1 Euro erhält, ist $s = 0$ und $V_r = 0$. Wenn dagegen ein einziger Student 73 Euro erhält und alle anderen leer ausgehen, stellt dies die größtmögliche Variabilität dar. Dann ist $s = \sqrt{\left(72 \cdot (0-1)^2 + 1 \cdot (73-1)^2\right)/72} = \sqrt{73}$, woraus mit Formel (4.11) $V_r = 1$ folgt.

4.3.3 Spannweite

Das am einfachsten zu berechnende Streuungsmaß ist die **Spannweite** oder **Variationsbreite**:

$$R = x_{max} - x_{min} \tag{4.12}$$

Ebenso wie die Standardabweichung ist die Spannweite nur dann gleich 0, wenn alle Stichprobenwerte identisch sind; ansonsten ist sie positiv. Die Spannweite ist wesentlich leichter zu berechnen als die Standardabweichung; allerdings berücksichtigt sie nur die beiden extremsten Werte und ist daher sehr stark von Ausreißern beeinflusst. Meist wird man die Spannweite zusammen mit dem Maximum und dem Minimum angeben. Mit diesen Werten lassen sich einfache Plausibilitätsprüfungen vornehmen: Ausreißer, Übertragungs- oder Dokumentationsfehler werden am ehesten durch das Minimum bzw. Maximum offensichtlich.

Die Spannweite ist streng genommen nur bei quantitativen Merkmalen erlaubt, da bei niedrigeren Skalenniveaus Differenzen nicht sinnvoll sind. Vielfach wird R jedoch auch bei ordinal skalierten Merkmalen berechnet. Dies ist dann zu vertreten, wenn die Ausprägungen mit natürlichen, aufeinander folgenden Zahlen kodiert sind.

> Die Spannweite ist in diesem Fall nicht als Differenz, sondern als die Anzahl der Abstufungen zwischen dem größten und dem kleinsten Wert zu verstehen.

4.3.4 Weitere Streuungsmaße

Dezilabstand: Ein Streuungsmaß, das weniger empfindlich ist als die Spannweite, erhält man, wenn man an beiden Rändern der Verteilung jeweils 10 % abschneidet und die Länge dieses sog. **Interdezilbereichs** I_{80} berechnet:

$$I_{80} = \tilde{x}_{0,90} - \tilde{x}_{0,10} \tag{4.13}$$

Quartilabstand: Dies ist die Länge des **Inter-quartilbereichs** $[Q_1, Q_3]$, der die mittleren 50 % der Stichprobenwerte enthält:

$$I_{50} = Q_3 - Q_1 = \tilde{x}_{0,75} - \tilde{x}_{0,25} \tag{4.14}$$

Mittlere Abweichung vom Median: Auch dieses Streuungsmaß wird – zusammen mit dem Median als Lagemaß – gelegentlich bei ordinal skalierten oder schief verteilten Daten verwendet:

$$MA_{\tilde{x}} = \sum_{i=1}^{n} |x_i - \tilde{x}| / n \tag{4.15}$$

Beispiel 4.12: Quartilabstände und mittlere Abweichung vom Median
Für das Merkmal „Körpergröße" (Daten aus ◘ Tab. 2.2) berechnet man:
  Männliche Studenten: $I_{50,m} = (186 - 180)cm = 6\,cm;\ MA_{\tilde{x},m} = 4,9\,cm$
  Weibliche Studenten: $I_{50,w} = (173 - 164,5)cm = 8,5\,cm;\ MA_{\tilde{x},w} = 5,0\,cm$
  Alle Studenten: $I_{50,ges} = (182 - 167)cm = 15\,cm;\ MA_{\tilde{x},ges} = 8,0\,cm$

Auch diese Werte zeigen, dass die Gruppe aller Studierenden heterogener ist als die Gruppen der Männer oder Frauen.

Variation Ratio: Es gibt sogar ein Streuungsmaß für nominal skalierte Merkmale: die Variation Ratio VR. (Ein deutscher Begriff hat sich dafür noch nicht etabliert.) VR ist die relative Häufigkeit der Beobachtungen, die *nicht* in die modale Kategorie fallen:

$$VR = 1 - h_{modal} \tag{4.16}$$

wobei h_{modal} die relative Häufigkeit des Modalwerts ist. Die Variation Ratio nimmt den Wert 0 an, falls alle Beobachtungen identisch sind; ansonsten liegt VR zwischen 0 und 1. Eine Vielzahl von Ausprägungen trägt dazu bei, dass h_{modal} gering und die Variation Ratio hoch wird.

Beispiel 4.13: Variation Ratio
Wie aus ▶ Beispiel 3.1 hervorgeht, ist die Blutgruppe A mit 47 % relativer Häufigkeit der Modus. Demnach ist $VR = 0,53$. Bei der Einstellung zu alternativen Heilverfahren ist $VR = 0,84$, da bei diesem Merkmal der Modus -2 eine relative Häufigkeit von nur $12/73 \approx 16\,\%$ hat (▶ Beispiel 3.3).

4.4 Formmaße

4.4.1 Schiefe

Einige statistische Methoden setzen eine bestimmte Verteilungsform (z. B. Normalverteilung) voraus. Einen ersten Eindruck diesbezüglich liefert ein Histogramm. Daran erkennt man, ob eine Verteilung einen oder mehrere Gipfel hat, ob sie symmetrisch ist und ob sie stark oder eher schwach gewölbt ist. Die **Schiefe** ist ein Formmaß, das die Symmetrie bzw. Asymmetrie einer Verteilung kennzeichnet. Sie ist definiert als:

$$g_1 = \frac{1}{n} \cdot \sum_{i=1}^{n} \left(x_i - \bar{x}\right)^3 / s^3 \qquad (4.17)$$

Die Schiefe ist dimensionslos und kann sowohl positive als auch negative Werte annehmen. Große Abweichungen der Werte vom Mittelwert werden der 3. Potenz wegen stark betont; kleinere Abweichungen fallen dagegen kaum ins Gewicht.

Falls sich positive und negative Abweichungen ausgleichen, ergibt sich für die Schiefe der Wert 0. Die Verteilung ist dann symmetrisch bezüglich des Mittelwerts ($\blacksquare$ Abb. 4.1a). Das bekannteste Beispiel einer symmetrischen Verteilung ist wohl die Normalverteilung. Einige, aber bei weitem nicht alle Merkmale in der Medizin sind annähernd normalverteilt – etwa die Körpergröße erwachsener Männer oder erwachsener Frauen. Die eigentliche Bedeutung dieser Verteilung werden wir in ▶ Kap. 7 kennenlernen.

Viele medizinisch relevante Merkmale sind **linksgipflig** (linkssteil oder rechtsschief) verteilt (z. B. das Körpergewicht erwachsener Männer). Die Dichtefunktion hat einen Gipfel an der linken Seite und einen langen Ausläufer rechts ($\blacksquare$ Abb. 4.1b). **Rechtsgipflige** (rechtssteile oder linksschiefe) Verteilungen ($\blacksquare$ Abb. 4.1c) findet man in den Biowissenschaften eher selten. Beispiele sind die Schwangerschaftsdauer oder die Tragezeit von Säugetieren.

Für eingipflige Verteilungen gilt bezüglich des Vergleichs der Lagemaße:
- Bei symmetrischen Verteilungen ist $g_1 = 0$ und $\bar{x} = \tilde{x} = D$.
- Bei linksgipfligen Verteilungen ist $g_1 > 0$ und $\bar{x} > \tilde{x} > D$.
- Bei rechtsgipfligen Verteilungen ist $g_1 < 0$ und $\bar{x} < \tilde{x} < D$.

❗ **Die Begriffe „linksgipflig", „linkssteil" und „rechtsschief" (bzw. „rechtsgipflig", „rechtssteil", und „linksschief") sind in ihrer Vielfalt verwirrend. Die einprägsamsten Ausdrücke sind wohl „linksgipflig" und „rechtsgipflig". Sie besagen, wo der Gipfel ist, während aus den anderen Bezeichnungen nicht eindeutig hervorgeht, wie die Verteilung beschaffen ist.**

Wesentlich einfachere, dafür etwas gröbere Abschätzungen für die Schiefe unimodaler Verteilungen lassen sich nach den **Formeln von Pearson** ermitteln:

$$g_1 \approx \frac{3 \cdot \left(\bar{x} - \tilde{x}\right)}{s} \qquad (4.18)$$

$$g_1 \approx \frac{\bar{x} - D}{s} \qquad (4.19)$$

Auf eine schiefe Verteilung kann nur dann geschlossen werden, wenn das empirisch ermittelte g_1 stark von 0 abweicht ($g_1 > 1$ oder $g_1 < -1$) und der Stichprobenumfang hinreichend groß ist. Kleinere Abweichungen von 0 können zufallsbedingt sein und sind insofern kein Hinweis auf eine schiefe Verteilung der Grundgesamtheit. Um eine „echte" Schiefe einigermaßen sinnvoll abschätzen zu können, sollte ein Stichprobenumfang von mindestens $n \geq 100$ vorliegen.

4.4.2 Wölbung

Die **Wölbung** (auch **Kurtosis** oder **Exzess** genannt) ist ein Maß für die Steilheit (oder „Spitzigkeit") einer symmetrischen Verteilung (bei schiefen Verteilungen ist die Berechnung dieses Maßes nicht sinnvoll). Es beschreibt die Massenanhäufungen an den Enden bzw. um den Mittelwert und ist definiert als:

$$g_2 = \frac{1}{n} \cdot \sum_{i=1}^{n} \left(x_i - \bar{x}\right)^4 / s^4 - 3 \qquad (4.20)$$

Für symmetrische Verteilungen gilt:
- Falls $g_2 = 0$, sind die Daten normalverteilt (normalgipflig oder mesokurtisch).

- Falls $g_2 > 0$, ist die Verteilung schmaler und steilgipfliger als die Normalverteilung mit gleicher Standardabweichung, das Maximum ist höher (positiver Exzess, starke Wölbung). Die Werte häufen sich in der Umgebung des Mittelwerts und an den Rändern (Abb. 4.1d). Man nennt die Verteilung „steilgipflig" oder „leptokurtisch".
- Falls $g_2 < 0$, ist die Verteilung flacher als die Normalverteilung, und das Maximum ist tiefer (negativer Exzess, schwache Wölbung). Eine solche Verteilung kann eingipflig (mit einem abgeflachen Gipfel) sein; aber auch eine U-Verteilung mit „ausgeprägten Schulterpartien" hat einen negativen Exzess (Abb. 4.1e). Diese Verteilungsform bezeichnet man als „platykurtisch".

Beispiel 4.14: Schiefe und Kurtosis
Für die Körpergröße der weiblichen Studenten ergibt sich $g_1 = 0{,}063$. Dieser Wert weicht nur geringfügig von 0 ab; es spricht also nichts gegen die Annahme einer symmetrischen Verteilung. Ein Vergleich der Lagemaße $\bar{x}_w = 168{,}55\,cm$ und $\tilde{x}_w = 168{,}50\,cm$ bestätigt dies. Der Wert der Kurtosis beträgt $g_2 = -0{,}381$. Da dieser Wert nahe bei 0 liegt, darf angenommen werden, dass dieses Merkmal annähernd normalverteilt ist.

Generell ist der Wertebereich von g_2 nach oben unbegrenzt; die untere Grenze beträgt per Definitionem -3. Auch bei der Kurtosis ist zu beachten: Nur größere Abweichungen von 0 (etwa $g_2 > 1$ oder $g_2 < -0,5$) geben Anlass zur Vermutung, dass die Daten der Grundgesamtheit nicht normalverteilt sind. Kleinere Abweichungen sind i. d. R. zufallsbedingt und haben keine tiefe Bedeutung, insbesondere bei nicht allzu großen Stichproben. Nützliche Hinweise bezüglich der Verteilungsform liefert ein Histogramm.

Außerdem ist zu beachten: Die Bezeichnungen in der Literatur sind nicht einheitlich. Häufig steht der Begriff „Kurtosis" lediglich für die Summe in Formel (4.20).

4.5 Vergleich mehrerer Stichproben

4.5.1 Beispiele für Gruppenvergleiche

In diesem Kapitel sind zahlreiche Kenngrößen vorgestellt worden, mit denen sich die charakteristischen Eigenschaften eines einzelnen Merkmals numerisch beschreiben lassen. Oft ist es erforderlich, zwei oder mehrere Stichproben zu untersuchen und diese miteinander zu vergleichen.

Das Ziel der statistischen Analyse besteht i. d. R. darin, einen Unterschied zwischen diesen Gruppen nachzuweisen. In der medizinischen Forschung finden sich dafür vielfältige Anwendungsmöglichkeiten, wie die folgenden Beispiele zeigen:

- Zwei Therapieformen (z. B. eine neue Therapie und eine Standardtherapie) werden bezüglich ihrer Wirkung miteinander verglichen (klinisch kontrollierte Studie, ▶ Abschn. 17.1).
- Eine Gruppe erkrankter Patienten wird zur Klärung eines ätiologischen Faktors einer Gruppe gesunder Personen gegenübergestellt (Fall-Kontroll-Studie, ▶ Abschn. 15.3).
- Personen, die einem bestimmten Risiko ausgesetzt sind, und Personen, die diesem Risiko nicht ausgesetzt sind, werden eine Zeit lang gemeinsam beobachtet (Kohortenstudie, ▶ Abschn. 15.4).

4.5.2 Grafische Darstellungen

Auch bei Stichprobenvergleichen liefern grafische Darstellungen erste Hinweise: Unterschiede bezüglich der Häufigkeitsverteilung eines bestimmten Merkmals erkennt man, indem man für jede Stichprobe ein Diagramm anfertigt und diese gemeinsam betrachtet. Bei quantitativen Merkmalen eignen sich **Box-Plots** (eigentlich: Box-Whisker-Plots) besonders gut. Dabei wird jede Stichprobe durch eine rechteckige Box repräsentiert, die unten und oben (bzw. links und rechts) vom 1. und 3. Quartil begrenzt wird. Innerhalb der Box wird der Median gekennzeichnet; der Mittelwert kann ebenfalls eingezeichnet werden (er muss nicht notwendigerweise **in** der Box liegen). Die von der Box ausgehenden Striche (engl. „whisker" für Schnurrhaar) zeigen die Lage des Mini-

mums und des Maximums der jeweiligen Stichprobe an (Abb. 4.2).

Die Plots beinhalten Informationen zu Lagemaßen (Mittelwerte, Mediane, Quartile, Maxima und Minima) und Streuungsmaßen (Spannweite, Quartilabstand). Sie enthalten sogar Hinweise bezüglich der Schiefe: Je weiter Mittelwert und Median voneinander entfernt sind, desto schiefer ist die Verteilung (die Standardabweichung ist allerdings nicht direkt ablesbar). Als Darstellung eignet sich ferner ein abgewandeltes Säulendiagramm, bei dem die Höhe einer Säule dem jeweiligen Mittelwert entspricht. Dabei kann die Standardabweichung als senkrechter Strich auf eine Säule gesetzt werden (Abb. 4.3).

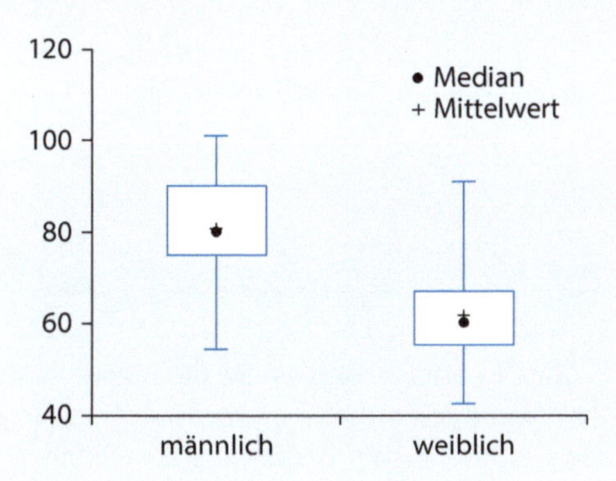

◼ **Abb. 4.2**   Box-Whisker-Plots bezüglich des Merkmals „Körpergewicht" (Daten aus ◼ Tab. 2.2)

> **Praxistipp**
>
> Die Striche bei einem Box-Whisker-Plot können sich auch zwischen dem 10 %- und dem 90 %-Perzentil oder dem 1 %- und dem 99 %-Perzentil erstrecken. Damit vermeidet man, dass die „Whiskers" wegen eines Ausreißers extrem in die Länge gezogen werden.

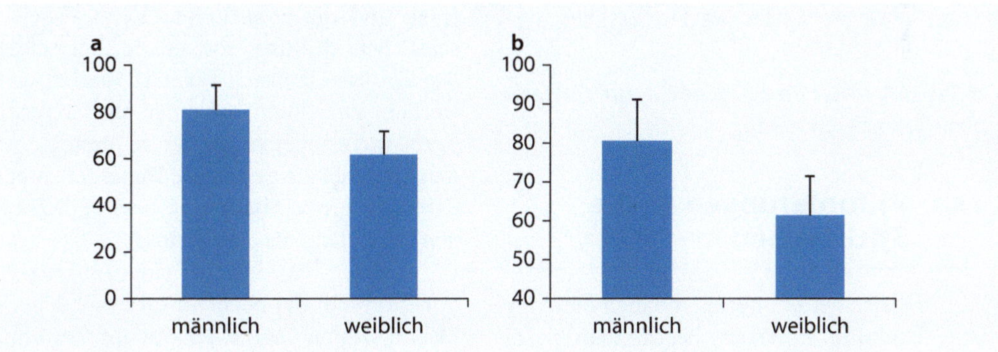

◼ **Abb. 4.3**   Körpergewichte männlicher und weiblicher Studenten (abgewandeltes Säulendiagramm). **a** Die y-Achse beginnt bei 0. Diese Darstellung vermittelt den Eindruck, der Unterschied zwischen den Gruppen sei gering. **b** Hier beginnt die y-Achse erst bei 40. Der Unterschied tritt dadurch deutlicher hervor als in **a**

◻ Tab. 4.1   Übersicht: Univariable Datenbeschreibung – geeignete Maßzahlen und grafische Darstellungen

Skala	Lagemaße	Streuungsmaße	Formmaße	Grafische Darstellungen
Nominal-skala	Modus	Variation Ratio	–	Kreisdiagramm Rechteckdiagramm Balkendiagramm
Ordinal-skala	Modus Median Quartile Quantile	Variation Ratio Spannweite Quartilabstand Interdezilabstand	–	Rechteckdiagramm Balkendiagramm
Intervall-skala	Modus Median Quartile Quantile Mittelwert	Spannweite Quartilabstand Interdezilabstand Standardabweichung	Schiefe Symmetrische Verteilungen: Wölbung	Diskrete Daten: Balkendiagramm, Rechteckdiagramm Stetige Daten: Histogramm, Häufigkeitspolygon
Verhältnis-skala		Spannweite Quartilabstand Interdezilabstand Standardabweichung Variationskoeffizient		

❗ Eine grafische Darstellung sollte informieren und nicht manipulieren! Es gibt zahlreiche Tricks, harmlose Effekte durch geschickte Grafiken zu dramatisieren. An dieser Stelle sei lediglich erwähnt, dass der Wertebereich der Achsen dabei eine wichtige Rolle spielt (◻ Abb. 4.3). Es ist in jedem Fall wichtig, sich als Leser nicht nur von Grafiken beeindrucken zu lassen, sondern zusätzlich einen Blick auf die Daten zu werfen.

◻ Tab. 4.1 bietet eine Übersicht zur univariablen Datenbeschreibung.

4.5.3 Anforderungen an die Stichproben

Die empirischen Kenngrößen haben eine doppelte Funktion: Einerseits beschreiben sie die Charakteristika der Stichprobe, andererseits dienen sie als Schätzwerte für die entsprechenden Parameter der Grundgesamtheit. Man kann freilich nicht erwarten, dass die Kenngrößen der Stichprobe und die der Grundgesamtheit identisch sind. In jedem Fall ist man jedoch daran interessiert, dass die empirischen Kenn-

größen in brauchbarer Weise die Eigenschaften der Grundgesamtheit beschreiben. Dazu muss die Stichprobe zwei Bedingungen erfüllen:

1. Sie muss repräsentativ für die jeweilige Grundgesamtheit sein.
2. Ihr Umfang muss hinreichend groß sein.

Bei einer sehr kleinen Stichprobe kann es vorkommen, dass einem der Zufall einen Streich spielt und die empirischen Kenngrößen wesentlich beeinflusst, sodass die Eigenschaften der Grundgesamtheit verzerrt wiedergegeben werden. Dies kann bei einer größeren Stichprobe nicht so leicht passieren; Ausreißer werden hier eher ausgeglichen. Daher leuchtet ein, dass eine große Stichprobe bessere Schätzungen ermöglicht als eine kleine.

Andererseits bereitet eine umfangreiche Stichprobe in der Medizin oft erhebliche Probleme. Deshalb sollte der Stichprobenumfang nicht größer sein als nötig. Die optimale Stichprobengröße muss daher **vor** der Datenerhebung festgelegt werden. Sie hängt von zahlreichen Faktoren ab, unter anderem von den Skalenniveaus der Merkmale, den Kenngrößen, die geschätzt werden sollen sowie der erforderlichen Genauigkeit der Schätzung.

4.5.4 Ausblick auf die induktive Statistik

Ein Vergleich zwischen mehreren Stichproben wird nach folgendem Prinzip durchgeführt: Zunächst werden für jede Stichprobe separat geeignete Kenngrößen berechnet, die den interessierenden Effekt beschreiben (etwa relative Häufigkeiten, Mittelwerte und Standardabweichungen). Diese Kenngrößen und geeignete grafische Darstellungen ermöglichen einen direkten Vergleich. Dies ist allerdings nicht ausreichend, um einen Unterschied statistisch abzusichern. In einem zweiten Schritt wird deshalb mittels eines statistischen Tests überprüft, ob die Unterschiede nur zufällig bedingt oder ob sie „signifikant" sind. In ▶ Kap. 9, 10 und 11 wird ausführlich auf dieses Thema eingegangen.

Kapitelzusammenfassung

■ ■ **Mittelwert**
- Er darf nur für quantitative Merkmale berechnet werden.
- Er ist vor allem bei symmetrischen, eingipfligen Verteilungen sinnvoll.
- Er nutzt im Gegensatz zu anderen Lagemaßen **alle** Informationen der Stichprobenwerte.

■ ■ **Median**
Die Angabe des Medians ist sinnvoll:
- bei ordinal skalierten Daten;
- bei quantitativen Merkmalen, die schief verteilt sind;
- falls Ausreißer vorhanden sind;
- bei Überlebenszeitstudien.

■ ■ **Modus**
Modalwerte werden hauptsächlich angegeben:
- bei nominal skalierten Merkmalen, da andere Lagemaße bei diesem Skalenniveau nicht zulässig sind;
- bei ordinal skalierten und quantitativen Merkmalen, wenn es sich um einen „ausgeprägten" Gipfel handelt;
- bei mehrgipfligen Verteilungen.

Die Angabe eines Modalwertes ist nicht empfehlenswert:
- bei Alternativmerkmalen (etwa Geschlecht oder Rhesusfaktor);
- wenn es keinen „ausgeprägten" Gipfel gibt.

■ ■ **Lagemaße und Streuungsmaße müssen zusammenpassen**
- **Mittelwert und Standardabweichung** bei symmetrisch verteilten Daten;
- **Median und Quartilsabstand (Dezilabstand oder mittlere Abweichung vom Median)** bei schief verteilten Daten, ordinal skalierten Daten oder vorhandenen Ausreißern;
- **Modus und Spannweite** bei diskreten Merkmalen mit wenigen Ausprägungen;
- **Modus und eventuell Variation Ratio** bei nominal skalierten Merkmalen.

Übungsfragen/-aufgaben
1. **Daten der Studierenden: Beurteilung homöopathischer Heilverfahren**
   Für männliche und weibliche Studierende ergaben sich folgende Häufigkeiten:

	29 männliche Studierende	44 weibliche Studierende
−5	7	2
−4	3	5
−3	4	6
−2	7	5
−1	3	4

	29 männliche Studierende	44 weibliche Studierende
0	1	5
+1	2	6
+2	2	5
+3	0	4
+4	0	1
+5	0	1

a. Mit welchen Lage- und Streuungsmaßen würden Sie dieses Merkmal beschreiben?
b. Skizzieren Sie Box-and-Whisker-Plots (separat für die beiden Gruppen).
c. Erkennen Sie Unterschiede?

2. **Klinische Studie**
   Bezüglich der Merkmale „Alter" und „Wirkung" wurden für die beiden Therapiegruppen (Neu und Standard) folgende Kenngrößen ermittelt:

	Alter (in Jahren)		Wirkung (in mmHg)	
	Standard	Neu	Standard	Neu
Fallzahl	36	39	36	39
Lagemaße:				
Mittelwert	54,2	55,4	15,39	18,82
Minimum	36	34	−7	5
Unteres Quartil	46,5	60,5	12	16
Median	54,5	55,0	17	19
Oberes Quartil	48	64	20	22
Maximum	73	79	27	32
Rangzahl des Medians				
Streuungsmaße:				
Varianz	90,06	122,54	57,61	38,81
Standardabweichung				
Spannweite				
Quartilsabstand				
Variationskoeffizient				

a. Ergänzen Sie die fehlenden Kenngrößen!
b. Gibt es eine Kenngröße, die nicht berechnet werden sollte? Wenn ja: Welche, bei welchem Merkmal und warum?
c. Berechnen Sie für die Wirkung (unter Annahme der Normalverteilung) für beide Gruppen einen 95 %-Referenzbereich.
d. Bei welchem Merkmal erkennen Sie Lageunterschiede?

Lösungen ▶ Kap. 20

Beschreibung eines Zusammenhangs

© Springer-Verlag GmbH Deutschland, ein Teil von Springer Nature 2019
C. Weiß, *Basiswissen Medizinische Statistik*, Springer-Lehrbuch,
https://doi.org/10.1007/978-3-662-56588-9_5

Dieses Kapitel fasst alle wesentlichen Aspekte zusammen, die für die Beschreibung eines Zusammenhangs wichtig sind. Neben Korrelations- und Regressionsanalyse werden weitere Techniken (z. B. Korrelationskoeffizient nach Spearman oder Kendall sowie der Intraklassenkorrelationskoeffizient) besprochen.

» Wenn einer nur Zahlen und Zeichen im Kopf hat, kann er nicht dem Kausalzusammenhang auf die Spur kommen. (Arthur Schopenhauer, Philosoph, 1788–1860)

5.1 Methoden der bivariablen Statistik

Das Ziel einer klinischen oder einer epidemiologischen Studie besteht darin, Zusammenhänge zwischen zwei oder mehreren Merkmalen zu untersuchen. Aus Erfahrung oder aufgrund theoretischer Überlegungen ist ein solcher Zusammenhang oft bekannt oder kann zumindest vermutet werden. So weiß man beispielsweise, dass das Auftreten bestimmter Krankheiten von diversen Risikofaktoren abhängig ist; der systolische Blutdruck eines Patienten wird unter anderem beeinflusst von dessen Alter und dem BMI; das Körpergewicht eines Menschen wird von dessen Größe mitbestimmt. Manche Zusammenhänge sind besonders stark ausgeprägt (z. B. zwischen dem Geschlecht einer Person und der Erkrankung an Hämophilie), andere dagegen eher schwach (z. B. zwischen Körpergröße und Gewicht).

Aus der Mathematik und der Physik sind Zusammenhänge zwischen zwei oder mehreren Größen hinlänglich bekannt. So besteht beispielsweise zwischen dem Umfang U und dem Radius r eines Kreises die lineare Beziehung $U = 2\pi \cdot r$; der Weg s, den ein aus dem Ruhezustand frei fallender Körper nach der Zeit t zurückgelegt hat, lässt sich ausdrücken durch $s = 1/2 \cdot gt^2$ (wobei die Konstante $g = 9,81 m/sec^2$ die Erdbeschleunigung bezeichnet). Diese Art von Zusammenhängen nennt man **funktional**: Eine Größe kann aus einer anderen mittels einer mathematischen Gleichung exakt berechnet oder prognostiziert werden.

Die Zusammenhänge in der Medizin sind **stochastisch**, weil dabei bekanntlich auch der Zufall eine Rolle spielt. Es ist deshalb nicht möglich, exakte Aussagen oder Vorhersagen zu treffen. Man kann jedoch angeben, welchen Wert (bei bekannter Ausprägung des einen Merkmals) das andere Merkmal am ehesten annehmen wird. Besteht beispielsweise ein gesicherter Zusammenhang zwischen der Dosis eines Medikaments und dessen Wirkung und ist die Art dieses Zusammenhangs bekannt, kann man aufgrund der Dosis einen Effekt abschätzen, ehe dieser eingetreten ist. Wenn man von einem Patienten weiß, dass bei ihm mehrere Risikofaktoren vorliegen, die das Auftreten eines Herzinfarkts begünstigen, wird man eher auf entsprechende Symptome achten als bei Patienten ohne diese Risikofaktoren. So erlaubt die Kenntnis über einen Zusammenhang, bereits im Vorfeld zu intervenieren.

Die Aufgaben der bivariablen Statistik bestehen darin, den Zusammenhang zwischen zwei Merkmalen aufzuzeigen und zu beschreiben. Welche Methoden im Einzelfall geeignet sind, hängt von den Skalenniveaus der beiden Merkmale ab:

- Der Zusammenhang zwischen zwei quantitativen Merkmalen wird mit Methoden der **Korrelationsanalyse** (► Abschn. 5.2) und der **Regressionsanalyse** (► Abschn. 5.3) untersucht.
- In ► Abschn. 5.4 werden Techniken vorgestellt, die sich eignen, wenn nicht beide Merkmale quantitativ sind.

Der Begriff „Korrelation" bezieht sich im Allgemeinen auf den Zusammenhang zwischen quantitativen oder ordinal skalierten Merkmalen. Falls eines der beiden Merkmale nominal skaliert ist, spricht man auch von „Assoziation", bei zwei nominal skalierten Merkmalen von „Kontingenz". Allerdings werden diese Begriffe häufig synonym und unabhängig von den Skalenniveaus der beiden Merkmale verwendet.

5.2 Korrelationsanalyse

5.2.1 Punktwolke

Um einen Zusammenhang zwischen zwei quantitativen Merkmalen zu untersuchen, sollte man – um einen ersten Überblick zu erhalten – eine grafische Darstellung anfertigen. Es bietet sich an, jeder Beobachtungseinheit ein Wertepaar (x_i, y_i) zuzuordnen und diese Punkte in ein rechtwinkeliges Koordinatensystem einzutragen. Auf diese Weise erhält man eine **Punktwolke** (oder **Punkteschar**).

Es hängt weitgehend von sachlogischen Überlegungen ab, welches Merkmal man mit x und welches mit y bezeichnet. Wie bei mathematischen Gleichungen üblich, sollte x das unabhängige und y das abhängige Merkmal sein. Ist eine Entscheidung diesbezüglich nicht möglich, dienen die Buchstaben x und y lediglich zur Unterscheidung der beiden Merkmale.

Beispiel 5.1: Zusammenhang zwischen Körpergröße und Gewicht
Wir untersuchen den Zusammenhang zwischen Körpergröße und Gewicht der Studentinnen anhand der Daten in ◘ Tab. 2.2. Da eine Dame ihr Gewicht nicht angegeben hat, können für die folgenden Analysen nur 43 Wertepaare berücksichtigt werden. Es erscheint sinnvoll, die Körpergröße als das unabhängige x- und das Gewicht als das abhängige y-Merkmal aufzufassen. Das Körpergewicht kann nämlich in gewisser Weise beeinflusst werden (es ist u. a. abhängig von der Körpergröße: mit dem Wachsen legt man Gewicht zu), während die Körpergröße bei einem jungen Erwachsenen quasi konstant ist (und auch nicht durch Gewichtszunahme oder -abnahme beeinflusst wird). Somit repräsentieren die Werte x_i die Körpergröße der Studentinnen und die Werte y_i deren Gewicht.

Anhand der Punktwolke sind zwei charakteristische Eigenschaften eines Zusammenhangs auf einen Blick erkennbar:
- **Die Stärke des Zusammenhangs:** Je dichter die Punkte beieinander liegen, desto stärker ist der Zusammenhang. Die Punktwolke in ◘ Abb. 5.1 macht deutlich, dass ein Zusammenhang zwischen Größe und Gewicht zwar besteht, dass dieser jedoch von anderen Faktoren überlagert wird. Der Korrelationskoeffizient nach Pearson (▸ Abschn. 5.2.4) ist ein geeignetes Maß, um diese Stärke zu quantifizieren.
- **Die Art des Zusammenhangs:** Sie wird durch eine mathematische Funktion angegeben, die den Zusammenhang optimal beschreibt. Es ist Aufgabe der Regressionsanalyse, diese Funktion zu finden. Lässt sich – wie in ▸ Beispiel 5.1 – der Zusammenhang durch eine Gerade charakterisieren, spricht man von einem **linearen Zusammenhang**; dieser wird durch eine **Regressionsgerade** beschrieben (▸ Abschn. 5.3.1).

Die positive Steigung der Regressionsgeraden in ◘ Abb. 5.1 besagt, dass zwischen Körpergröße und Körpergewicht ein **gleichsinniger Zusammenhang** besteht. Das heißt: Große Studentinnen haben tendenziell ein höheres Gewicht, während kleinere eher weniger wiegen.

Als Beispiel aus dem klinischen Bereich sei der (gleichsinnige) Zusammenhang zwischen Pulsfrequenz und Körpertemperatur genannt. Ein Beispiel für einen **gegensinnigen Zusammenhang** findet sich bei der Anwendung volatiler Inhalationsanästhetika: Je höher die inspiratorische Konzentration des Anästhetikums (z. B. Isofluran) gewählt wird, desto niedriger wird der arterielle Blutdruck (und umgekehrt).

5.2.2 Voraussetzungen der Korrelationsanalyse

Ehe man einen Korrelationskoeffizienten berechnet, sollte man überprüfen, ob die dafür notwendigen Voraussetzungen erfüllt sind. Es muss gelten:
- Beide Merkmale x und y sind quantitativ.
- Der Zusammenhang ist annähernd linear.
- Die Beobachtungseinheiten sind unabhängig voneinander.

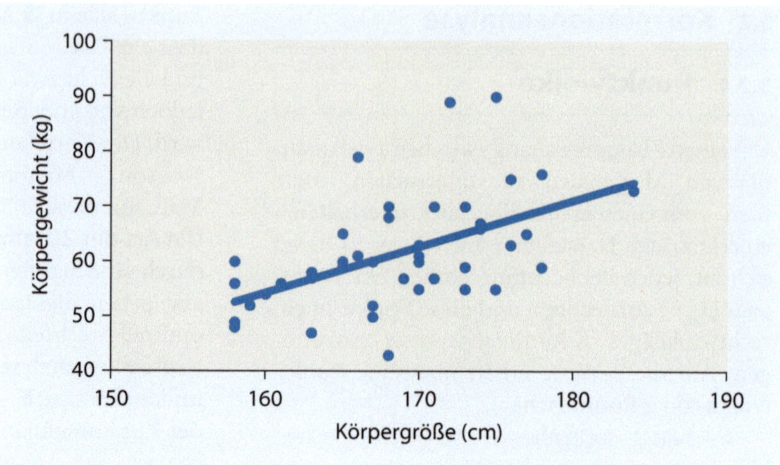

◻ Abb. 5.1 Punktwolke resultierend aus den Daten der Merkmale Körpergröße und Körpergewicht von 43 Studentinnen (▶ Beispiel 5.1 und 5.2)

Ob der Zusammenhang als linear angesehen werden kann, sollte vorab durch sachlogische Überlegungen geklärt werden. Hilfreich zur Beurteilung dieser Frage ist außerdem die Punktwolke (◻ Abb. 5.1): Sie muss so geartet sein, dass sich mitten durch sie eine Gerade legen lässt, um die die Punkte ellipsenförmig liegen.

Die Unabhängigkeit der Beobachtungseinheiten lässt sich ebenfalls durch logische Überlegungen prüfen. In ▶ Beispiel 5.1 ist diese Voraussetzung erfüllt. Die Daten wären jedoch **nicht** unabhängig, wenn man die Daten einzelner Studentinnen mehrfach erfasst hätte oder wenn sich Geschwister unter den Studentinnen befänden. Falls Abhängigkeiten bestehen, könnte ein stärkerer Zusammenhang als tatsächlich vorhanden vorgetäuscht werden.

Wenn die empirischen Maßzahlen der Stichprobe als Schätzer für die entsprechenden Parameter der Grundgesamtheit dienen, sollten außerdem die beiden Merkmale bivariat normalverteilt sein (▶ Abschn. 8.3.5).

5.2.3 Kovarianz

Der Korrelationskoeffizient nach Pearson und die Parameter der Regressionsgeraden bauen auf der sog. Kovarianz auf. Sie wird mit s_{xy} bezeichnet und – basierend auf den Mittelwerten $\bar{x}$ und $\bar{y}$ – folgendermaßen berechnet:

$$s_{xy} = \sum_{i=1}^{n} (x_i - \bar{x}) \cdot (y_i - \bar{y}) / (n-1) \qquad \text{(5.1)}$$

Formel (5.1) ähnelt Formel (4.7) zur Berechnung der Varianz. Während die Varianz das durchschnittliche Abweichungsquadrat $(x_i - \bar{x})^2$ quantifiziert, erfasst die Kovarianz das durchschnittliche Produkt der Abweichungen $(x_i - \bar{x})$ und $(y_i - \bar{y})$. Die Division durch $(n - 1)$ (statt durch n) gewährleistet, dass man einen optimalen Schätzwert für die Kovarianz der Grundgesamtheit erhält.

Die Kovarianz ist ein Maß für das „Miteinander-Variieren" zweier Merkmale. Sie kann positive und negative Werte annehmen:

- Eine **positive Kovarianz** $s_{xy} > 0$ impliziert einen **gleichsinnigen** Zusammenhang. Wenn beide Messwerte einer Beobachtungseinheit größer oder beide kleiner sind als der jeweilige Mittelwert, haben die Terme $(x_i - \bar{x})$ und $(y_i - \bar{y})$ das gleiche Vorzeichen, sodass deren Produkt **positiv** ist (◻ Abb. 5.2).
- Eine **negative Kovarianz** $s_{xy} < 0$ ergibt sich, wenn sich die beiden Merkmale **gegensinnig** verhalten. Dann haben die Abweichungen $(x_i - \bar{x})$ und $(y_i - \bar{y})$ unterschiedliche Vorzeichen, sodass deren Produkt *negativ* ist (◻ Abb. 5.2b).

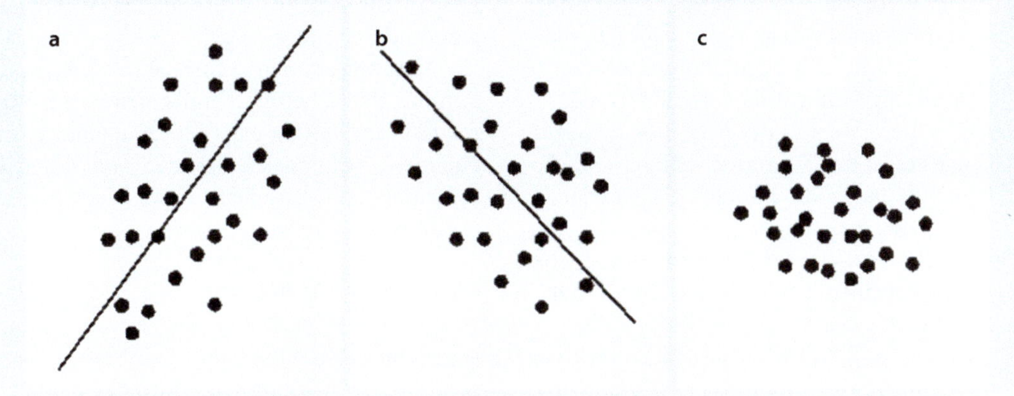

Abb. 5.2 **a** Gleichsinniger Zusammenhang, positive Kovarianz. **b** Gegensinniger Zusammenhang, negative Kovarianz. **c** Kein linearer Zusammenhang, Kovarianz ≈ 0

Eine **Kovarianz nahe bei 0** signalisiert, dass nahe beieinander liegende x-Werte sowohl mit positiven als auch mit negativen Abweichungen $(y_i - \bar{y})$ korrelieren, sodass sich die Produkte $(x_i - \bar{x}) \cdot (y_i - \bar{y})$ ausgleichen und in ihrer Summe einen Wert nahe bei 0 annehmen (Abb. 5.2c). Falls $s_{xy} \approx 0$, bedeutet dies jedoch keineswegs, dass generell kein Zusammenhang besteht. Dies zeigt lediglich, dass kein *linearer* Zusammenhang nachzuweisen ist.

Die Einheit der Kovarianz ist das Produkt der Einheiten der beiden zugrunde liegenden Merkmale. Sowohl der Zahlenwert als auch die Einheit der Kovarianz sind abhängig von den verwendeten Maßstäben und deshalb schwer zu interpretieren. Die Kovarianz ist – für sich allein betrachtet – wenig informativ zur Beurteilung der Frage, ob ein Zusammenhang eng oder eher lose ist. Sie informiert lediglich anhand des Vorzeichens darüber, ob der Zusammenhang gleich- oder gegensinnig ist.

5.2.4 Korrelationskoeffizient nach Pearson

Der **Korrelationskoeffizient nach Pearson** (auch **Produkt-Moment-Korrelationskoeffizient** genannt) stellt ein normiertes Maß zur Quantifizierung eines linearen Zusammenhangs dar. Man erhält diesen Koeffizienten, indem man die Kovarianz s_{xy} durch die beiden Standardabweichungen s_x und s_y dividiert:

$$r = \frac{s_{xy}}{s_x \cdot s_y} \tag{5.2}$$

Der Korrelationskoeffizient kann nur Werte zwischen -1 und $+1$ annehmen; er ist dimensionslos. Der Buchstabe r weist darauf hin, dass Korrelations- und Regressionsanalyse eng miteinander verbunden sind. Das Vorzeichen von r ist identisch mit dem Vorzeichen der Kovarianz s_{xy}: Ein positives Vorzeichen steht demnach für einen gleichsinnigen, ein negatives Vorzeichen für einen gegensinnigen Zusammenhang.

Beispiel 5.2: Korrelationskoeffizient nach Pearson

Aus den Daten der Körpergröße und des Körpergewichts von 43 Studentinnen ergibt sich eine Kovarianz von 32,8829 *cm · kg*. Dividiert man nun durch die Standardabweichungen $s_x = 6{,}3\ cm$ und $s_y = 10{,}1\ kg$, erhält man den Korrelationskoeffizienten nach Pearson $r = 0{,}5186$. Die Stärke des Zusammenhangs ist also mittelmäßig. Einerseits ist r deutlich größer als 0; daher ist durchaus ein Zusammenhang nachweisbar. Andererseits ist r kleiner als 1, weil das Gewicht nicht nur von der Größe, sondern von zahlreichen weiteren Faktoren abhängt.

Der Wert von r hat folgende Bedeutung:

- Je näher r bei 0 liegt, desto schwächer ist der Zusammenhang und desto weiter streut die Punktwolke um die Gerade.
- Je näher r bei +1 oder bei −1 liegt, desto stärker ist der Zusammenhang und desto dichter liegen die Punkte (x_i, y_i) an der Regressionsgeraden.
- Die Extremfälle $r = 1$ und $r = -1$ ergeben sich bei einem funktionalen Zusammenhang, der sich durch eine lineare Gleichung der Form $y = a + bx$ exakt beschreiben lässt. Alle Punkte (x_i, y_i) liegen dann **auf** der Regressionsgeraden.

5.2.5 Interpretation eines Korrelationskoeffizienten

Häufig wird ein Korrelationskoeffizient falsch interpretiert oder seine Bedeutung wird überschätzt. Schopenhauers Ausspruch mag hier als Mahnung dienen: Ein empirischer Koeffizient, dessen Betrag größer als 0 ist, besagt lediglich, dass ein Zusammenhang nicht auszuschließen ist. Diese Zahl besagt jedoch nichts darüber, worauf dieser Zusammenhang zurückzuführen ist, ob er kausal bedingt ist und welche Schlussfolgerungen zu ziehen sind.

Geeignete Statistiksoftware ermöglicht auch bei umfangreichem Datenmaterial problemlos die Berechnung zahlreicher Korrelationskoeffizienten. Die Software berechnet diese Maßzahl jedoch auch dann, wenn die Voraussetzungen *nicht* erfüllt sind; sie überprüft auch nicht, ob sachliche Gründe für den Zusammenhang sprechen. So kommt es, dass hin und wieder Zusammenhänge beschrieben werden, die zwar statistisch-formal korrekt, aber sachlogisch in keiner Weise nachvollziehbar oder sinnvoll sind. Es gibt diverse Beispiele für derartige **Schein-** oder **Nonsens-Korrelationen**:

■ Formale Korrelation

Sie entsteht beispielsweise dann, wenn zwei relative Anteile miteinander in Beziehung gesetzt werden, die sich zu 100 % addieren. Wenn etwa x und y die relativen Anteile von Eiweiß und Fett in Nahrungsmitteln darstellen (sodass die Summe 100 % beträgt), ergibt sich rein mathematisch ein funktionaler Zusammenhang mit einem Korrelationskoeffizienten von −1. (Abweichungen wären allein durch Messfehler zu erklären.)

■ Selektionskorrelation

In der Stichprobe muss die gesamte Variationsbreite der beiden Merkmale repräsentiert sein. Wird jedoch bei der Wahl der Beobachtungseinheiten selektiert oder wird basierend auf einer speziellen Subgruppe ein Koeffizient berechnet, ergibt sich eine Korrelation, die nicht die Verhältnisse in der Grundgesamtheit widerspiegelt. Ein Beispiel ist gegeben, wenn der in ▶ Beispiel 5.2 nachgewiesene Zusammenhang (der sich auf weibliche Medizinstudenten bezieht) auf Kinder, Männer oder alte Menschen übertragen wird. Eine Selektion wird auch dann vorgenommen, wenn einzelne Werte aus der Stichprobe eliminiert werden, um einen stärkeren Zusammenhang künstlich zu erzeugen. (Selbstverständlich ist dieses Vorgehen höchst unwissenschaftlich.)

■ Korrelation durch Ausreißer

Ein Ausreißer ist ein Punkt, der sehr weit vom Punkteschwarm entfernt liegt. Ein solcher kann mitunter einen betragsmäßig hohen Korrelationskoeffizienten verursachen (◘ Abb. 5.3a). Er kann aber auch bewirken, dass ein Zusammenhang (der ohne den Ausreißer sehr stark wäre) abgeschwächt wird. Die Punktwolke lässt Ausreißer auf einen Blick erkennen.

■ Korrelation durch Confounder

Wenn man die Entwicklung des Storchenbestands in Deutschland mit der Entwicklung der Geburtenrate vergleicht, ergibt sich rechnerisch eine positive Korrelation – obwohl allgemein bekannt sein dürfte, dass diese Größen nicht kausal zusammenhängen. Hier stellt der zeitliche Trend einen Confounder dar – das ist

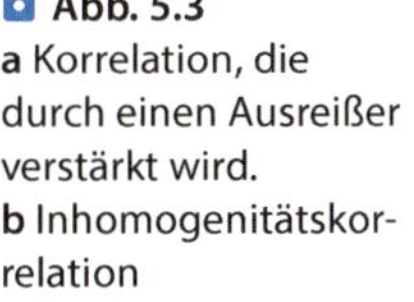

Abb. 5.3
a Korrelation, die durch einen Ausreißer verstärkt wird.
b Inhomogenitätskorrelation

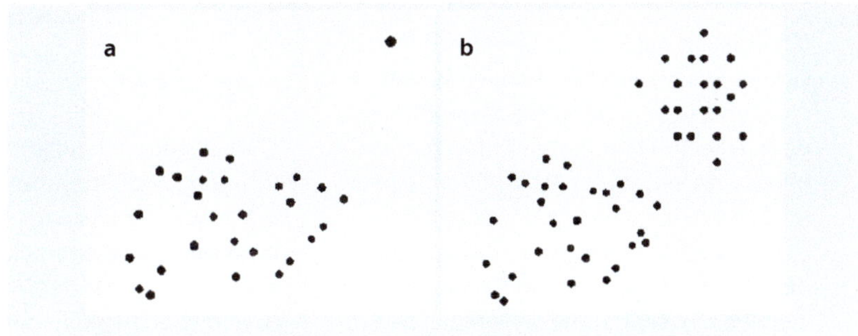

ein drittes Merkmal, das die beiden anderen Merkmale (Storchenbestand und die Geburtenziffer) beeinflusst und somit eine typische Nonsens-Korrelation bewirkt.

■ Inhomogenitätskorrelation

Sie ergibt sich, wenn für zwei inhomogene Gruppen ein gemeinsamer Korrelationskoeffizient berechnet wird. Sie wird ebenfalls durch einen Confounder verursacht. Die grafische Darstellung besteht dann aus zwei Punktwolken, die sich nicht oder nur wenig überlappen (Abb. 5.3b), und die – isoliert betrachtet – keinen Zusammenhang offenbaren. Vergleicht man beispielsweise die Schuhgrößen und die Gehälter der Angestellten eines Klinikums miteinander, ist ein Korrelationskoeffizient zu erwarten, der deutlich größer als 0 ist. Er kommt dadurch zustande, dass Männer im Allgemeinen größere Füße als Frauen haben und öfter Positionen mit höheren Einkommen innehaben. In diesem Beispiel stellt das Merkmal „Geschlecht" den Confounder dar.

Wie diese Ausführungen belegen, reicht es in keinem Fall aus, einen Korrelationskoeffizienten kritik- und kommentarlos als Maß für die Stärke eines Zusammenhangs anzugeben. Ein betragsmäßig hoher Korrelationskoeffizient allein besagt nichts darüber,

- ob die Beziehung kausal ist,
- welches der beiden Merkmale das andere kausal bedingt,
- ob die Merkmale wechselseitig aufeinander einwirken oder
- ob möglicherweise beide Merkmale durch ein drittes beeinflusst sind.

5.3 Regressionsanalysen

5.3.1 Herleitung der Regressionsgeraden

Die Regressionsanalyse ist ein flexibles und häufig eingesetztes Verfahren, das in der Medizin unter anderem für Ursachen- und Wirkungsanalysen und Zeitreihenanalysen angewandt wird. Ihre Aufgabe besteht darin, eine mathematische Gleichung herzuleiten, die die Art des Zusammenhangs zwischen zwei quantitativen Merkmalen optimal beschreibt. Anhand dieser Gleichung lässt sich dann aus einem bekannten Wert für das x-Merkmal ein entsprechender Wert für das y-Merkmal prognostizieren. Die y-Variable wird auch abhängige, exogene oder erklärte Variable genannt; die x-Variable wird als die unabhängige, endogene, erklärende Variable oder als der Prädiktor bezeichnet.

> **Praxistipp**
>
> Das Wort „Regression" geht zurück auf den englischen Naturforscher *Francis Galton* (1822–1911; ein Cousin Charles Darwins), der die Beziehung zwischen den Körpergrößen von Vätern und ihren Söhnen untersuchte. Wie er herausfand, haben die Söhne großer Väter und die Söhne kleiner Väter eine Körpergröße, die weniger vom Durchschnittswert abweicht als die Größe der Väter. Dieses Phänomen bezeichnete er als „Regression" (Rückschritt zum Mittelwert). Galtons Freund

Karl Pearson hat in 1078 Familien die Größen von Vätern und Söhnen verglichen und seine Ergebnisse zusammen mit dem nach ihm benannten Korrelationskoeffizienten im Jahre 1903 veröffentlicht. Im Laufe der Zeit wurde der Begriff „Regression" allgemein verwendet, um den stochastischen Zusammenhang zwischen zwei oder mehr Merkmalen zu beschreiben.

Aufgrund sachlogischer Überlegungen sollte man vorab klären, welches der beiden Merkmale man sinnvollerweise als das unabhängige x-Merkmal bzw. als das abhängige y-Merkmal bezeichnet. Für praktische Zwecke ist es naheliegend, dasjenige Merkmal als das x-Merkmal anzusehen, das sich einfacher, billiger oder früher erfassen lässt. Ist diesbezüglich keine Entscheidung möglich, ist die Herleitung einer Regressionsgleichung nicht sinnvoll. In diesem Fall sollte man sich darauf beschränken, den Zusammenhang durch einen Korrelationskoeffizienten zu beschreiben.

Die einfachste Form der Regressionsanalyse ist die Darstellung des Zusammenhangs durch eine Gerade. Dies ist erlaubt, nachdem man sich davon überzeugt hat, dass der zu beschreibende Zusammenhang annähernd linear ist. Wie ein Blick auf die Punktwolke (◉ Abb. 5.1) deutlich macht, kann es bei stochastischen Zusammenhängen keine Gerade geben, auf der *alle* Punkte liegen. Dies ist dadurch begründet, dass das y-Merkmal nicht nur vom x-Merkmal, sondern auch von anderen Faktoren beeinflusst wird, die in der Geradengleichung nicht berücksichtigt sind.

Die **Regressionsgerade** ist so konstruiert, dass das durchschnittliche Abstandsquadrat der Beobachtungspunkte von der Geraden minimal ist („Methode der kleinsten Quadrate"). Die Gerade ist eindeutig bestimmt durch die Steigung

$$b = \frac{s_{xy}}{s_x^2} \qquad (5.3)$$

und den y-Achsenabschnitt

$$a = \overline{y} - b\overline{x} \qquad (5.4)$$

Dabei sind s_{xy} die in ▶ Abschn. 5.2.3 eingeführte Kovarianz, und s_x^2 ist die Varianz der x-Werte. Der Parameter b wird als **Regressionskoeffizient** bezeichnet. Aus Formel (5.3) geht hervor, dass der Wertebereich von b nicht beschränkt ist. Wie ein Vergleich mit Formel (5.2) zeigt, stimmen die Vorzeichen der Steigung b und des Korrelationskoeffizienten r überein. Das bedeutet: Bei einem gleichsinnigen Zusammenhang ist die Steigung der Regressionsgeraden positiv, bei einem gegensinnigen Zusammenhang ist sie negativ. Der Punkt $(\overline{x}, \overline{y})$ liegt auf der Regressionsgeraden; er ist der Schwerpunkt der Punktwolke.

Mit den Parametern a und b lässt sich bei Vorliegen eines Wertes x_i nach folgender Formel ein Wert $\hat{y}_i$ für das abhängige Merkmal prognostizieren:

$$\hat{y}_i = a + bx_i = \overline{y} + \frac{s_{xy}}{s_x^2}\left(x_i - \overline{x}\right) \qquad (5.5)$$

Beispiel 5.3: Regressionsgerade

Bezüglich des Zusammenhangs zwischen Körpergröße und Gewicht von 43 Studentinnen ergibt sich folgende Regressionsgerade: $y = -79{,}237 + 0{,}835 \cdot x$.

Für eine 170 *cm* große Dame würde man ein Gewicht von 62,7 *kg* prognostizieren. Aus dieser Gleichung geht auch hervor, dass das Gewicht pro cm Körpergröße um durchschnittlich 835 Gramm zunimmt. Der y-Achsen-Abschnitt -79,237 hat keine praktische Bedeutung.

❗ Es ist wichtig zu beachten, dass eine Extrapolation über den Beobachtungsbereich hinaus problematisch ist. In ▶ Beispiel 5.3 wurden bei der Berechnung der Regressionsgeraden Körpergrößen zwischen 158 und 184 *cm* zugrunde gelegt. Würde man mit dieser Geraden das Gewicht eines 100 *cm* großen Kindes bestimmen, erhielte man 4,3 *kg*. Dies

5.3.2 Bestimmtheitsmaß

Ein Problem der Regressionsanalyse liegt in der Verlässlichkeit der Schätzung. Meistens wird der zu einem Messwert x_i gehörende Wert $\hat{y}_i$ (sprich: y i Dach), der durch die Gleichung der Regressionsgeraden prognostiziert wird, vom Beobachtungswert y_i abweichen. Ein einfaches Maß für diese Abweichung ist das **Residuum**:

$$e_i = y_i - \hat{y}_i \tag{5.6}$$

Um die Güte der Schätzung durch die Regressionsgerade generell zu beurteilen, bedarf es eines Maßes, das *alle* Residuen berücksichtigt. Da sich die Residuen gegenseitig ausgleichen, sodass deren Summe gleich 0 ist, legt man die Summe der Abweichungsquadrate e_i^2 zugrunde. Diese Summe ist ein Teil des Zählers der Varianz der y_i-Werte, die sich aus zwei Komponenten zusammensetzt:

$$\sum_{i=1}^{n}\left(y_i - \bar{y}\right)^2 = \sum_{i=1}^{n}\left(\hat{y}_i - \bar{y}\right)^2 + \sum_{i=1}^{n}\left(y_i - \hat{y}_i\right)^2 \tag{5.7}$$

Der Einfachheit halber sind in dieser Gleichung die Nenner $(n - 1)$ weggelassen. Der Term auf der linken Seite des Gleichheitszeichens steht für die Gesamtvarianz der Beobachtungswerte y_i. Der erste Summand rechts vom Gleichheitszeichen bezieht sich auf die Varianz der aufgrund der Regressionsgleichung berechneten Werte $\hat{y}_i$ (mit dem Mittelwert $\bar{y}$), der zweite Summand

auf die Varianz der Residuen e_i (mit dem Mittelwert 0). Den ersten Teil der Gesamtvarianz bezeichnet man auch als die **erklärte Varianz**. (Diese lässt sich nämlich durch die Gleichung der Regressionsgeraden erklären.) Der zweite Summand (die **Residualvarianz**) ist dagegen auf die Abweichung der Beobachtungswerte von der Regressionsgeraden zurückzuführen. Die Gl. (5.7) lässt sich also verbal folgendermaßen formulieren:

Gesamtvarianz = erklärte Varianz
+ Residualvarianz

Es ist offensichtlich, dass die Schätzung durch die Regressionsgerade dann besonders gut ist, wenn der Anteil der Residualvarianz möglichst klein und die erklärte Varianz entsprechend groß ist. Andererseits gilt: Je kleiner die erklärte Varianz ist, desto schlechter ist das Regressionsmodell. Aus diesen Überlegungen ergibt sich, dass die erklärte Varianz im Verhältnis zur Gesamtvarianz ein geeignetes Maß für die Güte des statistischen Modells darstellt. Es lässt sich nachweisen, dass dieser Quotient mit r^2 übereinstimmt:

$$r^2 = \frac{s_{\hat{y}}^2}{s_y^2} = \frac{\text{erklärte Varianz}}{\text{Gesamtvarianz}} \tag{5.8}$$

Man bezeichnet r^2 als das **Bestimmtheitsmaß** oder den **Determinationskoeffizienten**. Dessen Wertebereich erstreckt sich zwischen 0 und 1 (▶ Beispiel 5.4). Im Extremfall $r^2 = 1$ ist die Residualvarianz gleich 0.

Beispiel 5.4: Bestimmtheitsmaß

Mit der Regressionsgeraden $y = -79{,}237 + 0{,}835 \cdot x$ (▶ Beispiel 5.3) lassen sich die prädiktiven Werte $\hat{y}_i$ für das Gewicht berechnen. Es ergeben sich folgende Kenngrößen:

	Mittelwert	Standardabweich	Varianz	Minimum	Maximum
y_i	61,605	10,105	102,102	43	90
$\hat{y}_i$	61,605	5,240	27,461	52,710	74,423
e_i	0	8,640	74,641	−18,061	+24,599

Ein Blick auf diese Kenngrößen zeigt: Im Durchschnitt wird korrekt prognostiziert (der Mittelwert der Residuen ist 0). In Einzelfällen gibt es freilich deutliche Abweichungen zwischen den erfassten und den berechneten Werten. Ferner erkennt man: Die berechneten Werte haben eine geringere Streuung. Des Weiteren: Die Gesamtvarianz 102,102 setzt sich additiv zusammen aus der Varianz der berechneten Werte 27,461 („erklärte" Varianz) und der Residualvarianz 74,461. Der Quotient aus erklärter und Residualvarianz ergibt 0,2690 – das ist der Determinationskoeffizient r^2 (▶ Beispiel 5.2). Diese Zahl besagt, dass etwa 27 % der Varianz des Gewichts durch den Einfluss der Körpergröße erklärbar ist.

5.3.3 Nichtlineare Regression

Nicht jeder Zusammenhang wird durch eine Gerade optimal beschrieben: Es gibt exponentielle Zusammenhänge (die beispielsweise durch Wachstumsprozesse bedingt sind) oder Zusammenhänge, die sich besser durch eine quadratische oder eine logarithmische Funktion darstellen lassen.

Ehe man einen nichtlinearen Zusammenhang genauer untersucht, sollte man darüber nachdenken, ob es eine Theorie gibt, die diesen Trend erklärt. Danach versucht man, die Art des Zusammenhangs zu finden und eine allgemeine Regressionsgleichung mit Parametern a, b etc. aufzustellen. Diese Wahl ist oft recht schwierig und erfordert sehr viel Erfahrung sowie genaue Kenntnisse des theoretischen Hintergrunds. Wertvolle Hinweise liefert auch hier die grafische Darstellung der Wertepaare als Punktwolke. Manchmal ist es möglich, die nichtlineare Regressionsgleichung in eine lineare zu transformieren. Anstelle der Gleichung $y = a \cdot e^{bx}$ würde man die Funktion $y = \ln a + bx$ betrachten und nach der Methode der kleinsten Quadrate optimale Werte für $\ln a$ (und damit auch für a) sowie für b erhalten.

> **Praxistipp**
>
> Die Güte eines nichtlinearen Modells lässt sich ebenfalls mit einem Determinationskoeffizienten quantifizieren (der ganz allgemein das Verhältnis der erklärten zur Gesamtvarianz wiedergibt).

5.4 Weitere Techniken

5.4.1 Korrelationskoeffizient nach Spearman

Die Berechnung des Korrelationskoeffizienten nach Pearson ist an einige Bedingungen geknüpft. Es muss sich um quantitative Merkmale handeln und der Zusammenhang muss annähernd linear sein. Als Alternative bietet sich der **Korrelationskoeffizient nach Spearman** an (*Charles Spearman*, 1863–1945, brit. Psychologe). Dieser ist ein Maß für die Stärke eines monotonen Zusammenhangs. Er wird auch als **Rangkorrelation** bezeichnet, da er auf den Rangzahlen der Beobachtungswerte (x_i, y_i) basiert.

> **Praxistipp**
>
> Spearman untersuchte den Zusammenhang zwischen intellektuellen Leistungen und einem allgemeinen Intelligenzfaktor. Er veröffentlichte seine Ergebnisse etwa zeitgleich mit Pearson im Jahr 1904. In dieser Publikation wurde die Rangkorrelation erstmals erwähnt.

Um den Spearman-Koeffizienten zu berechnen, werden alle x-Werte sortiert und mit Rangzahlen versehen. Der kleinste Wert erhält den Rang 1, der größte den Rang n. Stimmen mehrere Werte einer Datenreihe überein, ermittelt man mittlere Rangzahlen (indem man für die übereinstimmenden Werte anstelle der aufsteigenden Rangzahlen deren Mittelwert einsetzt). Man spricht dann von **verbundenen Rängen**. Mit den Daten des y-Merkmals verfährt man ebenso. Jeder Beobachtungseinheit wird also eine Rangzahl für das x-Merkmal und eine für das y-Merkmal zugeordnet. Der Korrelationskoeffizient nach Spearman wird aus den Differenzen der beiden Rangzahlen d_i folgendermaßen berechnet:

$$r_s = 1 - \frac{6 \cdot \sum d_i^2}{n \cdot \left(n^2 - 1\right)} \qquad (5.9)$$

Wenn verbundene Ränge vorliegen, empfiehlt es sich, den nach (5.9) berechneten Koeffizienten zu korrigieren. Diese (recht komplizierte) Formel wird hier nicht dargelegt; von leistungsfähigen Statistikprogrammen wird diese Korrektur automatisch durchgeführt.

Beispiel 5.5: Korrelationskoeffizient nach Spearman
Bei 10 Frauen wird der BMI-Wert zu Beginn ihrer Schwangerschaft gemessen; später wird der Apgar-Wert des Neugeborenen ermittelt. Es ergeben sich folgende Werte (wobei x_i der Apgar-Score, y_i der BMI, $R(x_i)$ und $R(y_i)$ deren Ränge und d_i deren Differenzen bezeichnen):

x_i	4	5	6	6	7	8	8	8	9	10
y_i	27,1	24,9	26,4	25,9	25,3	23,2	21,0	22,2	19,6	20,1
$R(x_i)$	1	2	3,5	3,5	5	7	7	7	9	10
$R(y_i)$	10	6	9	8	7	5	3	4	1	2
d_i	−9	−4	−5,5	−4,5	−2	2	4	3	8	8
d_i^2	81	16	30,25	20,25	4	4	16	9	64	64

Für die Summe der d_i^2 berechnet man 308,5. Nach Formel (5.9) ist dann $r_s = -0,8697$ (nach Korrektur ergibt sich $r_s = -0,8986$). Bei der kleinen Stichprobe ist also ein gegensinniger Zusammenhang erkennbar: Je höher der BMI-Wert der Mutter, desto geringer der Apgar-Score des Kindes.

Ebenso wie der Korrelationskoeffizient nach Pearson erstreckt sich auch der Korrelationskoeffizient nach Spearman r_s zwischen -1 und $+1$. r_s nimmt den maximalen Betrag 1 an, wenn der Zusammenhang streng monoton ist (dies umfasst den Begriff „streng linear"). Ein positives Vorzeichen symbolisiert einen gleichsinnigen, ein negatives Vorzeichen einen gegensinnigen Zusammenhang. $r_s = 0$ bedeutet, dass kein monotoner Zusammenhang nachweisbar ist. Weil dieser Koeffizient auf Rängen basiert, ist er weniger empfindlich gegen Ausreißer als der Korrelationskoeffizient nach Pearson.

Die Voraussetzungen, die zur Berechnung des Spearman-Korrelationskoeffizienten erfüllt sein müssen, sind schwächer als jene, die der Berechnung des Pearson-Koeffizienten zugrunde liegen. Soll allerdings zusätzlich eine Regressionsgleichung ermittelt werden, wird nach Möglichkeit dem Korrelationskoeffizienten nach Pearson den Vorzug gegeben.

5.4.2 Korrelationskoeffizient nach Kendall

Im streng mathematischen Sinne setzt der Spearman-Koeffizient voraus, dass alle Differenzen zwischen zwei benachbarten Merkmalsausprägungen gleichwertig (äquidistant) sind. Diese Voraussetzung ist bei ordinal skalierten Merkmalen mitunter problematisch. Beim **Rangkorrelationskoeffizienten nach Kendall** (benannt nach dem britischen Statistiker *Maurice Kendall*, 1907–1983) wird lediglich vorausgesetzt, dass sich bei jedem der beiden Merkmale die Werte in einer natürlichen Reihenfolge anordnen lassen. Er wird mit dem griechischen Buchstaben τ (sprich: tau) bezeichnet.

Für die Berechnung dieses Koeffizienten werden – wie beim Spearman-Koeffizienten – die Werte beider Datenreihen sortiert. Sodann wird eine Liste erstellt, geordnet nach den Rängen eines Merkmals (aufsteigend von 1 bis n). Bei jedem einzelnen Wertepaar zählt man dann, wie häufig bei den nachfolgenden Paaren die Rangzahl des zweiten Merkmals größer bzw. kleiner ist als beim aktuellen Paar. Diese Paare nennt man „konkordant" bzw. „diskordant"; deren Anzahl sei K bzw. D. Dann berechnet sich Kendalls τ als:

$$\tau = \frac{2 \cdot (K - D)}{n \cdot (n - 1)} \tag{5.10}$$

Man kann leicht nachrechnen: Die Summe der erforderlichen Überprüfungen beträgt $n \cdot (n - 1)/2$. Der Koeffizient τ nimmt den Wert 1 an, wenn beide Datenreihen von 1 bis n sortiert sind (dann ist $K = n \cdot (n - 1)/2$ und $D = 0$). Falls eine Datenreihe von 1 bis n aufsteigend und die andere von n bis 1 absteigend sortiert ist, ist $K = 0$, $D = n \cdot (n - 1)/2$ und $\tau = -1$. Paare mit gleichen Rängen werden bei diesen Vergleichen nicht berücksichtigt.

Beispiel 5.6: Korrelationskoeffizient nach Kendall
Wir betrachten von 10 Patienten aus der klinischen Studie (Übungsaufgabe 2.2) die Merkmale „Alter" und „Blutdruck zu Beginn". Die (nach Alter sortierten) Daten sind:

ID	Alter	Blutdruck	Rang Alter	Rang Blutdruck	Konkordante Paare	Diskordante Paare
1	47	143	1	1	9	0
2	53	163	2	8	2	6
3	54	144	3	2	7	0
4	57	147	4	3	6	0
5	60	165	5	9	1	4
6	61	154	6	7	1	3
7	65	153	7	6	1	2
8	66	148	8	4	2	0
9	68	149	9	5	1	0
10	73	166	10	10	--	--

Wir betrachten ID 2 mit den Rangzahlen 2 (Alter) und 8 (Blutdruck). Von den acht folgenden Patienten haben zwei einen höheren Rang für den Blutdruck (IDs 5 und 10; konkordant); 6 haben einen niedrigeren Rang (diskordant). Insgesamt werden $10 \cdot 9/2 = 45$ Vergleiche durchgeführt. Die Anzahl aller konkordanten Paare beträgt $K = 30$, die Anzahl aller diskordanten ist $D = 15$. Damit ergibt sich nach Formel (5.10) $\tau = (30 - 15)/45 = 0,33$. Dies entspricht einem schwachen gleichsinnigen Zusammenhang.

❗ Falls verbundene Ränge auftreten, haben die Koeffizienten von Spearman und von Kendall eine geringere Aussagekraft als der Pearson-Koeffizient. Um dies zu vermeiden, sollte man alle Messwerte möglichst genau erfassen. Bei ordinal skalierten Merkmalen mit wenigen Ausprägungen (z. B. Apgar-Score) sind verbundene Ränge jedoch nicht vermeidbar. In diesen Fällen sollte man darauf achten, dass eine leistungsstarke Software eingesetzt wird, die bei der Berechnung des Korrelationskoeffizienten nach Spearman oder nach Kendall einen Korrekturterm einfügt.

5.4.3 Zusammenhangsmaße für qualitative Merkmale

In diesem Kapitel wurden Koeffizienten vorgestellt, durch die sich der Zusammenhang zwischen zwei quantitativen (z. B. Körpergröße und Gewicht) oder ordinal skalierten Merkmalen beschreiben lässt. Nun mag eine quantitative Variable auch von einem binären Merkmal (z. B. dem Geschlecht) beeinflusst werden. Ein Vergleich der beiden Mittelwerte zeigt, ob ein Zusammenhang (Assoziation oder Unterschied) erkennbar ist. Damit wird jedoch nicht die Stärke dieses Zusammenhangs quantifiziert. Für diese Konstellation eignet sich die **punktbiseriale Korrelation**. Dabei werden für die Ausprägungen des Alternativmerkmals die Werte 0 oder 1 eingesetzt; damit lässt sich dann nach Formel (5.2) ein Koeffizient r_{pb} berechnen.

In ▶ Abschn. 3.3.3 wurde die Odds Ratio als Assoziationsmaß für zwei Alternativmerkmale erwähnt. Man kann auch den Korrelationskoeffizienten nach Pearson wählen, um zwei Alternativmerkmale in Beziehung setzen, indem man deren Werte mit 0 oder 1 kodiert und dann Formel (5.2) anwendet. So erhält man den **Phi-Koeffizienten**. Weitere Assoziationsmaße werden in ▶ Abschn. 11.1.3 vorgestellt.

Allgemein gilt: Je höher das Skalenniveau der zugrunde liegenden Merkmale ist, desto präziser lassen sich Stärke und Art eines Zusammenhangs beschreiben.

5.4.4 Intraklassenkorrelationskoeffizient

Häufig ist es erforderlich, zu untersuchen, inwieweit zwei Messreihen (die von denselben Beobachtungseinheiten stammen) übereinstimmen: Sei es, dass eine neu entwickelte quantitative Messmethode mit einem Goldstandard verglichen wird, oder dass die Messwerte von zwei Untersuchern miteinander verglichen werden. Die Berechnung eines Korrelationskoeffizienten ist für derlei Fragestellungen nicht ausreichend: Ein hoher Korrelationskoeffizient allein ist nämlich kein Beleg dafür, dass die Messergebnisse annähernd übereinstimmen. Stattdessen sollte man den Intraklassenkorrelationskoeffizienten (*ICC*) berechnen.

Der *ICC* quantifiziert die Varianz, die durch die unterschiedlichen Beobachtungseinheiten bedingt ist, im Verhältnis zur Gesamtvarianz aller Messwerte. Der *ICC* nimmt den maximalen Wert 1 an, wenn beide Messverfahren in jedem Fall zu identischen Ergebnissen führen; *ICC* = 0 bedeutet, dass die Ergebnisse der beiden Messreihen in keinem Zusammenhang stehen. Nur wenn die beiden Messreihen den gleichen Mittelwert und die gleiche Standardabweichung aufweisen, stimmen der Korrelationskoeffizient nach Pearson und der *ICC* überein. Im Allgemeinen ist der *ICC* jedoch kleiner als r.

Der *ICC* ist vielseitig anwendbar. Er eignet sich sowohl für Quantifizierungen der Validität (Vergleich eines quantitativen Messverfahrens mit einem Goldstandard) als auch der Reliabilität (Vergleich zweier Messreihen, die unter ähnlichen Bedingungen erhoben wurden). Außerdem lassen sich damit auch mehr als zwei Messreihen miteinander vergleichen. Es bedarf einer Varianzanalyse (▶ Abschn. 12.2.3), um diesen Koeffizienten zu ermitteln.

Beim Vergleich von zwei Messreihen bietet es sich ferner an, die Differenzen mittels einer **Bland-Altman-Analyse** zu evaluieren. Dazu wird eine lineare Regression mit den Mittelwerten $(x_1 + x_2)/2$ als unabhängige und den Differenzen $(x_1 - x_2)$ als abhängige Variable durchgeführt. Deren graphische Darstellung ist der Bland-Altman-Plot (benannt nach den Statistikern *Martin Bland*, *1947 und *Douglas Altman*, 1948–2018). Wenn die Regressionsgerade eine Steigung aufweist, hängt die Divergenz der Messreihen vom Messbereich ab.

5.4.5 **Ausblick auf die induktive Statistik**

Zur sinnvollen Interpretation eines Korrelationskoeffizienten, einer Regressionsgleichung oder eines Assoziationskoeffizienten ist es wichtig, dass der Stichprobenumfang hinreichend groß ist. Allgemein gilt: Je näher ein Korrelationskoeffizient bei 0 liegt und je kleiner der Stichprobenumfang ist, umso weniger

kann auf einen real existierenden Zusammenhang geschlossen werden. In diesen Fällen muss man davon ausgehen, dass die empirisch ermittelte Korrelation zufallsbedingt ist.

Um abschätzen zu können, ob man sich auf einen empirischen Korrelationskoeffizienten verlassen kann, sollte man einen Vertrauensbereich konstruieren (▶ Abschn. 8.3.5) und einen geeigneten statistischen Test durchführen (▶ Abschn. 10.1.6). Wird das y-Merkmal von mehreren x-Merkmalen bestimmt, verwendet man eine multiple Regressionsanalyse (▶ Abschn. 13.1).

Bei den Regressionsanalysen in diesem Kapitel wurde eine quantitative Zielgröße vorausgesetzt. Für andere Arten von Zielgrößen stehen spezielle Techniken zur Verfügung: Für eine binäre Zielgröße eignet sich die logistische (▶ Abschn. 13.2), für Überlebenszeiten die Cox-Regression (▶ Abschn. 13.3).

Kapitelzusammenfassung

■■ **Korrelationskoeffizient nach Pearson**

Voraussetzungen:
- Beide Merkmale sind quantitativ.
- Der Zusammenhang ist annähernd linear.
- Die Beobachtungseinheiten sind unabhängig voneinander.

■■ **Rangkorrelation nach Spearman**

Geeignet sind folgende Konstellationen:
- Beide Merkmale sind ordinal skaliert (mit äquidistanten Abständen benachbarter Werte).
- Ein Merkmal ist quantitativ, das andere ordinal skaliert.
- Beide Merkmale sind quantitativ; der Zusammenhang ist monoton, aber nicht linear.

■■ **Rangkorrelation nach Kendall**

Voraussetzungen wie bei Spearman ohne Äquidistanz.

■■ **Herleitung eines Zusammenhangs**
- **Theoretische Herleitung:** Man sollte zunächst darüber nachdenken, ob und wie der zu quantifizierende Zusam-

menhang begründet werden kann. Das Erarbeiten eines theoretischen Hintergrundes trägt wesentlich dazu bei, Nonsens-Korrelationen zu vermeiden.
- **Erstellen der Punktwolke:** Die grafische Darstellung ist hilfreich bei der Beurteilung, ob der Zusammenhang linear ist. Außerdem deckt sie Ausreißer und inhomogene Gruppen auf.
- **Berechnen eines Korrelationskoeffizienten**
- **Interpretation:** Um Schlussfolgerungen zu ziehen, bedarf es überwiegend medizinisch-fachlicher Überlegungen. Folgende Möglichkeiten sind zu prüfen:
  - x beeinflusst y.
  - y beeinflusst x.
  - x und y bedingen sich gegenseitig.
  - Beide Merkmale werden durch eine dritte Größe beeinflusst.
  - Der Zusammenhang kam zufällig zustande.
- **Berechnen der Regressionsgerade:** Dies ist sinnvoll, wenn der Zusammenhang linear ist.

Übungsfragen/-aufgaben

1. **Korrelationskoeffizienten und Regressionsgerade**
   In der Tabelle zu ▶ Beispiel 5.6 sind die Werte für die Merkmale „Alter" und „Blutdruck" von 10 Patienten aufgelistet.
   a. Warum sollte das Alter sinnvoller das x-Merkmal und der Blutdruck das y-Merkmal darstellen?
   b. Für Mittelwerte, Standardabweichungen und Kovarianz gilt:
   $(\bar{x} \pm s_x) = (60{,}4 \pm 7{,}9)$ Jahre,
   $(\bar{y} \pm s_y) = (153{,}2 \pm 8{,}6)\, mmHg$;
   $s_{xy} = 26{,}58\, Jahre \cdot mmHg$. Berechnen Sie mit diesen Angaben den Korrelationskoeffizienten nach Pearson sowie die Parameter der Regressionsgeraden. Skizzieren Sie diese Gerade.
   c. Berechnen und interpretieren Sie das Bestimmtheitsmaß.
   d. Schätzen Sie anhand der linearen Gleichung den Blutdruck für einen 50-, 60- und 70-jährigen Patienten.
   e. Berechnen Sie mit den Angaben in der Tabelle aus ▶ Beispiel 5.6 den Korrelationskoeffizienten nach Spearman.

2. **Klinische Studie**
   Bei dieser Studie wurden 4 Einflussgrößen erhoben: das Geschlecht und das Alter der Patienten, der Blutdruck zu Beginn und die Therapieform. Die Zielgröße y ist die Wirkung (Differenz der Blutdruckwerte zwischen Beginn und Ende der Studie), gemessen in $mmHg$. Es wurden folgende Korrelationskoeffizienten (nach Pearson oder punktbiserial) und Regressionsgleichungen ermittelt:

Einflussgröße	Korrelationskoeffizient	Mittelwerte, Regressionsgearden
Therapie (0 = Standard, 1 = Neu)	$r_{pb} = 0{,}24374$	Standard: 15,4 Neu: 18,8
Alter (in Jahren)	$r = 0{,}30641$	$y = 5{,}62 + 0{,}211 \cdot x$
Blutdruck zu Beginn (in $mmHg$)	$r = 0{,}31707$	$y = -29{,}3 + 0{,}303 \cdot x$
Geschlecht (0 = männlich, 1 = weiblich)	$r_{pb} = -0{,}01058$	Männer: 17,2 Frauen: 17,1

a. Welche Einflussgrößen weisen den stärksten Zusammenhang mit der Zielgröße auf, bei welchen Merkmalen ist der Einfluss schwach? Können Sie dies aus medizinisch-fachlicher Sicht nachvollziehen?

b. Gegeben sei ein männlicher Patient von 68 Jahren, der zu Beginn der Studie einen Blutdruck von 160 *mmHg* aufweist. Er wird mit der neuen Therapie behandelt. Berechnen Sie nach obigen Angaben für jede dieser Angaben einen Schätzwert. Welchen Schätzwerten vertrauen Sie mehr, welchen weniger?

Lösungen ▶ Kap. 20

5

Wahrscheinlichkeitsrechnung und Induktive Statistik

Inhaltsverzeichnis

Grundlagen der Wahrscheinlichkeitsrechnung

© Springer-Verlag GmbH Deutschland, ein Teil von Springer Nature 2019
C. Weiß, *Basiswissen Medizinische Statistik*, Springer-Lehrbuch,
https://doi.org/10.1007/978-3-662-56588-9_6

» Das, wobei unsere Berechnungen versagen,
nennen wir Zufall. (Albert Einstein)

Dieses Kapitel fasst alle wesentlichen Aspekte zur Wahrscheinlichkeitsrechnung zusammen. Wie rechnet man mit Wahrscheinlichkeiten? Was ist eine Zufallsvariable? Welche Sätze der Wahrscheinlichkeit gibt es? Auf diese und weitere Fragen gibt das vorliegende Kapitel Antworten und zeigt Beispiele auf.

6.1 Rechnen mit Wahrscheinlichkeiten

6.1.1 Der Umgang mit Wahrscheinlichkeiten

Unser Alltag ist bestimmt von unendlich vielen Zufälligkeiten und Irregularitäten. Wir haben gelernt, Wahrscheinlichkeiten intuitiv abzuschätzen, um unseren Alltag regeln zu können – ansonsten würden wir im Überangebot der auf uns einströmenden Informationen zugrunde gehen. Wir verlassen uns beispielsweise darauf, dass wir sicher am Ziel ankommen, wenn wir ein Fahrzeug besteigen, und wir kalkulieren bei unseren Zukunftsplänen keinen Lottogewinn ein. Ein Arzt vertraut darauf, dass die von ihm verordnete Therapie den gewünschten Erfolg erzielt oder dass ein Patient durch eine Impfung einer möglichen Epidemie entgeht. Mit einem unwahrscheinlichen Ereignis befassen wir uns erst dann, wenn dieses – entgegen unseren Erwartungen – eingetreten ist. Wir orientieren uns also nicht nach Sicherheiten, sondern geben uns meistens notgedrungen mit Wahrscheinlichkeiten zufrieden.

Der Begriff „wahrscheinlich" und davon abgeleitete Ausdrücke entstammen unserer Umgangssprache. Mit Sätzen wie „Morgen scheint wahrscheinlich die Sonne" oder „Es ist unwahrscheinlich, dass nach einer Impfung dauerhafte Schäden zurückbleiben" drücken wir Vermutungen bezüglich Ereignissen aus, die wir nicht vorhersehen können. Dabei handelt es sich um **subjektive Wahrscheinlichkeiten**, die auf alltäglichen Erfahrungen basieren. Diese können wir nach unserem persönlichen Empfinden grob als hoch oder eher niedrig einstufen; es ist jedoch nicht möglich, sie exakt zu quantifizieren. Manchmal sind derlei Einschätzungen vollkommen unrealistisch, weil wir uns bei subjektiven Beurteilungen gerne von Wunschdenken oder anderen psychisch bedingten, intellektuell kaum nachvollziehbaren Einflüssen täuschen lassen.

Auch die Prozesse und Entwicklungen in den Biowissenschaften unterliegen dem Zufall. Man bezeichnet sie als **probabilistisch** – im Gegensatz zu deterministischen Vorgängen, die sich exakt berechnen lassen. Für wissenschaftliche Untersuchungen ist es notwendig, den Begriff der Wahrscheinlichkeit zu präzisieren und zu quantifizieren. Diese Zahlenangaben bezeichnet man als **objektive Wahrscheinlichkeiten**. Die Aufgaben der Wahrscheinlichkeitsrechnung und der induktiven Statistik bestehen darin, die Realität durch ein statistisches Modell hinreichend genau zu beschreiben und anhand dieses Modells Gesetzmäßigkeiten herzuleiten.

Dabei ist es unerheblich, ob die zu beschreibenden Vorgänge prinzipiell nicht erfassbar sind (wie z. B. der Zerfall eines radioaktiven Atoms), oder ob sie (wie bei den meisten medizinischen Vorgängen) so komplex sind, dass sie sich einer deterministischen Beschreibung entziehen und deshalb als probabilistisch angesehen werden. Dies hat Albert Einstein erkannt und treffend formuliert.

Die mathematisch-theoretischen Aussagen, die in der Wahrscheinlichkeitsrechnung hergeleitet werden, bilden die Basis der induktiven Statistik. Bei Schätzverfahren und statistischen Tests ist der Begriff der **Irrtumswahrscheinlichkeit** fundamental: Sie quantifiziert die Unsicherheit, mit der die aus der Stichprobe gewonnenen Ergebnisse behaftet sind. Für den praktischen Anwender sind Kenntnisse aus der Wahrscheinlichkeitsrechnung hilfreich und notwendig, um die Methoden der induktiven Statistik zu verstehen und sinnvoll mit ihnen umgehen zu können.

6.1.2 Zufallsexperimente

Um einen probabilistischen Prozess zu untersuchen und relevante Wahrscheinlichkeiten herzuleiten, genügt es nicht, ein Experiment ein einziges Mal durchzuführen. Es erscheint vielmehr angebracht, diesen Vorgang mehrmals zu wiederholen, die Ergebnisse der einzelnen Experimente zu dokumentieren und auszuwerten. Diese Art von Untersuchungen bezeichnet man als **Zufallsexperimente**. Ein Zufallsexperiment ist durch folgende Eigenschaften charakterisiert:

- Es wird nach einer bestimmten Vorschrift durchgeführt.
- Es ist (zumindest prinzipiell) beliebig oft wiederholbar.
- Mehrere Ausgänge oder Ergebnisse sind möglich.
- Das Ergebnis eines einzelnen Experiments ist vorab ungewiss.

So stellen beispielsweise das Würfeln oder das Werfen einer Münze Zufallsexperimente dar. Beim Würfeln gibt es 6 mögliche Ausgänge, beim Münzwurf 2. Auch das Erfassen der Blutgruppe oder des Rhesusfaktors einer Person lässt sich als Zufallsexperiment auffassen mit den möglichen Ergebnissen „0", „A", „B" und „AB" bzw. „Rhesusfaktor positiv" und „Rhesusfaktor negativ".

Zur Beschreibung von Zufallsexperimenten bedient sich die Wahrscheinlichkeitsrechnung der Mengentheorie. Die Menge aller möglichen Ergebnisse bildet die **Ergebnismenge**. Diese Menge wird mit dem griechischen Großbuchstaben Ω (Omega) bezeichnet.

Teilmengen von Ω nennt man **Ereignisse**, einelementige Teilmengen **Elementarereignisse**. Ereignisse werden üblicherweise mit

großen lateinischen Buchstaben A, B usw. angegeben. Spezielle Ereignisse sind die Ergebnismenge Ω, die als das **sichere Ereignis** bezeichnet wird, und die leere Menge $\varnothing$, die dem **unmöglichen Ereignis** entspricht.

Beispiel 6.1: Ergebnismenge und Ereignis
Der Ergebnismenge für das Zufallsexperiment „Würfeln" ist die 6-elementige Menge $\Omega = \{1, 2, 3, 4, 5, 6\}$. Das Ereignis „gerade Zahl" lässt sich durch die Teilmenge $A = \{2, 4, 6\}$ darstellen. Man sagt: „Das Ereignis A ist eingetreten", falls ein Elementarereignis aus der Menge A eingetreten ist.

An ▶ Beispiel 6.1 wird der Zusammenhang zwischen Wahrscheinlichkeitsrechnung und deskriptiver Statistik deutlich. Das Analogon zur Ergebnismenge ist die Ausprägungsliste; einzelne Beobachtungswerte sind vergleichbar mit Elementarereignissen. Der grundlegende Unterschied ist folgender: Die deskriptive Statistik befasst sich mit Stichproben; die Wahrscheinlichkeitsrechnung untersucht die Eigenschaften von Grundgesamtheiten.

6.1.3 Ermitteln einer Wahrscheinlichkeit

■ Theoretische Herleitung

Um eine Wahrscheinlichkeit quantitativ anzugeben, ist es notwendig, diesen Begriff zu objektivieren. Eine erste Definition geht zurück auf den französischen Mathematiker *Pierre Simon Marquis de Laplace*, der sich für die Zufallsgesetze bei Glücksspielen interessierte. Er definierte basierend auf dem Begriff des Zufallsexperiments die Wahrscheinlichkeit, dass ein bestimmtes Ereignis A eintritt, folgendermaßen:

$$P(A) = \frac{\text{Anzahl der günstigen Ergebnisse}}{\text{Anzahl der möglichen Ergebnisse}}$$

(6.1)

Mit der Mengenschreibweise sieht diese Formel so aus:

$$P(A) = \frac{\text{Anzahl der Elemente von } A}{\text{Anzahl der Elemente von } \Omega} \quad (6.2)$$

Die **Laplace'sche Definition** ordnet demnach jedem Ereignis eine Zahl zwischen 0 und 1 zu. Der Buchstabe P leitet sich ab vom englischen „probability". Die Wahrscheinlichkeit eines Ereignisses ist vergleichbar mit der relativen Häufigkeit einer Merkmalsausprägung.

Beispiel 6.2: Wahrscheinlichkeit nach Laplace

Mit der Definition von Laplace lässt sich berechnen, wie groß die Chance ist, eine gerade Zahl zu würfeln. Unter 6 möglichen Ergebnissen gibt es 3 „günstige" (die Augenzahlen 2, 4 und 6). Damit erhält man: $P(A) = 3/6 = 1/2$. Für das unmögliche Ereignis (beispielsweise die Zahl 7) ergibt sich $P(\emptyset) = 0$, da die Anzahl der günstigen Ereignisse gleich 0 beträgt. Für das sichere Ereignis (Augenzahl zwischen 1 und 6) erhält man $P(\Omega) = 1$, da die Anzahl der günstigen der Anzahl der möglichen Ereignisse entspricht.

Mit der Laplace'schen Definition lassen sich auch kompliziertere Wahrscheinlichkeiten herleiten – so z. B. die Wahrscheinlichkeit, 6 Richtige im Lotto zu erzielen. Dennoch ist diese Definition nur eingeschränkt anwendbar: Sie setzt nämlich voraus, dass alle Elementarereignisse mit gleicher Wahrscheinlichkeit eintreten. Für das Würfeln und den Münzwurf trifft dies auch zu. So ist beispielsweise leicht nachvollziehbar, dass man bei einem idealen Würfel jeder Augenzahl die Wahrscheinlichkeit 1/6 zuordnet oder dass die Wahrscheinlichkeit, beim Münzwurf „Wappen" oder „Zahl" zu erhalten, jeweils 1/2 beträgt. Für Ereignisse im medizinischen Bereich ist dieser Ansatz jedoch im Allgemeinen unbrauchbar.

■ Empirische Herleitung

Bei Studien in der medizinischen Forschung wird eine Wahrscheinlichkeit in der Regel empirisch ermittelt. Dazu wird eine hinreichend große Stichprobe untersucht; der Wert der relativen Häufigkeit einer Merkmalsausprägung wird dann als Näherungswert für die entsprechende Wahrscheinlichkeit zugrunde gelegt. Dieses Vorgehen lässt sich durch das „Gesetz der großen Zahlen" rechtfertigen (▶ Abschn. 6.3.2).

Beispiel 6.3: Empirische Herleitung von Wahrscheinlichkeiten

Aus den Daten aus ◼ Tab. 2.2 ergeben sich folgende Häufigkeiten: 27 (Blutgruppe 0), 34 (Blutgruppe A), 9 (Blutgruppe B) und 3 (Blutgruppe AB). 64 Studenten sind Rhesusfaktor positiv (R+), 9 Rhesusfaktor negativ (R–).

Daraus ergeben sich die Schätzwerte für die Wahrscheinlichkeiten der Blutgruppe:

$$\widehat{P}(0) = 37\%, \ \widehat{P}(A) = 47\%, \ \widehat{P}(B) = 12\%,$$
$$\widehat{P}(AB) = 4\%.$$

Für die Schätzwerte der Wahrscheinlichkeiten des Rhesusfaktors erhält man:

$$\widehat{P}(R_+) = 88\%, \ \widehat{P}(R_-) = 12\%.$$

Die exakten Wahrscheinlichkeiten sind (bezogen auf Deutschland):

$P(0) = 41\ \%$, $P(A) = 43\ \%$, $P(B) = 11\ \%$, $P(AB) = 5\ \%$, $P(R_+) = 86\ \%$, $P(R_-) = 14\ \%$.

■ Statistisches Modell

Wenn geeignetes Datenmaterial zur Verfügung steht, lässt sich möglicherweise mittels logistischer Regression ein statistisches Modell entwickeln, das die Schätzung von Wahrscheinlichkeiten für spezielle Ereigniskonstellationen in Abhängigkeit von mehreren Einflussgrößen erlaubt. Dieses Verfahren wird in ▶ Abschn. 13.2 vorgestellt.

■ Computersimulation

Bei sehr komplexen Problemen, insbesondere aus dem technisch-wissenschaftlichen

Bereich, ist die empirische Vorgehensweise nicht brauchbar. Um beispielsweise die Wahrscheinlichkeit zu ermitteln, dass ein Flugzeug abstürzt oder dass eine Region von einem Erdbeben heimgesucht wird, kann man keine Zufallsexperimente durchführen. In diesen Fällen ist es sinnvoll, das Problem im Computer zu simulieren und mithilfe dieses Modells Wahrscheinlichkeiten zu ermitteln.

Computersimulationen werden auch in der Wahrscheinlichkeitsrechnung verwendet, um basierend auf einer großen, künstlich erzeugten Datenmenge theoretische Verteilungen zu simulieren und daraus Wahrscheinlichkeiten zu berechnen, die sich weder theoretisch noch empirisch herleiten lassen. Dank leistungsfähiger Rechner und adäquater Software werden Computersimulationen zunehmend häufiger angewandt. Im Rahmen dieses Buches wird jedoch nicht näher auf diese Thematik eingegangen.

6.1.4 Verknüpfung zweier Ereignisse

Im vorigen Abschnitt wurden Methoden vorgestellt, mit denen sich die Wahrscheinlichkeit für das Auftreten eines bestimmten Ereignisses

A ermitteln lässt. Bei vielen Fragestellungen interessieren jedoch nicht nur einzelne Ereignisse, sondern bestimmte Ereigniskonstellationen. Fragen dieser Art lauten z. B.: Wie groß ist die Wahrscheinlichkeit, dass eine Person Blutgruppe A und gleichzeitig Rhesusfaktor positiv ist? Oder auch: Wie groß ist die Wahrscheinlichkeit, dass ein bestimmtes Ereignis **nicht** eintritt? Wie groß ist die Wahrscheinlichkeit, dass ein Patient an Krebs erkrankt ist, nachdem ein diagnostischer Test einen positiven Befund ergeben hat?

Verbindungen zwischen zwei Ereignissen lassen sich durch mengentheoretische Operationen beschreiben (▶ Beispiel 6.4). Zur grafischen Darstellung dieser Beziehungen eignen sich die **Venn-Diagramme** (benannt nach dem britischen Mathematiker *John Venn*, 1834–1923):

- **Vereinigungsmenge** $A \cup B$ (sprich: A vereinigt B):
  Sie bezeichnet das Ereignis, dass A allein oder B allein oder beide Ereignisse gemeinsam eintreten (◘ Abb. 6.1a).
- **Schnittmenge** $A \cap B$ (sprich: A Schnitt B):
  Sie bezeichnet das Ereignis, dass A und B gemeinsam eintreten (◘ Abb. 6.1b).
- **Differenzmenge** $A - B$ (sprich: A minus B):
  Sie bezeichnet das Ereignis, dass A eintritt, B aber nicht (◘ Abb. 6.1c).

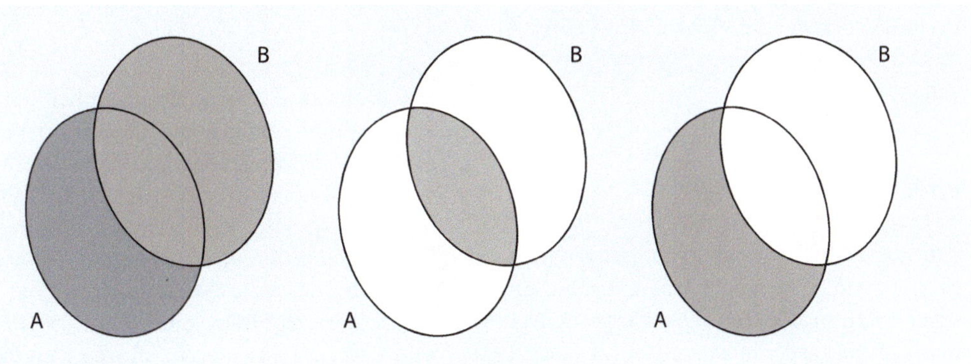

◘ **Abb. 6.1** Venn-Diagramme. **a** Vereinigung. **b** Schnitt. **c** Differenz

Beispiel 6.4: Vereinigungsmenge
Wenn A das Ereignis „Blutgruppe A" bezeichnet und R_+ das Ereignis „Rhesusfaktor positiv", dann bedeutet $A \cup R_+$ das Ereignis, dass Blutgruppe A *oder* Rhesusfaktor positiv vorliegt. Das Wort „oder" wird dabei im nichtausschließlichen Sinne verwendet: $A \cup R_+$ beinhaltet, dass nur das Ereignis A (Blutgruppe A, Rhesusfaktor negativ) oder nur das Ereignis R_+ (andere Blutgruppe als A, Rhesusfaktor positiv) eintritt oder dass beide Ereignisse gemeinsam (Blutgruppe A und Rhesusfaktor positiv) eintreten.

Zwei Ereignisse A und B, deren Schnittmenge die leere Menge bildet, heißen **disjunkt** (oder **unvereinbar**). Als Beispiel seien „männliches Geschlecht" und „schwanger" genannt. Formal gilt für disjunkte Ereignisse: $A \cap B = \emptyset$. Zwei disjunkte Ereignisse, die sich zur Ergebnismenge Ω ergänzen, nennt man **komplementär**. Das zu A komplementäre Ereignis wird üblicherweise mit $\overline{A}$ (sprich: A quer) bezeichnet. Für A und $\overline{A}$ gelten:

- $A \cup \overline{A} = \Omega$ (die Ereignisse ergänzen sich) und
- $A \cap \overline{A} = \emptyset$ (die Ereignisse sind disjunkt)

Beispiele für komplementäre Ereignisse sind: gerade und ungerade Augenzahl beim Würfeln, „Rhesusfaktor positiv" und „Rhesusfaktor negativ" oder „Laborwert pathologisch" und „Laborwert physiologisch". Komplementäre Ereignisse sind vergleichbar mit Alternativmerkmalen, bei denen es nur zwei Ausprägungen gibt.

6.1.5 Rechenregeln

Um mit Wahrscheinlichkeiten zu rechnen, ist es notwendig, deren mathematische Eigenschaften zu präzisieren. Der russische Mathematiker *Andrej Kolmogorov* hat im Jahre 1930 drei Axiome aufgestellt, die diese Eigenschaften definieren. Demnach heißt eine Funktion

$P(A)$, die einem Ereignis A eine reelle Zahl zuordnet, **Wahrscheinlichkeit**, falls die folgenden Axiome erfüllt sind (▶ Beispiel 6.5):

1. $0 \leq P(A) \leq 1$

2. $P(\Omega) = 1$

3. $P(A \cup B) = P(A) + P(B)$ für disjunkte Ereignisse A und B

Axiome sind einfache mathematische Aussagen, die nicht beweisbar sind. Sie werden aufgestellt, um einen Begriff zu definieren oder eine Theorie aufzubauen. Mittels der Axiome lassen sich weitere Aussagen deduktiv herleiten.

Beispiel 6.5: Wahrscheinlichkeit nach Kolmogorov
Wir betrachten die Funktion P, die den Blutgruppen folgende Wahrscheinlichkeiten zuordnet (▶ Beispiel 6.3): $P(0) = 41\%$, $P(A) = 43\%$, $P(B) = 11\%$, $P(AB) = 5\%$. Die Ergebnismenge ist $\Omega = \{0, A, B, AB\}$. Wie man leicht nachprüfen kann, sind die Axiome von Kolmogorov erfüllt. Jede Wahrscheinlichkeit liegt zwischen 0 und 1 (Axiom 1). Außerdem ist $P(\Omega) = 1$, denn eine der 4 Blutgruppen liegt mit Sicherheit vor. Damit ist Axiom 2 erfüllt.

Die Wahrscheinlichkeit, dass eine der Blutgruppen A oder B gegeben ist (diese Ereignisse sind disjunkt), beträgt: $P(A \cup B) = P(A) + P(B) = 0{,}43 + 0{,}11 = 0{,}54$; Analoges gilt für die anderen Ereignispaare. (Demnach gilt Axiom 3.) Somit handelt es sich bei der Funktion P um eine Wahrscheinlichkeit im Sinne von Kolmogorov.

Die Definition der Wahrscheinlichkeit nach Kolmogorov schließt die Definition von Laplace ein; sie ist jedoch wesentlich allgemeiner: Während Laplace davon ausgeht, dass alle Elementarereignisse mit gleicher Wahrscheinlichkeit eintreten, verlangt Kolmogorov lediglich, dass die Wahrscheinlichkeit jedes Elementarereignisses eine Zahl zwischen 0 und 1 ist und dass deren Summe 1 ergibt. Aus den drei Axiomen lassen sich folgende Rechenregeln herleiten:

■ Wahrscheinlichkeit für das komplementäre Ereignis

Aus $P(A)$ ergibt sich sehr einfach die Wahrscheinlichkeit für das Ereignis $\overline{A}$:

$$P\left(\overline{A}\right) = 1 - P\left(A\right) \tag{6.3}$$

Daraus und aus Axiom 2 folgt für das unmögliche Ereignis:

$$P\left(\varnothing\right) = 0 \tag{6.4}$$

■ Satz von der totalen Wahrscheinlichkeit

Er besagt, dass ein Ereignis A entweder zusammen mit dem Ereignis B oder mit $\overline{B}$ auftritt:

$$P\left(A\right) = P\left(A \cap B\right) + P\left(A \cap \overline{B}\right) \tag{6.5}$$

Das Ereignis $A \cap \overline{B}$ ist identisch mit der Differenzmenge $A - B$. Deshalb folgt aus Formel (6.5) sofort:

$$P\left(A - B\right) = P\left(A\right) - P\left(A \cap B\right) \tag{6.6}$$

■ Additionssatz

Für die Vereinigung zweier Ereignisse gilt:

$$P\left(A \cup B\right) = P\left(A\right) + P\left(B\right) - P\left(A \cap B\right) \tag{6.7}$$

Sind die beiden Ereignisse disjunkt, gilt $A \cap B = \varnothing$. Dann hat der Additionssatz eine einfachere Form:

$$P\left(A \cup B\right) = P\left(A\right) + P\left(B\right) \tag{6.8}$$

Beispiel 6.6: Additionssatz

Seien A und R_+ die Ereignisse „Blutgruppe A" bzw. „Rhesusfaktor positiv". Dann entspricht R_- dem Ereignis „Rhesusfaktor negativ". Der Satz von der totalen Wahrscheinlichkeit [Formel (6.5)] besagt, dass eine Person mit Blutgruppe A entweder „Rhesusfaktor positiv" oder „Rhesusfaktor negativ" ist. Die Wahrscheinlichkeit $P(A) = 0,43$ ist die Summe aus $P(A \cap R_+) = 0,3698$ und $P(A \cap R_-) = 0,0602$. (Die Wahrscheinlichkeiten der Schnittmengen werden im nächsten Abschnitt hergeleitet.) Die Wahrscheinlichkeit für Rhesusfaktor positiv *oder* Blutgruppe A beträgt nach dem Additionssatz [Formel (6.7)]:

$$P\left(A \cup R_+\right) = P\left(A\right) + P\left(R_+\right) - P\left(A \cap R_+\right)$$
$$= 0,43 + 0,86 - 0,3698 = 0,9202$$

6.1.6 Bedingte Wahrscheinlichkeiten

Es ist nicht immer zweckmäßig, Wahrscheinlichkeiten anzugeben, die sich auf die gesamte Population beziehen. Viele Krankheiten sind mit dem Geschlecht der Patienten assoziiert (etwa Hämophilie, Rotgrünblindheit oder Brustkrebs) oder sind abhängig sind von bestimmten Risiken. In diesen Fällen ist es sinnvoll, die Erkrankungswahrscheinlichkeiten für bestimmte Subgruppen separat zu berechnen – etwa separat für Männer und für Frauen oder für Patienten mit und ohne Risikofaktor. Man spricht dann von einer **bedingten Wahrscheinlichkeit** und bezeichnet diese als $P(A|B)$ (sprich: „P von A gegeben B" oder „P von A unter der Bedingung B"). Sie ist folgendermaßen definiert:

$$P\left(A|B\right) = \frac{P\left(A \cap B\right)}{P\left(B\right)} \tag{6.9}$$

Diese Formel quantifiziert die Wahrscheinlichkeit für das Eintreten des Ereignisses A eingeschränkt auf die Menge, die dem Ereignis B entspricht.

Beispiel 6.7: Bedingte Wahrscheinlichkeiten

Die Wahrscheinlichkeit, im Laufe des Lebens an Diabetes mellitus zu erkranken, beträgt für einen Mann $P(D|M) = 0,07$ und für eine Frau $P(D|W) = 0,02$. Das Risiko ist für Männer deutlich höher als für Frauen. Die Wahrscheinlichkeit $P(D) \approx 0,045$, die sich auf die gesamte Population bezieht, ist weniger informativ.

Durch einfaches Umschreiben von Formel (6.9) erhält man den **Multiplikationssatz**, mit dem sich die Wahrscheinlichkeit berechnen lässt, dass zwei Ereignisse A und B gemeinsam eintreten:

$$P(A \cap B) = P(A|B) \cdot P(B) \qquad (6.10)$$

Wenn die beiden Ereignisse A und B **unabhängig** sind, hat das Eintreten von B keinerlei Einfluss auf das Eintreten von A. Formal gilt dann: $P(A|B) = P(A)$. Damit erhält man als Spezialfall von Formel (6.10) den **Multiplikationssatz für unabhängige Ereignisse**

$$P(A \cap B) = P(A) \cdot P(B) \qquad (6.11)$$

sowie als Spezialfall von Formel (6.7) den **Additionssatz für unabhängige Ereignisse** (▸ Beispiel 6.8):

$$P(A \cup B) = P(A) + P(B) - P(A) * P(B) \qquad (6.12)$$

Beispiel 6.8: Multiplikationssatz
Ein historisches Anwendungsbeispiel: In der Mitte des 19. Jahrhunderts erkrankten in Wien in der Entbindungsklinik, an der Ignaz Semmelweis tätig war, 24 % der Frauen während ihres Klinikaufenthalts an Kindbettfieber. Diese Wahrscheinlichkeit $P(K)$ nennt man **Inzidenz**. Von den Erkrankten verstarben 80 %; diese bedingte Wahrscheinlichkeit $P(T|K)$ ist die **Letalität**. Mit dem Multiplikationssatz [Formel (6.10)] ergibt sich für die **Mortalität** (Sterberate für die gesamte Population): $P(K \cap T) = P(T|K) \cdot P(K) = 0,80 \cdot 0,24 = 0,192$.

6.1.7 Bayes-Theorem

Das **Bayes-Theorem** geht zurück auf den englischen Geistlichen *Thomas Bayes* (1701–1761), der sich unter anderem mit Glücksspielen befasste. Es erlaubt die Berechnung der bedingten Wahrscheinlichkeit $P(A|B)$, wenn außer der Wahrscheinlichkeit $P(A)$ auch die bedingten Wahrscheinlichkeiten $P(B|A)$ und $P(B|\overline{A})$ bekannt sind:

$$P(A|B) = \frac{P(A) \cdot P(B|A)}{P(A) \cdot P(B|A) + P(\overline{A}) \cdot (B|\overline{A})} \qquad (6.13)$$

Das Bayes-Theorem ermöglicht also Rückschlüsse von der **A-priori-Wahrscheinlichkeit** $P(A)$ auf die **A-posteriori-Wahrscheinlichkeit** $P(A|B)$. Formel 6.13 wird bei diagnostischen Tests eingesetzt: Wenn A das Ereignis „Vorliegen einer bestimmten Krankheit" symbolisiert und B das Ereignis „Testergebnis positiv", lässt sich mit Formel 6.13 die Wahrscheinlichkeit $P(A|B)$ berechnen, mit der ein Patient erkrankt ist, falls der Testbefund positiv ist (▸ Beispiel 6.9).

Beispiel 6.9: Sensitivität, Spezifität und Vorhersagewerte
Ein HIV-Test habe eine Sensitivität von 99 % und eine Spezifität von 99,5 %. Das bedeutet: 99 % der infizierten Personen werden richtig positiv und 99,5 % der nichtinfizierten Personen werden richtig negativ befundet. Die Wahrscheinlichkeit, dass eine infizierte Person fälschlicherweise ein negatives Ergebnis erhält, ist also 1 %. Die Wahrscheinlichkeit, dass sich bei einer nichtinfizierten Person ein falsch positives Ergebnis ergibt, beträgt 0,5 %. Wird dieser Test bei einer Risikogruppe von 100.000 Personen mit einer Prävalenz von 1/1000 angewandt, erwartet man theoretisch folgende Häufigkeiten:

	Positiver Befund	Megativer Befund	Summe
Infiziert	99	1	100
Nicht-infiziert	500	99.400	99.900
Summe	599	99.401	100.000

Mit der Prävalenz $P(H) = 0,001$, der Sensitivität $P(T_+|H) = 0,99$ und der Spezifität $P(T_-|\bar{H}) = 0,995$ ergeben sich die Vorhersagewerte mit Formel (6.13). Sie lassen sich auch aus den obigen Häufigkeiten herleiten als:

$$P(H|T_+) = 99/599 = 0,165 \text{ und}$$
$$P(\bar{H}|T_-) = 99400 / 99401 = 0,99999$$

Demnach ist nur etwa 1/6 der positiven Ergebnisse auf eine Infektion zurückzuführen; der Rest ist falsch positiv. Die negativen Befunde sind dagegen fast alle korrekt.

! **Diagnostische Tests werden in ▶ Abschn. 16.1 ausführlich behandelt.**

6.2　Zufallsvariable

6.2.1　Bedeutung einer Zufallsvariablen

Der Begriff des Merkmals ist fundamental für die deskriptive Statistik. Die Beschreibung einer Stichprobe beruht im Wesentlichen auf den Häufigkeiten der Merkmalsausprägungen und auf statistischen Kenngrößen wie etwa Mittelwert oder Standardabweichung. In der Wahrscheinlichkeitsrechnung benutzt man anstelle des konkreten Begriffs „Merkmal" den abstrakten Begriff „**Zufallsvariable**".

Theoretisch handelt es sich dabei um eine Funktion, die jedem möglichen Ergebnis eines Zufallsexperiments eine reelle Zahl zuordnet. Diese Zahlenwerte sind mit Merkmalswerten vergleichbar und werden mit Kleinbuchstaben vom Ende des Alphabets (z. B. x_i) symbolisiert. Die Zufallsvariable selbst bezeichnet man in der Regel mit dem entsprechenden Großbuchstaben (z. B. X). Die x_i werden **Realisationen** (oder **Realisierungen**) von X genannt. Für das Verständnis der Wahrscheinlichkeitsrechnung ist es sehr hilfreich, sich die Analogie der Begriffe „Merkmal" und „Zufallsvariable" vor Augen zu halten.

Ebenso wie ein Merkmal lässt sich auch eine Zufallsvariable einem bestimmten Skalenniveau zuordnen; ferner unterscheidet man:
- Diskrete Zufallsvariablen (▶ Abschn. 6.2.2)
- Steige Zufallsvariablen (▶ Abschn. 6.2.3)

6.2.2　Diskrete Zufallsvariablen

Diskrete Zufallsvariable ergeben sich bei der Beobachtung von Zufallsexperimenten, bei denen abzählbar viele Ergebnisse möglich sind. So lassen sich beispielsweise die Ergebnisse beim Münzwurf oder die Anzahl der Schwangerschaften einer Frau durch diskrete Zufallsvariablen beschreiben (▶ Beispiel 6.10). Ein Elementarereignis wird dargestellt durch $X = x_i$; das heißt: Die Zufallsvariable X nimmt den Wert x_i an. Für die Wahrscheinlichkeit $P(X = x_i)$ sind folgende Schreibweisen gebräuchlich:

$$P(A) = P(X = x_i) = P(x_i) = p_i \qquad \textbf{(6.14)}$$

Bei einem quantitativ diskreten Merkmal entsprechen die x_i den Zählwerten; bei einem ordinal skalierten Merkmal sind dies numerisch kodierte Beobachtungswerte (die einer natürlichen Anordnung unterliegen). Die Ausprägungen eines binären Merkmals lassen sich mit den Zahlen 0 und 1 codieren; bei nominal skalierten Merkmalen mit mehreren Ausprägungen dienen die x-Werte lediglich zur Unterscheidung der Faktorstufen.

Beispiel 6.10: Diskrete Zufallsvariable

Beim Münzwurf gibt es 2 Möglichkeiten: Wappen oder Zahl. A sei das Ereignis „Zahl". Dieses Merkmal lässt sich durch eine diskrete Zufallsvariable X beschreiben, die die beiden Werte 0 (Wappen) oder 1 (Zahl) annehmen kann. Es gilt:

$$P(A) = P(X = 1) = 1/2 \text{ und}$$
$$P(\bar{A}) = P(X = 0) = 1/2.$$

Die Wahrscheinlichkeiten aller Elementarereignisse (deren Anzahl sei k) summieren sich – ebenso wie die relativen Häufigkeiten – zu 1:

$$\sum_{i=1}^{k} p_i = \sum_{i=1}^{k} f\left(x_i\right) = 1 \qquad (6.15)$$

Die **Wahrscheinlichkeitsfunktion** $f(x)$ ordnet jeder möglichen Realisierung x_i die entsprechende Wahrscheinlichkeit p_i zu; sie ist definiert als:

$$f(x) = \begin{cases} p_i \text{ für } x = x_i \left(i = 1,2,\ldots,k\right) \\ \\ 0 \text{ sonst} \end{cases} \qquad (6.16)$$

Die grafische Darstellung der Wahrscheinlichkeitsfunktion ist ein Stabdiagramm mit 1-dimensionalen senkrechten Linien. Für ordinal skalierte und quantitative Variable lässt sich ferner die **Verteilungsfunktion** bestimmen: $F(x) = P(X \le x)$ gibt die Wahrscheinlichkeit an, dass X einen Wert annimmt, der kleiner als x oder gleich x ist.

6.2.3 Stetige Zufallsvariablen

Eine stetige Zufallsvariable X (z. B. Körpergewicht oder Körpergröße) kann theoretisch alle Zahlenwerte innerhalb eines bestimmten Intervalls annehmen. Die Wahrscheinlichkeitsverteilung wird durch die **Dichtefunktion** (oder **Dichte**) beschrieben. Diese Funktion ordnet jedem Wert (x_i) der Zufallsvariablen einen Funktionswert $f(x_i) > 0$ zu. Die Gesamtfläche unter der Kurve $f(x)$ ist gleich 1:

$$\int_{-\infty}^{+\infty} f\left(x\right) dx = 1 \qquad (6.17)$$

Diese Gleichung drückt aus, dass die Zufallsvariable X mit Sicherheit einen Wert zwischen $-\infty$ und $+\infty$ annimmt. Sie ist vergleichbar mit Formel (6.15); das Σ-Zeichen ist ersetzt durch das Integral. Die empirische Dichte wurde in

▶ Abschn. 3.1.4 eingeführt. Deren grafische Darstellung ist ein Histogramm mit der Gesamtfläche 1.

Die **Verteilungsfunktion** $F(x)$ einer stetigen Zufallsvariablen ist das Integral über der Dichte:

$$F\left(x\right) = P\left(X \le x\right) = \int_{-\infty}^{x} f\left(t\right) dt \qquad (6.18)$$

Daraus folgt für das komplementäre Ereignis $X > x$:

$$P\left(X > x\right) = \int_{x}^{+\infty} f\left(t\right) dt = 1 - F\left(x\right) \qquad (6.19)$$

❗ **Die Dichte in Gl. (6.18) und (6.19) wird mit $f(t)$ bezeichnet, weil x eine Grenze des Integrals darstellt, während sich die Variable t zwischen den Grenzen $-\infty$ und x bzw. zwischen x und $+\infty$ bewegt.**

Aus Formeln (6.18) und (6.19) lassen sich folgende allgemeine Eigenschaften der Verteilungsfunktion $F(x)$ herleiten (vgl. ▶ Abschn. 3.2):

- $F(x)$ ist eine monoton wachsende Funktion.
- $F(x)$ hat die Grenzwerte $F(-\infty) = 0$ und $F(+\infty) = 1$.
- Die Dichte $f(x)$ ist die Ableitung der Verteilungsfunktion; es gilt nämlich: $f(x) = F'(x)$.

Die Wahrscheinlichkeit, dass X einen Wert zwischen a und b annimmt, wird folgendermaßen berechnet:

$$P\left(a \le X \le b\right) = \int_{a}^{b} f\left(x\right) dx = F\left(b\right) - F\left(a\right)$$

$$(6.20)$$

Das Integral in Formel (6.20) beschreibt eine Fläche, die von der x-Achse, der Kurve $f(x)$ und den Parallelen zur y-Achse $x = a$ und $x = b$ begrenzt wird (◘ Abb. 6.2). Dies entspricht einem Teil der Gesamtfläche unter der Dichtefunktion, deren Wert nach Formel (6.17) 1 beträgt. Infolgedessen hat das Integral in Formel

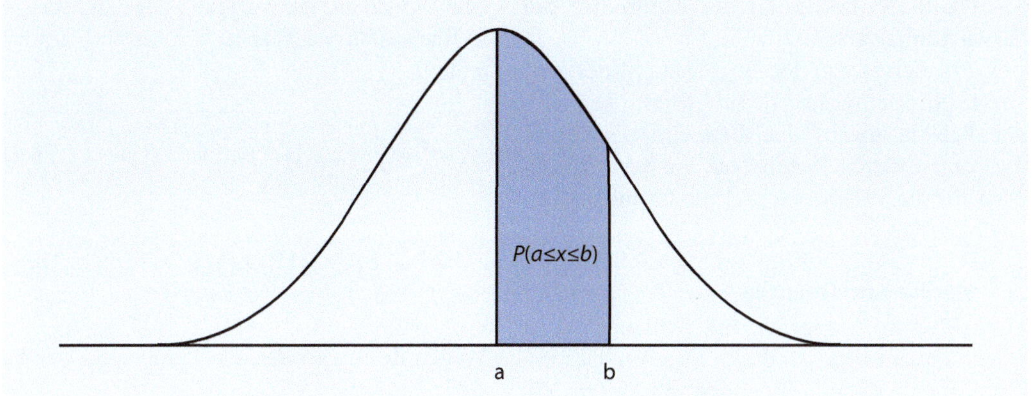

☐ Abb. 6.2 Dichte einer stetigen Zufallsvariablen. Die eingezeichnete Fläche entspricht $P(a \leq X \leq b)$

(6.20) immer einen Wert zwischen 0 und 1. Für die Wahrscheinlichkeit, dass X einen bestimmten Wert a annimmt, berechnet man:

$$P(X = a) = F(a) - F(a) = 0 \qquad (6.21)$$

Dieses Ergebnis mag manchen Leser überraschen. Es sei an einem konkreten Beispiel erläutert: Wir betrachten die Zufallsvariable X, die das Merkmal „Körpergröße" symbolisiert. Dann ist es sinnlos, nach der Wahrscheinlichkeit zu fragen, mit der X einen Wert von beispielsweise 178 *cm* annimmt. Dieser scheinbare Widerspruch zur Realität wird dadurch erklärt, dass die gemessene Körpergröße niemals exakt 178 *cm* beträgt, sondern sich – bei einer Messgenauigkeit von 1 *cm* – zwischen 177, 5 *cm* und 178, 5 *cm* bewegt.

6.2.4 **Lageparameter**

■ **Erwartungswert**

Das bekannteste Lagemaß einer Stichprobe ist der Mittelwert; das Analogon zur Charakterisierung einer Grundgesamtheit wird Erwartungswert genannt. Während man die Parameter einer Stichprobe gewöhnlich mit lateinischen Buchstaben darstellt, bezeichnet man die Parameter einer Grundgesamtheit mit griechischen Buchstaben. Der Erwartungswert wird mit dem griechischen μ (sprich: mü) symbolisiert; dies

entspricht dem lateinischen *m*. Bei einer diskreten Zufallsvariablen mit k möglichen Realisationen gilt:

$$\mu = \sum_{i=1}^{k} x_i \cdot p_i \qquad (6.22)$$

Der Erwartungswert einer stetigen Zufallsvariablen ist definiert als:

$$\mu = \int_{-\infty}^{+\infty} x \cdot f(x)\, dx \qquad (6.23)$$

Der Begriff „Erwartungswert" wurde bereits 1657 vom niederländischen Mathematiker *Christiaan Huygens* in dessen Buch „De Ratiociniis in Aleae Ludo" eingeführt. Dies war das erste Lehrbuch der Wahrscheinlichkeitsrechnung und hatte großen Einfluss auf deren weitere Entwicklung.

Der Erwartungswert von X wird auch mit EX, $E(X)$ oder μ_X bezeichnet. Diese Schreibweisen bevorzugt man, wenn der Variablenname hervorgehoben werden soll. Zwei unmittelbar einleuchtende Rechenregeln seien an dieser Stelle genannt:

$$E(aX + b) = a \cdot E(X) + b \qquad (6.24)$$

$$E(X_1 + X_2 + \ldots + X_n) = \sum_{i=1}^{n} E(X_i) \qquad (6.25)$$

Gl. (6.25) beschreibt die **Additivität der Erwartungswerte**.

Abgesehen von den Begriffen „Mittelwert" bzw. „Erwartungswert" (im Englischen einheitlich als „mean value" bezeichnet) stimmen bei den anderen Parametern die Bezeichnungen für die Stichprobe und die Grundgesamtheit überein.

- **Median und Quantile**

Der Median $\tilde{\mu}$ (sprich: mü Schlange) einer Grundgesamtheit ist durch die Verteilungsfunktion bestimmt. Bei einer diskreten Zufallsvariablen ist der Median $\tilde{\mu}$ die kleinste Zahl, für die gilt: $F(\tilde{\mu}) \geq 0,5$. Analog dazu ist ein beliebiges **q-Quantil** (mit $0 < q < 1$) definiert als die kleinste Zahl $\tilde{\mu}_q$ mit $F(\tilde{\mu}_q) \geq q$. Bei einer stetigen Variablen X sind der **Median** und die **q-Quantile** definiert als: $F(\tilde{\mu}) = 0,5$ bzw. $F(\tilde{\mu}_q) = q$.

- **Modus**

Der Modus der Grundgesamtheit ist der Wert mit der größten Wahrscheinlichkeit p_i. Bei stetigen X ist der Modus der Wert, an dem die Dichtefunktion $f(x)$ ein Maximum aufweist. Bei bi- oder multimodalen Verteilungen existieren eventuell mehrere relative Modalwerte (deren Funktionswerte $f(x)$ maximal bezüglich ihrer Umgebung sind).

6.2.5 Streuungsparameter

- **Varianz**

In der deskriptiven Statistik ist die empirische Varianz definiert als die mittlere quadratische Abweichung der Stichprobendaten vom Mittelwert. Das Analogon in der Wahrscheinlichkeitsrechnung ist der Erwartungswert der quadratischen Abweichung der Zufallsvariablen X von μ:

$$\sigma^2 = E\left((X-\mu)^2\right) = E\left(X^2\right) - \mu^2 \qquad (6.26)$$

Der griechische Buchstabe σ (sigma) entspricht dem lateinischen s und bezeichnet die **Standardabweichung** der Grundgesamtheit

(die Wurzel aus der Varianz). Für diskrete bzw. stetige Zufallsvariable ist die Varianz äquivalent zu:

$$\sigma^2 = \sum_{i=1}^{k} (x_i - \mu)^2 \, p_i \qquad (6.27)$$

$$\sigma^2 = \int_{-\infty}^{+\infty} (x-\mu)^2 \, f(x)\,dx \qquad (6.28)$$

Wegen der quadratischen Dimension der Varianz gilt:

$$\mathrm{Var}(aX+b) = a^2 \cdot \mathrm{Var}(X) \qquad (6.29)$$

Daraus folgt sofort (für $a = 0$): $\mathrm{Var}(b) = 0$. Dies beinhaltet die triviale Feststellung: Eine Konstante hat keine Varianz. Für die Summe zweier Zufallsvariablen gilt allgemein:

$$\mathrm{Var}(X+Y) = \mathrm{Var}(X) + \mathrm{Var}(Y) \\ + 2 \cdot \mathrm{cov}(X,Y) \qquad (6.30)$$

Die **Kovarianz** ist definiert als:

$$\mathrm{cov}(X,Y) = E\left((X-\mu_X) \cdot (Y-\mu_Y)\right) \\ = E(XY) - \mu_X \cdot \mu_Y \qquad (6.31)$$

Die Kovarianz ist 0, wenn X und Y **unabhängige Variable** sind. Für die Summe mehrerer unabhängiger Zufallsvariablen gilt:

$$\mathrm{Var}\left(\sum_{i=1}^{k} X_i\right) = \sum_{i=1}^{k} \mathrm{Var}(X_i) \qquad (6.32)$$

6.2.6 Zentrale Momente

Hintergrundinformation

Weitere Charakterisierungen einer quantitativen Zufallsvariablen gestatten die sog. **Momente** EX^k und die **zentralen Momente** $E(X-EX)^k$ (wobei k eine natürliche Zahl ist). Das 1. Moment EX^1 haben wir bereits als den Erwartungswert μ kennen gelernt. Das 2. zentrale Moment $E(X-EX)^2$ ist die Varianz. Aus dem 3. zentralen

Moment lässt sich die Schiefe γ_1 (gamma) herleiten (Formel 4.17):

$$\gamma_1 = E(X - EX)^3 / \sigma^3 \qquad (6.33)$$

Da sich wegen der 3. Potenz negative und positive Abweichungen der x-Werte vom Erwartungswert ausgleichen, ergibt sich bei symmetrischen Verteilungen für die Schiefe der Wert 0. Bei linksgipfligen Verteilungen ist $\gamma_1 > 0$, bei rechtsgipfligen ist $\gamma_1 < 0$. Mit dem 4. zentralen Moment wird die Wölbung definiert als (Formel 4.20):

$$\gamma_2 = E(X - EX)^4 / \sigma^4 - 3 \qquad (6.34)$$

Das 4. zentrale Moment der Normalverteilung ist $3\sigma^4$. (Dies sei ohne Beweis erwähnt.) Mit der Definition nach Formel (6.34) erreicht man, dass die Wölbung einer normalverteilten Zufallsvariablen den Wert 0 annimmt.

6.3 Sätze der Wahrscheinlichkeitsrechnung

6.3.1 Tschebyscheff-Ungleichung

Der russische Mathematiker *Pafnutij Tschebyscheff* (1821–1894) leitete im Jahr 1874 die nach ihm benannte **Tschebyscheff-Ungleichung** her. Sie erlaubt eine Abschätzung der Wahrscheinlichkeit, mit der die Zufallsvariable X um mehr als eine feste Zahl ε (Epsiolon) vom Erwartungswert μ abweicht. Es gilt:

$$P(|X - \mu| > k\sigma) \le \frac{1}{k^2} \text{ für alle } k > 0 \qquad (6.35)$$

Diese Ungleichung lässt sich auch in einer anderen Form schreiben, indem man den Faktor $k\sigma$ durch ε ersetzt:

$$P(|X - \mu| > \varepsilon) \le \frac{\sigma^2}{\varepsilon^2} \text{ für alle } \varepsilon > 0 \qquad (6.36)$$

Die Tschebyscheff-Ungleichung setzt keine besondere Verteilungsform voraus – sie gilt generell für alle, also für symmetrische sowie für schiefe Verteilungen. Allerdings sind die daraus hergeleiteten Abschätzungen recht grob.

Für $k = 1$ ergibt sich aus Formel (6.35) lediglich die triviale Feststellung:

$$P(|X - \mu| > \sigma) \le 1$$

Für $k = 2$ und $k = 3$ berechnet man:

$$P(|X - \mu| > 2\sigma) \le \frac{1}{4}$$

$$P(|X - \mu| > 3\sigma) \le \frac{1}{9}$$

Demnach liegen bei jeder Verteilung mindestens 8/9 aller Werte innerhalb der Grenzen $\mu \pm 3\sigma$. (Darauf wurde bereits in ▸ Abschn. 4.3.1 bei der Einführung der empirischen Standardabweichung hingewiesen.) Liegen genauere Informationen bezüglich der Verteilungsform vor, sind bessere Abschätzungen möglich. Für symmetrische, eingipflige Verteilungen hat Gauß eine schärfere Ungleichung nachgewiesen:

$$P(|X - \mu| > k\sigma) \le \frac{4}{9k^2} \text{ für alle } k$$
$$\ge 2/\sqrt{3} \approx 1{,}155 \qquad (6.37)$$

Für $k = 2$ oder $k = 3$ erhält man damit folgende Abschätzungen:

$$P(|X - \mu| > 2\sigma) \le \frac{1}{9} \approx 0{,}111$$

$$P(|X - \mu| > 3\sigma) \le \frac{4}{81} \approx 0{,}049$$

6.3.2 Gesetz der großen Zahlen

Es ist intuitiv klar, dass der Erwartungswert einer Grundgesamtheit durch einen Stichprobenmittelwert umso genauer geschätzt wird, je größer der zugrunde liegende Stichprobenumfang ist. Das **Gesetz der großen Zahlen** ist die mathematisch präzise Formulierung dieses Sachverhalts.

Vorab einige Überlegungen: Wie wir wissen, wird der Mittelwert aus n Werten berechnet, die zufällig in die Stichprobe gelangen. Würde man aus derselben Grundgesamtheit eine andere Stichprobe des Umfangs n ziehen, erhielte man andere Stichprobenwerte und damit auch einen anderen Mittelwert. Bei einer großen Grundgesamtheit sind eine enorme Vielzahl von Stichproben des Umfangs n und fast ebenso viele verschiedene Mittelwerte denkbar. Demzufolge ist jeder Mittelwert vom Zufall abhängig und lässt sich insofern auffassen als die Realisation einer Zufallsvariablen:

$$\overline{X} = \sum_{i=1}^{n} X_i / n$$

Alle Variablen X_i haben den Erwartungswert μ und die Varianz σ^2. Für die Funktionalparameter der Mittelwerte $\overline{X}$ gilt:

$$E\left(\overline{X}\right) = \mu \tag{6.38}$$

$$\mathrm{Var}\left(\overline{X}\right) = \frac{\sigma^2}{n} \tag{6.39}$$

$$\sigma_{\overline{X}} = \frac{\sigma}{\sqrt{n}} \tag{6.40}$$

In ▶ Abschn. 7.2.5 wird gezeigt, dass die theoretisch denkbaren Mittelwerte aus Stichproben des Umfangs n normalverteilt sind. Diese Betrachtung der Zufallsvariablen $\overline{X}$ ist für jemanden, der sich erstmals mit Wahrscheinlichkeitsrechnung befasst, eine eigenartige Sichtweise. Normalerweise liegt **eine** konkrete Stichprobe vor, aus der *ein* **einziger** Mittelwert resultiert. Wieso spricht man nun von der **Verteilung der Mittelwerte**, und was bedeuten in diesem Zusammenhang der Erwartungswert und die Standardabweichung von $\overline{X}$?

Um einen Mittelwert beurteilen zu können, muss man sich darüber im Klaren sein, dass dieser Wert zufällig zustande gekommen ist und dass sich ebenso gut ein anderer aus einer immensen Vielzahl von Möglichkeiten hätte ergeben können. Die Variabilität dieser möglichen Mittelwerte wird durch die Standardabweichung $\sigma_{\overline{X}}$ quantifiziert. Man bezeichnet sie deshalb auch als **Standardfehler des Mittelwerts**. Dieser ist umso geringer, je kleiner die Standardabweichung der Grundgesamtheit σ und je größer der Stichprobenumfang n ist. Aus diesem Grund ermöglichen homogene Grundgesamtheiten mit kleinem σ-Wert bessere Schätzungen als heterogene Populationen mit großem σ. Wir werden in ▶ Kap. 8 bei der Behandlung von Schätzverfahren darauf zurückkommen.

Nach diesen theoretischen Überlegungen lässt sich nun das **schwache Gesetz der großen Zahlen** herleiten. Es beinhaltet die Aussage, dass sich ein Mittelwert mit wachsendem Stichprobenumfang dem Erwartungswert μ nähert:

$$\overline{X} = \frac{1}{n} \cdot \sum_{i=1}^{n} X_i \underset{n \to \infty}{\to} \mu \tag{6.41}$$

Man sagt auch: Der Mittelwert **konvergiert** gegen den Erwartungswert. Die schärfere Form – das **starke Gesetz der großen Zahlen** – besagt, dass diese Annäherung mit einer Wahrscheinlichkeit von nahezu 1 erfolgt. Sei ε eine beliebige positive Zahl; dann gilt:

$$P\left(\left|\overline{X} - \mu\right| < \varepsilon\right) \underset{n \to \infty}{\to} 1 \tag{6.42}$$

Verbal formuliert bedeutet Formel (6.42), dass die Differenz ε zwischen einem Mittelwert und dem Erwartungswert beliebig klein gehalten werden kann, wenn n hinreichend groß ist. Einerseits rechtfertigt dieses Gesetz einen hohen Stichprobenumfang. Andererseits besagt es auch, dass ab einer gewissen Größe von n die Differenz so gering ist, dass ein größerer Stichprobenumfang nicht mehr sinnvoll ist.

Kapitelzusammenfassung

■■ **Rechenregeln für Wahrscheinlichkeiten**

Satz für das komplementäre Ereignis $\overline{A}$:

$$P(\overline{A}) = 1 - P(A)$$

Satz von der totalen Wahrscheinlichkeit:

$$P(A) = P(A \cap B) + P(A \cap \overline{B})$$

Additionssatz:
Allgemein: $P(A \cup B) = P(A) + P(B) - P(A \cap B)$
A und B disjunkt $\Rightarrow P(A \cup B) = P(A) + P(B)$
A und B unabhängig $\Rightarrow P(A \cup B) = P(A) + P(B) - P(A) \cdot P(B)$

■■ **Rechenregeln für statistische Parameter**

Erwartungswert:
$E(aX + b) = aEX + b$

$$E(X_1 + X_2 + \ldots + EX_n) = \sum_{i=1}^{n} EX_i$$

Varianz:
$$\mathrm{Var}(aX + b) = a^2 \cdot \mathrm{Var}(X)$$

$$\mathrm{Var}(X + Y) = \mathrm{Var}(X) + \mathrm{Var}(Y) + 2 \cdot \mathrm{cov}(X, Y)$$

X und Y unabhängig $\Rightarrow \mathrm{Var}(X + Y) = \mathrm{Var}(X) + \mathrm{Var}(Y)$

Übungsfragen/-aufgaben

1. **Simpsons Paradoxon**
   Ein Doktorand vergleicht zwei Operationstechniken A und B, die zur Behandlung eines gastrointestinalen Tumors eingesetzt wurden. Von 120 Patienten mit einem Magenkarzinom erhielten 80 die Therapie A, von 180 Patienten mit einem Rektumkarzinom erhielten 20 die Therapie A. Nach 5 Jahren lebten noch 30 Patienten der Therapiegruppe A und 80 Patienten der Gruppe B (davon 20 bzw. 8 mit einem Magenkarzinom).
   a. Erstellen Sie aus diesen Angaben eine Vierfeldertafel für die Merkmale „Therapie" und „Lokalisation" mit Angaben der Häufigkeiten und der Anzahl der Überlebenden in jeder Subgruppe.
   b. Mit welchen Wahrscheinlichkeiten P(M) und P(D) lag ein Karzinom im Magen bzw. ein Darmkarzinom vor?
   c. Wie hoch waren die Überlebensraten für die Therapie A und für die Therapie B? Welche Schlussfolgerungen könnte man daraus ziehen?
   d. Betrachten Sie nun die Patienten mit einem Magenkarzinom und berechnen Sie die Überlebenswahrscheinlichkeiten P(S|A) und P(S|B).
   e. Führen Sie diese Berechnungen für die Patienten mit einem Rektumkarzinom durch.
   f. Vergleichen Sie mit den Überlebenswahrscheinlichkeiten des Gesamtkolektivs. Wie erklären Sie sich die Unterschiede?
   g. Mit welchem Studiendesign hätte man diese verwirrenden Ergebnisse verhindern können?

2. **Schätzen von Mittelwerten**
   Wir betrachten eine Grundgesamtheit mit dem Mittelwert von $\mu=150$ mmHg und einer Standardabweichung von $\sigma=12$ mmHg. Aus dieser Grundgesamtheit wird eine zufällige Stichprobe des Umfangs $n=25$ gezogen.
   a. Berechnen Sie den Erwartungswert und die Standardabweichung der theoretisch denkbaren Mittelwerte.

b. Bestimmen Sie mit der Ungleichung nach Tschebyscheff einen Bereich, der 75 % aller Mittelwerte aus Stichproben des Umfangs $n=25$ beinhaltet.

c. Führen Sie diese Berechnungen durch für $n=25$ und $\sigma=6$ mmHg.

d. Führen Sie diese Berechnungen durch für $n=50$ und $\sigma=12$ mmHg.

e. Wie wirken sich die Veränderungen des Stichprobenumfangs und der Standardabweichung auf den Standardfehler des Mittelwerts aus? Welche Konsequenzen sind daraus zu ziehen?

Lösungen ▶ Kap. 20

6

Verteilungen

© Springer-Verlag GmbH Deutschland, ein Teil von Springer Nature 2019
C. Weiß, *Basiswissen Medizinische Statistik*, Springer-Lehrbuch,
https://doi.org/10.1007/978-3-662-56588-9_7

Dieses Kapitel befasst sich mit Verteilungen. Was beschreibt eine Binomialverteilung, warum ist die Normalverteilung so bedeutend, wozu benötigt man Prüfverteilungen? Auf diese und weitere Fragen gibt das vorliegende Kapitel Antworten.

> » Man darf nicht das, was uns unwahrscheinlich und unnatürlich erscheint, mit dem verwechseln, was absolut unmöglich ist. (Carl Friedrich Gauß)

7.1 Diskrete Verteilungen

7.1.1 Bernoulli-Experiment

Im Rahmen klinischer Fragestellungen befasst man sich häufig mit Beobachtungen, bei denen nur zwei Ergebnisse möglich sind: So interessiert man sich beispielsweise dafür, ob eine Therapie erfolgreich ist oder nicht, oder man beurteilt einen Laborwert danach, ob er physiologisch oder pathologisch ist. Theoretisch lassen sich derlei Untersuchungen als Zufallsexperimente auffassen.

Zufallsexperimente einfachster Art mit nur zwei möglichen Ausgängen bezeichnet man als **Bernoulli-Experimente**, benannt nach dem Schweizer Mathematiker *Jakob Bernoulli* (1654–1705). Dieses Modell ist generell anwendbar bei allen qualitativen und quantitativen Merkmalen, deren Wertebereich in zwei Gruppen oder Klassen eingeteilt sind.

Um ein Bernoulli-Experiment formal zu beschreiben, betrachten wir zwei komplementäre Ereignisse A und $\overline{A}$. Wir führen eine Zufallsvariable X ein, die die Werte 1 (falls A eintritt) und 0 (falls $\overline{A}$ eintritt) annehmen kann. Die zugehörigen Wahrscheinlichkeiten seien:

$$P(A) = P(X = 1) = p$$

$$P(\overline{A}) = P(X = 0) = q$$

Nach Formel (6.3) erhalten wir für die Wahrscheinlichkeit des komplementären Ereignisses $\overline{A}$:

$$q = 1 - p \qquad (7.1)$$

Die Wahrscheinlichkeit p kann – wie bereits in ▶ Abschn. 6.1.3 erwähnt – empirisch geschätzt werden, indem man ein Bernoulli-Experiment hinreichend oft wiederholt und dann die relative Häufigkeit des Ereignisses A als Schätzwert für p verwendet.

> **Praxistipp**
>
> Diese Variante des Gesetzes der großen Zahlen (▶ Abschn. 6.3.2) findet sich bereits in Bernoullis Schrift „Ars conjectandi", die erst nach seinem Tod im Jahr 1713 veröffentlicht wurde. Das Neue und Besondere an diesem Werk ist die Idee, die Statistik auf wirtschaftliche und gesellschaftliche Probleme anzuwenden.

In den folgenden Abschnitten werden Wahrscheinlichkeitsverteilungen beschrieben, die sich ergeben, wenn man mehrere Bernoulli-Experimente nacheinander durchführt. Fragestellungen dieser Art treten bei medizinischen Studien häufig auf. Als Anwendungsbeispiele seien genannt:

- Zehn Patienten werden behandelt; die Wahrscheinlichkeit für einen Therapieerfolg liegt im Einzelfall bei 80 %. Wie hoch ist dann die Wahrscheinlichkeit, dass eine bestimmte Anzahl von Erfolgen eintritt? → **Binomialverteilung**, ▶ Abschn. 7.1.2
- In einer Notfallzentrale gehen durchschnittlich 3 Meldungen pro Nacht ein. Mit welchen Wahrscheinlichkeiten wird in einer Nacht kein Notfall, einer oder eine andere Anzahl gemeldet? → **Poisson-Verteilung**, ▶ Abschn. 7.1.3
- Bei einer Frau wird eine In-vitro-Fertilisation durchgeführt. Wie hoch ist

die Wahrscheinlichkeit, dass sie nach einem oder nach zwei Versuchen oder erst später schwanger wird, wenn die Erfolgswahrscheinlichkeit jedes Mal 40 % beträgt? → **Geometrische Verteilung**, ▶ Abschn. 7.1.4

— Aus einer Menge von 73 Studenten bestehend aus 29 Männern und 44 Frauen wird ein 5-köpfiges Gremium gewählt. Wie hoch ist die Wahrscheinlichkeit, dass sich dieses aus 3 Frauen und 2 Männern zusammensetzt? → **Hypergeometrische Verteilung**, ▶ Abschn. 7.1.5

7.1.2 Binomialverteilung

Wird ein Bernoulli-Experiment mehrfach wiederholt und sind diese Wiederholungen unabhängig voneinander, bezeichnet man dies als einen **Bernoulli-Prozess**. Ein Beispiel: Im Rahmen einer klinischen Studie wird eine bestimmte Anzahl von Patienten behandelt; am Ende wird erfasst, ob die Therapie erfolgreich war („ja" oder „nein"). Formal handelt es sich bei dieser Beobachtungsserie um einen Bernoulli-Prozess. Ein solcher Prozess ist folgendermaßen gekennzeichnet:

— Es werden n unabhängige Bernoulli-Experimente durchgeführt, die durch die Zufallsvariablen X_i ($i = 1, 2, …, n$) beschrieben werden.

— Jedes X_i nimmt mit der Wahrscheinlichkeit p den Wert 1 (bei Eintreten des Ereignisses A) und mit der Wahrscheinlichkeit $q = 1 - p$ den Wert 0 (bei Eintreten von $\overline{A}$) an.

— Dann quantifiziert die Zufallsvariable $X = X_1 + X_2 + … + X_n$, wie häufig bei n Experimenten das Ereignis A eingetreten ist. X wird durch eine **Binomialverteilung** beschrieben.

— Eine binomialverteilte Zufallsvariable X ist durch die Parameter n und p eindeutig

festgelegt und wird mit $X \sim B(n, p)$ angegeben. Der Erwartungswert und die Varianz von X berechnen sich als:

$$E(X) = \sum_{i=1}^{n} E(X_i) = n \cdot p \qquad (7.2)$$

$$\mathrm{Var}(X) = \sum_{i=1}^{n} \mathrm{Var}(X_i) = n \cdot p \cdot q \qquad (7.3)$$

Beispiel 7.1: Binomialverteilung (Erwartungswert und Varianz)

Eine Therapie hat eine Erfolgswahrscheinlichkeit von 80 %. 10 Patienten werden behandelt. Formal lässt sich dieses Vorgehen auffassen als ein Prozess bestehend aus $n = 10$ Bernoulli-Experimenten mit den möglichen Ergebnissen A (Erfolg) und $\overline{A}$ (Misserfolg). Die Wahrscheinlichkeiten sind:
$p = P(A) = 0,80$ und $q = P(\overline{A}) = 0,20$
Die Zufallsvariable $X \sim B(10; 0,80)$ quantifiziert die Anzahl der Erfolge. Für den Erwartungswert und die Varianz ergeben sich:
$\mu = 10 \cdot 0,8 = 8$ nach Formel (7.2)
$\sigma^2 = 10 \cdot 0,8 \cdot 0,2 = 1,6$ nach Formel (7.3)

Etwas komplizierter ist die Berechnung der Wahrscheinlichkeiten. Die Zufallsvariable $X \sim B(n, p)$ kann theoretisch jede natürliche Zahl zwischen 0 und n annehmen. Diese Zahl gibt an, wie oft bei n Zufallsexperimenten das Ereignis A eingetreten ist. Die entsprechenden Wahrscheinlichkeiten berechnet man nach folgender Formel:

$$P(X = k) = \binom{n}{k} \cdot p^k \cdot q^{n-k} \qquad (7.4)$$
$$\text{f r } k = 0, 1, 2, …, n$$

Der Ausdruck in der Klammer (sprich: n über k) ist ein **Binomialkoeffizient**. Er quantifiziert die Anzahl der Möglichkeiten, aus einer Menge von n Elementen genau k Elemente auszuwählen, und ist definiert als:

$$\binom{n}{k} = \frac{n!}{k! \cdot (n-k)!}$$
$$= \frac{1 \cdot 2 \cdot \ldots \cdot n}{(1 \cdot 2 \cdot \ldots \cdot k) \cdot (1 \cdot 2 \cdot \ldots \cdot (n-k))} \qquad (7.5)$$

Der Zähler $n!$ (sprich: n Fakultät) bezeichnet das Produkt, das aus allen natürlichen Zahlen von 1 bis n gebildet wird. Entsprechend werden $k!$ und $(n-k)!$ im Nenner berechnet.

Beispiel 7.2: Binomalverteilung (Wahrscheinlichkeiten)

Wir greifen zurück auf ▶ Beispiel 7.1 und berechnen die Wahrscheinlichkeit dafür, dass genau 7 von 10 Patienten erfolgreich therapiert werden. Die Wahrscheinlichkeit, bei den ersten 7 Patienten einen Erfolg und bei den restlichen 3 einen Misserfolg zu erzielen, ist: $p^7 \cdot q^3 = 0{,}8^7 \cdot 0{,}2^3 \approx 0{,}0017$. Es gibt jedoch nicht nur eine, sondern insgesamt 120 (10 über 7) Möglichkeiten, von 10 Patienten genau 3 auszuwählen. Nach Formel (7.4) beträgt die gesuchte Wahrscheinlichkeit:

$$P(X = 7) = 120 \cdot 0{,}8^7 \cdot 0{,}2^3 \approx 0{,}2013$$

Für die anderen Wahrscheinlichkeiten ergibt sich (◨ Abb. 7.1):

k	$P(X = k)$	$P(X \leq k)$
0	$1 \cdot 0{,}8^0 \cdot 0{,}2^{10} = 0{,}2^{10} = 10^{-7}$	10^{-7}
1	$10 \cdot 0{,}8^1 \cdot 0{,}2^9 = 4 \cdot 10^{-6}$	$4 \cdot 10^{-6}$
2	$45 \cdot 0{,}8^2 \cdot 0{,}2^8 = 7 \cdot 10^{-5}$	$8 \cdot 10^{-5}$
3	$120 \cdot 0{,}8^3 \cdot 0{,}2^7 = 0{,}0008$	$0{,}0009$
4	$210 \cdot 0{,}8^4 \cdot 0{,}2^6 = 0{,}0055$	$0{,}0064$
5	$252 \cdot 0{,}8^5 \cdot 0{,}2^5 = 0{,}0264$	$0{,}0328$
6	$210 \cdot 0{,}8^6 \cdot 0{,}2^4 = 0{,}0881$	$0{,}1209$
7	$120 \cdot 0{,}8^7 \cdot 0{,}2^3 = 0{,}2013$	$0{,}3222$
8	$45 \cdot 0{,}8^8 \cdot 0{,}2^2 = 0{,}3020$	$0{,}6242$
9	$10 \cdot 0{,}8^9 \cdot 0{,}2^1 = 0{,}2684$	$0{,}8926$
10	$1 \cdot 0{,}8^{10} \cdot 0{,}2^0 = 0{,}8^{10} = 0{,}1074$	1

Die Wahrscheinlichkeit, dass bei weniger als 6 Patienten ein Erfolg zu verzeichnen ist, beträgt demnach 3,28 %. Anders formuliert: Wenn dieser Fall eintritt, wäre es sinnvoll, nach den Ursachen zu forschen.

Bezüglich Formel (7.5) sind folgende Regeln zu beachten:

- Jeder Binomialkoeffizient ist eine natürliche Zahl.
- Einen Binomialkoeffizienten berechnet man am einfachsten als Bruch mit k natürlichen Zahlen im Zähler (beginnend bei n in absteigender Reihenfolge) und k Zahlen im Nenner (beginnend bei 1 in aufsteigender Reihenfolge). So ist z. B.

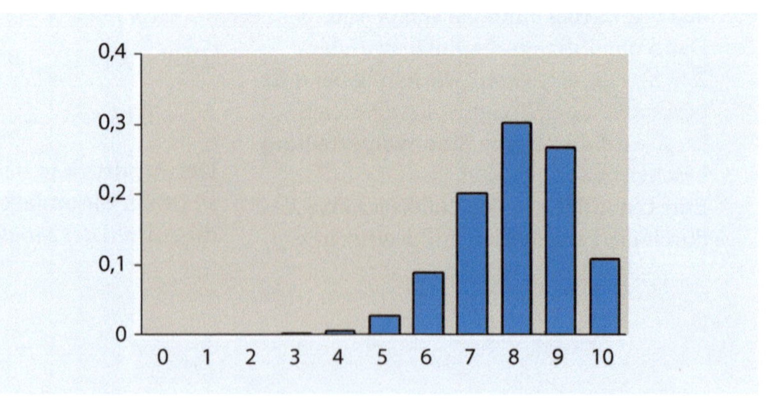

◨ **Abb. 7.1** Binomialverteilung mit $n = 10$ und $p = 0{,}8$

$$\binom{10}{3} = \frac{10 \cdot 9 \cdot 8}{1 \cdot 2 \cdot 3} = 120$$

Für alle p gilt generell: $p^0 = 1$ und $p^1 = p$.
Für alle $k = 0, 1, 2, \ldots, n$ gilt:

$$\binom{n}{k} = \binom{n}{n-k}; \text{z.B.} \binom{10}{3} = \binom{10}{7}$$

Per definitionem ist:

$$\binom{n}{n} = \binom{n}{0} = 1$$

Einen Sonderfall stellt die **symmetrische Binomialverteilung** dar ($p = q = 0,5$). Dann vereinfachen sich die obigen Formeln zu:

$$E(X) = 0,5 \cdot n \tag{7.6}$$

$$\text{Var}(X) = 0,25 \cdot n \tag{7.7}$$

$$P(X = k) = P(X = n-k) = \binom{n}{k} \cdot 0,5^n \tag{7.8}$$

Beispiel 7.3: Symmetrische Binomialverteilung

Wir betrachten Familien mit 4 Kindern, X sei die Anzahl der Jungen. Wir nehmen an, dass ein Junge mit der Wahrscheinlichkeit von 0,5 geboren wird. Nach Formel (7.6) und (7.7) erge-

ben sich $E(X) = 2$ und $\text{Var}(X) = 1$. Für die Wahrscheinlichkeiten berechnet man nach Formel (7.8) (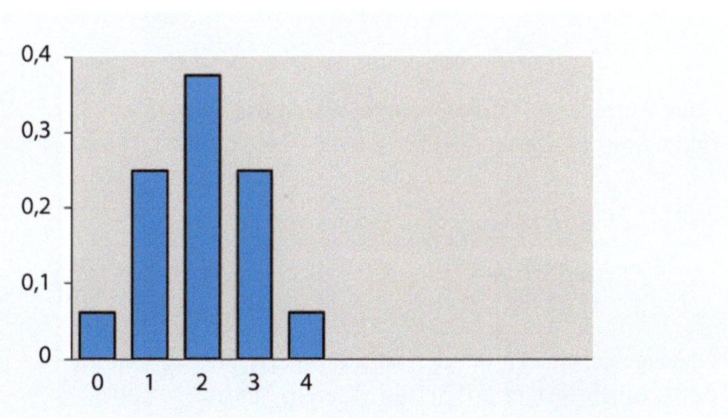 Abb. 7.2):

k	$P(X = k)$	$P(X \le k)$
0	$1 \cdot 0,5^4 = 1/16 = 0,0625$	0,0625
1	$4 \cdot 0,5^4 = 1/4 = 0,25$	0,3125
2	$6 \cdot 0,5^4 = 3/8 = 0,375$	0,6875
3	$4 \cdot 0,5^4 = 1/4 = 0,25$	0,9375
4	$1 \cdot 0,5^4 = 1/16 = 0,0625$	1

Dieses Modell ist auch beim Münzwurf anwendbar. (Diese Wahrscheinlichkeiten lassen sich in der Praxis leichter überprüfen.)

Praxistipp

Die Schiefe einer Binomialverteilung berechnet sich als $\gamma_1 = (q - p)/\sigma$. Also ist die Verteilung genau dann symmetrisch, wenn $p = q = 0,5$.

Praxistipp

Die **Polynomialverteilung** (oder **Multinomialverteilung**) ist eine Verallgemeinerung der Binomialverteilung. Damit kann man die Wahrscheinlichkeit berechnen, dass bei n Beobachtungen die Ereignisse $A_1, \ldots, A_k$ mit den Häufigkeiten $n_1, \ldots, n_k$ auftreten (bei vorgegebenen Wahrscheinlichkeiten $p_1, \ldots, p_k$).

▫ Abb. 7.2 Binomialverteilung mit $n = 4$ und $p = 0,5$

7.1.3 Poisson-Verteilung

Der französische Mathematiker *Siméon Denis Poisson* (1781–1840) hat die Binomialverteilung für den speziellen Fall untersucht, dass die Anzahl der Wiederholungen n groß und die Wahrscheinlichkeit p für das Eintreten des Ereignisses A klein ist. Fragestellungen dieser Art treten in der medizinischen Forschung häufig auf:

- So beobachtet man bei epidemiologischen Untersuchungen häufig eine große Population, bei der die Wahrscheinlichkeit für ein bestimmtes Endereignis (etwa Krankheit oder Tod) bei einem Individuum sehr gering ist.
- Ein anderes Beispiel stellt der radioaktive Zerfall dar: In einer bestimmten Zeiteinheit zerfällt nur ein minimaler Anteil von Millionen radioaktiver Isotope.

Wie Poisson nachwies, lässt sich für $n \geq 30$ und $p \leq 0,1$ die Binomialverteilung durch folgende Grenzverteilung approximieren:

$$P(X = k) = \frac{\lambda^k}{k!} \cdot e^{-\lambda} \tag{7.9}$$

Der Buchstabe e symbolisiert die **Euler-Zahl**, deren Wert ungefähr 2,718 beträgt. Die Formel (7.9) hat gegenüber Formel (7.4) den Vorteil, dass sie für große n und kleine k wesentlich leichter zu handhaben ist. Der griechische Buchstabe λ (lambda) repräsentiert den Erwartungswert der Verteilung, für den nach Formel (7.2) gilt:

$$E(X) = \lambda = n \cdot p \tag{7.10}$$

Nach Formel (7.3) und (7.10) lässt sich die Varianz approximieren durch:

$$\mathrm{Var}(X) = n \cdot p \cdot q$$
$$= n \cdot \frac{\lambda}{n} \cdot \left(1 - \frac{\lambda}{n}\right) \underset{n \to \infty}{\to} \lambda \tag{7.11}$$

Demnach stimmen bei der Poisson-Verteilung Erwartungswert und Varianz überein. Durch den Parameter λ ist eine Poisson-verteilte Zufallsvariable eindeutig festgelegt; sie wird als $X \sim P(\lambda)$ angegeben. Wegen des kleinen Wertes für p bezeichnet man diese Verteilung auch als die „Verteilung der seltenen Ereignisse".

> **❗ Für die Berechnung einer Wahrscheinlichkeit nach Formel (7.9) benötigt man nur den Erwartungswert λ. Weitere Angaben (der Parameter n oder die Wahrscheinlichkeit p für das Eintreten eines Ereignisses im Einzelfall) sind nicht erforderlich. Daher kann die Poisson-Verteilung auch angewandt werden, wenn die Wahrscheinlichkeit p nicht explizit quantifizierbar ist (Übungsaufgabe 7.2.).**

Beispiel 7.4: Poisson-Verteilung

In einer Geburtsklinik werden jährlich $n = 2000$ Kinder geboren. Die Wahrscheinlichkeit, dass ein Neugeborenes mit einem Down-Syndrom zur Welt kommt, beträgt $p = 0{,}001$. Unter der Annahme, dass die Ereignisse unabhängig sind, lässt sich die Anzahl der Neugeborenen mit Down-Syndrom durch eine Poisson-verteilte Zufallsvariable X beschreiben.

Für den charakteristischen Parameter gilt: $\lambda = n \cdot p = 2000 \cdot 0{,}0001 = 2$. Mit Formel (7.9) ergibt sich:

k	$P(X = k)$	$P(X \leq k)$
0	$e^{-2} = 0{,}135$	0,135
1	$2 \cdot e^{-2} = 0{,}271$	0,406
2	$2^2/2 \cdot e^{-2} = 0{,}271$	0,677
3	$2^3/6 \cdot e^{-2} = 0{,}180$	0,857
4	$2^4/24 \cdot e^{-2} = 0{,}090$	0,947
5	$2^5/120 \cdot e^{-2} = 0{,}036$	0,983
6	$2^6/720 \cdot e^{-2} = 0{,}012$	0,995

Man erkennt, dass die Wahrscheinlichkeiten für wachsendes k sehr schnell abnehmen (◨ Abb. 7.3). Die Wahrscheinlichkeit, dass pro Jahr mehr als 6 Kinder mit Down-Syndrom geboren werden, ist nahezu 0.

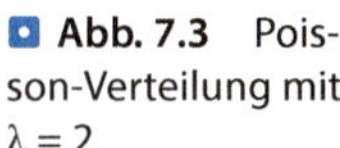 **Abb. 7.3** Poisson-Verteilung mit $\lambda = 2$

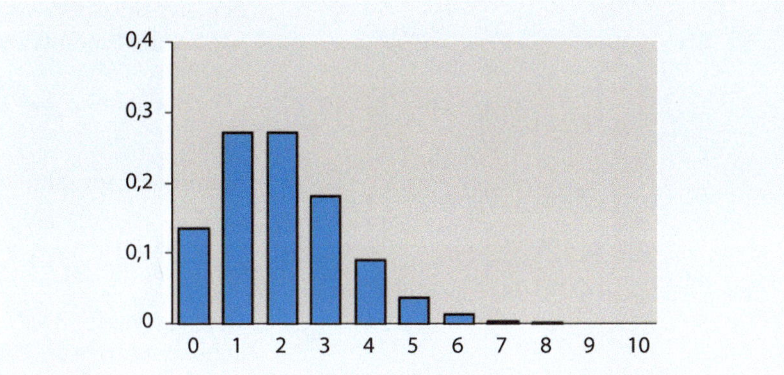

Die Poisson-Verteilung ist immer linksgipflig, da für die Schiefe gilt:

$$\gamma_1 = (q - p)/\sigma \underset{p \to 0}{\to} (1 - 0)/\sqrt{\lambda} = 1/\sqrt{\lambda} > 0$$

$P(X = 1) = p = 0,40$

$P(X = 2) = q \cdot p = 0,24$

$P(X = 3) = q^2 \cdot p = 0,144$

$P(X = 4) = q^3 \cdot p = 0,0864$

$P(X = 5) = q^4 \cdot p = 0,05184$

$P(X > 5) = 0,07776$

Die Wahrscheinlichkeit, dass eine Frau mehr als 5 Zyklen benötigt, um schwanger zu werden, beträgt also etwa 8 %.

7.1.4 Geometrische Verteilung

Die **geometrische Verteilung** $NB(1,p)$ eignet sich zur Analyse von Wartezeiten. Sie beschreibt, mit welcher Wahrscheinlichkeit ein Ereignis A in einer Serie von Bernoulli-Experimenten bei der j-ten Beobachtung erstmals eintritt. Diese Wahrscheinlichkeit berechnet sich als:

$$P(X = j) = q^{j-1} \cdot p \qquad (7.12)$$

Dabei wird zugrunde gelegt, dass bei den ersten $(j - 1)$ Beobachtungen jeweils das Ereignis $\bar{A}$ (mit der Wahrscheinlichkeit $q = 1 - p$) und bei der j-ten Beobachtung das Ereignis A (mit der Wahrscheinlichkeit p) eintritt. Die Anzahl der Einzelexperimente ist also *nicht* von vornherein festgelegt. Man beachte: Die Erfolgsaussichten bleiben nach jedem Experiment konstant. Die geometrische Verteilung ist also eine **gedächtnislose Verteilung**.

Beispiel 7.5: Geometrische Verteilung

Bei einer In-vitro-Fertilisation liege die Wahrscheinlichkeit, dass eine Schwangerschaft eintritt, im Einzelfall bei $p = 0,40$. Dann ist die Anzahl der benötigten Zyklen X geometrisch verteilt. Mit Formel (7.12) berechnet man:

Hintergrundinformation

Die geometrische Verteilung lässt sich verallgemeinern zur **negativen Binomialverteilung** $NB(r,p)$. Diese beschreibt, mit welcher Wahrscheinlichkeit das Ereignis A bei der j-ten Beobachtung zum r-ten Mal eintritt. Unter der Annahme, dass unter den ersten $(j - 1)$ Beobachtungen das Ereignis A genau $(r - 1)$-mal gezählt wird, gilt für die negative Binomialverteilung:

$$P(X = j) = \binom{j-1}{r-1} \cdot q^{j-r} \cdot p^r \text{ f r } j \geq r \qquad (7.13)$$

Beispiel 7.6: Negative Binomialverteilung

Eine Blutbank benötigt Blut von 10 Personen, die Rhesusfaktor positiv sind. Wie groß ist die Wahrscheinlichkeit, dass man nach der Blutentnahme bei maximal 14 Personen 10 positive Konserven hat? Nach Formel (7.13) berechnet man für $X \sim NB(10; 0,85)$ (also $r = 10$, $p = 0,86$ und $q = 0,14$):

$$P(X = 10) = \binom{9}{9} \cdot 0,86^{10} = 0,2213$$

$$P(X=11) = \binom{10}{9} \cdot 0{,}14 \cdot 0{,}86^{10} = 0{,}3098$$

$$P(X=12) = \binom{11}{9} \cdot 0{,}14^2 \cdot 0{,}86^{10} = 0{,}2386$$

$$P(X=13) = \binom{12}{9} \cdot 0{,}14^3 \cdot 0{,}86^{10} = 0{,}1336$$

$$P(X=14) = \binom{13}{9} \cdot 0{,}14^4 \cdot 0{,}86^{10} = 0{,}0608$$

Durch Addition erhält man: $P(X \leq 14) = 0{,}9641$. Das bedeutet, dass mit 96 %-iger Wahrscheinlichkeit 14 Entnahmen für 10 positive Konserven ausreichen.

7.1.5 Hypergeometrische Verteilung

Die **hypergeometrische Verteilung** beschreibt n Beobachtungen, bei denen jeweils alternativ die Ereignisse A und $\overline{A}$ eintreten können. Im Gegensatz zur Binomialverteilung sind diese Beobachtungen jedoch **nicht** unabhängig voneinander – das Auftreten eines Ereignisses beeinflusst die Wahrscheinlichkeiten aller nachfolgenden Ereignisse. Dieser Verteilung liegen folgende Annahmen zugrunde:

- Insgesamt stehen N Objekte (also endlich viele) zur Verfügung, von denen genau M die Eigenschaft A und $(N-M)$ die Eigenschaft $\overline{A}$ aufweisen.
- Von den N Objekten werden n zufällig ausgewählt.

Die Zufallsvariable $X \sim HG(n; N, M)$ gibt an, wie häufig Ereignis A bei n Beobachtungen auftritt. Die Wahrscheinlichkeiten sind:

$$P(X=k) = \frac{\binom{M}{k} \cdot \binom{N-M}{n-k}}{\binom{N}{n}} \qquad \textbf{(7.14)}$$

Der Quotient $p = M/N$ wird auch als **Anteilswert** bezeichnet. Damit ist der Erwartungswert der hypergeometrischen Verteilung ähnlich wie bei der Binomialverteilung [Formel (7.2)]:

$$E(X) = n \cdot p = n \cdot \frac{M}{N} \qquad \textbf{(7.15)}$$

Für die Varianz gilt:

$$\mathrm{Var}(X) = \frac{N-n}{N-1} \cdot n \cdot p \cdot (1-p) \qquad \textbf{(7.16)}$$

Der Faktor $(N-n)/(N-1)$ entspricht der **Endlichkeitskorrektur**. Falls N im Vergleich zu n sehr groß ist, kann die hypergeometrische Verteilung durch die Binomialverteilung approximiert werden.

Beispiel 7.7: Hypergeometrische Verteilung

Von den 73 Studenten in ◘ Tab. 2.2 sind 44 weiblich. Wie groß ist die Wahrscheinlichkeit, dass unter 5 zufällig ausgewählten Studenten 3 Frauen sind? Nach Formel (7.14) ergibt sich mit $N = 73$, $M = 44$, $n = 5$ und $k = 3$:

$$P(X=3) = \frac{\binom{44}{3} \cdot \binom{29}{2}}{\binom{73}{5}} = \frac{13.244 \cdot 406}{15.020.334} = 0{,}3580$$

Praxistipp

Die Binomial- und die hypergeometrische Verteilung lassen sich durch zwei unterschiedliche Urnenmodelle veranschaulichen. Gegeben sei eine Urne mit roten und weißen Kugeln; der Anteil roter Kugeln betrage p.

- Zieht man aus dieser Urne nacheinander n Kugeln und legt nach jeder Ziehung die Kugel zurück in die Urne, sind die Ziehungen unabhängig voneinander. Die Wahrscheinlichkeit, eine rote Kugel zu ziehen, beträgt bei jedem Zug p. Ein solcher Prozess lässt sich durch eine Binomialverteilung beschreiben.

◘ Tab. 7.1 Übersicht: Diskrete Verteilungen

Name und Bezeichnung der Verteilung	Anzahl und Art der Beobachtungen	Ereignisse im Einzelexperiment
Binomialverteilung $B(n,p)$ (▶ Abschn. 7.1.2)	n unabhängige	A mit der Wahrscheinlichkeit p $\overline{A}$ mit der Wahrscheinlichkeit $q = 1 - p$
Poisson-Verteilung $P(\lambda)$ (▶ Abschn. 7.1.3)	n unabhängige $n \geq 30$; $p \leq 0,1$	
Geometrische Verteilung $NB(1,p)$ (▶ Abschn. 7.1.4)	Bis A erstmals eintritt	
Negative Binomialverteilung $NB(r,p)$ (▶ Abschn. 7.1.4)	Bis A zum r-ten Mal eintritt	
Hypergeometrische Verteilung $HG(n; N, M)$ (▶ Abschn. 7.1.5)	n abhängige	A und $\overline{A}$

— Legt man jedoch die gezogenen Kugeln nicht zurück, ändern sich bei jedem Zug die Wahrscheinlichkeiten. Die Ziehungen sind voneinander abhängig und werden durch eine hypergeometrische Verteilung charakterisiert.

◘ Tab. 7.1 fasst die wichtigsten Informationen zu den diskreten Verteilungen in einer Übersicht zusammen. (Einen entsprechenden Überblick über die stetigen Verteilungen findet man in ◘ Tab. 7.3.)

7.2 Normalverteilung

7.2.1 Allgemeine Eigenschaften

Die **Normalverteilung** ist für die Statistik und deren praktische Anwendung von grundlegender Bedeutung. Ihre Dichtefunktion wird durch die **Gauß'sche Glockenkurve** dargestellt. (Diese war ehemals zusammen mit dem Konterfei von *Carl Friedrich Gauß* auf dem 10-Mark-Schein abgebildet.) Die zugrunde liegende mathematische Funktion lautet:

$$f(x) = \frac{1}{\sqrt{2\pi} \cdot \sigma} \cdot e^{\frac{-(x-\mu)^2}{2\sigma^2}} \qquad (7.17)$$

Eine normalverteilte Zufallsvariable X ist durch den Erwartungswert μ und die Standardabweichung σ eindeutig charakterisiert. Sie wird deshalb allgemein als $X \sim N(\mu, \sigma^2)$ angegeben (so auch in diesem Buch); andere Autoren verwenden die Schreibweise $X \sim N(\mu, \sigma)$. Aus Formel (7.17) lassen sich folgende Eigenschaften der Normalverteilung herleiten:

— Die Glockenkurve ist symmetrisch um den Erwartungswert μ; es gilt also: $f(\mu + x) = f(\mu - x)$.
— Sie hat zwei Wendepunkte bei $x = \mu - \sigma$ und $x = \mu + \sigma$.
— Ihr Maximum ist an der Stelle $x = \mu$.
— Erwartungswert μ, Median und Modalwert von X stimmen überein.
— Die Dichte $f(x)$ ist für jede reelle Zahl definiert und größer als 0. Für $x \to \pm\infty$ nähert sie sich asymptotisch der x-Achse.

Der Ausdruck „asymptotisch" bedeutet in diesem Zusammenhang, dass die Glockenkurve für hinreichend große x-Beträge beliebig nahe an die x-Achse herankommt, ohne diese jedoch zu erreichen.

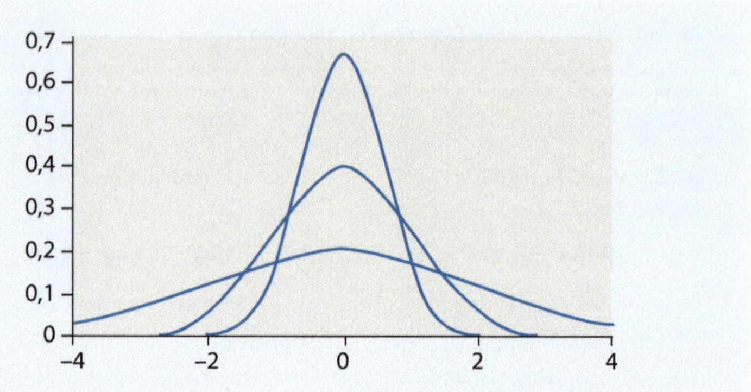

Abb. 7.4 Normalverteilungen mit gleichem Erwartungswert µ und unterschiedlicher Streuung. Obere Kurve: σ = 0,6, mittlere Kurve: σ = 1, untere Kurve: σ = 2

> Eine normalverteilte Zufallsvariable kann also theoretisch jeden beliebigen Wert annehmen – nichts ist unmöglich (nach Gauß)!

Die spezielle Form der Glockenkurve hängt von der Standardabweichung σ ab: Bei kleinem σ-Wert ist sie schmal und hoch; bei großem σ ist sie dagegen breit und niedrig (Abb. 7.4). In jedem Fall ist die Gesamtfläche unter der Kurve gleich 1. Die Schiefe γ_1 ist – wie bei jeder symmetrischen Verteilung – gleich 0. Auch die Wölbung γ_2 ist nach Formel (6.34) so definiert, dass sie den Wert 0 annimmt.

Die Wahrscheinlichkeit, dass eine normalverteilte Zufallsvariable X einen Wert zwischen 2 Grenzwerten a und b annimmt, berechnet man nach Formel (6.20):

$$P\left(a \leq X \leq b\right) = \frac{1}{\sqrt{2\pi}\cdot\sigma}\cdot\int_a^b e^{\frac{-(x-\mu)^2}{2\sigma^2}}\,dx$$
$$= F\left(b\right) - F\left(a\right) \tag{7.18}$$

Diese Wahrscheinlichkeit entspricht der Fläche, die von der Glockenkurve, der x-Achse und den Parallelen zur y-Achse $x = a$ und $x = b$ begrenzt wird (Abb. 6.2). Die Bestimmung eines solchen Intervalls ist allerdings problematisch: Es ist nicht möglich, die Funktion $F(x)$ analytisch aufzulösen, und ein Taschenrechner hilft hier im Allgemeinen auch nicht weiter. Man kann sich jedoch heutzutage – wenn man Zugang zu einem Rechner mit geeigneter Software hat – die gewünschten Werte einfach und schnell berechnen lassen.

7.2.2 Standardnormalverteilung

Die Standardnormalverteilung ist eine spezielle Normalverteilung mit dem Erwartungswert 0 und der Varianz 1. Jede normalverteilte Zufallsvariable $X \sim N(\mu, \sigma^2)$ lässt sich in die Standardnormalverteilung $Z \sim N(0,1)$ transformieren durch:

$$Z = \frac{X - \mu}{\sigma} \tag{7.19}$$

Durch diese Transformation wird die Glockenkurve entlang der x-Achse so verschoben, dass der Erwartungswert 0 wird. Außerdem wird die Kurve aufgrund der Division durch σ in ihrer Form so angepasst, dass die Standardabweichung den Wert 1 annimmt. Wozu kann eine solche Transformation sinnvoll sein?

- Wie bereits in ▶ Abschn. 4.3.1 (z-Transformation; Formel 4.9) erwähnt, lassen sich transformierte Werte bezüglich ihrer relativen Lage zum Erwartungswert besser beurteilen. So sagt beispielsweise ein einzelner Messwert des Körpergewichts von $x_i = 52\ kg$ allein nichts darüber aus, ob dieser Wert als normal, hoch oder niedrig einzustufen ist. Wenn jedoch bekannt ist, dass er einer Population mit $\mu = 60\ kg$ und $\sigma = 6,5\ kg$ entstammt, kann x_i in $z_i = (52 - 60)/6,5 = -1,23$ transformiert werden. Aus z_i geht nun hervor, dass der Messwert x_i um 1,23 Standardabweichungen unterhalb des Erwartungswertes liegt.

Um eine bestimmte Wahrscheinlichkeit für eine normalverteilte Zufallsvariablen nach Formel (7.18) zu berechnen, ist man ohne geeignete Statistiksoftware auf Tabellen angewiesen, in denen die Funktionswerte der Dichte- und der Verteilungsfunktion aufgelistet sind (und die auch heute noch in quasi jedem Statistikbuch zu finden sind). Diesen Tabellen liegt generell die Standardnormalverteilung zugrunde.

Dichte und Verteilungsfunktion der Standardnormalverteilung werden üblicherweise mit $\varphi(z)$ und $\Phi(z)$ bezeichnet. Die griechischen Buchstaben φ (klein phi) und Φ (groß Phi) entsprechen den lateinischen Buchstaben f bzw. F (Tab. 1, Anhang). Im Anhang dieses Buches sind diverse z-Perzentile zusammen mit den Funktionswerten $\varphi(z)$ und $\Phi(z)$ aufgelistet.

> **Praxistipp**
>
> Eine Tabelle mit Funktionswerten der Standardnormalverteilung wurde erstmals 1812 von Laplace in „Théorie Analytique des Probabilités" publiziert. Ihr Umgang erfordert einige Übung, da man die gesuchten Werte nicht immer direkt ablesen kann. Aus Platzgründen enthalten derlei Tabellen nämlich im Allgemeinen nur Funktionswerte für $z \geq 0$. Aufgrund der Symmetrie der Glockenkurve gilt für negative Werte: $\Phi(-z) = P(Z \leq -z) = P(Z \geq z) = 1 - \Phi(z)$. Heutzutage lassen sich jedoch mit einer geeigneten Software derlei Wahrscheinlichkeiten für jede beliebige Normalverteilung leicht ermitteln.

7.2.3 σ-Bereiche und Referenzbereiche

Obwohl die Normalverteilung theoretisch für alle x zwischen $-\infty$ und $+\infty$ definiert ist, konzentrieren sich die Werte in unmittelbarer Umgebung des Erwartungswertes μ. Einige oft benutzte Intervalle und deren Wahrscheinlichkeiten lassen sich generell für jede Normalverteilung angeben. Wie aus ▪ Tab. 7.2 hervorgeht, liegen etwa 2/3 aller Messwerte innerhalb der Grenzen $\mu \pm \sigma$; innerhalb $\mu \pm 2\sigma$ liegen 95 %. Darauf wurde bereits bei der Einführung der empirischen Standardabweichung in ▶ Abschn. 4.3.1 hingewiesen. Die Wahrscheinlichkeit, einen Wert außerhalb des 3σ-Bereichs zu finden, beträgt nahezu 0. Deshalb wird die Normalverteilung gern verwendet, um stetige, symmetrisch verteilte, eingipflige Merkmale zu beschreiben – auch wenn der Wertebereich in der Praxis immer eine obere und eine untere Grenze aufweist.

Für klinische Fragestellungen sind sog. **Normbereiche** oder **Referenzbereiche** (▪ Abb. 7.5) wichtig, die 95 % oder 99 % aller Werte enthalten. So legt man bei normalverteilten Daten zugrunde, dass ein Wert außerhalb eines bestimmten Referenzbereichs überprüft werden

▪ **Tab. 7.2** Intervalle und Wahrscheinlichkeiten der Normalverteilung

Intervallgrenzen für $X \sim N(\mu, \sigma^2)$	Intervallgrenzen für $Z \sim N(0, 1)$	Bezeichnung des Intervalls	Wahrscheinlichkeit p
$\mu - \sigma \leq X \leq \mu + \sigma$	$-1 \leq Z \leq 1$	1σ-Bereich	0,6827
$\mu - 2\sigma \leq X \leq \mu + 2\sigma$	$-2 \leq Z \leq 2$	2σ-Bereich	0,9545
$\mu - 3\sigma \leq X \leq \mu + 3\sigma$	$-3 \leq Z \leq 3$	3σ-Bereich	0,9973
$\mu - 1,96\sigma \leq X \leq \mu + 1,96\sigma$	$-1,96 \leq Z \leq 1,96$	95 %-Referenzbereich	0,95
$\mu - 2,58\sigma \leq X \leq \mu + 2,58\sigma$	$-2,58 \leq Z \leq 2,58$	99 %-Referenzbereich	0,99

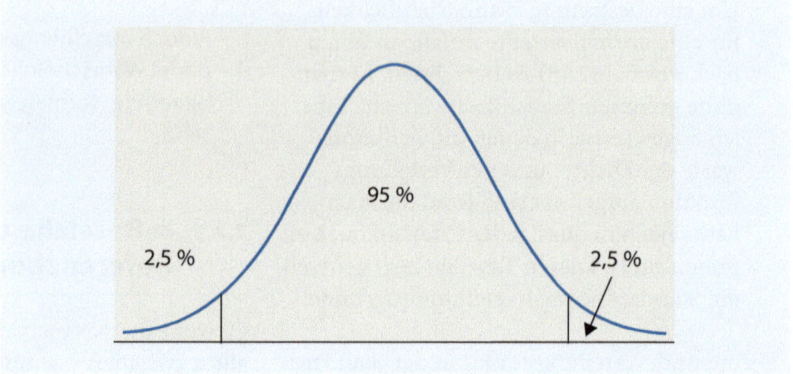

◘ Abb. 7.5 95 %-Referenzbereich einer Normalverteilung

sollte (etwa auf Messfehler, pathologische Besonderheiten etc.). Allerdings muss darauf hingewiesen werden, dass sich anhand eines Normbereichs keine Entscheidung wie etwa „pathologisch / nichtpathologisch" treffen lässt.

Beispiel 7.8: Normalverteilung

Das Körpergewicht einer Population X sei normalverteilt mit $\mu = 60$ *kg* und $\sigma = 6{,}5$ *kg*. Gesucht ist das Intervall um den Erwartungswert, in dem sich mit einer Wahrscheinlichkeit von 95 % ein Messwert befindet. **◘** Tab. 7.2 ist zu entnehmen, dass dieses Intervall durch $\mu \pm 1{,}96\sigma$ begrenzt ist. Damit berechnet man für die untere bzw. obere Grenze:

$x_1 = \mu - 1{,}96\sigma = 47{,}26$ *kg* und $x_2 = \mu + 1{,}96\sigma$
$= 72{,}74$ *kg*.

Die Wahrscheinlichkeit von 95 % lässt sich grafisch darstellen als die Fläche unter der Glockenkurve, bei der an beiden Seiten 2,5 % „abgeschnitten" sind. Jeweils 2,5 % aller Personen, die dieser Population angehören, wiegen weniger als 47,26 bzw. mehr als 72,74 kg.

7.2.4 **Normalisierende Transformationen**

Bei den Anwendern der Statistik ist die Normalverteilung aus verschiedenen Gründen recht beliebt. Zum einen lassen sich Referenzbereiche sehr leicht berechnen; zum anderen setzen – wie wir später sehen werden – viele Verfahren der induktiven Statistik normalverteilte Daten voraus.

Leider sind jedoch etliche Merkmale in der Medizin **linksgipflig** (rechtsschief) verteilt. Das heißt: Die Dichtefunktion hat einen Gipfel am linken Rand und einen langen Ausläufer an der rechten Seite. Bei empirischen Daten ist dies visuell erkennbar am Histogramm (**◘** Abb. 4.1b). Rechnerisch lässt sich dies über die empirische Schiefe nach Formel (4.17) überprüfen; sie ist bei einer linksgipfligen Verteilung größer als 0.

Eine solche Verteilung entsteht dadurch, dass ein Merkmal nach unten eine natürliche Grenze aufweist, während im oberen Wertebereich die Einflussfaktoren multiplikativ zusammenwirken. Dadurch ist die Variabilität der Messwerte am unteren Rand eingeschränkt, wohingegen im oberen Bereich sehr hohe Werte zu finden sind.

Als Beispiele seien das Körpergewicht der erwachsenen Bevölkerung, systolischer und diastolischer Blutdruck oder die Senkungsgeschwindigkeit von Erythrozyten genannt (jeweils mit 0 als untere Grenze). In diesen Fällen ist es eventuell möglich, durch eine logarithmische Transformation der Originaldaten eine angenäherte Normalverteilung zu erhalten. Man betrachtet also anstelle der X-Variablen die transformierte Y-Variable:

$$Y = \ln X \qquad\qquad (7.20)$$

Ist $Y = \ln X$ normalverteilt, heißt X **logarithmisch normalverteilt** (oder **lognormalverteilt**). Dabei ist „ln" der natürliche Logarithmus zur Basis e (Euler-Zahl). Man schreibt abkürzend $X \sim LN(\mu, \sigma^2)$, wobei μ den Erwartungswert und σ^2 die Varianz von Y bezeichnen. Eine lognormalverteilte Zufallsvariable X muss positiv sein, da andernfalls die Transformation nicht möglich ist. Auf diese Weise werden kleine x-Werte zwischen 0 und 1 in negative y-Werte abgebildet; große x-Werte am rechten Rand der Verteilung werden gestaucht. Die Rücktransformation erfolgt über:

$$X = e^Y \qquad (7.21)$$

Die Umrechnung mittels Formel (7.20) oder Formel (7.21) ist mühelos mit einem Taschenrechner zu bewältigen. Da die e-Funktion streng monoton wachsend ist, gilt für jede positive Zahl c:
$Y \leq c$ ist gleichbedeutend mit $X = e^Y \leq e^c$. Daraus folgt:

$$P(Y \leq c) = P(X \leq e^c) \qquad (7.22)$$

Aus dieser Eigenschaft lassen sich folgende Aussagen herleiten:

- Allgemein lassen sich aus den Quantilen von $Y = \ln X$ nach Rücktransformation die entsprechenden Quantile von X bestimmen.
- Aus den Grenzen des Referenzbereichs von Y ergeben sich durch Rücktransformation nach Formel (7.21) die Grenzen des Referenzbereichs von X.
- Der Median der transformierten Variablen Y ist gleich deren Erwartungswert μ (da Y normalverteilt ist). Dann ist der Median der lognormalen Verteilung X gleich e^μ; denn wegen Formel (7.22) gilt:
$P(X \leq e^\mu) = P(Y \leq \mu) = 0,5$.
- Der Erwartungswert von X ist nicht einfach zu bestimmen; bei dieser Verteilung ist jedoch das geometrische Mittel (▶ Abschn. 4.2.5) ohnedies das sinnvollere Lagemaß.
- Aus Formel (4.5) lässt sich mit elementaren Berechnungen herleiten: Das geometrische Mittel der x-Werte entspricht dem Median e^μ.

Befinden sich die 0 oder negative Werte unter den Originaldaten, bietet sich eine Transformation der Form $Y = \ln(X + a)$ an (wobei a eine konstante, positive Zahl ist). Bei sehr schiefen Verteilungen mit extrem großen Werten erreicht man eine Normalverteilung eventuell durch zweifaches Logarithmieren: $Y = \ln(\ln(X))$. Die optimale Art der Transfomation muss empirisch bestimmt werden.

Beispiel 7.9: Lognormalverteilung

In einer Population von Kleinkindern werden Konzentrationswerte von Serum-IgM in g/l gemessen. Die Originalwerte X haben folgende Kenngrößen:

$$\bar{x} = 0,8; \tilde{x} = 0,7; s_x = 0,49; g_x = 2,6; x_{min} = 0,1; x_{max} = 4,2.$$

Aufgrund der Schiefe g_x ist davon auszugehen, dass diese Daten linksgipflig (rechtsschief) verteilt sind. Durch Logarithmieren der x-Werte erhält man eine Zufallsvariable Y mit folgenden Kenngrößen:

$$\bar{y} = -0,37; \tilde{y} = -0,36; s_y = 0,56; g_y = -0,34; y_{min} = -2,303; y_{max} = 1,435.$$

Aufgrund der Schiefe g_y (die nahe bei 0 liegt) und der Tatsache, dass Mittelwert und Median ähnlich sind, darf man annehmen, dass Y annähernd normalverteilt ist mit dem geschätzten Erwartungswert $\mu_Y = -0,37$ und der Standardabweichung $\sigma_Y = -0,56$. Dann ergibt sich für den Median und das geometrische Mittel von X: $\tilde{\mu}_x = e^{-0,37} = 0,69 g/l$.

Für den 95 %-Referenzbereich von Y berechnet man folgende Grenzwerte:

$$y_1 = \mu - 1,96\sigma = -0,37 - 1,96 \cdot 0,56 = -1,47 \text{ und}$$

$$y_2 = \mu + 1,96\sigma = -0,37 + 1,96 \cdot 0,56 = 0,73$$

Innerhalb der Grenzen $x_1 = e^{-1,47} = 0,23\ g/l$ und $x_2 = e^{0,73} = 2,07\ g/l$ liegen demnach 95 % aller IgM-Werte. Nur 2,5 % sind kleiner als 0,23 g/l und 2,5 % sind größer als 2,07 g/l.

Hintergrundinformation

Weit seltener beobachtet man in den Biowissenschaften **rechtsgipflige** (linksschiefe) Verteilungen. Sie zeichnen sich durch einen langen Anlauf links und einen Gipfel am rechten Rand aus (◘ Abb. 4.1c). Ihre Schiefe ist kleiner als 0. Bei diesen Verteilungen ist der untere Wertebereich gestreckt, während nach oben eine natürliche Grenze existiert. Beispiele sind die Schwangerschaftsdauer oder der Kopfumfang von Neugeborenen. Eine Normalisierung dieser Verteilungen erreicht man durch eine Potenztransformation wie z. B.:

$$Y = X^{1,5} \tag{7.23}$$

Dadurch wird der Gipfel am rechten Rand abgeflacht und in die Breite gezogen. Bei besonders stark ausgeprägter Rechtsgipfligkeit potenziert man mit einem höheren Wert.

7.2.5 Zentraler Grenzwertsatz

Der **zentrale Grenzwertsatz** besagt, dass – unter sehr allgemeinen Bedingungen – die Summe einer großen Anzahl von Zufallsvariablen normalverteilt ist. Mathematisch präzise formuliert lautet dieser Satz: Seien X_i ($i = 1, 2, \ldots, n$) unabhängige, identisch verteilte Zufallsvariablen mit dem Erwartungswert μ und der Varianz σ^2. Dann ist die Summe der X_i asymptotisch normalverteilt mit dem Erwartungswert $n \cdot \mu$ und der Varianz $n \cdot \sigma^2$. Also ist also die Variable

$$Z_n = \frac{\sum X_i - n \cdot \mu}{\sqrt{n} \cdot \sigma} = \frac{\bar{X} - \mu}{\sigma / \sqrt{n}}$$

asymptotisch standardnormalverteilt. Daraus ergeben sich unmittelbar einige wichtige Konsequenzen bezüglich der

- Verteilung von Zufallsvariablen
- Verteilung von Mittelwerten
- Binomialverteilung

Verteilung von Zufallsvariablen: Der zentrale Grenzwertsatz rechtfertigt die Annahme, dass eine Zufallsvariable normalverteilt ist, wenn zahlreiche Einflüsse additiv und unabhängig voneinander zusammenwirken. Aus diesem Grund sind beispielsweise Messfehler normal-

verteilt. *Carl Friedrich Gauß* hat dies bereits im Jahre 1794 erkannt und beschrieben; deshalb wird die Normalverteilung ihm zu Ehren auch Gauß-Verteilung genannt.

Verteilung von Mittelwerten: Wie aus dem Gesetz der großen Zahlen (▶ Abschn. 6.3.2) hervorgeht, hat die Gesamtheit aller theoretisch denkbaren Mittelwerte, die aus Stichproben des Umfangs n derselben Grundgesamtheit resultieren, den Erwartungswert μ und die Varianz σ^2/n. Aus dem zentralen Grenzwertsatz folgt nun, dass – falls der Stichprobenumfang n hinreichend groß ist (etwa $n \geq 25$) – diese Mittelwerte normalverteilt sind (auch wenn die Grundgesamtheit nicht normalverteilt ist). Diese Aussage hat weitreichende Folgen für die Methoden der induktiven Statistik (Übungsaufgabe 7.3).

Binomialverteilung: Eine binomialverteilte Zufallsvariable $X \sim B(n, p)$ lässt sich auffassen als die Summe von n identisch verteilten, unabhängigen Variablen X_i, die jeweils die Werte 1 oder 0 (mit den Wahrscheinlichkeiten p bzw. $q = 1 - p$) annehmen können. Nach dem zentralen Grenzwertsatz lassen sich eine Binomialverteilung sowie eine Poisson-Verteilung für ein hinreichend großes n durch eine Normalverteilung X mit dem Erwartungswert $\mu = np$ und der Varianz $\sigma^2 = npq$ approximieren. Als Faustregel gilt, dass dazu die Ungleichung $npq \geq 9$ erfüllt sein muss.

Praxistipp

Den Zusammenhang zwischen Binomial- und Normalverteilung erkannte der französische Mathematiker *Abraham de Moivre* (1667–1754) und beschrieb ihn in seinem Werk „The doctrine of chances". De Moivre hat die Normalverteilung sozusagen „entdeckt". Gauß entdeckte sie einige Jahrzehnte später bei der Erarbeitung seiner Fehlertheorie wieder. Schon früh wurde vermutet, dass die Aussage des zentralen Grenzwertsatzes gilt. Der Beweis für diesen Satz wurde jedoch erst im Jahre 1920 erbracht.

7.2.6 Bedeutung der Normalverteilung

Die zentrale Bedeutung der Normalverteilung für die Statistik und deren Anwendung in den Biowissenschaften muss unter verschiedenen Aspekten beurteilt werden. Sie lässt sich ansehen als:

- empirische Verteilung
- approximative Verteilung
- Verteilung für statistische Kennwerte
- Basisverteilung für Prüfverteilungen

Empirische Verteilung: Der belgische Astronom und Physiker *Adolphe Quetelet* (1796–1874) gab ein frühes Beispiel für die Normalverteilung eines Merkmals menschlicher Individuen: Ihm war aufgefallen, dass die Daten des Brustumfangs von 5738 schottischen Soldaten angenähert normalverteilt waren. Den Begriff „Normalverteilung" führte Francis Galton im Jahr 1880 ein. Einige Wissenschaftler vertraten damals die Auffassung, dass die belebte Natur bei jedem Merkmal die Normalverteilung anstrebe. „Normal" wird dabei im Sinne von „allgemein üblich" oder „physiologisch" verwendet. Wie wir heute wissen, stimmt dieser Ansatz nicht. Es gibt zwar medizinisch relevante Merkmale, die angenähert normalverteilt sind (z. B. die Körpergröße erwachsener Männer oder erwachsener Frauen). Andere wichtige Merkmale sind jedoch nicht symmetrisch verteilt (z. B. Überlebenszeiten, ▶ Abschn. 7.3).

Approximative Verteilung: Schiefe Verteilungen lassen sich eventuell in eine Normalverteilung transformieren (▶ Abschn. 7.2.4). Binomial- sowie Poisson-Verteilung lassen sich unter gewissen Bedingungen durch die Normalverteilung approximieren (▶ Abschn. 7.2.5).

Verteilung für statistische Kennwerte: Nach dem zentralen Grenzwertsatz sind die Mittelwerte aus Stichproben des Umfangs n beliebiger Verteilungen normalverteilt. Bei normalverteilten Grundgesamtheiten sind auch andere Kenngrößen wie z. B. empirischer Median oder Varianz normalverteilt. Ansonsten können jedoch die Verteilungen statistischer Kennwerte von der Normalverteilung abweichen.

Basisverteilung für Prüfverteilungen: Die Normalverteilung bildet die Grundlage für die wichtigsten Prüfverteilungen, die in der induktiven Statistik Anwendung finden (▶ Abschn. 7.4).

7.3 Verteilung von Überlebenszeiten

7.3.1 Wichtige Begriffe

In diesem Abschnitt werden zwei wichtige Verteilungen vorgestellt, die bei Überlebenszeitanalysen benutzt werden: die Exponentialverteilung (▶ Abschn. 7.3.2) und die Weibull-Verteilung (▶ Abschn. 7.3.3). Vorab werden einige wichtige Begriffe erläutert.

Überlebenszeit: Darunter versteht man die Zeitspanne zwischen einem definierten Anfangsereignis und dem Eintritt eines zufallsbedingten Endereignisses. Anfangsereignisse sind beispielsweise die Geburt eines Individuums oder der Beginn einer therapeutischen Maßnahme; Endereignisse stellen z. B. der Tod eines Patienten, das Ende der Beschwerdefreiheit, das Auftreten eines bestimmten Symptoms oder das Versagen eines transplantierten Organs dar. Wenn ein Lebewesen vom Zeitpunkt der Geburt bis zu seinem Tod beobachtet wird, spricht man von **Lebensdauer**. Dieser Begriff wird auch in der Technik verwendet, wo er die Zeit zwischen dem Betriebsbeginn und dem Ausfall eines Objekts bezeichnet. – Eine „Überlebenszeit" bei statistischen Analysen ist also nicht unbedingt gleichbedeutend mit der Zeit, die bis zum Tod eines Individuums vergeht. Wenn wir im Folgenden das Endereignis dennoch mit „Tod" oder „Sterben" gleichsetzen, dann geschieht dies deshalb, weil diese Begriffe anschaulicher und prägnanter sind als Formulierungen wie „das Eintreten des kritischen Endereignisses".

Überlebensfunktion: T sei eine Zufallsvariable zur Beschreibung einer Überlebenszeit. T kann sinnigerweise nur positive Werte annehmen, die im Folgenden – da es sich um Zeiten handelt – mit dem Buchstaben t (von lat. tempus) symbolisiert werden. Die zugehörige Verteilungsfunktion $F(t)$ (die sog. Sterbefunktion) gibt die Wahrscheinlichkeit an, mit der ein Individuum vor dem Zeitpunkt t stirbt. Daraus ergibt sich die Überlebenswahrscheinlichkeit oder **Überlebensfunktion**:

$$S(t) = P(T > t) = 1 - F(t) \qquad (7.24)$$

$S(t)$ ist also die Wahrscheinlichkeit, dass ein Individuum den Zeitpunkt t überlebt. Der Buchstabe S ist abgeleitet vom englischen „survival function".

Bedingte Überlebenswahrscheinlichkeit: Sie quantifiziert die Wahrscheinlichkeit für ein Individuum, das den Zeitpunkt t erreicht hat, eine weitere Zeitspanne der Länge Δt (Delta t) zu überleben. Sie lässt sich nach Formel (6.9) berechnen als:

$$P(T > t + \Delta t \mid T > t) = \frac{P(T > t + \Delta t)}{P(T > t)} \qquad (7.25)$$

Die **momentane Sterberate** $h(t)$ (auch **Hazard-Rate** oder im technischen Bereich Ausfallrate genannt) ist die bedingte Überlebenswahrscheinlichkeit, bezogen auf ein infinitesimal kleines Zeitintervall. Sie ist durch folgende Beziehung charakterisiert:

$$h(t) = \lim_{\Delta t \to 0} P(t + \Delta t \mid T > t) = \frac{f(t)}{S(t)} \qquad (7.26)$$

Dabei ist $f(t)$ die Dichtefunktion der Variablen T. Die momentane Sterberate kann also für jeden Zeitpunkt t im Beobachtungszeitraum angegeben werden.

7.3.2 Exponentialverteilung

Im einfachsten Fall lässt sich die Überlebensfunktion modellieren als:

$$S(t) = P(T > t) = e^{-\lambda t} \qquad (7.27)$$

(wobei $\lambda > 0$, λ = griech. Buchstabe lambda). Die Wahrscheinlichkeit, mit der ein Individuum *vor* dem Zeitpunkt t stirbt, ist demnach:

$$F(t) = P(T \le t) = 1 - e^{-\lambda t} \qquad (7.28)$$

Eine solche Zufallsvariable T nennt man **exponentialverteilt**: $T \sim Exp(\lambda)$. Für die Dichtefunktion ergibt sich:

$$f(t) = F'(t) = \lambda e^{-\lambda t} \qquad (7.29)$$

Die Exponentialverteilung hat einige bemerkenswerte Eigenschaften. Für die bedingte Überlebenswahrscheinlichkeit folgt mit Formel (7.27):

$$P(T > t + \Delta t \mid T > t) = \frac{e^{-\lambda(t + \Delta t)}}{e^{-\lambda t}} = e^{-\lambda \cdot \Delta t} \qquad (7.30)$$

Die Wahrscheinlichkeit, noch eine Zeitspanne der Länge Δt zu leben, ist also unabhängig vom Alter (von der Überlebenszeit t). Deshalb wird die Exponentialverteilung auch **gedächtnislose Verteilung** genannt. Wegen dieser Eigenschaft ist die Sterberate über die Zeit konstant; mit Formel (7.26), Formel (7.27) und (7.29) berechnet man nämlich für Hazard-Rate:

$$h(t) = \frac{f(t)}{S(t)} = \frac{\lambda e^{-\lambda t}}{e^{-\lambda t}} = \lambda \qquad (7.31)$$

Deshalb eignet sich die Exponentialverteilung zur Beschreibung von Lebensdauern nichtalternder Objekte oder von Überlebenszeiten bei Individuen, deren Tod unabhängig vom aktuellen Alter eintritt (▶ Beispiel 7.10). Typische Beispiele sind die Lebensdauern radioaktiver Teilchen oder das Überleben nach einer schweren Erkrankung mit kurzer Lebenserwartung. Weitere wichtige Kenngrößen sind der Median $\tilde{\mu}$ (bei Überlebenszeitstudien auch **mediane Überlebenszeit** genannt), der Erwartungswert μ (auch **mittlere Lebensdauer** genannt) und die Varianz σ^2:

$$\tilde{\mu} = \frac{1}{\lambda} \cdot \ln 2 \qquad (7.32)$$

$$\mu = \frac{1}{\lambda} \qquad (7.33)$$

$$\sigma^2 = \frac{1}{\lambda^2} \qquad (7.34)$$

Der Median der Exponentialverteilung entspricht der **Halbwertszeit** – das ist die Zeit, in der sich die Ausgangsmenge halbiert.

Diese Maßzahlen sind umso größer, je kleiner die momentane Sterberate λ ist. Die Schiefe beträgt grundsätzlich 2 – demnach ist die Exponentialverteilung linksgipflig.

Beispiel 7.10: Exponentialverteilung

Unter Exposition mit einem bestimmten Risikofaktor sterben pro Jahr 20 von 1000 Personen. Also beträgt die Wahrscheinlichkeit, 1 Jahr zu überleben: $S(1) = 0{,}98$. Nach Formel (7.27) gilt $S(1) = e^{-\lambda}$. Daraus ergeben sich (unter der Annahme, dass die Sterberate konstant bleibt): $\lambda = -\ln(0{,}98) = 0{,}0202$; $\tilde{\mu} = 34{,}3$ [nach Formel (7.32)] und $\mu = 49{,}5$ [nach Formel (7.33)].

Ein anderes Beispiel: Die mittlere Lebensdauer von Neugeborenen mit einem Gendefekt betrage 20 Jahre. Nach Formel (7.33) ist also $\lambda = 0{,}05$. Mit Formel (7.27) lässt sich für einen Betroffenen die Wahrscheinlichkeit berechnen, eine bestimmte Zeitspanne zu überleben, etwa: $S(10) = 0{,}61$; $S(20) = 0{,}37$; $S(30) = 0{,}22$.

Praxistipp

Der Median lässt sich relativ einfach berechnen, indem man die Funktion $F(\tilde{\mu}) = 0{,}5$ in Formel (7.28) nach $\tilde{\mu}$ auflöst. Erwartungswert, Varianz und Schiefe ergeben sich durch aufwendige Integralrechnungen.

7.3.3 Weibull-Verteilung

Die Weibull-Verteilung ist nach dem schwedischen Ingenieur *Waloddi Weibull* (1887–1979) benannt, der damit die Bruchfestigkeit von

Werkzeugen beschrieb. Im medizinischen Umfeld dient sie hauptsächlich der Analyse von Überlebenszeiten. Eine Zufallsvariable T heißt Weibull-verteilt mit den Parametern $\lambda > 0$ und $\gamma > 0$, wenn für ihre Verteilungsfunktion gilt:

$$F(t) = 1 - e^{-\lambda t^{\gamma}} \qquad (7.35)$$

Durch die beiden Parameter λ (lambda) und γ (gamma) ist die Verteilung eindeutig festgelegt; man schreibt: $T \sim WB(\lambda, \gamma)$. Im Vergleich mit Formel (7.28) wird deutlich, dass die Weibull-Verteilung eine Verallgemeinerung der Exponentialverteilung darstellt. Durch den zusätzlichen Parameter γ ist sie wesentlich flexibler; Dichte- und Überlebensfunktion sowie die Parameter sind allerdings erheblich komplizierter zu berechnen. Aus der Verteilungsfunktion (7.35) leitet man für die Überlebenswahrscheinlichkeit und die Dichte her:

$$S(t) = P(T > t) = 1 - F(t) = e^{-\lambda t^{\gamma}} \qquad (7.36)$$

$$f(t) = F'(t) = \lambda \gamma \cdot t^{\gamma-1} \cdot e^{-\lambda \cdot t^{\gamma}} \qquad (7.37)$$

Daraus ergibt sich für die momentane Sterberate (Hazard Rate):

$$r(t) = \frac{f(t)}{S(t)} = \lambda \gamma \cdot t^{\gamma-1} \qquad (7.38)$$

Nun lassen sich drei Fälle unterscheiden:

- **Sterberate konstant** ($\gamma = 1$): Dieser Spezialfall ist die Exponentialverteilung mit $r(t) = \lambda$.
- **Sterberate monoton wachsend** ($\gamma > 1$): Eine Weibull-Verteilung mit $\gamma > 1$ ist geeignet, ein Überleben mit Altern zu beschreiben.
- **Sterberate monoton fallend** ($0 < \gamma < 1$): Diese Verteilung beschreibt ein Überleben mit Regeneration, bei dem mit wachsendem Alter die Sterberate abnimmt.

Den Median einer Weibull-Verteilung berechnet man, indem man die Gleichung $F(\tilde{\mu}) = 0{,}5$

◘ Tab. 7.3 Übersicht: Stetige Verteilungen

Name und Bezeichnung der Verteilung	X beschreibt	Beispiele
Normalverteilung $N(\mu, \sigma^2)$ (▸ Abschn. 7.2.1, 7.2.2 und 7.2.3)	Symmetrisch verteilte Daten, Dichte glockenförmig	Messfehler, Körpergröße
Logarithmische Normalverteilung $LN(\mu, \sigma^2)$ (▸ Abschn. 7.2.4)	Linksgipflig verteilte Daten	Körpergewicht, Blutdruck
Exponentialverteilung $T\sim Exp(\lambda)$ (▸ Abschn. 7.3.2)	Lebensdauern mit konstanter Sterberate	Zerfall radioaktiver Teilchen
Weibull-Verteilung $T\sim WB(\lambda, \gamma)$ (▸ Abschn. 7.3.3)	Lebensdauern mit nicht konstanter Sterberate	Überleben mit Altern, Überleben mit Regeneration

auflöst; aus Formel (7.35) ergibt sich unter Anwendung elementarer Rechenregeln:

$$\tilde{\mu} = \left(\frac{\ln 2}{\lambda} \right)^{1/\gamma} \qquad (7.39)$$

Dieser Parameter gibt an, nach welcher Zeit die Hälfte der Beobachtungseinheiten verstorben ist.

> **Praxistipp**
>
> Die Berechnung anderer Parameter (Erwartungswert, Varianz) erfordert die Kenntnis einer speziellen Funktion (Gamma-Funktion).

◘ Tab. 7.3 fasst wichtige Informationen zu den stetigen Verteilungen in einer Übersicht zusammen. (Einen entsprechenden Überblick über die diskreten Verteilungen findet man in ◘ Tab. 7.1.)

7.4 Prüfverteilungen

Prüfverteilungen bilden die Grundlage für die Methoden der induktiven Statistik. Deren Anwendung setzt nicht unbedingt spezielle Kenntnisse bezüglich deren Eigenschaften voraus. Mathematisch weniger interessierte Leser können daher diesen Abschnitt überschlagen.

Allerdings erscheinen die Verfahren der induktiven Statistik logischer und leichter nachvollziehbar, nachdem man sich mit dem theoretischen Hintergrund etwas näher befasst hat.

7.4.1 *t*-Verteilung

Diese Verteilung wurde 1908 von *William Sealy Gosset* veröffentlicht. Gosset befasste sich mit der Schätzung von Mittelwerten, deren Verteilung nach dem zentralen Grenzwertsatz durch die standardnormalverteilte Zufallsvariable

$$Z = \frac{\bar{X} - \mu}{\sigma / \sqrt{n}}$$

beschrieben wird. In der Praxis ist jedoch der Parameter σ meist unbekannt. Deshalb ist die Verteilung von Z zwar theoretisch interessant, aber für praktische Untersuchungen wenig aufschlussreich. Aus diesem Grund ersetzte Gosset das σ durch die empirische Standardabweichung und betrachtete anstelle von Z die Variable

$$T = \frac{\bar{X} - \mu}{S / \sqrt{n}} \qquad (7.40)$$

Diese Verteilung ging als **Student**- oder *t*-**Verteilung** in die Literatur ein. Sie ist für alle $n \geq 2$ (also auch für kleine Stichprobenumfänge) definiert. Dabei muss allerdings vorausgesetzt werden, dass die Einzelbeobachtungen X_i, aus denen $\overline{X}$ und S berechnet werden, normalverteilt sind mit dem Erwartungswert μ und der Varianz σ^2. Die t-Verteilung hat ähnliche Eigenschaften wie die Standardnormalverteilung:

- Sie ist symmetrisch um 0, stetig und glockenförmig.
- Sie ist für alle Werte zwischen $-\infty$ und $+\infty$ definiert.
- Der Erwartungswert ist 0.

Es gibt allerdings zwei wesentliche Unterschiede:

- Die t-Verteilung ist nicht direkt abhängig von σ (sondern nur von s).
- Sie ist aber abhängig vom Parameter f (das ist die Anzahl der **Freiheitsgrade**). Die t-Verteilung hat $f = n - 1$ Freiheitsgrade, weil in die Berechnung der t-Größe n Beobachtungen einfließen, die (durch die Vorgabe des Mittelwertes $\overline{x}$) *einer* einschränkenden Bedingung unterliegen.

Es existiert also für jeden Freiheitsgrad f (oder für jede Fallzahl n) eine spezielle t-Verteilung. Die Varianz beträgt $f/(f-2)$ für alle $f \geq 3$ und ist damit größer als 1. Demzufolge hat die t-Verteilung für kleine Freiheitsgrade einen flacheren Verlauf als die Standardnormalverteilung. Für hohe Werte von f geht sie in die Normalverteilung über.

Die t-Verteilung spielt eine wichtige Rolle bei der Schätzung und dem Vergleich von Lagemaßen (► Kap. 8, 9 und 10). Einige Quantile, die für Schätz- und Testverfahren wichtig sind, sind im Anhang (Tab. 2) aufgelistet.

7.4.2 Chi²-Verteilung

Die Chi²-Verteilung (sprich: Chi-Quadrat; auch mit griech. Buchstaben χ^2 geschrieben) beschreibt in ihrer einfachsten Form die Verteilung des Quadrats einer standardnormalverteilten Zufallsvariablen $Z \sim N(0,1)$. Für den Erwartungswert von $\chi_1^2 = Z^2$ gilt:

$$E\left(Z^2\right) = \mathrm{Var}\,Z + \left(EZ\right)^2 = 1 \qquad (7.41)$$

Diese Gleichung leitet man aus der Definition der Varianz nach Formel (6.26) her, indem man X durch Z ersetzt.

Falls nun mehrere Variablen $Z_1, Z_2, \ldots, Z_n$ unabhängig voneinander nach $N(0,1)$ verteilt sind, ist deren Quadratsumme $\sum Z_i^2$ χ^2-verteilt mit n Freiheitsgraden oder (anders ausgedrückt): χ_n^2-verteilt. Wegen Formel (7.41) ist der Erwartungswert dieser Zufallsvariablen gleich n, die Varianz beträgt $2n$ und die Schiefe $\gamma_1 = \sqrt{8/n}$. Die χ_n^2-Verteilung ist also immer linksgipflig (◘ Abb. 7.6). Mit wachsendem n nähert sie sich einer Normalverteilung.

Wir betrachten nun n unabhängige, normalverteilte Variablen $X_i \sim N(\mu, \sigma^2)$. Dann sind die $(X_i - \mu)/\sigma$ standardnormalverteilt, und demnach gilt für deren Quadratsumme:

$$\sum_{i=1}^{n}\left(\frac{X_i - \mu}{\sigma}\right)^2 \sim \chi_n^2 \qquad (7.42)$$

Wenn wir in diesem Ausdruck den Erwartungswert μ durch die Variable $\overline{X}$ ersetzen, erhalten wir eine χ^2-Verteilung mit $(n-1)$ Freiheitsgraden, da die X_i wegen des Mittelwerts $\overline{X}$ einer einschränkenden Bedingung unterliegen. Daraus folgt:

$$\sum_{i=1}^{n}\left(\frac{X_i - \overline{X}}{\sigma}\right)^2 = \frac{(n-1)\cdot S^2}{\sigma^2} \sim \chi_{n-1}^2 \qquad (7.43)$$

Der Erwartungswert dieser Variablen ist $(n-1)$, die Varianz beträgt $2(n-1)$. Diese Eigenschaften sind fundamental für die Schätzung der Varianz aus einer Stichprobe vom

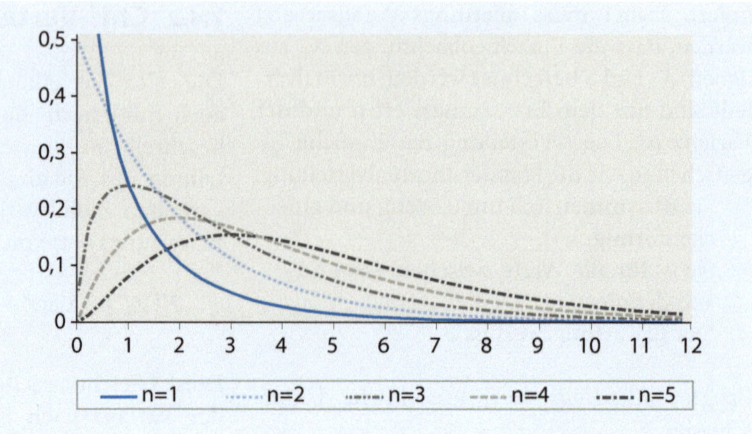

Abb. 7.6 Dichtefunktionen von Chi²-Verteilungen mit unterschiedlicher Anzahl von Freiheitsgraden n

Umfang n. Zahlreiche statistische Tests (insbesondere Homogenitäts- und Unabhängigkeitstests, Abschn. 11.1) basieren auf der χ^2-Verteilung. Wichtige Quantile findet man im Anhang (Tab. 5).

> **Praxistipp**
>
> Die Chi²-Verteilung verdanken wir Forschungen auf dem Gebiet der Astronomie. Sie geht einerseits zurück auf den Physiker und Astronomen *Ernst Abbe* (1840–1905), der sie erstmals 1863 erwähnte. Abbe war Professor an der Universität in Jena und Direktor der dortigen Sternwarte. Unabhängig von Abbe entdeckte sie andererseits der Astronom und Mathematiker *Friedrich Robert Helmert* (1843–1917). Dann geriet die Chi²-Verteilung in Vergessenheit, bis sie von *Karl Pearson* Jahre später wiederentdeckt wurde und seither vielfältige Anwendung bei den Verfahren der induktiven Statistik findet.

7.4.3 *F*-Verteilung

Als dritte Prüfverteilung sei die *F*-Verteilung (benannt nach *Sir Ronald Aylmer Fisher*) erwähnt. Sie wird zum Vergleich von Varianzen benötigt.

Seien S_1^2 und S_2^2 die Varianzen zweier unabhängiger Stichproben der Umfänge m bzw. n aus 2 normalverteilten Grundgesamtheiten mit der gleichen Varianz σ^2. Dann folgt die Variable

$$F_{m,n} = \frac{S_1^2}{S_2^2} \tag{7.44}$$

einer *F*-Verteilung mit $m-1$ Freiheitsgraden im Zähler und $n-1$ Freiheitsgraden im Nenner. Auf dieser Prüfgröße basiert der sog. *F*-Test, mit dem sich die Gleichheit zweier Varianzen überprüfen lässt. Der *F*-Test findet unter anderem Anwendung bei Varianzanalysen.

Kapitelzusammenfassung

Binomialverteilung
- $\mu = n \cdot p, \sigma = n \cdot p \cdot q$

Poisson-Verteilung
- $\lambda = \mu = \sigma^2 = n \cdot p$

Normalverteilung
- $\mu \pm 1,96\sigma$ (95 %-Referenzbereich)

Wichtige Bedeutungen der Normalverteilung:
- **Empirische Verteilung** (Körpergrößen, Messfehler etc.)
- **Approximative Verteilung**
- **Verteilung von Mittelwerten** (mit Standardfehler $\sigma_{\bar{X}} = \sigma / \sqrt{n}$)

Übungsfragen/-aufgaben

1. **Binomialverteilung und Normalverteilung**

   Die Erfolgswahrscheinlichkeit einer bestimmten Behandlung betrage 70 %. Ein Arzt möchte nun überprüfen, ob die Erfolgsrate in seiner Klinik diesem Wert entspricht und wertet die Unterlagen von 200 Patienten aus. X sei die Anzahl der Erfolge.

   a. Wie viele Erfolge würden Sie theoretisch erwarten? Berechnen Sie den Erwartungswert und die Standardabweichung von X (unter der Annahme, dass X binomialverteilt ist).

   b. Warum kann man diese Binomialverteilung durch eine Normalverteilung approximieren (annähern)?

   c. Der Arzt stellt fest, dass bei 150 der 200 Patienten seiner Klinik die Therapie erfolgreich war. Berechnen Sie den Z-Wert und interpretieren Sie diesen.

   d. Berechnen Sie einen 95 %-Referenzbereich für X.

2. **Poissonverteilung**

   In einem Notfallzentrum werden durchschnittlich drei Notfälle pro Nacht gemeldet. Die Anzahl X der Notfallmeldungen folgt einer Poissonverteilung.

   a. Wie hoch sind der Erwartungswert und die Standardabweichung von X?

   b. Berechnen Sie die Wahrscheinlichkeiten $P(X = 0)$ bis $P(X = 5)$.

   c. Wie hoch ist die Wahrscheinlichkeit, dass in einer Nacht mehr als 5 Notfallmeldungen eingehen?

3. **Normalverteilung**

   Das Körpergewicht weiblicher Studenten sei normalverteilt mit einem Erwartungswert von $\mu = 62\ kg$ und einer Standardabweichung von $\sigma = 10\ kg$.

   a. Berechnen Sie einen Bereich, in dem sich 95 % aller Werte für das Körpergewicht befinden.

   b. Wie hoch ist die Wahrscheinlichkeit, dass eine Studentin aus dieser Population weniger als 40 kg wiegt?

   c. Wir führen nun folgendes Gedankenexperiment durch: Aus der Grundgesamtheit werden zahlreiche Stichproben des Umfangs $n = 25$ gezogen. Welchen Erwartungswert und welche Standardabweichung haben diese Mittelwerte?

   d. Geben Sie einen Bereich an, in dem der daraus berechnete Mittelwert mit einer Wahrscheinlichkeit von 95 % liegt.

Lösungen ► Kap. 20

Schätzverfahren

© Springer-Verlag GmbH Deutschland, ein Teil von Springer Nature 2019
C. Weiß, *Basiswissen Medizinische Statistik*, Springer-Lehrbuch,
https://doi.org/10.1007/978-3-662-56588-9_8

Dieses Kapitel befasst sich mit Schätzverfahren und ihrer Anwendung in der Statistik. Im Fokus stehen Punkt- und Intervallschätzungen.

> Statistik ist eine Zusammenfassung von Methoden, die uns erlaubt, vernünftige Entscheidungen im Falle von Unsicherheit zu treffen. (Abraham Wald, Statistiker, 1902–1950)

8.1 Grundlagen

Wir haben im vorangegangenen Kapitel Zufallsvariablen X und deren Verteilungen kennengelernt und durch charakteristische Parameter beschrieben. Diese Betrachtungen waren allerdings rein theoretischer Natur. Die Eigenschaften von X lassen sich meist nicht exakt bestimmen, da man sich bei empirischen Untersuchungen normalerweise nur auf eine Stichprobe stützen kann. Man ist also darauf angewiesen, anhand einzelner Stichprobenwerte Informationen bezüglich der Grundgesamtheit zu gewinnen. Dazu dienen die Methoden der **induktiven Statistik** (auch schließende, analytische oder beurteilende Statistik genannt). Bei diesen Verfahren wird grundsätzlich eine Stichprobe vorausgesetzt, die repräsentativ für ein übergeordnetes Kollektiv (die Grundgesamtheit) ist.

Oft sind gewisse Eigenschaften von X (etwa der Verteilungstyp) aus Erfahrung bekannt, oder sie ergeben sich aus der Fragestellung, die der Studie zugrunde liegt. Die charakteristischen Parameter sind dagegen meist unbekannt. So kann man beispielsweise leicht nachvollziehen, dass sich bei einer klinischen Studie die Anzahl der Patienten, bei denen ein Therapieerfolg zu verzeichnen ist, durch eine Binomialverteilung beschreiben lässt. Es liegt jedoch in der Natur der Sache, dass eine exakte Angabe der Erfolgswahrscheinlichkeit p a priori nicht möglich ist. Man ist daher bestrebt, anhand der Stichprobe den oder die unbekannten Parameter der Grundgesamtheit zu schätzen.

Bisher haben wir kaum Überlegungen darüber angestellt, welche Anforderungen an ein Schätzverfahren zu stellen sind und wie die Güte eines Schätzwertes zu beurteilen ist. Diesen Fragen werden wir in diesem Kapitel nachgehen.

8.2 Punktschätzungen

8.2.1 Begriff der Punktschätzung

Es liegt intuitiv nahe, die Funktionalparameter einer Grundgesamtheit durch die entsprechenden Kenngrößen der Stichprobe zu schätzen. So erscheint der Mittelwert als Schätzwert für den Erwartungswert geeignet; eine Wahrscheinlichkeit wird durch eine relative Häufigkeit geschätzt. Man nennt ein solches Verfahren, bei dem ein unbekannter Parameter durch einen einzigen Wert geschätzt wird, eine **Punktschätzung**. Die **Schätzfunktion** (oder der **Schätzer**) ist eine Vorschrift, nach der aus den Daten einer Stichprobe des Umfangs n ein Wert für den unbekannten Parameter der Grundgesamtheit ermittelt wird. So lautet z. B. die Schätzfunktion für den Erwartungswert:

$$\bar{X} = \sum_{i=1}^{n} X_i / n \qquad (8.1)$$

Die Werte, die die Schätzfunktion annehmen kann, nennt man **Schätzwerte**.

8.2.2 Kriterien zur Güte einer Schätzung

Die oben erwähnten Punktschätzungen sind nicht so selbstverständlich, wie es auf den ersten Blick scheinen mag. Niemand bezweifelt zwar, dass der Erwartungswert durch den Mittelwert optimal geschätzt wird. Was aber spricht dagegen, bei symmetrischen Verteilungen den Erwartungswert durch den empirischen Median zu schätzen – zumal dies mit weniger Rechenaufwand verbunden wäre?

Außerdem ist bisher nicht eindeutig geklärt, weshalb bei der empirischen Varianz oder der Kovarianz durch $(n-1)$ dividiert wird (und nicht durch den Stichprobenumfang n).

Um diese Fragen zu beantworten, bedarf es objektiver und nachprüfbarer Eigenschaften, nach denen sich die Güte einer Schätzung beurteilen lässt. Hierzu orientiert man sich an den folgenden vier Kriterien, die *Sir Ronald Aylmer Fisher* aufgestellt hat:

- **Erwartungstreue:** Man kann nicht erwarten, dass ein Schätzwert den unbekannten Parameter exakt wiedergibt. Allerdings sollte die Schätzvorschrift nicht systematisch einen zu hohen oder zu niedrigen Wert liefern. Das Kriterium der Erwartungstreue fordert daher, dass der Durchschnitt (oder genauer: der Erwartungswert) aller theoretisch denkbaren Schätzwerte aus Stichproben des Umfangs n mit dem unbekannten Parameter übereinstimmt. Eine erwartungstreue Schätzung heißt unverzerrt (oder „unbiased").
- **Konsistenz:** Außerdem ist es plausibel, von einem guten Schätzer Folgendes zu verlangen: Je größer der Stichprobenumfang n, desto genauer sollte die Schätzung sein. Ein Schätzer ist immer dann konsistent, wenn dessen Varianz für große n gegen 0 geht.
- **Effizienz:** Die Varianz des Schätzers sollte möglichst gering sein. Je geringer sie ist, desto präziser ist die Schätzung. Eine hohe Effizienz bedeutet, dass auch eine kleine Stichprobe einen brauchbaren Schätzwert liefert. Die Effizienz ist insbesondere dann ein wichtiges Kriterium, wenn man verschiedene Schätzverfahren vergleicht.
- **Exhaustivität:** Ein Schätzer ist exhaustiv (oder erschöpfend), wenn er alle Informationen, die in den Daten einer Stichprobe enthalten sind, berücksichtigt.

Alle diese Forderungen scheinen plausibel und wünschenswert zu sein. Wir werden jedoch sehen, dass sie nicht unbedingt bei allen bekannten Schätzfunktionen erfüllt sind.

8.2.3 Spezielle Schätzfunktionen

Erwartungswert: Wir wollen die oben genannten Kriterien zunächst an dem wohl bekanntesten Parameter überprüfen und betrachten dazu den Mittelwert $\overline{x}$ einer Stichprobe, der den Erwartungswert μ der Grundgesamtheit schätzt. Wir wissen durch das Gesetz der großen Zahlen (► Abschn. 6.3.2), dass gilt:

$$E\left(\overline{X}\right) = \mu \text{ und } \mathrm{Var}\left(\overline{X}\right) = \frac{\sigma^2}{n} \xrightarrow[n\to\infty]{} 0$$

Demnach ist diese Schätzung erwartungstreu und konsistent. Sie ist auch exhaustiv, da alle Originalwerte x_i bei der Schätzung berücksichtigt werden.

Median: Etwas komplizierter liegen die Dinge beim empirischen Median. Man kann zeigen: Falls die Verteilung stetig und symmetrisch ist (z. B. die Normalverteilung), ist $\tilde{X}$ ein erwartungstreuer Schätzer für $\tilde{\mu}$. Da aber in diesem Fall Erwartungswert und Median übereinstimmen, ist auch der empirische Median $\tilde{x}$ ein erwartungstreuer Schätzer für den Erwartungswert μ. Für die Varianz des Medians gilt (dies sei ohne Beweis angeführt):

$$\mathrm{Var}\left(\tilde{X}\right) = \frac{\pi}{2} \cdot \frac{\sigma^2}{n} \xrightarrow[n\to\infty]{} 0 \tag{8.2}$$

Somit ist $\tilde{X}$ auch eine konsistente Schätzung. Allerdings ist die Varianz von $\tilde{X}$ größer als die Varianz von $\overline{X}$; deshalb ist der Mittelwert der effizientere Schätzer für μ. Die Schätzung durch $\tilde{X}$ ist zudem nicht erschöpfend, weil nicht alle Stichprobenwerte in dessen Berechnung einfließen. Der Mittelwert hat also im Vergleich zum empirischen Median die günstigeren Schätzeigenschaften.

Varianz: Die daraus berechnete Standardabweichung ist bei quantitativen Merkmalen das am häufigsten benutzte Streuungsmaß. Die Varianz wird bekanntlich nach folgender Vorschrift geschätzt:

$$S^2 = \frac{1}{n-1} \sum_{i=1}^{n} \left(X_i - \bar{X} \right)^2 \qquad (8.3)$$

Für den Erwartungswert und die Varianz von S^2 lassen sich nachweisen:

$$E\left(S^2 \right) = \sigma^2 \qquad (8.4)$$

$$\mathrm{Var}\left(S^2 \right) = \frac{2\sigma^4}{n-1} \xrightarrow[n \to \infty]{} 0 \qquad (8.5)$$

Demnach ist diese Schätzung der Varianz erwartungstreu, konsistent und exhaustiv. Wenn man in Formel (8.3) durch den Stichprobenumfang n dividieren würde (anstatt durch $n-1$), wäre die Schätzung nicht erwartungstreu. Man würde die Variabilität tendenziell zu niedrig schätzen.

❗ Die Schätzung der Standardabweichung σ durch S ist zwar konsistent, aber merkwürdigerweise nicht erwartungstreu. Ein einfaches Beispiel möge dies verdeutlichen: Eine Zufallsvariable habe die Varianz $\sigma^2 = 25$. Für drei Stichproben des Umfangs n ergeben sich die empirischen Varianzen $s_1^2 = 22$, $s_2^2 = 25$ und $s_3^2 = 28$; daraus berechnet man die Standardabweichungen $s_1 = 4{,}69$, $s_2 = 5{,}00$ und $s_3 = 5{,}29$. Der durchschnittliche Wert der empirischen Varianzen beträgt 25 (das entspricht σ^2), während die durchschnittliche empirische Standardabweichung mit $\bar{s} = 4{,}994$ etwas kleiner ist als die Standardabweichung $\sigma = 5$.

Wahrscheinlichkeit: Die Wahrscheinlichkeit p wird über eine relative Häufigkeit geschätzt. Mit Zufallsvariablen $X_i \sim B(1, p)$ ergibt sich für den Erwartungswert:

$$E\left(\sum_{i=1}^{n} X_i / n \right) = \frac{1}{n} \cdot E\left(\sum_{i=1}^{n} X_i \right) = \frac{np}{n} = p \quad (8.6)$$

Die Schätzung ist also erwartungstreu. Die Konsistenz ergibt sich aus dem Gesetz der großen Zahlen.

Parameter der bivariablen Statistik: Die Schätzung der Kovarianz ist erwartungstreu und konsistent, ebenso die Schätzung der Parameter der Regressionsgeraden. Die Schätzfunktion für den Pearson'schen Korrelationskoeffizient ist dagegen nicht erwartungstreu, wohl aber konsistent.

8.3 Intervallschätzungen

8.3.1 Bedeutung eines Konfidenzintervalls

Wie wir wissen, haben die gängigen Schätzverfahren günstige Eigenschaften, und wir wenden sie in der Hoffnung an, einen brauchbaren Schätzwert zu erhalten. Dennoch sind diese Punktschätzungen in gewisser Weise unbefriedigend. Ein einzelner Schätzwert enthält nämlich keine Information darüber, wie sehr er vom „wahren" Parameter der Grundgesamtheit abweicht. Prinzipiell kann man darüber auch keine exakten Angaben machen, da der gesuchte Parameter letztlich unbekannt ist. Wir dürfen jedoch bei einem geeigneten Schätzverfahren vermuten, dass er sich in der näheren Umgebung des Schätzwertes befindet. In diesem Abschnitt geht es nun darum, diesen unscharfen Ausdruck „nähere Umgebung" zu präzisieren.

In ▶ Beispiel 4.1 wurde für 29 männliche Medizinstudenten eine mittlere Körpergröße $\bar{x}_m = 183{,}2\,cm$ berechnet. Wenn wir diese Gruppe als eine repräsentative Stichprobe auffassen, dann ist der Mittelwert eine Schätzung für den Erwartungswert der Grundgesamtheit. Wir wissen, dass dieser Mittelwert zufallsbedingt ist. Eine andere Stichprobe des Umfangs $n = 29$ würde andere Daten und damit einen anderen Mittelwert liefern.

Die konkrete Frage, die sich nun stellt, lautet: Welcher Erwartungswert μ könnte dem besagten Mittelwert zugrunde liegen? Es erscheint durchaus möglich, dass er aus einer Grundgesamtheit mit $\mu = 180\,cm$ oder mit $\mu = 185\,cm$ resultiert. Wir glauben jedoch nicht, dass der wahre Parameter nur $\mu = 175\,cm$

beträgt – obwohl sich auch diese Möglichkeit nicht ganz ausschließen lässt.

Um Anhaltspunkte bezüglich der Genauigkeit der Schätzung zu gewinnen, konstruiert man nach einem speziellen mathematischen Algorithmus aus den Daten der Stichprobe ein sog. **Konfidenzintervall** (einen **Vertrauensbereich**). Man darf hoffen, bei diesem Verfahren ein Intervall zu erhalten, das den gesuchten Parameter enthält. Es ist allerdings möglich, dass die Daten der Stichprobe ein Konfidenzintervall erzeugen, das „daneben liegt" und den gesuchten Parameter **nicht** enthält. Die entsprechende **Irrtumswahrscheinlichkeit** wird vor der Bestimmung des Konfidenzintervalls festgelegt. Sie wird mit α bezeichnet und beträgt üblicherweise 5 %, in besonderen Fällen auch 10 %, 1 % oder 0,1 %. Generell gibt es bei der Konstruktion eines Konfidenzintervalls also zwei Möglichkeiten:

- Mit der Wahrscheinlichkeit $1 - \alpha$ erhält man ein Intervall, das den unbekannten Parameter enthält. Der Wert $1 - \alpha$ wird als **Konfidenzwahrscheinlichkeit** (oder **Konfidenzniveau**) bezeichnet. Für die Irrtumswahrscheinlichkeit $\alpha = 5$ % beträgt die Konfidenzwahrscheinlichkeit $1 - \alpha = 95$ %.
- Mit der Wahrscheinlichkeit α erhält man ein Intervall, das den unbekannten Parameter **nicht** enthält.

Das Konfidenzintervall selbst liefert leider keinen Anhaltspunkt dafür, welche dieser beiden Möglichkeiten eingetreten ist. Es ist deshalb immer notwendig und wichtig, die Irrtumswahrscheinlichkeit α mit anzugeben.

In den folgenden Abschnitten wird anhand mehrerer Beispiele das Konstruktionsprinzip eines Konfidenzintervalls erläutert.

8.3.2 Konfidenzintervalle für einen Erwartungswert

Bei quantitativen Daten ist der Erwartungswert in der Regel der wichtigste Parameter. Er wird über den Mittelwert $\bar{x}$ geschätzt. Ein Konfidenzintervall auf dem Niveau $1 - \alpha = 95$ % ist gegeben durch:

$$\left[\bar{x} - 1,96 \cdot \frac{\sigma}{\sqrt{n}} \,;\, \bar{x} + 1,96 \cdot \frac{\sigma}{\sqrt{n}} \right] \qquad \text{(8.7)}$$

Die Wahrscheinlichkeit, dass ein Erwartungswert, der kleiner als die linke oder größer als die rechte Intervallgrenze ist, zu $\bar{x}$ geführt hat, beträgt jeweils 2,5 % – also insgesamt $\alpha = 5$ %.

❗ **Die plausibel klingende und häufig verwendete Aussage „Der Erwartungswert μ liegt mit einer Wahrscheinlichkeit von 95 % innerhalb des Konfidenzintervalls" ist irreführend. Der Erwartungswert ist zwar unbekannt – er ist jedoch eine feste Größe und nicht vom Zufall abhängig. Dagegen ist das Konfidenzintervall abhängig von der Stichprobe und deshalb vom Zufall mitbestimmt. Eine korrekte Formulierung lautet: „Man erhält mit einer Wahrscheinlichkeit von 95 % ein Konfidenzintervall, das den unbekannten Erwartungswert μ einschließt."**

Bei einer Irrtumswahrscheinlichkeit von $\alpha = 1$% ist der Wert 1,96 in Formel (8.7) durch 2,58 zu ersetzen. Theoretisch ist freilich jede beliebige Irrtumswahrscheinlichkeit denkbar; die Quantilen der Standardnormalverteilung sind dementsprechend anzugleichen (Tab. 1 im Anhang). Allgemein ist ein **zweiseitiges Konfidenzintervall** auf dem Niveau $(1 - \alpha)$ definiert durch die Intervallmitte $\bar{x}$ und die Grenzen:

$$\left[\bar{x} - z_{1-\alpha/2} \cdot \frac{\sigma}{\sqrt{n}} \,;\, \bar{x} + z_{1-\alpha/2} \cdot \frac{\sigma}{\sqrt{n}} \right] \qquad \text{(8.8)}$$

Dabei bezeichnet der Index $1 - \alpha/2$ das jeweilige Quantil der Standardnormalverteilung. Für $\alpha = 5$% ist $z_{1-\alpha/2} = z_{0,975} = 1,96$. Wegen der Symmetrie der Standardnormalverteilung unterscheiden sich die beiden Quantile, die die Intervallgrenzen bestimmen, nur bezüglich ihres Vorzeichens.

Bei Formel (8.7) und (8.8) wurde stillschweigend vorausgesetzt, dass die Standardabweichung σ der Grundgesamtheit bekannt ist. Dies ist aber bei praktischen Untersuchungen fast nie der Fall. Man könnte notgedrungen σ durch die empirische Standardabweichung s ersetzen. Dies würde aber insbesondere bei kleinen Stichproben – die in den Biowissenschaften eher die Regel als die Ausnahme sind – zu einer weiteren Ungenauigkeit der Schätzung führen.

Vor diesem Problem stand *Sealy Gosset*, als er zu Beginn des 20. Jahrhunderts Mittelwerte für Bier-Ingredienzen schätzen wollte und dabei nur auf kleine Stichproben zurückgreifen konnte. Dies war die Ausgangssituation für die Entwicklung der t-Verteilung. Wenn die Zufallsvariable X normalverteilt ist, lassen sich die Standardabweichung σ und die Quantilen der Standardnormalverteilung in Formel (8.8) durch s bzw. die entsprechenden t-Werte ersetzen, und man erhält folgendes Konfidenzintervall:

$$\left[\bar{x} - t_{n-1;\,1-\alpha/2} \cdot \frac{s}{\sqrt{n}};\ \bar{x} + t_{n-1;\,1-\alpha/2} \cdot \frac{s}{\sqrt{n}}\right] \quad \text{(8.9)}$$

Bei einem 2-seitigen Intervall nach Formel (8.9) betragen die Wahrscheinlichkeiten, dass das Konfidenzintervall rechts oder links vom „wahren" Parameter der Grundgesamtheit liegt, jeweils $\alpha/2$. Ohne geeignete Software müssen die Quantilen $t_{n-1;\,1-\alpha/2}$ in Tabellen nachgeschlagen werden (Tab. 2 im Anhang). Der Faktor $s/\sqrt{n}$ in Formel (8.9) ist eine Schätzung für den **Standardfehler des Mittelwerts** $\sigma/\sqrt{n}$.

Es sind auch einseitige Konfidenzintervalle konstruierbar, die an einer Seite offen sind (hier ist nur die obere bzw. nur die untere Grenze interessant). Dafür wird das Quantil $t_{n-1;\,1-\alpha}$ verwendet:

$$\left(-\infty; \bar{x} + t_{n-1;1-\alpha} \cdot \frac{s}{\sqrt{n}}\right] \text{ oder}$$

$$\left[\bar{x} - t_{n-1;1-\alpha} \cdot \frac{s}{\sqrt{n}}; +\infty\right) \quad \text{(8.10)}$$

Der Ausdruck $t_{n-1;\,1-\alpha/2}$ ist für Anfänger gewöhnungsbedürftig. Die beiden Angaben im Index sind notwendig, um den speziellen t-Wert exakt zu kennzeichnen. Der erste Teil des Index $f = n - 1$ bezeichnet die Anzahl der Freiheitsgrade (es gibt für jedes f eine spezielle t-Verteilung), $1 - \alpha/2$ gibt das Quantil an.

Beispiel 8.1: Konfidenzintervalle für Erwartungswerte

Körpergrößen männlicher Studenten ($n = 29$):
Aus $\bar{x}_m \pm s_m = (183{,}2 \pm 6{,}6)\,cm$ ergibt sich für die Konfidenzintervalle:
$[180{,}69\ cm; 185{,}72\ cm]$ ($\alpha = 0{,}05$) mit $t_{28;\,0{,}975} = 2{,}048$
$[179{,}81\ cm; 186{,}60\ cm]$ ($\alpha = 0{,}01$) mit $t_{28;\,0{,}995} = 2{,}763$
Körpergrößen weiblicher Studenten ($n = 44$):
Aus $\bar{x}_w \pm s_w = (168{,}5 \pm 6{,}2)\,cm$ berechnet man:
$[166{,}65\ cm; 170{,}44\ cm]$ ($\alpha = 0{,}05$) mit $t_{43;\,0{,}975} = 2{,}017$
$[166{,}01\ cm; 171{,}08\ cm]$ ($\alpha = 0{,}01$) mit $t_{43;\,0{,}995} = 2{,}695$
Man erkennt:

- Die Konfidenzintervalle der Frauen sind schmaler als die der Männer. Das liegt an der geringeren Streuung und am höheren Stichprobenumfang.
- Die 95 %-Intervalle sind schmaler als die 99 %-Intervalle. Das liegt an den t-Quantilen, die für $\alpha = 5$ % betragsmäßig kleiner sind als für $\alpha = 1\%$. Die Schätzung mit geringerer Irrtumswahrscheinlichkeit ist unpräziser.

8.3.3 Konfidenzintervalle für Median und Quantile

Für ordinal skalierte Merkmale oder quantitativ schief verteilte Merkmale ist der Median das geeignetere Lagemaß. Die Grenzen eines 2-seitigen Konfidenzintervalls basieren auf den Rangzahlen

$$r_u = \frac{n}{2} - z_{1-\alpha/2} \cdot \frac{\sqrt{n}}{2} \quad \text{und}$$

$$r_o = \frac{n}{2} + z_{1-\alpha/2} \cdot \frac{\sqrt{n}}{2} \tag{8.11}$$

Bei der Irrtumswahrscheinlichkeit $\alpha = 0,05$ ist das Quantil der Standardnormalverteilung $z_{0,975} = 1,96$ einzusetzen. Nach dieser Methode lassen sich Konfidenzintervalle für beliebige q-Quantile konstruieren:

$$r_{u/o} = n \cdot q \pm \left(z_{1-\alpha/2} \cdot \sqrt{n \cdot q \cdot (1-q)} \right) \tag{8.12}$$

Um ganze Rangzahlen zu erhalten, rundet man ab (bei r_u) bzw. auf (bei r_o). Für $q = 0,5$ ergibt sich aus (8.12) die Formel (8.11).

Beispiel 8.2: Konfidenzintervalle für Median und Quantile

Körpergrößen männlicher Studenten ($n = 29$): Der Median und die beiden Quartile sind $\tilde{x} = 183\,cm$, $Q_1 = 180\ cm$, $Q_3 = 186\ cm$; die Rangzahlen lauten 15, 8 bzw. 22. Die Rangzahlen der Intervallgrenzen ($\alpha = 0,05$) berechnet man nach Formel (8.11) und (8.12) ($q = 0,25$ und $q = 0,75$); die Werte der Grenzen entnimmt man ◼ Tab. 2.2 (die nach der Größe sortiert ist):

Q_1: $r_u = 2$, $r_o = 12$, Konfidenzintervall: [170 cm; 182 cm]

$\tilde{x}$: $r_u = 9$, $r_o = 20$, Konfidenzintervall: [180 cm; 185 cm]

Q_3: $r_u = 17$, $r_o = 27$, Konfidenzintervall: [184 cm; 193 cm]

8.3.4 Konfidenzintervall für eine Wahrscheinlichkeit

Als Punktschätzer für eine Wahrscheinlichkeit p dient bekanntlich eine relative Häufigkeit:

$$\hat{p} = \frac{X}{n} \tag{8.13}$$

Dabei bezeichnet X die Häufigkeit des interessierenden Ereignisses bei n Zufallsexperimenten. Die Grenzen eines 95 %-Konfidenzintervalls für die unbekannte Wahrscheinlichkeit p sind:

$$\hat{p} \pm 1,96 \cdot \sqrt{\frac{\hat{p} \cdot (1-\hat{p})}{n}} \tag{8.14}$$

Das in Formel (8.14) definierte Intervall ist vergleichbar mit dem Konfidenzintervall für den Erwartungswert nach Formel (8.8): $\hat{p}$ entspricht dem Mittelwert, die Wurzel dem Standardfehler. Bei dieser Berechnung wird allerdings vorausgesetzt, dass die Binomialverteilung von X durch eine Normalverteilung approximiert werden kann. Aufgrund des zentralen Grenzwertsatzes (▶ Abschn. 7.2.5) ist dies unter gewissen Voraussetzungen möglich. Eine Faustregel besagt, dass $n\hat{p}(1-\hat{p}) > 9$ sein sollte. Das bedeutet: Der Stichprobenumfang darf nicht zu klein und die relativen Häufigkeiten sollten nicht zu extrem sein. Hin und wieder wird eine sog. **Stetigkeitskorrektur** empfohlen, die das Konfidenzintervall etwas breiter werden lässt:

$$\hat{p} \pm \left(\frac{1}{2n} + 1,96 \cdot \sqrt{\frac{\hat{p} \cdot (1-\hat{p})}{n}} \right) \tag{8.15}$$

Praxistipp

Die nach Formel (8.14) oder Formel (8.15) berechneten Intervalle sind approximativ. Das bedeutet: Das Konfidenzniveau wird nicht exakt eingehalten. Bei kleinen Stichprobenumfängen oder relativen Häufigkeiten, die nahe bei 0 oder 1 liegen, empfiehlt sich die Berechnung eines „exakten" Konfidenzintervalls basierend auf der F-Verteilung. Die exakten Intervalle sind im Allgemeinen breiter als die approximativen Intervalle und – anders als die bisher behandelten Intervalle – nicht symmetrisch um den Schätzwert. Das liegt daran, dass der Wertebereich einer Wahrscheinlichkeit eingeschränkt ist. Die

> Konstruktion eines exakten Intervalls ist rechenintensiv und erfordert eine leistungsstarke Software.

Beispiel 8.3: Konfidenzintervall für eine Wahrscheinlichkeit

Der Anteil weiblicher Studenten wird mit $\hat{p} = 44/73 = 60\,\%$ geschätzt. Kann man davon ausgehen, dass mehr als die Hälfte der Medizinstudenten weiblich ist? Nicht unbedingt! Für das 95 %-Konfidenzintervall erhalten wir nach Formel (8.14):

$$\frac{44}{73} \pm \left(1,96 \cdot \sqrt{\frac{44/73 \cdot 29/73}{73}} \right) = [0{,}4905;\ 0{,}7150]$$

Mit der Stetigkeitskorrektur nach Formel (8.15) ergibt sich das etwas breitere Intervall $[0{,}4836; 0{,}7218]$. Noch breiter (und damit konservativer) ist das exakte Konfidenzintervall $[0{,}4814; 0{,}7155]$.

Aufgrund dieser Schätzungen kann nicht ohne Weiteres behauptet werden, dass der Anteil der Frauen höher ist als der Anteil der Männer. Es gab allerdings Zeiten, in denen ein solcher Unterschied tatsächlich abgesichert werden konnte (in die eine oder zuweilen auch die andere Richtung).

8.3.5 Konfidenzintervalle für Zusammenhangsmaße

Die Berechnung eines Konfidenzintervalls für den Korrelationskoeffizienten nach Pearson wird hier nicht im Detail beschrieben (zumal diese Berechnungen kaum manuell durchgeführt werden). Der Anwender muss lediglich wissen, dass X und Y bivariable (also zweidimensional) normalverteilte Zufallsvariable sein sollten. Die Berechnung eines solchen Intervalls ist auch für den Korrelationskoeffizienten nach Spearman bei einem Stichprobenumfang $n \geq 10$ möglich.

Beispiel 8.4: Konfidenzintervalle für Korrelationskoeffizienten

Für den Zusammenhang zwischen Körpergröße und Gewicht männlicher Studenten gilt $r = 0{,}7942$ ($n = 29$). Mit einer Statistiksoftware lässt sich folgendes 95 %-Konfidenzintervall bestimmen: $[0{,}6699; 0{,}9184]$. Für Frauen gilt $r = 0{,}5186$ ($n = 43$); das Konfidenzintervall ist $[0{,}3559; 0{,}6813]$. Da die unteren Intervallgrenzen deutlich größer als 0 sind, können wir einigermaßen sicher sein, dass ein gleichsinniger Zusammenhang tatsächlich existiert. Allerdings sind die Intervalle recht breit; die Schätzungen sind dementsprechend unpräzise.

Es sei auf Folgendes hingewiesen: Ein Konfidenzintervall für r ist wegen des begrenzten Wertebereichs nicht symmetrisch. Die Konstruktion beruht auf Fishers Z-Transformation, mit der r in eine normalverteilte Variable Z mit dem Standardfehler $1/\sqrt{n-3}$ transformiert wird:

$$Z(r) = \frac{1}{2} \cdot \ln\left(\frac{1+r}{1-r} \right) \tag{8.16}$$

Mit einer leistungsstarken Software lassen sich auch für die Steigung der Regressionsgeraden und den y-Achsenabschnitt Konfidenzintervalle berechnen. Falls (wie in ▸ Beispiel 8.4) X und Y Zufallsvariablen darstellen, kann man ferner für jeden X-Wert ein Prognoseintervall für das zugehörige Y angeben. Man spricht hier von „Regression 2. Art".

Eine „Regression 1. Art" liegt vor, wenn die Werte der X-Variablen exakt vorgegeben werden und nur die Y-Werte zufällig bedingt sind. Dies ist beispielsweise der Fall, wenn die Wirkung eines Medikaments Y in Abhängigkeit von der Dosis X untersucht wird. Dann existieren zu jedem x_j mehrere Werte y_{ij} (deren Mittelwert sei y_j, die Varianz s_j^2). Bei derlei Konstellationen lässt sich für jedes x_j ein Konfidenzintervall für den zugehörigen Mittelwert y_j berechnen, falls folgende Voraussetzungen erfüllt sind:

- Die Residuen $y_{ij} - y_j$ müssen normalverteilt sein mit dem Erwartungswert 0.
- Die Varianzen s_j^2 sollten gleich sein. (Diese Eigenschaft bezeichnet man als **Homoskedastizität**.)

Das Berechnen von Prognose- oder Konfidenzintervallen ist sinnvoll, um die Vorhersagepräzision und -verlässlichkeit zu beurteilen.

Ein paar kurze Bemerkungen bezüglich einer Odds Ratio: Dieses Maß ist nach unten begrenzt. Die Konstruktion eines Konfidenzintervalls beruht auf dem Logarithmus der Odds Ratio. Einen Anwender der Statistik braucht dies freilich nicht zu interessieren. Für die Interpretation eines Konfidenzintervalls ist das Konstruktionsprinzip unerheblich.

8.4 Ergänzende Anmerkungen

8.4.1 Bedeutung des Stichprobenumfangs

Die Präzision einer Schätzung wird durch die Breite des Konfidenzintervalls ausgedrückt. Je schmaler dieses Intervall ist, desto genauer ist die Schätzung. Ein sehr breites Konfidenzintervall ist dagegen für praktische Zwecke unbrauchbar. So beträgt die Breite des nach Formel (8.9) berechneten zweiseitigen Konfidenzintervalls für den Erwartungswert:

$$BK = \frac{2 \cdot t_{n-1;1-\alpha/2} \cdot s}{\sqrt{n}} \qquad (8.17)$$

Demnach sind drei Faktoren für die Präzision der Schätzung von Bedeutung (▶ Beispiel 8.1):

- **Irrtumswahrscheinlichkeit α:** Für $\alpha = 5\,\%$ ergibt sich ein schmaleres Intervall als für $\alpha = 1\%$. Ein schmales Intervall lässt sich also durch eine höhere Irrtumswahrscheinlichkeit erreichen (und damit zu Lasten der Sicherheit).
- **Standardabweichung s:** Je homogener die Grundgesamtheit, desto kleiner sind die Standardabweichung und die Breite des Konfidenzintervalls.
- **Stichprobenumfang n:** Die Schätzung ist umso präziser, je höher der Stichprobenumfang ist. Um die Breite eines Intervalls zu halbieren, ist etwa die 4-fache Fallzahl erforderlich (da im Nenner von Formel (8.17) $\sqrt{n}$ steht).

Ähnliche Überlegungen gelten für andere Kenngrößen. In jedem Fall ist die Präzision der Schätzung abhängig vom Stichprobenumfang, der Irrtumswahrscheinlichkeit und der Variabilität der Daten.

Auf ein besonderes Problem sei an dieser Stelle hingewiesen: Bisher wurde vorausgesetzt, dass die Grundgesamtheit unendlich groß ist. Wird nun eine Stichprobe des Umfangs n aus einer endlichen Grundgesamtheit des Umfangs N gezogen, muss man den Standardfehler korrigieren. Diese **End-**

lichkeitskorrektur ergibt sich aus der Varianz der hypergeometrischen Verteilung (► Abschn. 7.1.5): Der Standardfehler ist mit dem Faktor $\sqrt{(N-n)/(N-1)}$ zu multiplizieren. Die Grenzen des Konfidenzintervalls für den Erwartungswert bei einer endlichen Grundgesamtheit sind demnach:

$$\bar{x} \pm t_{n-1;1-\alpha/2} \bullet s \bullet \sqrt{\frac{N-n}{n \bullet (N-1)}} \qquad (8.18)$$

Bei großen Grundgesamtheiten mit $N/n \geq 100$ nimmt die Endlichkeitskorrektur einen Wert nahe bei 1 an und kann vernachlässigt werden.

8.4.2 Zu den Voraussetzungen

Wie die Beispiele in diesem Kapitel deutlich machen, erlaubt die Angabe eines Konfidenzintervalls eine wesentlich bessere Beurteilung des Schätzwertes als eine Punktschätzung. Während aber ein Punktschätzer einfach aus den Daten der Stichprobe zu berechnen ist, kann die Bestimmung eines Konfidenzintervalls äußerst kompliziert sein. Häufig werden die Bedingungen zur Konstruktion eines Konfidenzintervalls nicht überprüft, sondern stillschweigend als erfüllt vorausgesetzt – sei es aus Bequemlichkeit oder Nichtwissen oder schlicht aus Not, weil keine anderen Schätzverfahren zur Verfügung stehen. Nun bedeutet dieses laxe Vorgehen nicht unbedingt, dass die Schätzung insgesamt unbrauchbar ist – es kommt eben darauf an, wie das Schätzverfahren auf eine Verletzung der Voraussetzungen reagiert. Dass die mathematischen Algorithmen zur Konstruktion von Konfidenzintervallen teilweise sehr komplex oder spitzfindig sind, braucht den Anwender nicht zu interessieren. Er sollte allerdings nicht blindlings der Software vertrauen, sondern sich bei besonderen Konstellationen (z. B. einer geringen Fallzahl) über den Rechenalgorithmus und dessen Voraussetzungen informieren und ggf. über Alternativen nachdenken.

Für viele Parameter werden approximative **Konfidenzintervalle** nach der Methode von

Abraham Wald konstruiert (ein Mathematiker, von dem das zu diesem Kapitel passende Eingangszitat stammt). Deren Grenzen werden nach einem sehr einfachen Algorithmus ermittelt als:

$$\text{Schätzwert} \pm z_{1-\alpha/2} \text{ Standardfehler}$$

Dabei ist $z_{1-\alpha/2}$ das Quantil der Standardnormalverteilung ($z_{1-\alpha/2} = 1,96$ für $\alpha = 0,05$). Intervalle nach Wald sind per definitionem symmetrisch. Ein Beispiel stellt das Konfidenzintervall für eine Wahrscheinlichkeit nach Formel (8.14) dar. Allerdings basiert dieses Prinzip auf der Annahme, dass die Kenngrößen normalverteilt sind. Insbesondere bei kleinen Fallzahlen ist eine Verletzung dieser Voraussetzung allerdings problematisch. Dann ist nämlich zu befürchten, dass die Irrtumswahrscheinlichkeit in Wirklichkeit größer ist als das vorab festgelegte α. Falls der Verdacht besteht, dass die Voraussetzungen zur Konstruktion eines Konfidenzintervalls nach Wald grob verletzt sind, sollte ein „exaktes" Konfidenzintervall berechnet werden. Das ist einerseits mit mehr Rechenaufwand verbunden und führt tendenziell zu breiteren (das heißt: konservativeren) Intervallen. Andererseits gewährleistet diese Vorgehensweise, dass das Konfidenzniveau eingehalten wird.

Zusammenfassend lässt sich konstatieren: Die Konstruktion eines Konfidenzintervalls ist wesentlich komplexer als eine einfache Punktschätzung. Dazu ist eine geeignete Software vonnöten, ohne die viele Berechnungen gar nicht oder nur mit größter Mühe zu bewältigen wären. Dies darf jedoch keineswegs dazu führen, dass man allzu sorglos die Voraussetzungen eines Verfahrens ignoriert. Man sollte in jedem Fall darauf achten, dass sie nicht in extremer Weise verletzt sind und die Ergebnisse mit der gebotenen Vorsicht interpretieren.

8.4.3 Monte-Carlo-Simulationen und Bootstrap-Methoden

Für nahezu alle Kenngrößen, die sich aus einer Stichprobe berechnen lassen, stehen Algorithmen zur Konstruktion eines Konfidenzintervalls zur Verfügung. Diese Verfahren basieren darauf, dass die Verteilung der relevanten Kenngröße bekannt ist. So wird beispielsweise bei der Berechnung eines Konfidenzintervalls für den Erwartungswert zugrunde gelegt, dass die Zufallsvariable $\overline{X}$ normalverteilt ist. Allerdings gibt es statistische Kenngrößen (z. B. die Schiefe oder der Variationskoeffizient), deren Verteilungen nicht explizit bekannt sind. In diesen Fällen helfen **Monte-Carlo-Simulationen** weiter.

Falls kein brauchbarer Algorithmus für die Konstruktion eines Konfidenzintervalls zur Verfügung steht, bietet sich das **Bootstrap-Verfahren** an (ein Spezialfall der Monte-Carlo-Methode). Die Idee ist folgende: Aus der gegebenen Stichprobe des Umfangs n werden zahlreiche Stichproben des Umfangs n gebildet (wobei ein gezogenes Stichprobenelement nach jedem Zug zurückgelegt wird). Aus jeder einzelnen Stichprobe wird die interessierende Kenngröße berechnet. Mittels der berechneten Kenngrößen lässt sich deren Verteilung simulieren. Die 2,5 %- und 97,5 %-Quantile dieses Intervalls definieren dann die Grenzen des gesuchten Konfidenzintervalls (für $\alpha = 0,05$). Dieses Verfahren lässt sich für jede beliebige Kenngröße und jeden Stichprobenumfang anwenden. Es erfordert freilich einen leistungsfähigen Rechner, eine adäquate Software und programmiertechnisches Know-How des Anwenders.

> **Praxistipp**
>
> Eine Monte-Carlo-Simulation ist ein stochastisches Verfahren, mit dem für mathematisch komplexe Probleme (die sich einer exakten Analyse entziehen) eine approximative Lösung mittels Computersimulationen hergeleitet wird. Ein Anwendungsbeispiel ist die Schätzung von Verteilungen: Aus einer computergenerierten Grundgesamtheit werden zahlreiche Zufallsstichproben des Umfangs n gezogen und jeweils die interessierende Kenngröße berechnet. Aus all diesen Schätzwerten wird die gesuchte Verteilung simuliert. Damit lassen sich Erkenntnisse bezüglich

der unbekannten Verteilung gewinnen. Außerdem lässt sich mit Monte-Carlo-Simulationen überprüfen, ob und inwieweit Verletzungen der Voraussetzungen zur Konstruktion eines Konfidenzintervalls tolerierbar sind. So kann man beispielsweise zeigen, dass die Schätzung eines Konfidenzintervalls basierend auf der t-Verteilung robust ist gegenüber Abweichungen von der Normalverteilung.

Kapitelzusammenfassung

Konfidenzintervall für den Erwartungswert:

$$\left[\overline{x} - \frac{t_{n-1;1-\alpha/2}}{\sqrt{n}} \, ; \, \overline{x} + \frac{t_{n-1;1-\alpha/2}}{\sqrt{n}} \right]$$

Konfidenzintervall für die Wahrscheinlichkeit (Grenzen, mit Stetigkeitskorrektur):

$$\hat{p} \pm \left(\frac{1}{2n} + z_{1-\alpha/2} \cdot \sqrt{\frac{\hat{p} \cdot (1 - \hat{p})}{n}} \right)$$

Je schmaler das Konfidenzintervall, desto präziser die Schätzung. Vorteilhaft sind:
- hoher Stichprobenumfang
- geringe Streuung
- Irrtumswahrscheinlichkeit $\alpha = 0,05$ (anstelle $\alpha = 0,01$)

Übungsfragen/-aufgaben

1. **Klinische Studie 1**
   Für die beiden Therapien wurden folgende Wirkungen bezüglich der Blutdrucksenkung erzielt (in *mmHg*):
   a. Neue Therapie ($n = 39$):
      $$\overline{x} \pm s_x = 18,8 \pm 6,2$$
   b. Standardtherapie
      ($n = 36$): $\overline{y} \pm s_y = 15,4 \pm 7,6$

   Für die Erwartungswerte sollen Konfidenzintervalle nach Formel (8.9) konstruiert werden (2-seitig, $\alpha = 0,05$).

a. Welche speziellen t-Quantile werden benötigt? Diese lassen sich mit der Excel-Funktion TINV ermitteln.

b. Berechnen Sie nun die Grenzen der Konfidenzintervalle.

c. Welches Intervall ist breiter? Aus welchen Gründen?

d. Das von SAS berechnete Konfidenzintervall für die Differenz der Mittelwerte (Neu – Standard) lautet: [0,25 ; 6,62]. Wie interpretieren Sie dies?

2. **Klinische Studie 2**
Von den 75 Patienten sind 48 männlich – also mehr als die Hälfte. Inwieweit lässt sich diese Aussage verallgemeinern?

a. Berechnen Sie mit Formel (8.15) das dazugehörende Konfidenzintervall für $\alpha = 0,05$.

b. Berechnen Sie das Konfidenzintervall $\alpha = 0,01$.

c. Wie würden Sie nun die oben gestellte Frage beantworten?

3. **Daten der Studierenden: Mediane für die Körpergröße von Frauen**
Berechnen Sie mit Formel (8.9) und (8.11) Intervallgrenzen für den Mittelwert und den Median der Körpergröße der 44 weiblichen Studenten. Die relevanten Kenngrößen sind: $(\bar{x} \pm s) = (168,5 \pm 6,2)\,cm$; $\tilde{x} = 168,5\,cm$. Benutzen Sie dafür ◘ Tab. 2.2 (diese Tabelle ist nach Geschlecht und Körpergröße sortiert).

Lösungen ► Kap. 20

Prinzip eines statistischen Tests

© Springer-Verlag GmbH Deutschland, ein Teil von Springer Nature 2019
C. Weiß, *Basiswissen Medizinische Statistik*, Springer-Lehrbuch,
https://doi.org/10.1007/978-3-662-56588-9_9

Dieses Kapitel befasst sich mit den Prinzipien statistischer Tests. Wie wird ein Test korrekt durchgeführt? Was ist eine Testentscheidung und welche Konsequenzen lassen sich aus einem Test ziehen? Auf diese und weitere Fragen gibt das vorliegende Kapitel Antworten.

» Klug fragen zu können ist die halbe Weisheit. (Francis Bacon, Philosoph)

9.1 Durchführung eines Tests

9.1.1 Funktion eines statistischen Tests

Der Fortschritt in einer empirischen Wissenschaft wie der Medizin beruht im Wesentlichen auf Beobachtungen, die ein Arzt bei der Patientenbehandlung oder im Labor macht. Möglicherweise entwickelt er dabei eine Therapie, von der er glaubt, dass sie der herkömmlichen Standardtherapie in irgendeiner Weise überlegen sei, oder er gewinnt neue wissenschaftliche Erkenntnisse. Aus einer Vielzahl von Beobachtungen gepaart mit fachlich-theoretischen Überlegungen entsteht so eine Vermutung und – wenn diese präzise formuliert wird – eine Hypothese.

In der Regel ist es nicht möglich, derlei Hypothesen zu beweisen. Ein Forscher wird zwar meist von der Richtigkeit seiner Vermutung überzeugt sein – dies allein kann jedoch kein objektives Kriterium darstellen. Die Überprüfung einer Hypothese hat in zweifacher Hinsicht zu erfolgen:

- Zunächst sollte man einen **theoretischen Hintergrund** erarbeiten, um die Hypothese mit sachlichen Argumenten zu untermauern. Dazu bedarf es überwiegend medizinischer Fachkenntnisse und Erfahrungen. Mit Statistik hat dies vorerst nichts zu tun.
- Darüber hinaus ist es erforderlich, die Hypothese **statistisch abzusichern**. Zu diesem Zweck müssen relevante Daten erhoben und mit einer geeigneten Testmethode analysiert werden.

In diesem Abschnitt wird das Prinzip eines statistischen Tests anhand eines einfachen Beispiels erläutert, bei dem der t-Test für eine Stichprobe herangezogen wird. Wir stellen uns dazu folgende Situation vor: Aus der Fachliteratur ist bekannt, dass das mittlere Geburtsgewicht gesunder Kinder nach einer unauffällig verlaufenden Schwangerschaft 3500 g beträgt. Ein Arzt hat die Vermutung, dass Babys, deren Mütter während der Schwangerschaft einem bestimmten Risiko ausgesetzt waren, im Durchschnitt weniger wiegen. Er beschließt, das Geburtsgewicht von 20 solcher Risikobabys in seiner Klinik zu messen und den daraus resultierenden Mittelwert mit 3500 g zu vergleichen. Generell sind nun zwei Möglichkeiten bezüglich der (unbekannten) Ausgangssituation denkbar:

- **Es besteht kein Unterschied** zwischen dem mittleren Geburtsgewicht der Risikobabys und dem aus der Literatur bekannten Wert von 3500 g. In diesem Fall würde man bei den 20 Babys ein Durchschnittsgewicht von 3500 g erwarten. Freilich wird man bei einer Stichprobenerhebung niemals einen Mittelwert von exakt 3500 g erhalten. Kleinere Abweichungen muss man tolerieren.
- **Es besteht ein Unterschied:** Dann ist zu erwarten, dass die 20 Kinder durchschnittlich weniger (oder mehr) als 3500 g wiegen, wobei der Unterschied nicht nur zufällig bedingt ist.

Diese beiden Aussagen sind komplementär: Sie ergänzen sich und schließen sich gegenseitig aus. Genau eine davon muss also richtig sein. Eine Entscheidung aufgrund des aus der Stichprobe berechneten Mittelwertes fällt mitunter schwer. Wenn der Arzt ein mittleres Geburtsgewicht von 3480 g ermittelt, wird er kaum schlussfolgern, dass sich das Risiko negativ auf das Geburtsgewicht auswirkt. Erhält er dagegen einen Mittelwert von weniger als 3000 g, wird er seine Vermutung bestätigt sehen. Wo aber verläuft die Grenze? Welche Abweichungen vom Sollwert 3500 g sind als zufällig bedingt einzustufen, und ab welchem

Punkt muss man davon ausgehen, dass sich die Abweichung nicht allein durch den Zufall erklären lässt?

In solchen Situationen hilft ein statistischer Test weiter. Er funktioniert nach folgendem Prinzip: Man stellt zwei komplementäre Hypothesen auf (s. o.), wählt einen für die Fragestellung passenden Test und berechnet dann aus den Stichprobendaten nach einem bestimmten mathematischen Algorithmus eine sog. **Testgröße** (**Prüfgröße** oder **Teststatistik**). Daraus ergibt sich dann der *p*-**Wert**. Dieses Testergebnis erlaubt es, eine objektive und nachvollziehbare Entscheidung zugunsten von einer der beiden Hypothesen zu treffen.

9.1.2 Formulieren der Hypothesen

Es ist wichtig, die beiden Hypothesen **vor** der Durchführung des Tests inhaltlich so präzise wie möglich zu formulieren (Schritt 1 in ◘ Tab. 9.1). Erst dadurch wird die konkrete Fragestellung klar definiert. Dies hat der englische Philosoph *Francis Bacon* bereits im 17. Jahrhundert erkannt (obgleich damals keine statistischen Tests bekannt waren).

Diejenige Hypothese, die eine innovative Aussage beinhaltet und Althergebrachtes infrage stellt, bezeichnet man als **Alternativhypothese**. In unserem Beispiel lautet sie: „Das Geburtsgewicht der Risikobabys hat einen Erwartungswert μ, der sich von 3500 *g* unter-

scheidet." Die konkurrierende Aussage nennt man **Nullhypothese**: „Das Geburtsgewicht der Risikobabys hat einen Erwartungswert μ von 3500 *g*." Diese inhaltlichen Aussagen werden nun in statistische Hypothesen übersetzt. In unserem Beispiel lauten sie:

$$H_0 : \mu = 3500\,g;\, H_1 : \mu \neq 3500\,g$$

Die Nullhypothese H_0 beinhaltet ein Gleichheitszeichen; sie ist also eindeutig formuliert. Die üblicherweise mit H_1 (oder H_A) bezeichnete Alternativhypothese ist dagegen sehr allgemein gehalten: Sie vereinigt in sich *alle* Hypothesen außer der Nullhypothese.

Diese Art von Hypothesen, bei denen nichts über die Richtung eines Unterschieds ausgesagt wird, nennt man **zweiseitig** (oder **ungerichtet**). Liegen aufgrund inhaltlicher Überlegungen bereits Kenntnisse über die Richtung eines möglichen Unterschiedes vor, ist es eventuell sinnvoll, **einseitige** (oder **gerichtete**) Hypothesen zu formulieren. Hat der Arzt berechtigten Grund zur Annahme, dass die Risikobabys auf keinen Fall mehr, sondern weniger als 3500 *g* wiegen, wird er folgende Hypothesen aufstellen:

$$H_0 : \mu = 3500\,g;\, H_1 : \mu < 3500\,g$$

Eine Testentscheidung lässt nur diese beiden Alternativen zu. Die Möglichkeit $\mu > 3500\,g$

◘ **Tab. 9.1** Entscheidungsfindung bei einem statistischen Test

Schritt	Beschreibung	
1	Formulieren der Null- und der Alternativhypothese (einseitig oder zweiseitig)	▶ Abschn. 9.1.2
2	Wahl des Signifikanzniveaus (meist $\alpha = 0{,}05$)	▶ Abschn. 9.1.3
3	Berechnen der Prüfgröße und Ermitteln des *p*-Werts	▶ Abschn. 9.1.3 und 9.2.2
4	Testentscheidung: $p < \alpha$: Alternativhypothese $p \geq \alpha$: Nullhypothese	▶ Abschn. 9.2.1 und 9.2.2
5	Interpretation des Testergebnisses	▶ Abschn. 9.2.3 und 9.2.4

wird bei dieser Fragestellung gar nicht in Betracht gezogen.

> ❗ Oft wird die Nullhypothese bei einseitiger Fragestellung komplementär zur Alternativhypothese formuliert (in unserem Beispiel: $H_0 : \mu \geq 3500\ g$). Welche Formulierung das inhaltliche Problem besser beschreibt, bleibt dem Anwender überlassen. Für die Durchführung des Tests ist dies irrelevant: Die Berechnung der Prüfgröße und die Testentscheidung basieren in jedem Fall auf einer eindeutig formulierten Nullhypothese.

Ob eine Fragestellung einseitig oder zweiseitig formuliert wird, hat der Versuchsleiter **vor** der Durchführung des Tests festzulegen. Diese Entscheidung ist aufgrund von spezifisch-fachlichen Überlegungen zu treffen. Sie ist von den Konsequenzen einer Fehlentscheidung (▶ Abschn. 9.1.3) abhängig. Falls der Studienleiter nicht sicher ist, ob die Voraussetzungen für eine einseitige Fragestellung gegeben sind, wählt er zweckmäßigerweise die zweiseitige.

9.1.3 Fehlerarten

Im ersten Schritt (▫ Tab. 9.1) muss der Anwender die konkrete Fragestellung präzise formulieren. Für den zweiten Schritt braucht er sich dagegen kaum Gedanken zu machen: Es ist allgemein üblich, das Signifikanzniveau auf $\alpha = 0{,}05$ festzulegen. Das ist der maximale Wert für die Irrtumswahrscheinlichkeit, die bei seiner Testentscheidung in Kauf genommen wird.

Schritt 3 in ▫ Tab. 9.1 (Berechnen der Prüfgröße und Ermitteln des p-Werts) wird in der Regel von einer Software übernommen. Der Anwender muss den p-Wert lediglich ablesen und sich für eine der beiden Hypothesen entscheiden. Die Entscheidungsregel ist denkbar einfach: Falls der p-Wert kleiner ist als α, entscheidet sich der Anwender für die Alternativhypothese. Ansonsten behält er die Nullhypothese bei.

So weit, so unkompliziert. Es ist allerdings nicht ausgeschlossen, dass das Testverfahren

▫ **Tab. 9.2**   Wahrheitstafel: Entscheidungen bei einem statistischen Test

Testent-scheidung	Wirklichkeit	
	H_0 wahr	H_1 wahr
Für H_0	Richtige Entscheidung $1-\alpha$	Fehler 2. Art β
Für H_1	Fehler 1. Art α	Richtige Entscheidung $1-\beta$
Summe	1	1

im Einzelfall zu einer Fehlentscheidung führt. Ist in Wirklichkeit die Nullhypothese richtig und entscheidet sich der Anwender fälschlicherweise für die Alternativhypothese, liegt ein **α-Fehler** (oder **Fehler 1. Art**) vor. Im umgekehrten Fall (in Wirklichkeit gibt es einen Unterschied, den man aber nicht bemerkt) begeht man einen **β-Fehler** oder **Fehler 2. Art** (▫ Tab. 9.2).

Zunächst zum α-Fehler: Auch wenn sich die Risikobabys bezüglich ihres Geburtsgewichts von den anderen nicht unterscheiden würden (wenn also die Nullhypothese tatsächlich zuträfe), könnten allein aufgrund des Zufalls nur leichtgewichtige Babys in die Stichprobe gelangen, deren durchschnittliches Gewicht weit unter $3500\ g$ läge. Der Arzt würde dann annehmen, dass diese Kinder weniger wiegen und sich irrtümlicherweise für die Alternativhypothese entscheiden. Damit würde er einen α-Fehler begehen (freilich ohne dies zunächst zu bemerken).

Ein α-Fehler ist nicht generell vermeidbar – aber er ist kontrollierbar. Dieser Fehler kann nämlich nur bei Gültigkeit der Nullhypothese auftreten. Weil diese eindeutig formuliert ist, ist es möglich, die Wahrscheinlichkeitsverteilung der Prüfgröße explizit anzugeben: Es ist bekannt, dass unter H_0 die Zufallsvariable t-verteilt ist (▶ Abschn. 7.4.1). Dementsprechend berechnet man aus den Daten der Stichprobe die **Prüfgröße t:**

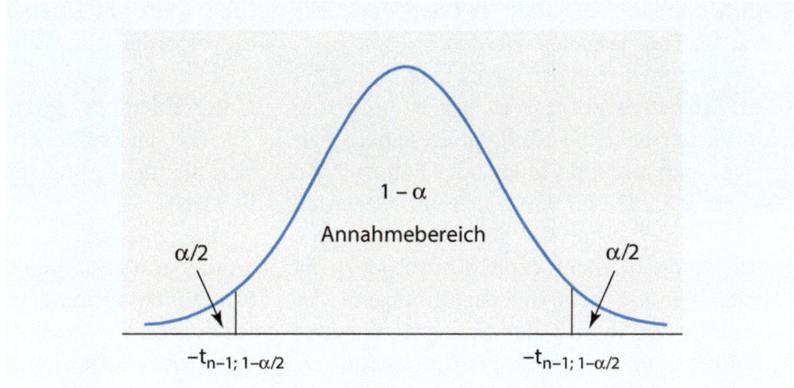

Abb. 9.1 Annahme- und Ablehnungsbereich beim *t*-Test (zweiseitige Fragestellung)

$$t = \frac{\bar{x} - \mu_0}{s / \sqrt{n}} \qquad (9.1)$$

Die Verteilung dieser Prüfgröße unter der Nullhypothese ist bekannt. Für $\alpha = 0,05$ gilt:

- Mit 95 %-iger Wahrscheinlichkeit erhält man für t einen Wert zwischen $t_{n-1;\,\alpha/2} = t_{n-1;\,0,025}$ und $t_{n-1;\,1-\alpha/2} = t_{n-1;\,0,975}$. Wegen der Symmetrie der t-Verteilung gilt: $t_{n-1;\,\alpha/2} = -t_{n-1;\,1-\alpha/2}$.
- Mit einer Wahrscheinlichkeit von $\alpha/2 = 2,5\%$ nimmt die Prüfgröße einen (positiven) Wert an, der größer ist als $t_{n-1;\,1-\alpha/2}$.
- Mit einer Wahrscheinlichkeit von $\alpha/2 = 2,5\%$ nimmt die Prüfgröße einen (negativen) Wert an, der kleiner ist als $t_{n-1;\,\alpha/2}$.

Daraus leitet man für zweiseitige Fragestellungen folgende objektive Entscheidungsregel her:

- Falls $t_{n-1;\,\alpha/2} \le t \le t_{n-1;\,1-\alpha/2}$, behält man die Nullhypothese bei. Diesen Bereich von t bezeichnet man als „**Annahmebereich** für die Nullhypothese".
- Falls $t < t_{n-1;\,\alpha/2}$ oder falls $t > t_{n-1;\,1-\alpha/2}$, lehnt man die Nullhypothese ab und nimmt die Alternativhypothese an. Diese beiden Bereiche mit jeweils der Fläche α/2 werden zusammen als „**kritischer Bereich**" oder als „**Ablehnungsbereich** für die Nullhypothese" bezeichnet.

Im kritischen Bereich hat die Prüfgröße also einen Betrag $\lfloor t \rfloor > t_{n-1;\,1-\alpha/2}$. Die beiden Werte $\pm t_{n-1;\,1-\alpha/2}$ trennen den Annahmebereich vom kritischen Bereich und werden deshalb als **kritische Werte** bezeichnet (Abb. 9.1).

Bei einseitiger Fragestellung ist der kritische Bereich mit der Fläche α zusammenhängend auf einer Seite der Dichtefunktion der t-Verteilung. Die Alternativhypothese $H_1 : \mu > \mu_0$ wird angenommen, falls $t > t_{n-1;\,\alpha/2}$. Formuliert man dagegen die Alternativhypothese als $H_1 : \mu < \mu_0$, muss die Prüfgröße t negativ und kleiner als $t_{n-1;\,\alpha}$ sein, damit die Alternativhypothese angenommen werden kann.

Der kritische Wert und damit die Testentscheidung sind also abhängig von der Anzahl der Freiheitsgrade $f = n - 1$, der Irrtumswahrscheinlichkeit α und davon, ob man einseitig oder zweiseitig testet. Diese Vorgehensweise gewährleistet, dass – falls die Nullhypothese wahr ist – mit einer Wahrscheinlichkeit von mindestens 95 % eine richtige Entscheidung getroffen wird. Das Risiko einer Fehlentscheidung (also der α-Fehler) beträgt demnach maximal 5 %.

Theoretisch kann der Anwender eines statistischen Tests die maximale Größe des α-Fehlers nach Belieben festlegen (Schritt 2 in Tab. 9.1). Um jedoch eine Vergleichbarkeit statistisch abgesicherter Entscheidungen zu ermöglichen, hat sich in den Biowissenschaften ein Schwellenwert von 5 % eingebürgert. Diesen Wert bezeichnet man als das **α-Niveau** oder **Signifikanzniveau**. Bei besonderen Fragestellungen wählt man $\alpha = 1\%$ oder $\alpha = 0,1\%$, hin und wieder auch $\alpha = 10\%$. Die maximale

Größe des α-Fehlers sollte *vor* der Durchführung des Tests festgelegt werden.

Nun zum ß-Fehler: Wenn in Wirklichkeit die Alternativhypothese richtig ist und man fälschlicherweise die Nullhypothese beibehält, begeht man einen **β-Fehler** oder **Fehler 2. Art** (◘ Tab. 9.2). Dieser lässt sich im Gegensatz zum α-Fehler kaum abschätzen, da die Alternativhypothese nicht explizit vorgegeben ist. Generell gilt: Je mehr sich der unbekannte Erwartungswert μ und der Sollwert μ_0 unterscheiden und je höher der Stichprobenumfang ist, desto eher lässt sich die Alternativhypothese absichern und desto kleiner ist der β-Fehler.

Man kann den β-Fehler durch die Wahl des α-Fehlers beeinflussen: Je größer der Wert für α angenommen wird, umso größer ist der kritische Bereich und umso kleiner β. Ein kleiner α-Fehler bedeutet also einerseits, dass man seltener eine richtige Nullhypothese ablehnt. Andererseits geht man ein höheres Risiko ein, die Nullhypothese auch dann beizubehalten, wenn in Wirklichkeit die Alternativhypothese richtig ist.

9.1.4 Stichprobenumfang

Dem Stichprobenumfang ist besondere Beachtung beizumessen, da er das Testergebnis massiv beeinflusst. **Je kleiner der Stichprobenumfang ist, desto eher wird die Nullhypothese beibehalten.** Andererseits gibt ein extrem großer Stichprobenumfang der Nullhypothese keine Chance. Daraus folgt: Jede Alternativhypothese (auch wenn sie nur minimal von der Nullhypothese abweicht) lässt sich mit einem hinreichend großen Stichprobenumfang absichern.

Demnach könnte man meinen, dass die Testentscheidung bedeutungslos ist. Sie ist es jedoch nicht, wenn der Anwender (der ja in der Regel die Alternativhypothese absichern möchte) vorab darüber nachdenkt, wie groß der Unterschied zwischen Null- und Alternativhypothese sein sollte, damit ihm eine praktische Bedeutung zukommt. Aufgrund dieser (und weiterer) Überlegungen lässt sich dann die erforderliche Fallzahl abschätzen. Diese sollte hoch genug sein, um einen vorhandenen Unterschied zu erkennen und abzusichern. Andererseits sollte sie nicht wesentlich höher sein als für die statistischen Zwecke erforderlich ist.

Eine unpassende Fallzahl ist bei den meisten Studien mit ethischen und ökonomischen Problematiken verbunden. Bei einer zu geringen Fallzahl ist die gesamte Studie zum Scheitern verurteilt, was weder im Interesse der Studienleiter noch im Interesse der Studienteilnehmer sein kann. Auch eine zu hohe Fallzahl ist wenig sinnvoll. So werden beispielsweise im Rahmen einer klinischen Studie unnötig viele Patienten belastet, das Studienende verzögert sich (was eventuell dazu führt, dass Patienten, die von der neuen Therapie profitieren würden, diese nicht erhalten). Außerdem lassen sich mit einer hinreichend hohen Fallzahl auch kleinste Unterschiede nachweisen, die in Wirklichkeit belanglos sind.

Die Fallzahlschätzung erfordert statistische und klinische Expertise. Sie sollte unbedingt vor Studienbeginn durchgeführt werden. Falls die Daten bereits vorliegen (etwa im Rahmen einer retrospektiven Studie), sollte unbedingt vorab geklärt werden, ob die Fallzahl ausreicht, um einen bestimmten Effekt nachzuweisen.

9.2 Testentscheidung und Konsequenzen

9.2.1 Basis der Testentscheidung

Ein statistischer Test endet mit einer Entscheidung, die man aufgrund des Testergebnisses trifft (Schritt 4 in ◘ Tab. 9.1). Generell gibt es zwei Möglichkeiten:
- Liegt die Prüfgröße im kritischen Bereich, entscheidet man sich für die **Alternativhypothese**. Ein solches Ergebnis ist „statistisch signifikant". Theoretisch kann diese Entscheidung zwar falsch sein – wenn nämlich in Wirklichkeit die Nullhypothese richtig ist und man dennoch

eine Prüfgröße im kritischen Bereich erhält. Dieser Fehler wird jedoch durch den p-Wert kontrolliert (► Abschn. 9.2.2). Man formuliert die Testentscheidung als: „Die Nullhypothese wird verworfen" oder „Die Alternativhypothese wird angenommen".

— Liegt die Prüfgröße im Annahmebereich, entscheidet man sich für die **Nullhypothese**. Diese Entscheidung ist richtig, wenn die Aussage der Nullhypothese in Wirklichkeit zutrifft. Ansonsten ist man einem β-Fehler erlegen. Dieser kann – insbesondere bei kleinem Stichprobenumfang – sehr groß sein. Eine Prüfgröße im Annahmebereich ist deshalb kein Beleg für die Richtigkeit der Nullhypothese, sondern weist lediglich darauf hin, dass man anhand des vorhandenen Datenmaterials die Nullhypothese nicht ablehnen kann. Man formuliert deshalb vorsichtig: „Die Nullhypothese kann auf dem Signifikanzniveau α nicht verworfen werden" oder „Es ergibt sich kein Widerspruch zur Nullhypothese".

Die Wahrscheinlichkeit eines Tests, eine richtige Alternativhypothese als solche zu erkennen, beträgt $1 - \beta$. Dieser Term quantifiziert die sog. **Güte**, **Teststärke**, **Trennschärfe** oder **Macht**. Auch der englische Ausdruck **Power** wird im deutschen Sprachgebrauch häufig verwendet.

Aus diesen Ausführungen geht hervor: Die Nullhypothese ist die Basis für die Testentscheidung. Es ist wichtig, dafür zu sorgen, dass sie nicht leichtfertig oder grundlos abgelehnt wird. Man ist deshalb vorsichtig und akzeptiert die Alternativhypothese nur dann, wenn die Testgröße in den kritischen Bereich fällt – mit anderen Worten: wenn der Wert der Testgröße mit der Nullhypothese nur schwer zu vereinbaren ist.

Ein Anwender weiß bei Annahme der Alternativhypothese nie genau, ob er eine richtige Entscheidung getroffen hat, oder ob er einem α-Fehler erlegen ist. Deshalb klingen Sätze „Mit 95 %-iger Sicherheit trifft die Alternativhypothese zu" oder „Mit einer Wahrscheinlichkeit von weniger als 5 % ist die Alternativhypothese falsch" plausibel. Diese Formulierungen sind zwar weit verbreitet, aber dennoch nicht korrekt. Sie würden implizieren, dass die Alternativhypothese meistens richtig, aber zufällig auch einmal falsch sein kann. Einer Hypothese haftet jedoch nichts Zufälliges an – sie ist entweder richtig oder falsch. Zufällig sind die Daten, die in die Stichprobe gelangen, damit auch die Testgröße und die davon abhängige Entscheidung. Besser ist es, die o. g. Formulierungen zu verwenden.

❗ **Eine Hypothese ist nicht zufällig, sondern richtig oder falsch!**

9.2.2 *p*-Wert und Konfidenzintervall

In früheren Zeiten war es üblich, eine Prüfgröße per Hand oder mit einem Taschenrechner zu berechnen. Um zu beurteilen, ob das Ergebnis signifikant war, hatte man den berechneten Wert mit einem kritischen Wert zu vergleichen. In fast jedem Statistiklehrbuch findet man auch heute noch Tabellen, in denen kritische Werte aufgelistet sind (Anhang, Tab. 1 bis 6). Wenn beispielsweise die Prüfgröße, die aus einem t-Test für eine Stichprobe resultiert, betragsmäßig größer ist als $t_{n-1;\,0,975}$, kann man davon ausgehen, dass das Testergebnis signifikant auf dem Niveau α = 5% ist. Ist der Betrag der Prüfgröße sogar größer als $t_{n-1;\,0,995}$, dann ist der Unterschied auf dem 1 %-Niveau abgesichert (jeweils bei zweiseitigem Testen).

Heutzutage führt man einen statistischen Test mithilfe geeigneter Software durch. Diese ermittelt in Abhängigkeit vom Wert der Prüfgröße den **p-Wert** (Schritt 3 in ◻ Tab. 9.1). Der p-Wert quantifiziert die Wahrscheinlichkeit, dass das erhaltene Testergebnis (oder ein noch extremeres Ergebnis) zustande kommt, wenn in Wirklichkeit die Nullhypothese richtig ist. Etwas salopp ausgedrückt ist der p-Wert die Wahrscheinlichkeit dafür, dass das Testergebnis ein reiner Zufallsbefund ist. Ist p kleiner als das Signifikanzniveau α, wird die Alternativhypothese angenommen (Schritt 4 in ■ Tab. 9.1) – ganz nach dem Motto: Das kann kein Zufall sein!

Grundsätzlich ist Folgendes zu beachten:

- Der p-Wert besagt lediglich, **ob** ein statistisch signifikanter Unterschied existiert. Er enthält jedoch keine Informationen über dessen Richtung und dessen Größe und keinen Hinweis bezüglich der Präzision der Schätzung. Deshalb ist es sinnvoll, zusätzlich zum p-Wert eine Effektgröße (▶ Abschn. 9.2.6) und das dazugehörende Konfidenzintervall für den zu testenden Parameter anzugeben.
- Grundsätzlich sind alle Werte innerhalb des Konfidenzintervalls für die Größe des zu untersuchenden Parameters in Betracht zu ziehen. Je schmaler dieses Intervall, desto präziser ist die Schätzung und desto einfacher die Interpretation des Testergebnisses. Problematisch ist es, wenn ein kleiner Stichprobenumfang zu einem nichtsignifikanten Ergebnis und einem breiten Konfidenzintervall führt. In diesem Fall ist keine Aussage darüber möglich, ob es keinen praktisch relevanten Unterschied gibt oder ob dieser nur nicht nachweisbar ist.

Ein Arzt erhält bei einer Beobachtungsstudie mit 20 Babys von Risikopatientinnen für das Geburtsgewicht: $\bar{x} \pm s = (3311,5 \pm 410,5)\,g$. Diese Werte sind zu vergleichen mit dem aus der Literatur bekannten Durchschnittswert $3500\,g$. Aus den Daten resultiert nach Formel (9.1):

$$t = \frac{\bar{x} - \mu_0}{s / \sqrt{n}} = \frac{3311,5 - 3500}{410,5 / \sqrt{20}} = -2,0535$$

und $p = 0,0541$.

Die kritischen Werte sind $t_{19;\,0,025} = -2,093$ und $t_{19;\,0,975} = +2,093$ (für $\alpha = 5\%$; zweiseitiger Test, Tab. 2 im Anhang). Demnach müsste man die Nullhypothese beibehalten.

Für das einseitige Testen hat der kritische Wert den Betrag $t_{19;\,0,95} = 1,729$; der p-Wert halbiert sich auf $0,0270$. Dieses Ergebnis ist signifikant. – Das einseitige Konfidenzintervall für den Mittelwert hat nach Formel (8.10) die obere Grenze von $3470\,g$. Dies zeigt, dass die 20 Babys im Durchschnitt zwar weniger wiegen als $3500\,g$; der Unterschied ist aber möglicherweise nicht gravierend.

> **Praxistipp**
>
> Beim einseitigen t-Test entspricht der p-Wert dem Integral (also der Fläche) zwischen der nach Formel (9.1) berechneten Prüfgröße und dem Ende der Dichtefunktion; beim zweiseitigen t-Test verteilt sich diese Fläche gleichmäßig auf beide Enden der Dichtefunktion. Falls das Ergebnis signifikant ist mit $p < \alpha$, ist diese Fläche ein Teil des kritischen Bereichs (■ Abb. 9.1). Es ist in der Regel nicht möglich, die p-Werte eines statistischen Tests manuell zu bestimmen. In den Beispielen der ▶ Kap. 9, 10, 11, 12 und 13 wurden diese mit der Statistiksoftware SAS ermittelt.

9.2.3 Interpretation eines signifikanten Ergebnisses

Das Ziel eines statistischen Tests besteht meistens darin, die Alternativhypothese abzusichern. Ob das gelingt, hängt vom p-Wert ab. Ein p-Wert kleiner als 0,05 ist häufig Anlass zu großer Freude! Viele Anwender unterliegen aber allzu menschlichen Schwächen und „überinterpretieren" ein Testergebnis subjektiv nach ihren eigenen Vorstellungen (Schritt 5 in ■ Tab. 9.1). Dies sei an drei Beispielen verdeutlicht.

- Das Ergebnis von ▶ Beispiel 9.1 erhärtet die These, dass das Geburtsgewicht der Risikobabys geringer ist als der allgemeine Durchschnitt. Das Ergebnis allein ist aber kein hieb- und stichfester Beweis für einen kausalen Zusammenhang. Um die These zu erhärten, sind weitere Überlegungen fachlicher Art notwendig.

- In ▸ Beispiel 10.1 wird die Wirkung einer Diät an 10 Probanden getestet; der Unterschied bezüglich des durchschnittlichen Körpergewichts vor und nach der Diät ist statistisch signifikant. Dies heißt jedoch keineswegs, dass sich das Körpergewicht allein wegen der Diät verringert hat. Auch andere Ursachen sind in Betracht zu ziehen. (Möglicherweise haben die Probanden generell ihren Lebensstil oder ihre Einstellung zu ihrer Gesundheit verändert).
- In ▸ Beispiel 10.7 erhält man mit denselben Daten und einem anderen Testverfahren ein nichtsignifikantes Ergebnis. Hier wäre es leichtfertig, das Ergebnis dahingehend zu interpretieren, als habe die Diät keinen Einfluss auf das Gewicht. Das Ergebnis ist auch bedingt durch die geringe Power des Tests und den kleinen Stichprobenumfang.

Generell gilt: Der p-Wert besagt nichts über die Ursachen eines Unterschieds oder über dessen Konsequenzen. Diese Fragen müssen mit medizinischem Sachverstand geklärt werden; die Statistik hilft dabei nicht weiter. Der Anwender eines statistischen Tests und auch die Leser einer Publikation sollten sich von einem kleinen p-Wert nicht blenden lassen. „Statistische Signifikanz" ist nicht gleichbedeutend mit „klinischer Relevanz" oder „wissenschaftlicher Brisanz".

9.2.4 Interpretation eines nichtsignifikanten Ergebnisses

Wenn der p-Wert größer ist als ein vorgegebenes Signifikanzniveau α, entscheidet man sich für die Beibehaltung der Nullhypothese – das Ergebnis ist nichtsignifikant. Leider ist der β-Fehler, der einer solchen Entscheidung zugrunde liegen mag, nicht quantifizierbar. Ein nichtsignifikantes Testergebnis kann zweierlei bedeuten:

- Es gibt keinen relevanten Unterschied.
- Oder es gibt einen bedeutsamen Unterschied, der sich aber wegen eines zu geringen Stichprobenumfangs nicht absichern lässt.

Ein Konfidenzintervall ist hilfreich, um zu beurteilen, welche Alternative eher anzunehmen ist. Die Interpretation hängt von der Fragestellung ab:

- Überrascht das Ergebnis (weil man eigentlich einen signifikanten Unterschied erwartet hatte), sollte man nach den Ursachen forschen. Möglich sind: Inhaltlicher Fehler bei der Formulierung der Hypothesen, Mängel des Studiendesigns, eine zu geringe Fallzahl oder eine nichteffiziente statistische Analyse.
- Freilich gibt es Fragestellungen, bei denen ein nichtsignifikantes Ergebnis explizit erwünscht ist. Bei einer randomisierten Studie etwa erwartet man, dass die zu vergleichenden Therapiegruppen zu Beginn der Studie keine relevanten Unterschiede aufweisen. In diesen Fällen ist das Ergebnis nicht überraschend. Es handelt sich eher um ein „Nebenprodukt", nicht um das wichtigste Ergebnis der Studie.

❗ **Keinesfalls darf aus einem nichtsignifikanten Testergebnis auf die Gleichwertigkeit zweier Therapien oder gar die Übereinstimmung zweier Messverfahren geschlossen werden. Für solche Fragestellungen stehen spezielle statistische Verfahren zur Verfügung (▸ Abschn. 9.3.1 und 9.3.2).**

9.2.5 Manipulation des Testergebnisses

Ein signifikantes Ergebnis lässt sich in der Regel leichter publizieren als ein nichtsignifikantes.

Um dies zu erreichen, ist einigen Leuten jedes Mittel recht. Einige dieser „Tricks" werden hier aufgezählt (wobei ausdrücklich betont wird, dass sie *nicht* zur Nachahmung empfohlen werden).

▪ Auswahl des Tests

Bei vielen Fragestellungen kommen theoretisch mehrere Testmethoden mit unterschiedlichen Voraussetzungen infrage. Die oben behandelte Frage, ob das mittlere Geburtsgewicht der 20 Babys mit dem Sollwert 3500 *g* zu vereinbaren ist, lässt sich auch mit dem Wilcoxon-Test oder dem Vorzeichentest überprüfen (▶ Abschn. 10.2.1 und 10.3.1). Man könnte nun mehrere Tests durchprobieren und dann denjenigen mit dem kleinsten *p*-Wert wählen. (Irgendeine Begründung bezüglich der Voraussetzungen lässt sich sicherlich finden).

Wichtig ist: Die Auswahl eines geeigneten Tests muss differenziert erfolgen. Wendet man einen Test an, dessen Voraussetzungen nicht erfüllt sind, nimmt man eine Erhöhung des α-Fehlers in Kauf. Das bedeutet: Der Test lässt mehr Ergebnisse signifikant werden als es dem α-Niveau entspricht. Ein solches Testverhalten heißt **progressiv**. Ein signifikantes Ergebnis ist zwar meist erwünscht – es könnte aber peinlich werden, wenn sich herausstellt, dass man den vermeintlichen Effekt mit einer wissenschaftlich unsauberen Methode quasi gewaltsam herbeigeführt hat.

Andererseits wird man einen Test mit hoher Power bevorzugen, wenn dessen Voraussetzungen erfüllt sind. Ansonsten besteht die Gefahr, dass ein tatsächlich vorhandener Unterschied nicht erkannt wird. Dies ist höchst ärgerlich für einen Forscher, der ja in der Regel etwas Neues etablieren und deshalb die Alternativhypothese absichern möchte. Einen Test, der zur Beibehaltung der Nullhypothese tendiert, nennt man **konservativ**.

▪ Einseitiges oder zweiseitiges Testen

Es mag verlockend sein, einseitig zu testen, nachdem man mit dem zweiseitigen Testen einen *p*-Wert zwischen 0,05 und 0,10 erhalten hat. Dadurch halbiert sich der *p*-Wert, und aus einem nichtsignifikanten Ergebnis wird ein

signifikantes! Gegen eine einseitige Fragestellung ist nichts einzuwenden, wenn sie sachlich begründet ist und die Richtung eines möglichen Unterschieds *vor* der Datenerhebung festgelegt wird. Es ist aber unredlich, einseitig zu testen und die Richtung des Unterschieds erst festzulegen, **nachdem** die Daten vorliegen. Man testet einseitig, wenn man die Richtung eines eventuell vorhandenen Unterschieds vorab kennt oder wenn sich Konsequenzen nur bei einer bestimmten Abweichungsrichtung ergeben. Der Anwender sollte sich allerdings fragen, ob wirklich nur eine einzige Abweichungsrichtung interessant ist, oder ob er sich einen Unterschied in eine bestimmte Richtung erhofft und deshalb einseitig testet. Außerdem ist zu berücksichtigen, dass einseitige Tests empfindlicher auf eine Verletzung ihrer Voraussetzungen reagieren als zweiseitige.

Man kann zwar mit derlei Tricks gewaltsam ein signifikantes Ergebnis herbeiführen und dieses mit etwas Glück sogar veröffentlichen. Die wissenschaftliche Arbeit ist damit aber wertlos. Fälschungen könnten bei späteren Verifikationen auffallen und sehr unangenehme Folgen für alle Beteiligten haben. Die beste Methode, zu einem signifikanten Testergebnis zu kommen und einen α-Fehler zu vermeiden, besteht immer noch darin, *vor* der Datenerhebung die Fragestellung theoretisch zu überdenken und inhaltlich abzusichern.

9.2.6 Effektgrößen

Der *p*-Wert ist zweifelsohne ein sehr wichtiges Ergebnis eines statistischen Tests. Er ist jedoch wenig geeignet, die Stärke eines Effekts zu quantifizieren, da er vom Stichprobenumfang abhängt. Beim Vergleich zweier Gruppen bezüglich ihrer Mittelwerte wäre die Differenz dieser Mittelwerte besser geeignet, um die praktische Bedeutung des Testergebnisses darzulegen. Allerdings ist diese Angabe abhängig von der jeweiligen Maßeinheit und damit unter Umständen schwer zu interpretieren. Ob ein Effekt stark oder eher schwach ist, ist daraus nicht direkt ablesbar.

Nach dem Psychologen *Jacob Cohen* (1923–1998) sollte eine **Effektgröße** (auch **Effektstärke** genannt) dimensionslos und unabhängig von der Stichprobengröße sein. Sinnvollerweise sollte ihr Wert theoretisch 0 betragen, wenn kein Unterschied oder kein Zusammenhang besteht. Häufig genutzte Effektgrößen sind Korrelationskoeffizienten. Beim Vergleich zweier Mittelwerte bietet sich **Cohens *d*** an. Beim *t*-Test für eine Stichprobe berechnet sich dieses *d* als:

$$D = \frac{\bar{x} - \mu_0}{s} \qquad (9.2)$$

Wann gilt eine Effektgröße als gering, mittel oder stark? Bei Korrelationskoeffizienten gelten in der Medizin folgende Richtwerte: Ab einem Betrag von $|r| = 0,5$ spricht man von einem mittleren Zusammenhang, ab $|r| = 0,8$ von einem starken Zusammenhang. Beim Vergleich zweier Mittelwerte spricht man von einem mittleren oder starkem Effekt, wenn der Betrag der Effektgröße 0,5 bzw. 0,8 überschreitet. Diese Angaben sollten jedoch nur als grobe Orientierung dienen. In anderen Fachgebieten gelten mitunter niedrigere Schwellenwerte.

Beispiel 9.2: Effektgröße

Wir greifen zurück auf ▶ Beispiel 9.1. Als Effektgröße ergibt sich mit Formel 9.2:

$$D = \frac{3311,5 - 3500}{410,5} = -0,46$$

Dies besagt konkret: Der Stichproben-Mittelwert ist 0,46 Standardabweichungen geringer als der Sollwert – also (knapp) ein mittlerer Effekt.

9.3 Spezielle Testverfahren

9.3.1 Tests auf Nicht-Unterlegenheit

Bei 2-Gruppen-Vergleichen ist der Anwender in der Regel daran interessiert, einen Unterschied (zweiseitige Fragestellung), eine Über-

legenheit oder Unterlegenheit (einseitige Fragestellung) nachzuweisen. Derlei Tests werden beispielsweise angewandt, um eine neue Behandlungsmethode mit einer Standardmethode bezüglich der Wirkung zu vergleichen.

Daneben gibt es auch Fragestellungen, bei denen der Nachweis eines Unterschieds, einer Über- oder Unterlegenheit nicht erforderlich ist. Wenn beispielsweise eine neue Therapie nachgewiesenermaßen weniger Nebenwirkungen hat, weniger toxisch ist, eine bessere Compliance erwarten lässt oder kostengünstiger ist als eine bereits verfügbare Standardtherapie, dann muss die neue Therapie nicht notwendigerweise auch noch besser wirken. Hier reicht in der Regel der Nachweis der Nicht-Unterlegenheit aus.

Mit einem **Test auf Nicht-Unterlegenheit** soll gezeigt werden, dass eine neue Therapie „nicht wesentlich schlechter" wirkt als die Standardtherapie. Die Hypothesen werden folgendermaßen formuliert (wobei μ_{neu} und μ_{St} die Erwartungswerte der neuen bzw. der Standardtherapie bezeichnen):

$$H_0: \quad \mu_{neu} < \mu_{St} - \delta$$
$$H_1: \quad \mu_{neu} \geq \mu_{St} - \delta$$

Die Konstante $\delta > 0$ stellt die **Äquivalenzschranke** dar: Das ist der Abweichungswert, der unter Berücksichtigung der klinischen Fragestellung gerade noch als akzeptabel erscheint. Die Annahme der Alternativhypothese kann also bedeuten, dass die neue Therapie im Vergleich zur Standardtherapie besser, genauso gut oder – innerhalb eines tolerierbaren Bereichs – ein klein wenig schlechter wirkt.

Selbstverständlich kann ein solcher Test auch zum Vergleich von anderen statistischen Parametern (z. B. Wahrscheinlichkeiten) angewandt werden; dann sind die Hypothesen entsprechend anzupassen. In jedem Fall ist die Konstruktion eines Konfidenzintervalls für die Differenz der Kenngrößen „Neu – Standard" sinnvoll. Wenn dessen untere Grenze oberhalb von $-\delta$ liegt, ist die Nicht-Unterlegenheit nachgewiesen. In analoger Weise kann ein Test auf

Nicht-Überlegenheit durchgeführt werden (indem in den oben aufgestellten Hypothesen < durch > zu ersetzen ist).

❗ **Zum Nachweis der Nicht-Unterlegenheit genügt es nicht, einen (einseitigen) Test auf Überlegenheit durchzuführen und auf ein nichtsignifikantes Testergebnis zu hoffen. Dieses könnte mit einem ß-Fehler behaftet sein (der nicht quantifizierbar ist) und ist insofern kein Beleg für die Nicht-Unterlegenheit.**

9.3.2 Äquivalenztests

Ein **Äquivalenztest** wird angewandt, um die Gleichwertigkeit zweier Therapien nachzuweisen. Gleichwertigkeit bedeutet „nicht besser und nicht schlechter". Freilich wird man geringe Abweichungen tolerieren müssen, solange sie klinisch nicht relevant sind. Folgende Hypothesen müssen aufgestellt werden (wobei $\delta_1 > 0$ und $\delta_2 > 0$):

$$H_0: \quad \mu_{neu} < \mu_{St} - \delta_1 \quad \text{oder} \quad \mu_{neu} > \mu_{St} + \delta_2$$
$$H_1: \quad \mu_{St} - \delta_1 \leq \mu_{neu} \leq \mu_{St} + \delta_2$$

Die Nullhypothese besagt, dass die neue Therapie wesentlich schlechter oder wesentlich besser wirkt als die Standardtherapie. Die Annahme der Alternativhypothese bedeutet dagegen, dass die neue Therapie bezüglich ihrer Wirkung ein klein wenig schlechter sein kann, gleichwertig oder ein wenig besser ist. Das Konfidenzintervall (für die Differenz der relevanten Stichproben-Kenngrößen „Neu – Standard") sollte vollständig innerhalb des Intervalls $[-\delta_1, +\delta_2]$ liegen, um die Äquivalenz auf dem Signifikanzniveau α nachweisen zu können. Äquivalenztests werden unter anderem bei Bioverfügbarkeitsstudien oder der Zulassung von Generika angewandt.

Ein Äquivalenztest ist jedoch nicht geeignet, um die Übereinstimmung zweier Messverfahren im Einzelfall zu überprüfen. Für den Nachweis, dass zwei Verfahren übereinstim-

mend die gleichen Ergebnisse liefern (abgesehen von für die Praxis unerheblichen, zufällig bedingten Abweichungen), stehen spezielle Methoden zur Verfügung: Für quantitative Messwerte eignet sich die Bland-Altman-Analyse (▶ Abschn. 5.4.4). Bei qualitativen Merkmalen wird üblicherweise ein Kappa-Index berechnet, um den Grad der Übereinstimmung abzuschätzen (▶ Abschn. 16.1.4).

❗ **Auch hier der Hinweis: Zum Nachweis der Äquivalenz ist es nicht ausreichend, einen zweiseitigen Test zum Nachweis eines Unterschieds durchzuführen und aus dessem nichtsignifikanten Ergebnis auf Äquivalenz zu schließen.**

9.3.3 Sequenzielle Testverfahren

Eine Besonderheit stellen **sequenzielle Testverfahren** dar, bei denen der Stichprobenumfang nicht a priori festgelegt wird. Bei diesen Verfahren wird nicht nur die Nullhypothese, sondern auch die Alternativhypothese vorab präzise formuliert und Werte für α und für β vorgegeben. Meist legt man $\beta = 0{,}10$ oder $\beta = 0{,}20$ fest – je nachdem, welche Konsequenzen die falsche Annahme der Nullhypothese nach sich zieht. Da hier beide Hypothesen exakt formuliert sind, lassen sich der mögliche α- bzw. der mögliche β-Fehler quantifizieren. Man führt den Test zunächst mit einem überschaubaren Stichprobenumfang durch und prüft, ob eine Testentscheidung zugunsten der Alternativhypothese (falls p kleiner ist als α) oder zugunsten der Nullhypothese (falls der Fehler 2. Art kleiner ist als β) möglich ist. Falls keine Entscheidung getroffen werden kann, erhöht man die Fallzahl um 1 und wiederholt diese Prozedur so lange, bis eine Testentscheidung möglich ist. Dieses Verfahren gewährleistet, dass der Stichprobenumfang optimal ist (nicht zu hoch und nicht zu niedrig).

Allerdings sind sequenzielle Verfahren für die Praxis nicht immer geeignet. In der medizinischen Forschung werden diese Testverfahren bislang nicht allzu häufig angewandt. Die

Ausführungen in diesem und den nächsten Kapiteln beziehen sich auf nichtsequenzielle Tests.

9.3.4 Multiples Testen

Im klinischen Alltag werden in der Regel sehr viele Daten erhoben. Mit einer passenden Software stellt deren Analyse kein nennenswertes Problem dar. So ist man oft geneigt, einen Test nach dem anderen durchzuführen in der Hoffnung, wenigstens ein signifikantes Ergebnis zu erhalten. Aber: Bei mehrmaligem Testen steigt der α-Fehler enorm an. Bei einem einzelnen Test beträgt die Wahrscheinlichkeit, unter der Nullhypothese richtig zu entscheiden, $1 - \alpha$; bei 10 unabhängig durchgeführten Tests liegt diese Wahrscheinlichkeit nur noch bei $(1 - \alpha)^{10}$. Bei $\alpha = 5\,\%$ sind dies etwa 60 % – das heißt, der gesamte Fehler 1. Art liegt bei 40 %!

Beim multiplen Testen wird daher häufig eine Korrektur benutzt. Nach der **Bonferroni-Korrektur** wird ein einzelnes Testergebnis erst dann als signifikant gewertet, wenn der p-Wert kleiner als α/k ist (k ist die Anzahl der Tests). Der Nachteil dieses Verfahrens liegt allerdings darin, dass dadurch der β-Fehler höher wird und dass es schwierig werden kann, ein signifikantes Testergebnis zu erhalten.

Das Problem des multiplen Testens lässt sich dadurch entschärfen, dass man nicht wahllos jeden theoretisch denkbaren Test durchführt, sondern vorab die konkrete Fragestellung präzise formuliert und dann überlegt, welche Tests dem inhaltlichen Problem angemessen sind. Häufig ist es sinnvoll, statt mehrerer einfacher Tests ein komplexeres Verfahren zu verwenden (z. B. eine Varianzanalyse statt mehrerer t-Tests), da dies eine effizientere Datenanalyse ermöglicht.

Zum Schluss sei betont: Es ist selbstverständlich legitim, ein signifikantes Ergebnis anzustreben und zu veröffentlichen. Dies sollte aber nicht durch Manipulation der Daten oder unsachgemäßer Handhabung der Verfahren, sondern aufgrund einer ordentlichen Versuchsplanung erzielt werden. Die statistische Analyse ist dann nur noch das „Tüpfelchen auf dem i".

9.4 Klassifikation der Testmethoden

Für die unterschiedlichsten Fragestellungen stehen diverse Testmethoden zur Verfügung. In ▶ Kap. 10 und 11 werden Tests behandelt, die sich zum Nachweis einfacher Zusammenhänge eignen. Diese lassen sich nach mehreren Aspekten einteilen:

- **Anzahl der Stichproben**

Man unterscheidet Ein-Stichproben-Tests, Zwei-Stichproben- und Mehrstichproben-Tests. Bei all diesen Tests werden Vergleiche durchgeführt. Bei den Ein-Stichproben-Tests wird eine empirische Kenngröße mit einem vorgegebenen Sollwert verglichen (▶ Beispiel 9.1). Wenn mehrere Stichproben vorliegen, werden diese untereinander bezüglich eines bestimmten Parameters (z. B. des Mittelwerts) verglichen.

- **Art der Stichproben**

Zwei oder mehrere Stichproben können verbunden oder unverbunden sein:

- **Verbundene** (oder **abhängige**) Stichproben haben denselben Umfang; zwei verbundene Stichproben werden auch **paarig** genannt. Jeder Wert der einen Stichprobe bildet mit einem Wert der anderen Stichprobe inhaltlich ein Paar. Verbundene Stichproben liegen z. B. vor, wenn ein bestimmtes Merkmal im Laufe einer Therapie an Patienten zu mehreren Zeitpunkten erfasst wird.
- **Unverbundene** (oder **unabhängige**) Stichproben sind bezüglich ihrer Beobachtungseinheiten unabhängig voneinander; ihre Umfänge können unterschiedlich sein. Solche Stichproben treten bei klinischen Studien auf, in denen mehrere Therapien an unterschiedlichen Patientengruppen angewandt und verglichen werden.

- **Funktion des Tests**

Diesbezüglich unterscheidet man:

- **Lagetests** zum Vergleich von Lagemaßen
- **Dispersionstests** zur Prüfung von Streuungsmaßen

- **Wahrscheinlichkeitstests** zum Vergleich einer relativen Häufigkeit mit einer vorgegebenen Wahrscheinlichkeit
- **Homogenitätstests** zum Vergleich mehrerer Stichproben bezüglich einer Häufigkeitsverteilung
- **Unabhängigkeitstests**, um die Unabhängigkeit zweier Merkmale zu überprüfen
- **Anpassungstests** zum Vergleich einer empirischen Verteilung mit einer theoretischen (z. B. Normalverteilung)
- **Tests zum Vergleich von Überlebenszeiten**

- **Tests zum Nachweis eines Unterschieds (2-seitige Fragestellung)**
- **Tests zum Nachweis einer Unter- oder Überlegenheit (1-seitige Fragestellung)**
- **Tests zum Nachweis der Nicht-Unterlegenheit (oder Nicht-Überlegenheit)**
- **Äquivalenztests**

■ **Fragestellung**

Bei 2-Stichprobentests unterscheidet man:

■ **Prüfgrößen**

Danach unterscheidet man t-Tests, Rangsummentests, Vorzeichentests, Chi^2-Tests, F-Tests, Binomialtests etc.

▣ Tab. 9.3 fasst diese Informationen in einer Übersicht zusammen.

▣ **Tab. 9.3**   Übersicht: Statistische Tests (X und Y sind quantitative Zufallsvariablen)

Funktion des Tests	Bezeichnung	Testgegenstand (und Voraussetzungen)	Im Text in
Lagetest für 1 Stichprobe	t-Test	X (normalverteilt)	► Abschn. 10.1.1
	Wilcoxon-Test	X (symmetrisch verteilt)	► Abschn. 10.2.1
	Vorzeichentest	Variable X (quantitativ oder ordinal)	► Abschn. 10.3.1
Lagetest für zwei verbundene Stichproben	t-Test	Differenz $X - Y$ (normalverteilt)	► Abschn. 10.1.2
	Wilcoxon-Test	Differenz $X - Y$ (symmetrisch verteilt)	► Abschn. 10.2.2
	Vorzeichentest	Differenz $X - Y$	► Abschn. 10.3.2
Lagetest für zwei unverbundene Stichproben	t-Test	X und Y (normalverteilt mit gleicher Varianz)	► Abschn. 10.1.3
	Welch-Test	X und Y (normalverteilt)	► Abschn. 10.1.4
	U-Test	X und Y (gleiche Verteilungsform)	► Abschn. 10.2.3
	Mediantest	X und Y (ordinal skaliert)	► Abschn. 11.1.1
	Trendtest	X und Y (ordinal skaliert)	► Abschn. 11.2.3
Lagetests für mehrere unabhängige Stichproben	Varianzanalyse	Normalverteilte Daten	► Abschn. 12.1
	Kruskal-Wallis-Test	Ordinal skalierte Daten	► Abschn. 12.4.2

⊡ Tab. 9.3 (Fortsetzung)

Funktion des Tests	Bezeichnung	Testgegenstand (und Voraussetzungen)	Im Text in
Lagetests für mehrere abhängige Stichproben	Varianzanalyse mit Messwiederholungen	Normalverteilte Daten	▶ Abschn. 12.3
	Friedman-Test	Ordinal skalierte Daten	▶ Abschn. 12.4.2
Dispersionstest	F-Test	Zwei Varianzen	▶ Abschn. 10.1.5
Unabhängigkeitstest	t-Test	Korrelationskoeffizient	▶ Abschn. 10.1.6
Wahrscheinlichkeitstest	Binomialtest	Alternativmerkmal	▶ Abschn. 11.2.1
	Chi^2-Test	Merkmal mit k Ausprägungen	▶ Abschn. 11.1.4
Homogenitätstest für zwei unverbundene Stichproben, Unabhängigkeitstest	Vierfeldertest	Zwei Alternativmerkmale	▶ Abschn. 11.1.1
	Chi^2-Test	Zwei qualitative Merkmale	▶ Abschn. 11.1.2
	Fishers exakter Test	Zwei qualitative Merkmale	▶ Abschn. 11.2.2
Homogenitätstest für zwei verbundene Stichproben	McNemar-Test	Alternativmerkmal	▶ Abschn. 11.1.5
Anpassungstest	Chi^2-Anpassungstest	Empirische Verteilung	▶ Abschn. 11.1.6
Vergleich von Überlebenszeiten	Logrank-Test	Überlebenszeitkurven	▶ Abschn. 11.1.7

Kapitelzusammenfassung

■ ■ Fehler beim statistischen Test

α-Fehler: Nullhypothese ist korrekt; Alternativhypothese wird fälschlicherweise angenommen.

β-Fehler: Alternativhypothese ist korrekt; Nullhypothese wird fälschlicherweise beibehalten.

■ ■ Optimaler Stichprobenumfang

Er hängt von mehreren Parametern ab:
- vom α-Fehler (üblich ist $\alpha = 0,05$)
- vom β-Fehler (üblich ist $\beta = 0,20$)
- von der Art der Daten und deren Skalenniveau
- von der Streuung der Daten
- vom speziellen Test
- von der Größe des nachzuweisenden Effekts

■ ■ Statistische Signifikanz

Ein Testergebnis wird als statistisch signifikant bezeichnet, wenn der p-Wert kleiner ist als 0,05. Aber: Der p-Wert enthält keine Informationen …
- … bezüglich der Größe eines Unterschieds oder der Stärke eines Zusammenhangs;
- … bezüglich der Richtung eines Unterschieds;
- … bezüglich der Präzision der Schätzung;
- … über die Ursachen, die zum Testergebnis geführt haben;
- … darüber, ob der nachgewiesene Zusammenhang kausal bedingt ist;

- … über die klinische Relevanz oder die wissenschaftliche Bedeutung des Testergebnisses.

▪▪ *p*-Wert versus Konfidenzintervall

- Der *p*-Wert informiert über die statistische Signifikanz.
- Die Effektgröße informiert über die Größe des Effekts und evtl. über dessen Richtung.
- Das Konfidenzintervall informiert über die Präzision der Schätzung.
- Alle Informationen sind wichtig!

Übungsfragen/-aufgaben

1. **Klinische Studie: *t*-Test für zwei verbundene Stichproben**
   Mit der Standardtherapie der klinischen Studie (▶ Kap. 2, Übungsaufgabe 2) ergab sich bei $n = 36$ Patienten eine durchschnittliche Blutdrucksenkung von $(15{,}39 \pm 7{,}59)$ *mmHg*. Es soll nachgewiesen werden, dass die durchschnittliche Blutdrucksenkung mindestens 5 *mmHg* beträgt.
   a. Berechnen Sie die Prüfgröße nach Formel (9.1).
   b. Halten Sie eine 1-seitige oder eine 2-seitige Fragestellung für angemessen?

   c. Ermitteln Sie den kritischen Wert mit der Excel-Funktion TINV.
   d. Wie lautet Ihre Testentscheidung?
   e. Ermitteln Sie die Effektgrößen für beide Gruppen und vergleichen Sie diese.
   f. Welche Konsequenzen hätte ein α-Fehler, welche ein ß-Fehler?

2. **Test auf Nicht-Unterlegenheit**
   Ein klassisches Schmerzmedikament (Verum) wird gegen ein Placebo geprüft. Die Behandlung gilt als erfolgreich, wenn der VAS-Wert (auf einer Skala von 10 Einheiten) um mindestens 3 reduziert wird. Jeweils 50 Probanden mit einem VAS-Wert von mindestens 7 nehmen das Verum bzw. ein Placebo. In der Verum-Gruppe sind 34 Erfolge nachweisbar, in der Placebo-Gruppe 32. Es soll gezeigt werden, dass das Placebo nicht schlechter ist als das Verum, wobei eine Äquivalenzschranke $\delta = 0{,}10$ vorab festgelegt wurde.
   a. Formulieren Sie die Null- und die Alternativhypothese für den Nachweis der Nicht-Unterlegenheit.
   b. Formulieren Sie die Hypothesen für den Nachweis der Äquivalenz (mit $\delta_1 = \delta_2 = 0{,}10$).

   Lösungen ▶ Kap. 20

Lagetests

© Springer-Verlag GmbH Deutschland, ein Teil von Springer Nature 2019
C. Weiß, *Basiswissen Medizinische Statistik*, Springer-Lehrbuch,
https://doi.org/10.1007/978-3-662-56588-9_10

Dieses Kapitel befasst sich mit den Eigenheiten von t-Test, Rangsummentests und Vorzeichentests.

» Nichts ist trügerischer als eine offenkundige Tatsache. (Sherlock Holmes, Detektiv, Kunstfigur von Sir Arthur Conan Doyle, Ende des 19. Jahrhunderts)

10.1   *t*-Tests

Was bedeutet das Bonmot von Sherlock Holmes für statistische Tests? Nun: Wenn man zwei Stichproben bezüglich ihrer Mittelwerte miteinander vergleicht, könnte man eventuell versucht sein, einen Unterschied ab einer gewissen Größenordnung oder aufgrund subjektiver Überzeugung als offenkundig anzusehen. Andererseits muss man sich darüber im Klaren sein, dass ein solcher Unterschied auch rein zufällig bedingt sein könnte oder dass er gar nicht so hoch ist, wie es auf den ersten Blick scheinen mag. Deshalb ist ein statistischer Test erforderlich, der diesbezüglich eine objektive Entscheidung ermöglicht.

t-Tests zum Vergleich von Mittelwerten sind die bekanntesten und beliebtesten Lagetests. Sie setzen theoretisch normalverteilte Grundgesamtheiten voraus. Man bezeichnet sie als **parametrische Tests**, da bei bekannter Verteilung der Zufallsvariablen nur noch bestimmte Parameter wie z. B. Erwartungswerte überprüft werden. Beispiele für Fragestellungen, die sich mit einem *t*-Test bearbeiten lassen:

- **t-Test für eine Stichprobe** (▶ Abschn. 10.1.1): Ein Anwendungsbeispiel findet man in ▶ Abschn. 9.1: Das mittlere Geburtsgewicht von 20 Risikobabys wird mit einem Sollwert verglichen.
- **t-Test für zwei verbundene Stichproben** (▶ Abschn. 10.1.2): Dieser Test wird gerne für „Vorher-Nachher-Vergleiche" eingesetzt (etwa um zwei Mittelwerte zu vergleichen, die vor und nach einer Therapie bei denselben Patienten ermittelt wurden).
- **t-Test für zwei unverbundene Stichproben** (▶ Abschn. 10.1.3): Damit lassen sich die Mittelwerte zweier unabhängiger Stichproben (z. B. Therapiegruppen) vergleichen. Dieser Lagetest ist eine der am häufigsten angewandten Testmethoden bei medizinischen Fragestellungen.

10.1.1   *t*-Test für eine Stichprobe

Dieser Test vergleicht den Mittelwert $\bar{x}$ einer Stichprobe mit einem vorgegeben Wert μ_0. Er setzt voraus, dass

- die Stichprobenwerte x_i Realisationen einer normalverteilten Zufallsvariablen $X \sim N(\mu, \sigma^2)$ sind.

Dieser Test wurde ausführlich in ▶ Abschn. 9.1 behandelt. Die Prüfgröße berechnet sich nach Formel (9.1) anhand der Stichprobewerte als:

$$t = \frac{\bar{x} - \mu_0}{s / \sqrt{n}}$$

10.1.2   *t*-Test für zwei verbundene Stichproben

Dies ist ein Lagetest zum Vergleich der Erwartungswerte zweier verbundener Stichproben. Er setzt formal voraus:

- zwei verbundene Stichproben des Umfangs n mit Wertepaaren (x_i, y_i), die aus Grundgesamtheiten mit den Erwartungswerten μ_1 und μ_2 stammen,
- Differenzen $d_i = x_i - y_i$, die Realisationen einer normalverteilten Zufallsvariablen D mit dem Erwartungswert δ (griech. Buchstabe delta) sind.

Die Hypothesen lauten bei zweiseitiger Fragestellung:

$$H_0 : \delta = 0; H_1 : \delta \neq 0$$

bzw. bei einseitiger Fragestellung:

$$H_1 : \delta > 0 \ \text{oder} \ H_1 : \delta < 0$$

Unter der Nullhypothese erwartet man für die Differenzen d_i theoretisch den Mittelwert $\overline{d} = 0$. Die Prüfgröße berechnet sich analog zu Formel (9.1) als

$$t = \frac{\overline{d}}{s_d / \sqrt{n}} \tag{10.1}$$

Dabei bezeichnet s_d die empirische Standardabweichung der Differenzen d_i. Die Nullhypothese wird abgelehnt, falls $|t| > t_{n-1;\,1-\alpha/2}$ (bei 2-seitiger Fragestellung) bzw. falls $|t| > t_{n-1;\,1-\alpha}$ (bei einseitiger Fragestellung). Mit einem Konfidenzintervall lässt sich die Präzision des Unterschieds angeben (analog zu Formel 8.9):

$$\left[\overline{d} - t_{n-1;1-\alpha/2} \cdot \frac{s_d}{\sqrt{n}} ; \overline{d} + t_{n-1;1-\alpha/2} \cdot \frac{s_d}{\sqrt{n}} \right]$$

Falls einseitig getestet wird, berechnet man nur eine Intervallgrenze (mit dem Quantil $t_{n-1;\,1-\alpha}$). Als Effektgröße eignet sich Cohens D in der Form:

$$D = \frac{\overline{d}}{s_d} \tag{10.2}$$

Praxistipp

Bei praktischen Anwendungen werden die Prüfgröße, der p-Wert und das Konfidenzintervall in aller Regel von einer Statistiksoftware ermittelt. Dennoch wird in den Beispielen aus ▶ Kap. 10 und 11 die Berechnung dieser Größen aus didaktischen Gründen explizit dargelegt.

Beispiel 10.1: *t*-Test für zwei verbundene Stichproben
Von 10 Personen wird das Gewicht vor und nach einer Diät gemessen. Die Mittelwerte sind 93,9 *kg* (vorher) und 91,2 *kg* (nachher). Die mittlere Differenz ist $(2,68 \pm 3,32)$ *kg*. (Die Einzelwerte sind bei ▶ Beispiel 10.4 aufgelistet). Nach Formel 10.1 ergibt sich für die Prüfgröße $t = 2,55$.

Aus Tab. 2 im Anhang entnimmt man $t_{9;\,0,975} = 2,262$ als kritischen Punkt (der p-Wert beträgt 0,0312). Der Unterschied ist also signifikant auf dem Niveau $\alpha = 0,05$. Das Konfidenzintervall für die Differenz ist $[0,302\ kg; 5,058\ kg]$. Eventuell ist der durchschnittliche Unterschied mit etwa 300 *g* minimal; er könnte jedoch auch 5 Kilogramm betragen. Das Testergebnis ist zwar signifikant – ein höherer Stichprobenumfang würde aber zu einem kleineren Konfidenzintervall und zu einer genaueren Schätzung führen. Für Cohens D erhält man nach Formel 10.2: $D = 2,68/3,32 = 0,807$. Dies bezeichnet einen starken Effekt.

10.1.3 *t*-Test für zwei unverbundene Stichproben

Die Prämissen dieses Tests sind folgende:
- Es liegen zwei unverbundene Stichproben der Umfänge n_1 und n_2 mit den Mittelwerten $\overline{x}$ und $\overline{y}$ vor.
- Die Daten beider Stichproben entstammen normalverteilten Grundgesamtheiten mit der gleichen Varianz, also $X \sim N(\mu_1, \sigma^2)$ und $Y \sim N(\mu_2, \sigma^2)$.

Beide Verteilungen sollten demnach dieselbe Form aufweisen und sich höchstens bezüglich ihrer Erwartungswerte unterscheiden. Die Nullhypothese lautet: $H_0 : \mu_1 = \mu_2$. Die Prüfgröße ist:

$$t = \frac{\overline{x} - \overline{y}}{s \cdot \sqrt{\dfrac{1}{n_1} + \dfrac{1}{n_2}}} \tag{10.3}$$

Dabei ist s^2 die „gepoolte" Varianz, die aufgrund der Annahme gleicher Varianzen durch eine gewichtete Mittelung aus den beiden empirischen Varianzen s_1^2 und s_2^2 berechnet wird:

$$s^2 = \frac{(n_1-1)s_1^2 + (n_2-1)s_2^2}{n_1+n_2-2} \qquad (10.4)$$

Da in die Berechnung der Prüfgröße t zwei unabhängige Mittelwerte einfließen, beträgt die Anzahl der Freiheitsgrade $f = n_1 + n_2 - 2$. Die Grenzen des zweiseitigen Konfidenzintervalls sind:

$$(\overline{x}-\overline{y}) \pm t_{f;1-\alpha/2} \cdot s \cdot \sqrt{\frac{1}{n_1}+\frac{1}{n_2}}$$

Bei gleichen Stichprobenumfängen $n = n_1 = n_2$ vereinfachen sich die obigen Formeln zu:

$$t = \frac{\overline{x}-\overline{y}}{s \cdot \sqrt{2/n}} \qquad (10.5)$$

$$s^2 = \frac{s_1^2 + s_2^2}{2} \qquad (10.6)$$

Als Effektgröße eignet sich Cohens D in der Form:

$$D = \frac{\overline{x}-\overline{y}}{s} \qquad (10.7)$$

Beispiel 10.2: t-Test für zwei unverbundene Stichproben

Für die Körpergrößen männlicher und weiblicher Studenten ergeben sich Mittelwerte von $(\overline{x}_m \pm s_m) = (183{,}2\,cm \pm 6{,}6\,cm)$ bzw. $(\overline{x}_w \pm s_w) = (168{,}5\,cm \pm 6{,}2\,cm)$. Ist dieser Unterschied nur zufällig bedingt oder kann man ihn als signifikant werten? Mit den Stichprobenumfängen $n_1 = 29$ und $n_2 = 44$ berechnet man nach Formel (10.3):

$$s^2 = \frac{28 \cdot 6{,}6^2 + 43 \cdot 6{,}2^2}{71}$$
$$= 40{,}459\,cm^2 \quad \text{und} \quad s = 6{,}4\,cm.$$

Daraus ergibt sich für die Prüfgröße nach Formel (10.3):

$$t = \frac{183{,}2 - 168{,}5}{6{,}4 \cdot \sqrt{\dfrac{1}{29}+\dfrac{1}{44}}} = 9{,}60$$

Die Anzahl der Freiheitsgrade beträgt $f = 29 + 44 - 2 = 71$. Der kritische Wert $t_{73;\,0{,}975} = 1{,}994$ ist wesentlich kleiner als die Prüfgröße. Mit $p < 0{,}0001$ ist das Ergebnis hochsignifikant. Für die mittlere Differenz ergibt sich das Konfidenzintervall: $[11{,}61\,cm\;;\,17{,}71\,cm]$. Aufgrund der Effektgröße $D = (183{,}2 - 168{,}5)/6{,}4 = 2{,}30$ kann auf einen sehr starken Effekt geschlossen werden.

10.1.4 Welch-Test

Der Welch-Test ist eine Alternative zum t-Test für zwei unverbundene Stichproben. Die Voraussetzungen sind dahingehend abgeschwächt, dass die Gleichheit der Varianzen (die sog. **Homoskedazität**) der beiden Grundgesamtheiten *nicht* vorausgesetzt wird. Mit den empirischen Stichprobenvarianzen s_1^2 und s_2^2 berechnet sich die Prüfgröße analog zu Formel (10.3) als:

$$t = \frac{\overline{x}-\overline{y}}{\sqrt{\dfrac{s_1^2}{n_1}+\dfrac{s_2^2}{n_2}}} \qquad (10.8)$$

Die Anzahl der Freiheitsgrade ermittelt man nach:

$$f = \frac{\left(s_1^2/n_1 + s_2^2/n_2\right)^2}{\dfrac{\left(s_1^2/n_1\right)^2}{n_1-1} + \dfrac{\left(s_2^2/n_2\right)^2}{n_2-1}} \qquad (10.9)$$

Meist wird sich mit dieser Formel keine ganze Zahl ergeben; in diesem Fall rundet man auf die nächstkleinere ganze Zahl ab. Nur wenn die Fallzahlen der beiden Stichproben und deren Varianzen übereinstimmen, werden die beiden Versionen des t-Tests identische p-Werte liefern.

In vielen Situationen stellt sich die Frage, ob der (klassische) *t*-Test oder der Welch-Test geeigneter ist. Da beim Welch-Test weniger Voraussetzungen zu berücksichtigen sind, könnte man geneigt sein, diesen generell zu bevorzugen. Das ist aber nicht in jedem Fall sinnvoll:

- Bei (annähernd) gleichen Varianzen hat der klassische *t*-Test eine höhere Power und sollte deshalb bevorzugt werden.
- Bei unterschiedlichen Varianzen würde zwar der klassische *t*-Test zu einem kleineren *p*-Wert führen, falls die größere Stichprobe die geringere Varianz aufweist oder falls die Fallzahlen gleich sind. Dennoch sollte man – wenn die Varianzen stark voneinander abweichen – den Welch-Test bevorzugen, da in diesem Fall der klassische *t*-Test nicht valide ist.

Außerdem sollte man sich Gedanken bezüglich der Interpretation des Testergebnisses machen. Beim Welch-Test werden ungleiche Varianzen und damit verschiedene Verteilungsformen angenommen. Ein Vergleich der zugehörigen Erwartungswerte erinnert an den berühmten Vergleich zwischen Birnen und Äpfeln.

Eine sinnvollere Strategie besteht in der Regel darin, Fragestellungen zu behandeln, bei denen man annähernd gleichförmige Verteilungen voraussetzen darf, und den Welch-Test nur in begründeten Ausnahmefällen zu verwenden.

> **Praxistipp**
>
> Die Problematik, Mittelwerte zu vergleichen, ohne dass gleiche Varianzen der Grundgesamtheiten vorausgesetzt werden, beschrieb *Bernard Lewis Welch* (1911–1989) im Jahre 1937. Dieser Test ist auch unter dem Namen „*t*-Test nach Satterthwaite" bekannt.

10.1.5 Voraussetzungen der *t*-Lagetests

t-Lagetests sind im Allgemeinen recht beliebt, obwohl sie strenge Voraussetzungen beinhalten (Normalverteilung etc.). Leider sind jedoch viele Merkmale in der Medizin nicht normalverteilt; hin und wieder hat man es mit Merkmalen zu tun, deren Verteilung unbekannt ist. Wie lässt sich die Normalverteilung überprüfen? Streng genommen gar nicht – denn diese Forderung bezieht sich auf die Grundgesamtheit, und diese ist in der Regel nicht konkret vorgegeben. Man kann lediglich anhand der Stichprobe überprüfen, ob gewisse Argumente für oder gegen die Normalverteilung sprechen:

- **Histogramm**

Dieses informiert auf einen Blick, ob die Daten der Stichprobe symmetrisch oder schief verteilt sind, und ob die Verteilung eingipflig ist.

- **Q-Q-Plot**

Dies ist eine graphische Darstellung, bei der die empirischen Quantile der Stichprobe gegen die theoretischen Quantile der Normalverteilung aufgetragen werden (deren Erwartungswert und Standardabweichung werden aufgrund der entsprechenden Kenngrößen der Stichprobe geschätzt). Wenn die Stichprobendaten einer normalverteilten Grundgesamtheit entstammen, sollten die Punkte auf einer Geraden (genauer gesagt: auf der Winkelhalbierenden) liegen. Bei einer kleinen Stichprobe ist jedoch die Interpretation eines Q-Q-Plots schwierig.

- **Mittelwert und Median**

Falls diese beiden Parameter stark voneinander abweichen, spricht dies für eine schiefe Verteilung.

- **Schiefe und Kurtosis**

Beide Parameter müssten – falls die Daten normalverteilt sind – Werte um 0 annehmen.

- **Anpassungstest**

Ein Anpassungstest wird hin und wieder „zur Sicherheit" empfohlen, um die Normalverteilung zu überprüfen. Es stehen mehrere solcher Tests zur Auswahl, wie etwa der Shapiro-Wilk-Test, der Kolmogorov-Smirnov-Test oder der Chi^2-Anpassungstest (▶ Abschn. 11.1.6). Hier ist der Anwender in der Regel daran interessiert, die

Nullhypothese „Die Daten sind normalverteilt" beizubehalten. Meist wird bei einem Anpassungstest ein Signifikanzniveau von 0,10 zugrunde gelegt, um einen möglichen β-Fehler gering zu halten. Der Nutzen dieses Vorgehens ist jedoch zweifelhaft. Fällt die mit einem Anpassungstest ermittelte Prüfgröße in den Annahmebereich, ist damit die Normalverteilung keineswegs abgesichert, sondern lediglich nicht ausgeschlossen. Insbesondere bei kleinen Stichproben kann der β-Fehler so groß sein, dass ein solches Ergebnis als Bestätigung für die Normalverteilung höchst unzuverlässig ist.

Glücklicherweise ist der t-Test robust (also unempfindlich) gegenüber Abweichungen von der Normalverteilung (dies lässt sich mit Monte-Carlo-Simulationen nachweisen). Das bedeutet: Trotz geringfügiger Verletzungen seiner Voraussetzungen ändern sich die Wahrscheinlichkeiten für Fehlentscheidungen (also α-Fehler und β-Fehler) nicht. Folgendes ist zu beachten:

■ **t-Test für eine Stichprobe**

Er ist mit Vorsicht zu handhaben. Perfekt symmetrische Verteilungen (oder gar Normalverteilungen) gibt es in der Natur eigentlich nicht. Bei Stichproben des Umfangs $n \geq 10$ genügt es, wenn die Daten annähernd symmetrisch verteilt sind. Für $n \geq 25$ kann man davon ausgehen, dass die Stichprobenmittelwerte nach dem zentralen Grenzwertsatz normalverteilt sind (auch wenn die Messwerte anders verteilt sind). Bei kleineren Stichproben sollte man allerdings, sofern keine Normalverteilung vorliegt, auf einen anderen Lagetest ausweichen – etwa auf den Wilcoxon-Test für eine Stichprobe (▶ Abschn. 10.2.1) oder den Vorzeichentest (▶ Abschn. 10.3.1).

■ **t-Test für zwei verbundene Stichproben**

Für $n \geq 10$ ist es ausreichend, wenn die Differenzen d_i annähernd symmetrisch verteilt sind. Diese Einschränkung ist nicht allzu stark. Die Voraussetzung ist bereits erfüllt, wenn die Variablen X und Y ungefähr die gleiche Verteilungsform haben. Asymmetrien werden nämlich durch Bildung der Differenzen ausgeglichen. Bei kleineren Stichproben empfiehlt sich der Wilcoxon-Test (▶ Abschn. 10.2.2); für nicht symmetrische Verteilungen steht der Vorzeichentest zur Verfügung (▶ Abschn. 10.3.2).

■ **t-Test für zwei unverbundene Stichproben**

Dieser Test zum Vergleich zweier Erwartungswerte ist außerordentlich beliebt, obwohl seine Voraussetzungen formal sehr streng sind. Manche Anwender umgehen dieses Problem, indem sie die einschränkenden Prämissen schlicht missachten. Andere treffen umfangreiche Vorarbeiten, indem sie mit zwei „Vortests" die Voraussetzungen (Gleichheit der Varianzen und Normalverteilung) überprüfen. Dass mit einem Anpassungstest die Normalverteilung nicht nachzuweisen ist, wurde bereits oben erwähnt. Ähnlich verhält es sich mit dem F-Test, der üblicherweise zur Prüfung der Gleichheit zweier Varianzen herangezogen wird. (Dieser Test ist benannt nach *Sir Ronald Fisher* und basiert auf der F-Verteilung; ▶ Abschn. 7.4.3). Bei einem kleinen Stichprobenumfang bedeutet die Beibehaltung der Nullhypothese keineswegs, dass die Varianzen übereinstimmen. Andererseits wird ein hoher Stichprobenumfang fast immer zur Ablehnung der Nullhypothese führen, da sich damit auch geringe Abweichungen der beiden Varianzen nachweisen lassen. Man sollte bei diesem t-Test vor allem darauf achten,

– dass beide Stichprobenumfänge mindestens 10 (bei nichtsymmetrischen Verteilungen mindestens 20) betragen und ähnlich groß sind und

– dass die Zufallsvariablen X und Y (falls sie nicht normalverteilt sind) zumindest die gleiche Verteilungsform haben. Dies lässt sich über die empirischen Kenngrößen oder eine grafische Darstellung überprüfen.

Bei ungeplanten, wahllos durchgeführten Datensammlungen mag dies schwierig sein – ein sorgfältiges Studiendesign kann jedoch einiges dazu beitragen, dass diese Voraussetzungen erfüllt sind. Was sollte man tun, wenn die Voraussetzungen nicht erfüllt sind? Hier bieten sich zwei Möglichkeiten an:

- Man kann versuchen, nichtnormalverteilte Daten in geeigneter Weise zu transformieren (▶ Abschn. 7.2.4). Wenn man linksgipflige Daten logarithmiert, ist dies oft doppelt hilfreich: Die logarithmierten Daten sind eher normalverteilt und die Varianzen annähernd gleich.
- Man kann auf einen Test mit schwächeren Voraussetzungen ausweichen, wie z. B. U-Test (▶ Abschn. 10.2.3) oder Mediantest (▶ Abschn. 11.1.1).

10.1.6 Weitere Anwendungen des *t*-Tests

Ein t-Test ist keineswegs nur als Lagetest nützlich. Um zu testen, ob sich ein empirischer Korrelationskoeffizient signifikant von 0 unterscheidet, berechnet man folgende Prüfgröße:

$$t = \frac{r}{\sqrt{\dfrac{1 - r^2}{n - 2}}} \tag{10.10}$$

Dieses t hat $n - 2$ Freiheitsgrade. Falls $|t| > t_{n - 2; 1 - \alpha}$ ist, entscheidet man sich für die Alternativhypothese. In diesen Fällen wird man in der Regel einseitig testen, da die Richtung eines Zusammenhangs vorab bekannt sein dürfte. Darüber hinaus ist es sinnvoll, Konfidenzintervalle für ein empirisch ermitteltes r oder für die Parameter der Regressionsgeraden anzugeben (▶ Abschn. 8.3.5). Aus Formel (10.10) geht hervor: Je größer der Betrag von r und je größer der Stichprobenumfang n, desto größer ist der Betrag der Prüfgröße t und desto eher wird die Alternativhypothese angenommen. Das nach Gl. (10.10) berechnete t dient übrigens gleichzeitig zur Überprüfung des Steigungskoeffizienten der Regressionsgeraden.

10.2 Rangsummentests

Diese Tests werden alternativ zu den t-Lagetests verwendet. Sie haben weniger strenge Prämissen. Da sie keine bestimmte Verteilungsform voraussetzen, bezeichnet man sie als **verteilungsfreie** (oder **nichtparametrische**) Tests. Die Prüfgrößen werden nicht aus den Originalmesswerten berechnet, sondern aus deren Rangzahlen. Daher lassen sich diese Tests unter Umständen auch für ordinal-skalierte Merkmale verwenden. Sie basieren auf einer Methode des Mathematikers *Frank Wilcoxon* (1892–1965).

10.2.1 Wilcoxon-Test für eine Stichprobe

Dieser Test vergleicht den Median einer Stichprobe von einem vorgegebenen Sollwert $\tilde{\mu}_0$. Die Nullhypothese lautet:

$$H_0 : \tilde{\mu} = \tilde{\mu}_0$$

Dabei ist $\tilde{\mu}$ der Median der Grundgesamtheit, aus der die Stichprobe entnommen wurde. Die Testdurchführung lässt sich wie folgt beschreiben:

1. Zunächst wird für jeden Stichprobenwert die Differenz zum Sollwert berechnet. Stichprobenwerte, die mit dem Sollwert übereinstimmen, werden eliminiert.
2. Die Differenzen werden nun nach der Größe ihres Betrags in aufsteigender Reihenfolge sortiert und mit Rangzahlen versehen. Die betragsmäßig kleinste Differenz erhält die Rangzahl 1, die größte die Rangzahl n.
3. Wenn zwei oder mehr identische Differenzbeträge auftreten, ordnet man jeder Differenz eine mittlere Rangzahl zu. Man spricht von **verbundenen Rängen**.
4. Dann werden jeweils die Rangzahlen der negativen Differenzen und die Rangzahlen der positiven Differenzen aufaddiert. Diese beiden Rangsummen bezeichnet man mit R^- bzw. R^+.

5. Die Prüfgröße R ist die kleinere der beiden Rangsummen.
6. In Tab. 3 (Anhang) findet man kritische Werte in Abhängigkeit vom Stichprobenumfang n und dem α-Niveau. Die Nullhypothese wird abgelehnt, falls die Prüfgröße nicht größer ist als der kritische Wert.

Der Wertebereich von R erstreckt sich zwischen 0 und $n(n + 1)/4$. Der Extremfall $R = 0$ besagt, dass sich die beiden Rangsummen maximal unterscheiden. Alle Stichprobenwerte sind dann kleiner (oder alle größer) als der Sollwert. Unter der Nullhypothese erwartet man dagegen gleiche Rangsummen der Größe $n(n + 1)/4$. Bei diesem Test weisen also (anders als beim t-Test) kleine Prüfgrößen auf große Unterschiede hin.

10.2.2 Wilcoxon-Test für zwei verbundene Stichproben

Dieser Test ist das Pendant zum t-Test für zwei verbundene Stichproben mit jeweils dem Umfang n. Es werden die beiden Mediane verglichen; die Nullhypothese lautet:

$$H_0 : \tilde{\mu}_1 = \tilde{\mu}_2$$

Bei diesem Test sollten die Differenzen symmetrisch verteilt sein. Das Testverfahren funktioniert ähnlich wie beim Ein-Stichproben-Test:
1. Für jedes Merkmalspaar werden aus den Stichprobenwerten die Differenzen $d_i = x_i - y_i$ berechnet.
2. Differenzen, die gleich 0 sind, werden eliminiert.
3. Die Werte d_i werden nach der Größe ihres Betrags in aufsteigender Reihenfolge sortiert und mit Rangnummern versehen. Falls die Beträge mehrerer Differenzen übereinstimmen, bildet man verbundene Ränge.
4. Dann addiert man separat die Rangzahlen der positiven und die Rangzahlen der negativen Differenzen.
5. Die kleinere Summe ist die Prüfgröße R. Die kritischen Werte findet man in Tab 3 (Anhang).

Wilcoxon-Text für zwei verbundene Stichproben					
i	x_i	y_i	d_i	Rangzahlen für $d_i > 0$	Rangzahlen für $d_i < 0$
1	92,7	85,8	6,9	9	
2	86,2	83,4	2,8	5,5	
3	102,1	98,3	3,8	7	
4	85,9	83,6	2,3	3	
5	96,3	91,1	5,2	8	
6	90,2	92,7	−2,5		4
7	87,5	88,6	−1,1		2
8	98,0	98,7	−0,7		1
9	89,9	87,1	2,8	5,5	
10	110,2	102,9	7,3	10	

<table>
<tr><td colspan="6">Wilcoxon-Text für zwei verbundene Stichproben</td></tr>
<tr><td>i</td><td>x_i</td><td>y_i</td><td>d_i</td><td>Rang-zahlen für $d_i > 0$</td><td>Rang-zahlen für $d_i < 0$</td></tr>
<tr><td colspan="4">Rangsummen:</td><td>$R^+ = 48$</td><td>$R^- = 7$</td></tr>
</table>

Zur Kontrolle berechnet man die Summe aus R^+ und R^-; sie ergibt 55. Dies stimmt überein mit der Summe der Zahlen 1 bis 10 (die sich allgemein als $n(n+1)/2$ berechnet). Weil die Differenzbeträge der Beobachtungseinheiten 2 und 9 übereinstimmen, werden verbundene Ränge zugewiesen. Die Prüfgröße ist $R = 7$. Für $\alpha = 0,05$ und $n = 10$ ermittelt man 8 als kritischen Wert (bei zweiseitiger Fragestellung) (Tab. 3, Anhang). Da R kleiner ist als 8, wird die Alternativhypothese angenommen ($p = 0,0371$).

Wie beim Wilcoxon-Test für eine Stichprobe schwankt auch die Prüfgröße R zwischen 0 und $n(n+1)/4$. $R = 0$ ergibt sich, wenn alle Differenzen größer oder alle kleiner als 0 sind. Das andere Extremum $R = n(n+1)/4$ entsteht, wenn sich die Differenzen symmetrisch um 0 verteilen.

10.2.3 *U*-Test von Mann und Whitney

Dieser Test stellt eine Alternative zum *t*-Test für zwei unverbundene Stichproben dar. Dabei werden zwei Mediane miteinander verglichen; die Nullhypothese lautet: $\tilde{\mu}_1 = \tilde{\mu}_2$. Die Stichprobenumfänge seien n_1 und n_2; diese müssen nicht identisch sein.

Der *U*-Test verlangt Zufallsvariable X und Y, die etwa die gleiche Verteilungsform aufweisen. Er wird folgendermaßen durchgeführt:

1. Alle Werte aus beiden Stichproben werden in aufsteigender Reihenfolge sortiert und mit Rangzahlen versehen. Bei gleichen Werten werden verbundene Ränge zugeordnet.
2. Danach addiert man für jede Stichprobe separat die entsprechenden Rangzahlen und bezeichnet die Summen als R_1 bzw. R_2. Daraus berechnet man:

$$U_1 = n_1 \cdot n_2 + \frac{n_1(n_1+1)}{2} - R_1$$

$$U_2 = n_1 \cdot n_2 + \frac{n_2(n_2+1)}{2} - R_2 \tag{10.11}$$

3. Die Testgröße U ist der kleinere Wert $U = \min(U_1, U_2)$.
4. Wenn U kleiner ist als der kritische Wert oder gleich diesem (Tab. 4, Anhang), wird die Nullhypothese abgelehnt.

Die Prüfgröße U erstreckt sich zwischen 0 und $n_1 \bullet n_2/2$. Je näher U bei 0 liegt, umso mehr unterscheiden sich die beiden Stichproben und umso eher wird die Alternativhypothese angenommen.

Bei kleinen Fallzahlen kann der exakte p-Wert bestimmt werden, indem für jede Rangsumme deren Wahrscheinlichkeit unter der Nullhypothese explizit berechnet wird. Dieses Vorgehen ist jedoch sehr rechenaufwendig. Bei größeren Stichproben kann die U-Prüfgröße in eine standardnormalverteilte Variable transformiert werden, die gleichzeitig als Effektgröße geeignet ist. Die Formel lautet:

$$Z = \frac{U - (n_1 n_2)/2}{\sqrt{\dfrac{n_1 n_2 (n_1 + n_2 + 1)}{12}}} \tag{10.12}$$

Verbundene Ränge sind unproblematisch, wenn sie innerhalb einer Stichprobe auftreten. Verbundene Ränge, die beide Stichproben betreffen, reduzieren die Power des Tests. Sie lassen sich bei stetigen Merkmalen durch eine hohe Messgenauigkeit vermeiden.

Die etwas seltsam anmutenden Rechengrößen U_1 und U_2 haben eine anschauliche Bedeutung. Man kann leicht nachrechnen: $U_1 + U_2 = n_1 \bullet n_2$ – das ist die Anzahl der Paare mit jeweils einem Wert aus beiden Stichproben. Dabei quantifiziert U_1 die Anzahl dieser Paare, bei denen der Wert der ersten Stichprobe kleiner ist als der Wert der zweiten Stichprobe. Paare, bei denen diese Werte übereinstimmen, werden jeweils zur Hälfte auf U_1 und U_2 aufgeteilt. ▶ Beispiel 10.5 soll dies verdeutlichen.

> **Praxistipp**
>
> Manche Autoren nennen den *U*-Test „Wilcoxon test for two samples". Wilcoxon und die Statistiker *Henry Mann* (1905–2000) und *Donald Whitney* (1915–2007) haben ihre Tests etwa zeitgleich veröffentlicht. Diese beiden Verfahren sind äquivalent.

Beispiel 10.5: *U*-Test von Mann und Whitney

Es soll nachgewiesen werden, dass männliche Studenten im Durchschnitt ein höheres Körpergewicht haben als weibliche. Dazu werden 10 Studenten und 12 Studentinnen aus dem in der Tabelle 2.2 aufgelisteten Personenkreis zufällig ausgewählt. Da man beim Merkmal „Körpergewicht" nicht unbedingt von einer Normalverteilung ausgehen kann, benutzt man den *U*-Test. Die Werte und Ränge der Daten sind in der folgenden Tabelle aufgelistet.

U-Test von Mann und Whitney			
Stichprobe 1 (Männer, $n_1 = 10$)		**Stichprobe 2 (Frauen, $n_2 = 12$)**	
Gewicht	Rang	Gewicht	Rang
61	7,5	50	1
66	11	52	2
72	14	55	3
74	15	57	4,5
75	16	57	4,5
78	18	60	6
80	19	61	7,5
83	20	63	9
87	21	65	10
93	22	67	12
		70	13
		76	17
Summe:	$R_1 = 163{,}5$	Summe:	$R_2 = 89{,}5$

Mit Formel (10.11) ergibt sich: $U_1 = 11,5$ und $U_2 = 108,5$. Also ist $U = 11,5$. Aus Tab. 4 (Anhang) entnimmt man für den kritischen Wert 29 (zweiseitiger Test, $\alpha = 0,05$). Da die Prüfgröße wesentlich kleiner ist, ist der Unterschied abgesichert. Der *p*-Wert beträgt 0,0006.

Aus den beiden Stichproben lassen sich insgesamt 120 Paare mit je einem Mann und einer Frau bilden. Bei 108 Paaren ist das Gewicht des Mannes höher als das der Frau, bei 11 Paaren ist es umgekehrt, bei einem Paar haben beide Partner das gleiche Gewicht. $U_1/120 = 0,096$ besagt: Die Wahrscheinlichkeit, dass ein zufällig ausgewählter Mann weniger wiegt als eine zufällig ausgewählte Frau, beträgt etwa 9,6 %. Die Effektgröße ist −3,1 nach Formel (10.12).

Ein Anwendungsbeispiel für ein ordinal skaliertes Merkmal: ■ Tab. 2.2 enthält Daten bezüglich der Einstellung zu alternativen Heilverfahren mit Ausprägungen zwischen −5 (totale Ablehnung) bis +5 (uneingeschränkte Zustimmung). Die Mediane betragen −2 (Männer) und −0,5 (Frauen). Mit dem *U*-Test ergibt sich $p = 0,0036$. Hier erhält man eine Effektgröße von −2,86.

10.2.4 Vergleich zwischen Rangsummentests und *t*-Tests

t-Tests sind aus mehreren Gründen außerordentlich beliebt:

- *t*-Tests nutzen die in den Daten enthaltenen Informationen vollständig aus; sie haben – falls die Daten normalverteilt sind – eine höhere Power als Rangsummentests.
- Der Vergleich von Mittelwerten ist anschaulicher als der Vergleich von Rangsummen.

Andererseits haben Rangsummentests schwächere Voraussetzungen als *t*-Tests und damit ein breiteres Anwendungsspektrum. Die Ränge haben nämlich die günstige Eigenschaft, dass sie von Datenmanipulationen unberührt bleiben, solange die Reihenfolge der Daten nicht verändert wird. Deshalb eignen sich auch Daten, die nur als Prozentangaben vorliegen, für Rangsummentests. Außerdem lassen sich diese Tests unter Umständen auch für quantitativ-diskrete und ordinal skalierte Merkmale (z. B. klinische Scores) anwenden.

Es sollte jedoch nicht vergessen werden, dass auch Rangsummentests gewisse Prämissen beinhalten. Der Wilcoxon-Test für eine Stichprobe setzt zwar formal keine Normalverteilung, aber eine symmetrische Verteilung voraus. Allerdings wird ein einzelner Ausreißer das Testergebnis nicht verzerren (weil ja nur die Rangzahl dieses Extremwertes berücksichtigt wird). Der Wilcoxon-Test für zwei verbundene Stichproben setzt streng genommen symmetrisch verteilte Differenzen voraus. Diese Voraussetzung ist bei vielen praktischen Anwendungen annähernd erfüllt. Bei zwei verbundenen Stichproben kann man nämlich oft davon ausgehen, dass die Zufallsvariablen X und Y annähernd die gleiche Verteilungsform aufweisen, sodass die Differenzen symmetrisch verteilt sind. Beim U-Test ist zu beachten, dass die zu vergleichenden Zufallsvariablen eigentlich die gleiche Verteilungsform aufweisen sollten; nur dann handelt es sich beim U-Test um einen Lagetest. Bei ungleichen Verteilungsformen ist ein signifikantes Testergebnis nicht unbedingt auf einen Lageunterschied zurückzuführen und deshalb schwer zu interpretieren.

Noch einige Hinweise zu Konfidenzintervallen:

- Bei der Verwendung eines t-Tests bietet es sich an, basierend auf der t-Verteilung ein Konfidenzintervall für die Differenz der Mittelwerte zu berechnen.
- Bei einem Wilcoxon-Test für eine Stichprobe oder für zwei verbundene Stichproben bieten sich Konfidenzintervalle für die Mediane an (▶ Abschn. 8.3.3). Bei einem U-Test kann nach einem Verfahren von Hodges und Lehmann ein Konfidenzintervall für den Lokationsshift (das ist die Differenz der beiden Mediane)

ermittelt werden. Dies ist allerdings nur sinnvoll, wenn die zu Verteilungen die gleiche Form aufweisen (und sich nur bezüglich der Lage unterscheiden). Ansonsten kann ein Konfidenzintervall für den Anteil der Paare bestimmt werden, bei denen der Wert der einen Stichprobe größer ist als der Wert der anderen.

Rangsummentests sollten nicht allzu sorglos angewandt werden. Falls deren Voraussetzungen grob verletzt sind, bieten sich Vorzeichentests für eine Stichprobe oder für zwei verbundene Stichproben an (▶ Abschn. 10.3.1 bzw. 10.3.2). Zum Vergleich von zwei unverbundenen Stichproben stehen der Mediantest (▶ Abschn. 11.1.1) und eventuell ein Trendtest (▶ Abschn. 11.2.3) zur Verfügung.

10.3 Vorzeichentests

10.3.1 Vorzeichentest für eine Stichprobe

Mit diesem Test wird untersucht, ob der Median einer Stichprobe mit einem vorgegebenen Sollwert vereinbar ist. Das Testverfahren ist einfach:

1. Man beurteilt jeden Stichprobenwert danach, ob er größer oder kleiner als der Sollwert ist, und ordnet ihm dementsprechend ein positives oder ein negatives Vorzeichen zu.
2. Werte, die mit dem Sollwert identisch sind, werden eliminiert.
3. Man zählt die positiven und die negativen Vorzeichen; die kleinere Anzahl ist die Prüfgröße k. Falls die Nullhypothese zutrifft, erwartet man, dass die Anzahl der positiven und die der negativen Vorzeichen übereinstimmen.
4. Die Testentscheidung trifft man nach einem Vergleich mit dem kritischen Wert in Tab. 6 im Anhang.

Die Bezeichnung **Vorzeichentest** ist darauf zurückzuführen, dass in die Berechnung der Prüfgröße nur die Vorzeichen der Differenzen einfließen. Es wird also nur die Richtung der Abweichungen vom Sollwert berücksichtigt (nicht deren Betrag wie beim t-Test oder deren Rang wie beim Wilcoxon-Test).

Die Prüfgröße ist unter der Nullhypothese binomialverteilt mit dem Erwartungswert $0{,}5 \cdot n$. Notfalls kann man mit einem Taschenrechner bei einem kleinen Stichprobenumfang den Annahmebereich ermitteln, indem man nach Formel (7.8) die einzelnen Wahrscheinlichkeiten

$$P(X = k) = \binom{n}{k} \cdot 0{,}5^n$$

berechnet und damit einen Annahmebereich für die Prüfgröße k (also die Anzahl der positiven oder negativen Vorzeichen) konstruiert. Bei größeren Stichprobenumfängen ($n \geq 36$) lässt sich die Binomialverteilung durch eine Normalverteilung mit dem Erwartungswert $0{,}5 \cdot n$ und der Varianz $0{,}25 \cdot n$ approximieren. Die Schranken für den Annahmebereich sind dann (für $\alpha = 0{,}05$):

$$0{,}5 \cdot n \pm \left(1{,}96 \cdot \sqrt{0{,}25 \cdot n} + 0{,}5\right)$$

Beispiel 10.6: Vorzeichentest für eine Stichprobe

Von den 20 Babys aus ► Beispiel 9.1 wiegen 8 Babys mehr und 12 weniger als 3500 g. Mit einem Vorzeichentest ergibt sich $p = 0{,}5034$ – also weit entfernt von einem signifikanten Testergebnis! Dies liegt an der geringen Power des Vorzeichentests. Während der t-Test ($p = 0{,}0541$) jeden Einzelwert explizit berücksichtigt und der Wilcoxon-Test ($p = 0{,}1075$) die Ränge auswertet, vergleicht der Vorzeichentest lediglich die Anzahl der Werte, die unter bzw. über dem Sollwert liegen. Auch wenn alle drei p-Werte über dem Signifikanzniveau von 0,05 liegen, so zeigen die Ergebnisse doch deutlich, wie sehr das Testergebnis von der Art des Tests beeinflusst wird.

10.3.2 Vorzeichentest für zwei verbundene Stichproben

Mit diesem Test führt man Vergleiche einfachster Art durch. Es wird lediglich vorausgesetzt, dass die Zufallsvariablen der beiden Stichproben in irgendeiner Weise vergleichbar sind (etwa: Zustand nach Therapie ist besser als vor Therapie) – ohne dass die Differenz exakt quantifiziert werden müsste. Jedem Beobachtungspaar kann dann ein positives oder ein negatives Vorzeichen zugeordnet werden. Die Nullhypothese lautet:

$$P(X < Y) = P(X > Y) = 0{,}5$$

Unter der Nullhypothese müssten etwa gleich viele Beobachtungspaare ein negatives bzw. ein positives Vorzeichen erhalten. Das Testverfahren ist ähnlich wie beim Vorzeichentest für eine Stichprobe:

1. Man ordnet jedem Beobachtungspaar das passende Vorzeichen zu. Paare, deren Stichprobenwerte sich nicht unterscheiden, werden nicht berücksichtigt.
2. Man zählt die Anzahl der positiven und der negativen Vorzeichen. Die kleinere Zahl ist die Prüfgröße.
3. Die Testentscheidung trifft man nach einem Vergleich mit den kritischen Werten in Tab. 6 (Anhang).

Beispiel 10.7: Vorzeichentest für zwei verbundene Stichproben

In ► Beispiel 10.1 und 10.4 wurde das Körpergewicht von $n = 10$ Personen vor und nach einer Diät miteinander verglichen. Mit dem t-Test und dem Wilcoxon-Test für zwei verbundene Stichproben ergaben sich signifikante Ergebnisse ($p = 0{,}0312$ bzw. $p = 0{,}0371$).

Wendet man nun den Vorzeichentest an, findet man mithilfe von Tab. 6 als Annahmebereich das Intervall zwischen den Zahlen 2 und 8. Die Prüfgröße $k = 3$ (es gibt 3 negative und 7 positive Vorzeichen bei den Differenzen) liegt also innerhalb des Annahmebereichs; demnach muss die Nullhypothese beibehalten werden. Der p-Wert beträgt 0,3438.

10.3.3 Vergleich mit anderen Lagetests

Ein Vorzeichentest beinhaltet quasi keine Voraussetzungen. Andererseits nutzt er bei weitem nicht alle Informationen der Stichprobendaten aus. Aus diesem Grund hat dieser Test eine wesentlich geringere Power als der entsprechende t-Test oder Rangsummentest. Wegen seiner Rechenökonomie findet er häufig als „Schnelltest" Verwendung. Ein Wissenschaftler, dem es ja meist darum geht, die Alternativhypothese abzusichern, sollte daher den Vorzeichentest meiden und stattdessen – sofern die Voraussetzungen erfüllt sind – den passenden t-Test oder Wilcoxon-Test anwenden.

> **Praxistipp**
>
> Ein Vorzeichentest basiert auf der Analyse von Häufigkeiten. Formal handelt es sich dabei um einen Binomialtest, mit dem getestet wird, ob eine relative Häufigkeit mit der Wahrscheinlichkeit $p = 0,5$ vereinbar ist (▶ Abschn. 11.2.1).

Kapitelzusammenfassung

■■ **t-Lagetests**

— Setzen normalverteilte Daten voraus.
— Sind jedoch robust gegenüber geringen Verletzungen ihrer Voraussetzungen.

Um einen Unterschied mit einem t-Test abzusichern, sind vorteilhaft:
— hoher Stichprobenumfang
— großer Unterschied zwischen den Mittelwerten
— geringe Streuung der Daten

■■ **Rangsummentests**

— werten Ränge aus
— setzen keine bestimmte Verteilungsform voraus

Sie bieten sich in folgenden Fällen an:
— wenn die Daten nicht normalverteilt sind (insbesondere bei kleinen Stichproben)
— bei quantitativ diskreten Merkmalen
— bei ordinal skalierten Merkmalen
— wenn Messwerte ungenau erfasst sind

■■ **Vorzeichentests**

— dienen als Schnelltests
— haben eine geringere Power als t-Tests oder Rangsummentests

Übungsfragen/-aufgaben

1. **Klinische Studie: t-Test**
Von den 39 Patienten, die mit der neuen Therapie behandelt wurden, sank der Blutdruck um durchschnittlich $(18,82 \pm 6,23)$ $mmHg$. Bei den 36 Patienten, die die Standardtherapie erhielten, ergab sich ein Effekt von $(15,39 \pm 7,59)$ $mmHg$.
a. Berechnen Sie die „gepoolte" Varianz nach Formel 10.4.
b. Berechnen Sie nun die Prüfgröße nach Formel 10.3 und ermitteln Sie die p-Wert des t-Tests für 2 Stichproben mit der Excel-Funktion TINV.
c. Ermitteln Sie Cohens D als Effektmaß.

2. **Klinische Studie: U-Test**
Wir betrachten 20 zufällig ausgewählte Patienten (je 10 aus jeder Therapiegruppe) bezüglich der Zielgröße „Blutdrucksenkung".

Standard		Neue Therapie	
Wirkung	Rang	Wirkung	Rang
−7		6	
−2		9	
12		17	
15		19	
16		20	
17		20	
18		22	
19		26	
21		26	
23		28	

a. Weisen Sie Rangzahlen zu.
b. Berechnen Sie U_1 und U_2 nach Formel (10.11) und ermitteln Sie daraus die Prüfgröße U.
c. Prüfen Sie anhand der Tab. 4 (Anhang), ob das Testergebnis signifikant ist.
d. Wie viele Paare lassen sich bilden, bei denen ein Partner die Standardtherapie und der andere die neue Therapie erhält? Bei wie vielen dieser Paare ist die Wirkung der Standard-Therapie geringer als die Wirkung der neuen Therapie, bei wie vielen Paaren ist dies umgekehrt und bei wie vielen Paaren sind die gemessenen Wirkungen gleichwertig? Berechnen Sie $U_1/100$ und $U_2/100$ und interpretieren Sie diese Ergebnisse.

3. **Wilcoxon-Test für eine Stichprobe**
12 ausgewählte männliche Studenten beurteilen den Nutzen homöopathischer Heilverfahren mit −5, −5, −5, −4, −3, −3, −2, −2, −1, 0, +1 und +2. Mit einem einseitigen Wilcoxon-Test soll geprüft werden, ob die Beurteilungen signifikant schlechter sind als 0.
a. Weisen Sie Ränge zu und berechnen Sie die Prüfgröße R.
b. Prüfen Sie anhand der Tab. 3 (Anhang), ob das Testergebnis signifikant ist.
c. Warum ist bei dieser Fragestellung der t-Test für eine Stichprobe ungeeignet?

Lösungen ▶ Kap. 20

Tests zum Vergleich von Häufigkeiten

© Springer-Verlag GmbH Deutschland, ein Teil von Springer Nature 2019
C. Weiß, *Basiswissen Medizinische Statistik*, Springer-Lehrbuch,
https://doi.org/10.1007/978-3-662-56588-9_11

Dieses Kapitel befasst sich mit Tests, die dem Vergleich von Häufigkeiten diesen, wie dem Chi²-Test, dem McNemar- und dem Logrank-Test. Ferner werden Testverfahren wie der Binominaltest für eine Stichprobe, Fishers exakter Text und der Trend-Test nach Cochran-Armitage besprochen.

» Sicher ist, dass nichts sicher ist. Selbst das nicht.
(Joachim Ringelnatz, Schriftsteller und Kabarettist, 1883–1934)

11.1 Chi²-Tests

Chi²-Tests (sprich: Chi Quadrat) dienen zur Analyse von Häufigkeiten. Da sich Häufigkeiten bei jeder Merkmalsart und jedem Skalenniveau ermitteln lassen, sind diese Tests sehr vielseitig anwendbar, wie die folgenden Beispiele zeigen:

- **Chi²-Vierfeldertest** (▶ Abschn. 11.1.1): Er wird z. B. verwendet, um zwei Therapiegruppen bezüglich ihrer Erfolgsraten zu vergleichen. Wenn die Merkmale mehr als zwei Ausprägungen haben, eignet sich der Chi²-Test in einer allgemeineren Form (▶ Abschn. 11.1.2).
- **Chi²-Test für eine Stichprobe** (▶ Abschn. 11.1.4): Dieser Test überprüft, ob relative Häufigkeiten mit vorgegebenen Wahrscheinlichkeiten vereinbar sind.
- **McNemar-Test** (▶ Abschn. 11.1.5): Dies ist ein Test für zwei verbundene Stichproben. Er bietet sich bei Vorher-Nachher-Vergleichen oder auch bei Crossover-Studien an, in denen jeder Patient mit zwei unterschiedlichen Therapien behandelt wird.
- **Chi²-Anpassungstest** (▶ Abschn. 11.1.6): Einige statistische Verfahren setzen eine bestimmte Verteilung voraus (etwa die Normalverteilung bei t-Tests oder Varianzanalysen). Mit einem Anpassungstest lässt sich eine solche Bedingung überprüfen.

- **Logrank-Test** (▶ Abschn. 11.1.7): Damit lassen sich die Überlebenszeiten mehrerer Gruppen vergleichen.

11.1.1 Chi²-Vierfeldertest

Im einfachsten Fall untersucht der Chi²-Test die Unabhängigkeit zweier Alternativmerkmale. Er wird deshalb als **Chi²-Unabhängigkeitstest** bezeichnet. Hierfür gibt es in der klinischen und epidemiologischen Forschung zahlreiche Anwendungsbeispiele, wie etwa die Frage: Gibt es einen Zusammenhang zwischen Rauchen und Geschlecht (▶ Beispiel 11.1)? Oder: Ist eine Krankheit mit einem bestimmten ätiologischen Faktor assoziiert?

Dem Chi²-Vierfeldertest liegen eine Stichprobe des Umfangs n und die Häufigkeiten zugrunde, die sich aus der Betrachtung zweier Alternativmerkmale ergeben. Die Ausprägungen der Merkmale seien A und $\bar{A}$ bzw. B und $\bar{B}$. Insgesamt gibt es dann vier Kombinationsmöglichkeiten mit den Häufigkeiten a, b, c und d, die sich anschaulich in einer Vierfeldertafel darstellen lassen (▢ Tab. 11.1).

Unter der Nullhypothese sind die relevanten Ereignisse unabhängig voneinander; deshalb gilt:

$$H_0 : P(A|B) = P(A)$$

Demnach würde man unter H_0 theoretisch erwarten:

$$\frac{a}{a+b} = \frac{a+c}{n} \tag{11.1}$$

Die Alternativhypothese H_1 besagt dagegen, dass eine Abhängigkeit besteht. Die wesentliche Idee eines Chi²-Tests ist folgende: Die beobachteten Häufigkeiten a, b, c und d werden verglichen mit den Häufigkeiten, die unter der Nullhypothese erwartet werden. Dazu berechnet man für jede Häufigkeit den Quotienten:

$$\frac{\left(\text{beobachtete Häufigkeit} - \text{erwartete Häufigkeit}\right)^2}{\text{erwartete Häufigkeit}} = \frac{(B-E)^2}{E}$$

⬛ Tab. 11.1 Vierfeldertafel beim Chi²-Vierfeldertest

	A	$\bar{A}$	Randsummen
B	a	b	$a + b$
$\bar{B}$	c	d	$c + d$
Rand-summen	$a + c$	$b + d$	$n = a + b + c + d$

Die Summe dieser 4 Quotienten bildet die Prüfgröße. Die unter H_0 zu erwartende Häufigkeit für a ergibt sich aus Formel (11.1) aus den Randsummen $(a + b)$, $(a + c)$ und n; die anderen erwarteten Häufigkeiten leitet man analog her und erhält die Häufigkeiten in ⬛ Tab. 11.2. Die Prüfgröße berechnet sich als:

$$\chi^2 = \frac{n \cdot (ad - bc)^2}{(a+b)(a+c)(c+d)(b+d)} \qquad (11.2)$$

Diese Prüfgröße ist annähernd χ^2-verteilt mit einem Freiheitsgrad. Unter der Nullhypothese erwartet man, dass die beobachteten Häufig-keiten mit den erwarteten übereinstimmen; in diesem Extremfall wäre $\chi^2 = 0$. In der Praxis ist natürlich immer damit zu rechnen, dass $\chi^2 > 0$. Kleinere Abweichungen von 0 sind mit der Nullhypothese durchaus noch vereinbar; hohe Werte der Prüfgröße sprechen gegen die Nullhypothese. Die Prüfgröße ist umso größer, je stärker die beobachteten von den erwarteten Häufigkeiten abweichen. Das Testverfahren wird wie folgt durchgeführt:

- Aus den absoluten Häufigkeiten wird nach Formel (11.2) die Prüfgröße χ^2 berechnet.
- Liegt der Wert der Prüfgröße innerhalb des Intervalls $\left[0; \chi^2_{1;1-\alpha}\right]$, wird die Nullhypothese auf dem α-Niveau beibehalten. Falls die Prüfgröße größer ist als $\chi^2_{1;1-\alpha}$, wird die Alternativhypothese angenommen. Für $\alpha = 0,05$ ist $\chi^2_{1;1-\alpha} = 3,841$ (Tab. 5, Anhang).

Man kann den Vierfeldertest auch dahingehend interpretieren, dass er bei zwei unabhängigen Stichproben relative Häufigkeiten vergleicht. So lässt sich etwa die Situation in ▶ Beispiel 11.1 auch folgendermaßen beschreiben: Es werden zwei unverbundene Stichproben (bestehend aus männlichen bzw. weiblichen Studenten)

⬛ Tab. 11.2 Beobachtete und erwartete Häufigkeiten beim Vierfeldertest

	Beobachtete Häufigkeit B	Unter H_0 erwartete Häufigkeit E	$(B-E)^2/E$
	a	$(a + b)(a + c)/n$	$\dfrac{(ad - bc)^2}{n \cdot (a+b) \cdot (a+c)}$
	b	$(a + b)(b + d)/n$	$\dfrac{(ad - bc)^2}{n \cdot (a+b) \cdot (b+d)}$
	c	$(c + d)(a + c)/n$	$\dfrac{(ad - bc)^2}{n \cdot (c+d) \cdot (a+c)}$
	d	$(c + d)(b + d)/n$	$\dfrac{(ad - bc)^2}{n \cdot (c+d) \cdot (b+d)}$
Summe	n	n	χ^2

hinsichtlich des Merkmals „Rauchgewohnheiten" verglichen. Dies ist ein anderer Ansatz, der jedoch formal mit dem gleichen Testverfahren untersucht wird. Man spricht in diesem Fall vom **Chi²-Homogenitätstest**.

Beispiel 11.1: Chi²-Vierfeldertest

Bei der Stichprobe unserer $n = 73$ Studenten betrachten wir die Alternativmerkmale Rauchen und Geschlecht. Es ergeben sich folgende Werte:

	Beobachtete Häufigkeiten			Erwartete Häufigkeiten		
Status	**Raucher**	**Nichtraucher**	**Summe**	**Raucher**	**Nichtraucher**	**Summe**
Männer	$a = 7$	$b = 22$	29	5,6	23,4	29
Frauen	$c = 7$	$d = 37$	44	8,4	35,6	44
Summe	14	59	73	14	59	73

Es ist nicht erstaunlich, dass die erwarteten Häufigkeiten keine ganzen Zahlen sind. Es handelt sich um theoretische Häufigkeiten, die aus den Randsummen berechnet werden und zum Vergleich mit den beobachteten Häufigkeiten dienen. Von den Männern rauchen 24 %, von den Frauen 16 %. Ist der Unterschied nun so gravierend, dass man die Nullhypothese („Es besteht kein Zusammenhang zwischen Rauchen und Geschlecht") verwerfen kann? Die Prüfgröße ist nach Formel (11.2):

$$\chi^2 = \frac{73 \cdot (7 \cdot 37 - 22 \cdot 7)^2}{29 \cdot 44 \cdot 14 \cdot 59} = 0{,}7636$$

Dieser Wert ist kleiner als der kritische Wert 3,841. Das heißt: Anhand der Stichprobe ist keine Assoziation zwischen den beiden Merkmalen nachzuweisen. Der p-Wert beträgt 0,3822. Die Differenz „Anteil Männer minus Anteil Frauen" beträgt etwa 8 %; das Konfidenzintervall ist [−11 % ; +0,27 %]. Der Raucheranteil der Männer könnte also um 25 % über dem der Frauen liegen; er könnte aber auch um 10 % geringer sein.

Einseitiges Testen

Bisher wurde stillschweigend vorausgesetzt, dass beim Vierfeldertest zweiseitig geprüft wird. Nun sind auch einseitige Fragestellungen denkbar wie etwa: „Rauchen mehr Männer als Frauen?" (oder umgekehrt). Hier wird formal geprüft, ob die Häufigkeit a signifikant größer (oder signifikant kleiner) ist als die unter der Nullhypothese zu erwartende Häufigkeit. Einseitige Testverfahren sind bei Chi²-Tests allerdings problematisch, weil die Richtung eines Unterschieds bei der Berechnung der Prüfgröße durch das Quadrieren der Differenzen $(B - E)$ eliminiert wird. Dennoch ist beim Vierfeldertest eine einseitige Prüfung möglich, indem man als kritischen Wert $\chi^2_{1;1-2\alpha}$ zugrunde legt. Man geht bei diesem Ansatz davon aus, dass – grob formuliert – unter der Nullhypothese der Wert für die beobachtete Häufigkeit a mit jeweils 50 %-iger Wahrscheinlichkeit größer bzw. kleiner ist als die zugehörige Erwartungshäufigkeit. Das entspricht – falls die Prüfgröße größer ist als $\chi^2_{1;1-2\alpha}$ – jeweils dem Anteil α. Ein einseitiger Test ist allerdings nur dann statthaft, wenn man aufgrund von Vorkenntnissen die Richtung eines Unterschieds genau kennt – sonst hat man eine Irrtumswahrscheinlichkeit von 2α. Theoretisch ist dieser Test interessant; praktisch sollte man ihn meiden.

■ Anwendung als Mediantest

Die Anwendung des Vierfeldertests ist nicht beschränkt auf Alternativmerkmale. Schließlich lässt sich jedes quantitative oder ordinal skalierte Merkmal zu einem Alternativmerkmal transformieren, indem die Stichprobenwerte mit dem Gesamtmedian verglichen werden. (Freilich kann man auch einen anderen Schwellenwert wählen, wenn es der Fragestellung angemessen ist). Diese Tests haben gegenüber t-Test und U-Test den Vorteil, dass sie quasi keine einschränkenden Voraussetzungen beinhalten. Allerdings werten sie weniger Informationen aus und haben demzufolge eine geringere Power.

■ **Zu den Voraussetzungen**

Beim Vierfeldertest sollte jede der erwarteten Häufigkeiten mindestens 5 betragen; keine der beobachteten Häufigkeiten darf 0 sein. Falls diese Anforderungen verletzt sind, bietet sich Fishers exakter Test als Alternative an (▶ Abschn. 11.2.2).

Beispiel 11.2: Mediantest

In einer Klausur waren maximal 20 Punkte zu erreichen. Der Median von 60 Teilnehmern lag bei 13,5 Punkten. Vergleicht man die Ergebnisse von Männern und Frauen, ergibt sich folgende Vierfeldertafel:

	$<13,5$	$>13,5$	Summe
Männer	$a = 10$	$b = 13$	23
Frauen	$c = 20$	$d = 17$	37
Σ	30	30	60

Aus diesen Häufigkeiten ergibt sich eine Prüfgröße von

$$\chi^2 = \frac{60 \cdot (10 \cdot 17 - 13 \cdot 20)^2}{23 \cdot 37 \cdot 30 \cdot 30} = 0{,}6345$$

Dieser Wert ist wesentlich kleiner als $\chi^2_{1;1-\alpha} = 3{,}841$; der p-Wert beträgt $p = 0{,}4257$. Ein Unterschied ist also nicht nachzuweisen. Wer hätte etwas anderes erwartet?

11.1.2 Chi²-Test für $k \cdot \ell$ Felder

Der Chi²-Test für $k \cdot \ell$ Felder ist eine Verallgemeinerung des Vierfelder-Unabhängigkeitstests. Er ist dies insofern, als dass die beiden betrachteten Merkmale nicht nur jeweils 2, sondern k Ausprägungen $A_1, A_2, \ldots, A_k$ bzw. ℓ Ausprägungen $B_1, B_2, \ldots, B_\ell$ aufweisen. Dann erhält man bei der Darstellung der Häufigkeiten eine Kontingenztafel mit $k \cdot \ell$ Feldern im Innern. Die Nullhypothese besagt, dass kein Zusammenhang zwischen beiden Merkmalen besteht.

Dieser Test funktioniert nach dem bereits beschriebenen Prinzip: Man vergleicht die beobachteten mit den erwarteten Häufigkeiten. Seien n_{ij} die Anzahl der Stichprobenelemente mit der Ausprägungskombination A_i und B_j

und e_{ij} die unter H_0 erwarteten Häufigkeiten. Dann berechnet sich die Prüfgröße als

$$\chi^2 = \sum_{i=1}^{k} \sum_{j=1}^{\ell} \frac{\left(n_{ij} - e_{ij}\right)^2}{e_{ij}} \tag{11.3}$$

Diese Prüfgröße hat $(k-1) \cdot (\ell-1)$ Freiheitsgrade. (Dies bedeutet, dass man im Innern der Kontingenztafel $(k-1) \cdot (\ell-1)$ Häufigkeiten unter Beibehaltung der Randsummen ändern kann). Die erwarteten Häufigkeiten e_{ij} berechnet man aus den Randsummen. Kritische Werte in Abhängigkeit der Anzahl der Freiheitsgrade findet man in Tab. 5 (Anhang).

Dieser Test lässt sich auch als ein Homogenitätstest auffassen: Er überprüft, ob ein Merkmal mit ℓ Ausprägungen in k Stichproben homogen verteilt ist. In jedem Fall wird vorausgesetzt, dass die erwarteten Häufigkeiten mindestens 5 betragen (oder dass zumindest der Anteil der erwarteten Häufigkeiten, die kleiner als 5 sind, 20 % nicht überschreitet). Ist diese Bedingung nicht erfüllt, kann man versuchen, dies durch Zusammenlegen mehrerer Ausprägungen oder Klassen zu erreichen. Ersatzweise kann man Fishers exakten Test (▶ Abschn. 11.2.2) anwenden.

11.1.3 Assoziationsmaße für qualitative Merkmale

Mit dem Chi²-Test lässt sich eine Assoziation zwischen zwei nominal skalierten Merkmalen nachweisen. Über deren Stärke macht das Testergebnis jedoch keine Angaben. Mehrere Assoziationskoeffizienten sind entwickelt worden, um die Stärke zu quantifizieren:

- Phi-Koeffizient (Φ)
- Cramérs Index (CI)
- Kontingenzkoeffizient (CC) von Pearson

Phi-Koeffizient (Φ): Er eignet sich, um die Stärke der Assoziation zwischen 2 Alternativmerkmalen zu beschreiben, und ist definiert als:

$$\Phi = \sqrt{\frac{\chi^2}{n}} \tag{11.4}$$

Der Phi-Koeffizient ist 0 bei vollkommener Unabhängigkeit der Merkmale. Falls $b = c = 0$, nimmt Φ den Wert 1 an (wie sich leicht anhand der Formel (11.2) nachvollziehen lässt). In diesem Fall kann man nämlich aufgrund eines Merkmals das andere präzise vorhersagen. Ansonsten ist Φ kleiner als 1. Der Phi-Koeffizient ist signifikant größer als 0, falls das Ergebnis des Vierfeldertests signifikant ist. Man kann übrigens nachweisen, dass dieser Koeffizient identisch ist mit dem Betrag des Korrelationskoeffizienten von Pearson, wenn man die Ausprägungen der beiden Alternativmerkmale mit 0 und 1 darstellt und dann Formel (5.2) anwendet. Daher eignet sich der Phi-Koeffizient auch als Effektgröße. Die Assoziation gilt als mittel, falls $\Phi > 0,3$ und als stark für $\Phi > 0,5$.

Beispiel 11.3: Chi²-Assoziationsmaße

In einer klinisch kontrollierten Studie werden jeweils 50 Patienten mit einem neuen Medikament bzw. mit dem herkömmlichen Standardmedikament behandelt. Die Therapien sind in $a = 35$ Fällen (neu) bzw. $c = 25$ Fällen (Standard) erfolgreich und demnach in $b = 15$ bzw. $d = 25$ Fällen nicht erfolgreich. Mit einem Chi²-Test erhält man: $\chi^2 = 4,1667$ und $p = 0,0412$. Die Stärke des Zusammenhangs wird quantifiziert durch $\Phi = \sqrt{4,1667/100} = 0,2041$. Die Odds Ratio ist 2,33 (▶ Abschn. 3.3.3). Die Assoziation ist zwar signifikant, aber schwach. Die Differenz der Erfolgsraten beträgt 20 %; das 95 %-Konfidenzintervall erstreckt sich zwischen 1,2 % und 38,8 %.

Hintergrundinformation
Cramérs Index (CI): Dieses Maß (benannt nach dem schwedischen Mathematiker *Harald Cramér* (1893–1985), vorgestellt im Jahre 1946) ist eine Verallgemeinerung von Φ für Kontingenztafeln mit $k \cdot \ell$ Feldern:

$$CI = \sqrt{\frac{\chi^2}{n \cdot (R-1)}} \qquad (11.5)$$

wobei $R = \min(k, \ell)$. Es ist leicht nachvollziehbar, dass der CI für $R = 2$ mit Φ identisch ist.
Kontingenzkoeffizient („coefficient of contingency", CC) von Pearson: Dieser im Jahre 1904 vorgestellte Koeffizient ist das älteste und bekannteste Assoziationsmaß:

$$CC = \sqrt{\frac{\chi^2}{n + \chi^2}} \qquad (11.6)$$

Es lässt sich nachweisen, dass der Maximalwert von CC gleich $\sqrt{(R-1)/R}$ ist. Ein Nachteil dieses Koeffizienten ist, dass er in jedem Fall kleiner als 1 ist und deshalb schwer zu interpretieren ist.

11.1.4 Chi²-Test für eine Stichprobe

Bei diesem Test wird die Häufigkeitsverteilung einer Stichprobe mit einer vorgegebenen Verteilung verglichen. Seien n_i die beobachteten und e_i die unter der Nullhypothese erwarteten Häufigkeiten. Dann berechnet sich die Prüfgröße als:

$$\chi^2 = \sum_{i=1}^{k} \frac{(n_i - e_i)^2}{e_i} \qquad (11.7)$$

Die Anzahl der Freiheitsgrade beträgt $k - 1$ (wobei k die Anzahl der Ausprägungen ist).

Beispiel 11.4: Vergleich von Häufigkeiten mit vorgegebenen Wahrscheinlichkeiten

Wir greifen zurück auf ▶ Beispiel 6.3 (Blutgruppen) und prüfen, ob die empirisch ermittelten Häufigkeiten der 73 Studenten mit den erwarteten übereinstimmen. Die erwarteten Häufigkeiten werden berechnet, indem man den Stichprobenumfang $n = 73$ mit den Wahrscheinlichkeiten multipliziert.

Blutgruppe	Wahrscheinlichkeit	n_i	e_i	$(n_i - e_i)^2/n_i$
0	41 %	27	29,93	0,2868
A	43 %	34	31,39	0,2170
B	11 %	9	8,03	0,1172
AB	5 %	3	3,65	0,1158

Die Prüfgröße beträgt also 0,7368; die Anzahl der Freiheitsgrade ist 3. Der p-Wert beträgt 0,8645; die beobachteten Häufigkeiten sind also in keiner Weise auffällig. (Streng genommen sind die Voraussetzungen hier verletzt, weil eine der erwarteten Häufigkeiten unter 5 liegt).

11.1.5 McNemar-Test

Dies ist ein Häufigkeitstest für zwei verbundene Stichproben, die hinsichtlich eines Alternativmerkmals verglichen werden. Er wurde entwickelt von einem Psychologen namens *Quinn McNemar* (1903–1986). Derlei Fragestellungen treten beispielsweise dann auf, wenn man Patienten mit zwei verschiedenen Therapien nacheinander behandelt und das Merkmal „Therapieerfolg" mit den Ausprägungen „ja" und „nein" untersucht. Der Stichprobenumfang lässt sich aufteilen, wie in ◘ Tab. 11.3 dargelegt.

Die Nullhypothese besagt: Die Stichproben stimmen bezüglich der Häufigkeitsverteilung überein. Das bedeutet: $a + b = a + c$, oder einfacher: $b = c$. Je mehr die Häufigkeiten b und c vom Durchschnittswert $(b + c)/2$ abweichen, desto mehr spricht für die Alternativhypothese. Der Test wird nach folgendem Prinzip durchgeführt:

1. Zunächst werden die Häufigkeiten der Vierfeldertafel ermittelt.
2. Danach berechnet man die Prüfgröße nach:

$$\chi^2 = \frac{(b-c)^2}{b+c} \qquad (11.8)$$

3. Falls der Wert der Prüfgröße größer ist als $\chi^2_{1;1-\alpha}$, wird die Alternativhypothese angenommen.

Die Grenzen des 95 %-Konfidenzintervalls für die Differenz nicht übereinstimmender Paare berechnen sich als $(b-c)/n \pm 1{,}96 \cdot \sqrt{b+c}\,/\,n$; die Odds Ratio bei verbundenen Stichproben wird geschätzt als $OR = b/c$. Der Anschaulichkeit wegen sollte man die Vierfeldertafel so gestalten, dass $b > c$. Im Übrigen setzt auch dieser Test voraus, dass die erwartete Häufigkeit $(b + c)/2$ mindestens 5 beträgt.

Die Prüfgröße nach Formel (11.8) wird für $b + c \leq 30$ durch eine Stetigkeitskorrektur etwas verkleinert:

$$\chi^2 = \frac{\left(|b-c|-1\right)^2}{b+c+1} \qquad (11.9)$$

Praxistipp

Bei kleinen Stichprobenumfängen ist zu befürchten, dass die Prüfgröße de facto nicht χ^2-verteilt ist. Deshalb ist in diesen Fällen die Stetigkeitskorrektur sinnvoll. In der Literatur werden unterschiedliche Stetigkeitskorrekturen vorgeschlagen. In jedem Fall wird dadurch die Prüfgröße etwas verkleinert, um zu verhindern, dass man allzu leichtfertig die Nullhypothese ablehnt. Ansonsten könnte man auch – falls eine der erwarteten Häufigkeiten unter 5 liegt – die Binomialverteilung zu Hilfe nehmen und die Wahrscheinlichkeit berechnen, mit der unter der Nullhypothese die Häufigkeit b oder ein noch extremerer Wert beobachtet wird („exakter Test").

◘ **Tab. 11.3** Vierfeldertafel beim McNemar-Test

		Stichprobe 1	
		A	$\bar{A}$
Stichprobe 2	A	a	b
	$\bar{A}$	c	d

Beispiel 11.5: McNemar-Test

Bei 20 Patienten wird ein schmerzstillendes Präparat (Verum) mit einem Placebo verglichen. Jeder Patient wird mit beiden Therapien behandelt, wobei zwischen den Behandlungsphasen eine längere, therapiefreie Phase liegt. Die Patienten wissen nicht, wann sie Placebo bzw. Verum erhalten. Sie beurteilen die Wirkung folgendermaßen:

		Wirkung des Placebos	
		stark	schwach
Wirkung des Verums	stark	$a = 4$	$b = 11$
	schwach	$c = 2$	$d = 3$

Als Prüfgröße berechnet man (mit Steigkeitskorrektur):

$$\chi^2 = \frac{\left(\left|11 - 2\right| - 1\right)^2}{11 + 2 + 1} = 4{,}5714$$

Der p-Wert ist 0,0325. Deshalb wird die Alternativhypothese angenommen. (Ohne die Stetigkeitskorrektur erhielte man $\chi^2 = 6{,}2308$ und $p = 0{,}0126$). Mit dem exakten Test erhält man $p = 0{,}0225$. Das Verum zeigt in 15 von 20 Fällen (75 %) eine starke Wirkung, das Placebo nur 6 Mal (30 %). Die Wirkungsdifferenz beträgt demnach 45 % mit dem Konfidenzintervall [0,097 ; 0,803]. Die Odds Ratio beträgt $b/c = 5{,}5$.

Abschließend noch einige Hinweise zum McNemar-Test:

- **Stichprobenumfang:** In die Berechnung der Prüfgröße fließt **nicht** der volle Stichprobenumfang ein, sondern lediglich die Häufigkeiten b und c. Allerdings kommt beim Konfidenzintervall für die Differenz $(b - c)/n$ der gesamte Umfang n zur Geltung.
- **Nullhypothese:** Es wird **nicht** behauptet, dass es gar keinen Unterschied zwischen den Stichproben gibt. (In diesem Fall wäre zu erwarten, dass die Häufigkeiten b und c gleich 0 sind). Die Nullhypothese besagt lediglich, dass unterschiedliche Beurteilungen in beiden Richtungen („Verum besser" bzw. „Placebo besser") gleich häufig sind, sodass man unter der Nullhypothese $b = c$ erwarten würde.
- **Verallgemeinerung auf qualitative Merkmale:** Der McNemar-Test setzt ein Alternativmerkmal voraus. Bei einem Merkmal mit mehr als zwei Ausprägungen entsteht anstelle der Vierfeldertafel eine Matrix. Der **Symmetrietest von Bowker** überprüft, ob diese Matrix symmetrisch ist.
- **Verallgemeinerung auf mehrere verbundene Stichproben:** Werden Patienten mehrfach nacheinander auf ein Alternativ-

merkmal hin untersucht, bietet sich der Q-**Test von Cochran** an.

11.1.6 Chi²-Anpassungstest

Mit einem Anpassungstest wird überprüft, ob die empirische Verteilung einer Stichprobe mit einer vermuteten theoretischen Verteilung vereinbar ist. Dabei kann jede Verteilung, die dem inhaltlichen Problem angemessen ist, vorgegeben werden. Wie bei allen Chi²-Tests werden die beobachteten mit den unter der Nullhypothese erwarteten Häufigkeiten verglichen.

Die erwarteten Häufigkeiten werden berechnet, indem man – unter Annahme einer theoretischen Verteilung – für jede Ausprägung (Klasse oder Gruppe) die entsprechende Wahrscheinlichkeit bestimmt und diesen Wert mit dem Stichprobenumfang multipliziert. Die Anzahl der Freiheitsgrade beträgt $f = k - 1 - r$. Dabei ist k die Anzahl der gegebenen Klassen. Diese Anzahl wird um 1 reduziert, weil generell eine Restriktion durch den Stichprobenumfang gegeben ist. Außerdem wird die Anzahl der Freiheitsgrade eingeschränkt durch die Anzahl r der Parameter, die zur Berechnung der erwarteten Häufigkeiten erforderlich sind. Die Anzahl der Freiheitsgrade ist also auch abhängig von der Verteilung, die man unter der Nullhypothese zugrunde legt:

- Gleichverteilung: $f = k - 1$
- Poisson-Verteilung: $f = k - 2$
  Hier wird ein Parameter – nämlich der Erwartungswert λ – über den Mittelwert der Stichprobe geschätzt; daher ist $r = 1$.
- Normalverteilung: $f = k - 3$
  Diese Verteilung ist charakterisiert durch $r = 2$ Parameter – Erwartungswert und Varianz.

Beispiel 11.6: Anpassungstest
Verdünntes Blut wird in eine Zählkammer gefüllt. Diese ist in zahlreiche Quadrate identischer Fläche eingeteilt. Davon werden 80 Quadrate zufällig ausgewählt, um unter dem Mikroskop die darin enthaltenen Erythrozyten zu zählen. Man findet zwischen 0 und 12 Ery-

throzyten pro Quadrat. Nun soll überprüft werden, ob diese Häufigkeiten die Annahme einer Poisson-Verteilung rechtfertigen.

Zunächst wird aus den gegebenen Häufigkeiten ein Mittelwert 5,9125 berechnet, der als Schätzer für den Erwartungswert λ dient. Mit Formel (7.9) lassen sich dann die theoretischen Wahrscheinlichkeiten und daraus (indem man mit 80 multipliziert) die erwarteten Häufigkeiten berechnen. Da diese mindestens 5 betragen müssen, fasst man die ersten und die letzten Klassen zusammen.

k	Beobachtete Häufigkeit B	Erwartete Häufigkeit E	$(B - E)^2/B$
0–2	5	5,28	0,01485
3	7	7,46	0,02785
4	11	11,02	0,00004
5	12	13,03	0,08167
6	16	12,84	0,77682
7	10	10,85	0,06607
8	7	8,02	0,12884
9	5	5,27	0,01346
10–12	7	5,61	0,34440
Summe	80	79,37	$\chi^2 = 1,45400$

Die Anzahl der Freiheitsgrade ist $9 - 2 = 7$. Für den kritischen Wert gilt $\chi^2_{7;0,90} = 12,017$ (Tab. 5, Anhang)
Da die berechnete Prüfgröße kleiner ist, wird die Nullhypothese beibehalten. Der p-Wert beträgt 0,9839.

Häufig wird ein Anpassungstest vor Anwendung des t-Tests eingesetzt, um empirische Daten dahingehend zu überprüfen, ob sie einer normalverteilten Grundgesamtheit entstammen. In diesen Fällen ist man daran interessiert, die Nullhypothese beizubehalten. Also ist man bemüht, den ß-Fehler möglichst klein zu halten. Eine Möglichkeit, indirekt Einfluss auf den ß-Fehler zu nehmen, besteht darin, den α-Fehler zu vergrößern. Deshalb ist es üblich, bei einem Anpassungstest $\alpha = 0,10$ festzulegen und die Nullhypothese erst ab $p > 0,10$ anzunehmen. Man muss sich klarmachen: Das Testergebnis eines Anpassungstests auf Normalverteilung, das zur Beibehaltung der Nullhypothese führt, ist keinesfalls als Beweis zu werten, dass die Grundgesamtheit tatsächlich normalverteilt ist. Man sollte hier nur vorsichtige Formulierungen verwenden wie etwa: „Nichts spricht gegen die Normalverteilung der Grundgesamtheit."

11.1.7 Logrank-Test

Schließlich sei noch der ebenfalls auf der Chi²-Verteilung basierende Logrank-Test erwähnt, der zum Vergleich von Überlebenszeiten angewandt wird. Mit diesem Test vergleicht man die Überlebensfunktionen $S_1(t)$ und $S_2(t)$ zweier unverbundener Stichproben. Das Besondere am Logrank-Test ist, dass er auch zensierte Daten (die häufig bei Überlebenszeitstudien auftreten) angemessen berücksichtigt.

Mit dem Logrank-Test wird beispielsweise überprüft, ob sich eine Therapie oder ein prognostischer Faktor auf die Überlebenszeit oder allgemein auf die Zeit bis zum Eintreten eines bestimmten Endereignisses auswirkt. Ein Beispiel für die Darstellung einer Überlebenszeitkurve (der so genannten **Kaplan-Meier-Kurve**) findet man in ▶ Abschn. 17.2.2 (◘ Abb. 17.1). Um zwei Kurven zu vergleichen, ermittelt man zunächst die Anzahl der aufgetretenen Endereignisse b_1 und b_2 in den Stichproben; außerdem berechnet man die Anzahl der Endereignisse e_1 und e_2, die man erwarten würde, wenn beide Kurven identisch wären. Die Teststatistik für den Logrank-Test ist:

$$\chi^2 = \frac{(b_1 - e_1)^2}{e_1} + \frac{(b_2 - e_2)^2}{e_2} \qquad (11.10)$$

Die Häufigkeiten b_1 und b_2 werden durch einfaches Zählen ermittelt. Die Berechnung der Erwartungshäufigkeiten ist komplizierter. Dazu betrachtet man beide Stichproben gemeinsam und notiert die Zeitpunkte t_i ($i = 1, 2, …, k$), zu denen in einer der beiden Stichproben ein Endereignis stattfindet, und die exakte Anzahl der Endereignisse d_i. Dann gilt für die unter der Nullhypothese zu erwartenden Häufigkeiten:

$$e_1 = \sum_{i=1}^{k} d_i \cdot \frac{n_{1i}}{n_{1i} + n_{2i}}$$
$$e_2 = \sum_{i=1}^{k} d_i \cdot \frac{n_{2i}}{n_{1i} + n_{2i}} \qquad (11.11)$$

Dabei sind n_{1i} und n_{2i} die Beobachtungseinheiten der 1. bzw. der 2. Stichprobe, die zum Zeitpunkt t_i noch leben. Die Quotienten $n_{1i} / (n_{1i} + n_{2i})$ und $n_{2i}/(n_{1i} + n_{2i})$ entsprechen den Anteilen in der jeweiligen Stichprobe. Der Logrank-Test ist auch anwendbar auf mehr als zwei Gruppen.

11.2 Andere Testverfahren

11.2.1 Binomialtest für eine Stichprobe

Die Geschichte dieses Tests begann in den Jahren 1710–1712. Damals stellte der englische Wissenschaftler *John Arbuthnot* (1667–1735) beim Studium von Kirchenbüchern fest, dass bei fast allen Jahrgängen Knabengeburten häufiger eingetragen waren als Mädchengeburten. Aufgrund der hohen Fallzahlen kam er zu dem Schluss: Das kann kein Zufall sein! Der **Bino-**

mialtest ist die geeignete Methode, um eine solche Vermutung objektiv zu überprüfen. Arbuthnot hätte dazu folgende Hypothesen aufstellen müssen:

H_0: Die Wahrscheinlichkeit p für eine Knabengeburt ist gleich der Wahrscheinlichkeit für eine Mädchengeburt, oder formal: $p = 1/2$.

H_1 Die Wahrscheinlichkeiten sind unterschiedlich. Es gilt also: $p \neq 1/2$. Ein Binomialtest basiert auf sehr einfachen Annahmen:

- Es liegt eine Stichprobe mit n Beobachtungseinheiten vor.
- Die Stichprobenwerte sind Ausprägungen eines Alternativmerkmals.

Der Test überprüft, ob die relative Häufigkeit der Ausprägung A mit einer vorgegebenen Wahrscheinlichkeit p_0 vereinbar ist. Die Hypothesen lauten also:

$$H_0 : p = p_0$$
$$H_1 : p \neq p_0 \ (\text{bei zweiseitiger Fragestellung})$$

Zur Testentscheidung gelangt man folgendermaßen:

- Zunächst werden in der Stichprobe die Beobachtungseinheiten mit der Ausprägung A gezählt; deren Anzahl sei X. Die relative Häufigkeit $\hat{p} = X / n$ ist ein Schätzwert für die Wahrscheinlichkeit p der Grundgesamtheit.
- Unter der Nullhypothese ist diese Anzahl X binomialverteilt mit dem Erwartungswert np_0. Mit Formel (7.4) lassen sich nun die Wahrscheinlichkeiten $P(X = k)$ berechnen. Damit lässt sich dann ein Bereich konstruieren, in den X bei Gültigkeit der Nullhypothese mit einer Wahrscheinlichkeit von $1 - \alpha = 0,95$ fallen würde. Bei nicht allzu hohem Stichprobenumfang genügt dazu ein Taschenrechner.

Falls n hinreichend groß ist mit $np_0(1 - p_0) \geq 9$, lässt sich die Binomialverteilung von X durch eine Normalverteilung mit dem Erwartungswert np_0 und der Varianz $np_0(1 - p_0)$ approximieren. Dann ist auch $\hat{p} = X / n$ normalverteilt, und zwar mit dem Erwartungswert p_0 und der Varianz $p_0(1 - p_0)/n$. Daraus folgt, dass die Prüfgröße

$$Z = \frac{X - np_0}{\sqrt{np_0 \cdot (1 - p_0)}} = \frac{\hat{p} - p_0}{\sqrt{\dfrac{p_0 \cdot (1 - p_0)}{n}}}$$

(11.12)

einer Standardnormalverteilung folgt. Der kritische Punkt ist 1,96 (für $\alpha = 0,05$, zweiseitige Fragestellung). Bei einer anderen Irrtumswahrscheinlichkeit ist dieser Wert durch $z_{1-\alpha/2}$ entsprechend anzupassen; bei einseitiger Fragestellung ist er durch $z_{1-\alpha}$ zu ersetzen (Tab. 1 im Anhang).

Beispiel 11.7: Binomialtest

Von $n = 73$ Studenten sind $k = 44$ weiblich. Ist diese Häufigkeit vereinbar mit der Hypothese, dass gleich viele Männer und Frauen Medizin studieren? Die Nullhypothese lautet: $p = 0,5$. Der Schätzwert ist $\hat{p} = 44/73 = 0,60$. Da $n_0 p_0(1 - p_0) = 73 \cdot 0,5^2 = 18,25 > 9$, kann man die Binomialverteilung von X durch eine Normalverteilung mit dem Erwartungswert $\mu = 36,5$ und der Varianz $\sigma^2 = 18,25$ approximieren. Für die Prüfgröße nach Formel (11.12) berechnet man mit $p_0 = 0,5$:

$$z = \frac{44/73 - 0,5}{\sqrt{0,5^2/73}} = 1,7556$$

Es ergibt sich $p = 0,0792$ (zweiseitiges Testen). Die Nullhypothese kann auf dem 5 %-Signifikanzniveau nicht abgelehnt werden. Das Konfidenzintervall ist $[0,4814; 0,7155]$ (► Beispiel 8.3). Man könnte hier auch den Chi²-Test für Stichprobe verwenden (► Abschn. 11.1.4); damit würde sich $p = 0,0791$ ergeben. Mit dem „exakten" Binomialtest erhält man $p = 0,1006$.

Dieses Beispiel zeigt, dass die Approximationen durch die Normalverteilung oder die Chi²-Verteilung bei nicht allzu großen Fallzahlen mit Vorsicht zu handhaben sind.

Praxistipp

Eine Erweiterung des Binomialtests stellt der Polynomialtest dar, der für qualitative Merkmale mit mehr als zwei Ausprägungen Anwendung findet (und quasi keine Voraussetzungen beinhaltet). Für die Daten in ► Beispiel 11.4 (Blutgruppen) erhielte man damit $p = 0,8683$. – Der Chi²-Test für eine Stichprobe stellt eine Alternative zu diesen beiden Tests dar (er setzt allerdings voraus, dass die erwarteten Häufigkeiten mindestens 5 betragen). Insbesondere bei kleineren Fallzahlen ergeben sich mit dem Binomial- oder dem Polynomialtest verlässlichere Ergebnisse; allerdings kann der Rechenaufwand immens sein.

11.2.2 Fishers exakter Test

Falls die Voraussetzungen des Vierfeldertests oder des Chi²-Tests für $k \cdot \ell$ Felder nicht erfüllt sind (weil die erwarteten Häufigkeiten zu klein sind), kann man alternativ Fishers exakten Test verwenden. Dieser heißt „exakt", weil der p-Wert als Prüfgröße direkt berechnet wird. Er funktioniert bei einer Vierfeldertafel nach folgendem Prinzip:

1. Man ordnet die Vierfeldertafel so an, dass die kleinste Häufigkeit oben links steht. (Sie entspricht dann der Häufigkeit a.) Die Wahrscheinlichkeit für diese Situation berechnet sich nach (basierend auf der Hypergeometrischen Verteilung, ► Abschn. 7.1.5):

$$P = \frac{(a+b)! \, (c+d)! \, (a+c)! \, (b+d)!}{n! \cdot a! \cdot b! \cdot c! \cdot d!}$$

(11.13)

2. Dann reduziert man (unter Beibehaltung der Randsummen) schrittweise die Häufigkeit a um 1 (bis der Wert 0 erreicht ist) und berechnet für jede dieser Konstellationen die Wahrscheinlichkeit nach Formel (11.13).

3. Die so berechneten Einzelwahrscheinlichkeiten werden addiert. Diese Summe gibt an, wie groß die Wahrscheinlichkeit ist, die Ausgangssituation oder eine noch extremere Situation zu erhalten. Bei der einseitigen Fragestellung entspricht dies dem p-Wert.
4. Bei der zweiseitigen Fragestellung wird der p-Wert von Schritt 3 verdoppelt.

Fishers exakter Test kann nicht nur für Vierfeldertafeln, sondern auch für größere Kontingenztafeln angewandt werden. Allerdings kann er dann rechnerisch sehr aufwendig werden, sodass selbst ein leistungsstarkes Statistikprogramm mitunter viel Zeit benötigt, um den p-Wert zu ermitteln.

Beispiel 11.8: Fishers exakter Test

Zwei Gruppen von Patienten werden bezüglich einer neuen Therapie verglichen. Es soll getestet werden, ob sich die Misserfolgsquoten der beiden Therapien unterscheiden (zweiseitige Fragestellung). Folgende Häufigkeiten ergeben sich:

	Misserfolg	Erfolg	Summe
Therapie 1	$a = 1$	$b = 7$	8
Therapie 2	$c = 4$	$d = 4$	8
Summe	5	11	16

Die Wahrscheinlichkeit, dass sich unter den gegebenen Randhäufigkeiten rein zufällig die Häufigkeiten im Innern der Tabelle ergeben, berechnet sich nach Formel (11.13) als

$$P(a = 1) = \frac{8! \cdot 8! \cdot 4! \cdot 11!}{16! \cdot 1! \cdot 7! \cdot 4! \cdot 4!} = 0,1282$$

Eine noch extreme Situation wäre gegeben, wenn $a = 0$ ($b = 8$, $c = 5$ und $d = 3$). Dann erhielte man

$$P(a = 0) = \frac{8! \cdot 8! \cdot 4! \cdot 11!}{16! \cdot 0! \cdot 8! \cdot 5! \cdot 3!} = 0,0128$$

Die Summe aus $P(a = 1)$ und $P(a = 0)$ ergibt 0,1410. Beim 2-seitigen Testen resultiert also $p = 0,2820$.

11.2.3 Trend-Test nach Cochran-Armitage

Die in ▶ Abschn. 11.1.1 und 11.1.2 behandelten Chi²-Tests setzen lediglich ein nominal skaliertes Merkmal voraus und sind daher vielseitig anwendbar. Welchen Test wählt man aber bei einem Zwei-Gruppen-Vergleich, wenn es sich um ein ordinal skaliertes Merkmal handelt? Theoretisch bietet sich dafür der U-Test von Mann und Whitney an; jedoch verliert dieser Test an Power, wenn die Anzahl der Ausprägungen gering ist. Für diese Fälle steht ein Trend-Test zur Verfügung, den die Statistiker *William Cochran* (1909–1980) und *Peter Armitage* (geb. 1924) entwickelt haben.

Zur Erläuterung dieses Tests betrachten wir ▶ Beispiel 11.9, in dem zwei Gruppen A und B bezüglich eines Scores mit den Ausprägungen R_i ($i = 1, 2, \ldots, k$) verglichen werden. Die grundlegende Idee: Man ermittelt für jeden Scorewert R_i den Anteil p_{Ai}, der auf die Gruppe A entfällt (die Anteile beider Gruppen $p_{Ai} + p_{Bi}$ addieren sich zu 1). Sodann schätzt man den linearen Zusammenhang zwischen R_i und p_{Ai} mittels einer linearen Regression (wobei entsprechend der Häufigkeiten n_i zu wichten ist).

Seien also $\overline{R}$ der mittlere Score-Wert (bezogen auf die gesamte Stichprobe), b die Steigung der Regressionsgeraden und p_A die relative Gruppengröße von A. Damit berechnet sich die Prüfgröße als:

$$\chi^2_{trend} = \frac{b^2}{p_A \cdot (1 - p_A)} \sum_{i=1}^{k} n_i \left(R_i - \overline{R} \right)^2 \qquad (11.14)$$

Diese Prüfgröße ist χ^2-verteilt mit einem Freiheitsgrad; aufgrund der Eigenschaften dieser Verteilung ist die Wurzel von χ^2_{trend} standardnormalverteilt (▶ Abschn. 7.4.2). Unter der Nullhypothese erwartet man $b = 0$ und damit auch $\chi^2_{trend} = 0$. Je stärker der Trend, desto größer ist die Prüfgröße.

Beispiel 11.9: Trend-Test nach Cochran-Armitage

Wir betrachten zwei Patientengruppen, die mit unterschiedlichen Therapien behandelt wurden. Der Heilungserfolg werde mit einem Score erfasst: $R_1 = 1$ (Zustand verschlechtert), $R_2 = 2$ (unverändert), $R_3 = 3$ (verbessert), $R_4 = 4$ (vollständig geheilt). Es ergaben sich folgende Häufigkeiten:

Therapie		$R_1 = 1$	$R_2 = 2$	$R_3 = 3$	$R_4 = 4$	Summe
A	n_{Ai}	0	6	18	16	40
	(p_{Ai})	(0)	(0,25)	(0,60)	(0,70)	
B	n_{Bi}	3	18	12	7	40
Summe		3	24	30	23	80

Der mittlere Score-Wert ist $\overline{R} = 2,9125$ (bezogen auf alle Teilnehmer). Man erkennt einen Trend dahingehend, dass mit wachsenden Score-Werten die relativen Anteile p_{Ai} ansteigen. Für die Steigung der Regressionsgeraden ergibt sich $b = 0,23121$. Außerdem ist $p_A = 40/80 = 0,5$. Für die Prüfgröße erhält man mit (11.14): $\chi^2_{trend} = 12,4855$ (das entspricht $z = 3,5335$). Daraus resultiert $p = 0,0004$. Damit ist der Unterschied zwischen den beiden Therapiegruppen abgesichert.

Praxistipp

Die Scorewerte R_i sind frei wählbar; einzelne Ausprägungen können nach Belieben durch entsprechende Gewichtung hervorgehoben werden. Insofern ist dieser Test sehr vielseitig anwendbar. Anders als beim U-Test von Mann und Whitney fließen alle Scorewerte in die Prüfgröße ein, nicht nur deren Ränge.

Am Ende dieses Kapitels sei nochmal auf folgendes Phänomen hingewiesen: Der kleine p-Wert in ▶ Beispiel 11.9 darf nicht darüber hinwegtäuschen, dass im Einzelfall keine Sicherheit gegeben ist. Auch bei Anwendung der „besseren" Therapie A ist der Erfolg keineswegs garantiert. Joachim Ringelnatz hat dies humorvoll und ein wenig sarkastisch ausgedrückt!

Kapitelzusammenfassung

■ ■ Chi²-Tests

Sie analysieren Häufigkeiten.

Varianten:

- Chi²-Vierfeldertest
- Mediantest
- Chi²-Test für $k \cdot \ell$-Kontingenztafel
- Chi²-Test zum Vergleich der Häufigkeiten einer Stichprobe mit Wahrscheinlichkeiten
- McNemar-Test (für zwei verbundene Stichproben)
- Anpassungstest (zum Vergleich einer empirischen mit einer theoretischen Verteilung)
- Logrank-Test (zum Vergleich von Überlebenszeiten)

Voraussetzung der Chi²-Tests:
Die unter der Nullhypothese zu erwartenden Häufigkeiten sind ≥ 5.

■ ■ Fishers exakter Test

Alternative für den Chi²-Vierfeldertest oder den Chi²-Test für $k \cdot \ell$-Kontingenztafeln.

■ ■ Binomialtest

Zum Vergleich einer Häufigkeit mit einer vorgegebenen Wahrscheinlichkeit.

■ ■ Trend-Test nach Cochran-Armitage

Zum Vergleich zweier Gruppen bezüglich eines ordinal skalierten Merkmals.

Übungsfragen/-aufgaben

1. **Klinische Studie: Chi²-Vierfeldertest**
   Die Therapie werde als erfolgreich
   erachtet, wenn der Blutdruck um mindestens 10 *mmHg* gesunken ist. Es ergeben
   sich folgende Häufigkeiten:

	Er-folg	Miss-erfolg	Sum-men
Neu	34	5	
Standard	29	7	
Summen			

   a. Ergänzen Sie die obige Tabelle und
      berechnen Sie die Häufigkeiten, die unter
      der Nullhypothese zu erwarten sind.
   b. Sie die Voraussetzungen des Chi²-
      Vierfeldertests erfüllt?
   c. Berechnen Sie die Prüfgröße. Ist das
      Ergebnis signifikant auf dem 5 %-Signi-
      fikanzniveau?

   d. Berechnen Sie den Phi-Koeffizienten
      als Effektgröße.

2. **Vergleich von Sensitivitäten: McNemar-
   Test**
   a. Bei 120 Frauen mit einem Mammakarzi-
      nom werden die Mammografie und die
      Palpation als diagnostische Tests
      angewandt. Bei 66 Frauen sind beide
      Testbefunde positiv. Bei 44 Frauen führt
      die Mammografie zu einem positiven
      Befund, während sich mit der Palpation
      ein negativer Befund ergibt. Bei
      7 Frauen ist es umgekehrt. Erstellen Sie
      eine Tabelle analog zu ◘ Tab. 11.3.
   b. Schätzen Sie die Wahrscheinlichkei-
      ten, 1. dass mindestens ein positiver
      Befund resultiert, 2. dass beide
      Befunde negativ sind.
   c. Berechnen Sie die Prüfgröße nach
      Formel (11.8) und beurteilen Sie das
      Ergebnis.

Lösungen ▶ Kap. 20

Varianzanalysen

© Springer-Verlag GmbH Deutschland, ein Teil von Springer Nature 2019
C. Weiß, *Basiswissen Medizinische Statistik*, Springer-Lehrbuch,
https://doi.org/10.1007/978-3-662-56588-9_12

Dieses Kapitel befasst sich mit Varianzanalysen. Im Fokus stehen ein- und zweifaktorielle Varianzanalysen, Varianzanalysen mit Messwiederholungen und spezielle Verfahren wie die Covarianzanalyse oder parameterfreie Testverfahren.

» Es gibt keine Sicherheit, nur verschiedene Grade der Unsicherheit. (Anton Tschechow, Schriftsteller, 1860–1904)

Varianzanalysen sind vielseitig anwendbar. Die Abkürzung ANOVA („analysis of variance") hat sich auch im deutschen Sprachraum etabliert. Diese Methoden dienen dazu, eine quantitative Zielgröße in Abhängigkeit von einem oder mehreren qualitativen Faktoren zu erklären. Die einfachste Variante ist die einfaktorielle Varianzanalyse, die sich zum Vergleich mehrerer Mittelwerte eignet (▶ Abschn. 12.1). Mit zwei- oder mehrfaktoriellen ANOVAs lässt sich der Einfluss von zwei oder mehr qualitativen Faktoren simultan untersuchen (▶ Abschn. 12.2). Darüber hinaus ist es möglich, Varianzanalysen bei einem Studiendesign mit Messwiederholungen anzuwenden (▶ Abschn. 12.3). Es wird darauf verzichtet, alle Formeln und mathematischen Herleitungen detailliert darzulegen, da dies den Rahmen dieses Lehrbuchs sprengen würde (und außerdem in anderen Lehrbüchern ausführlich beschrieben ist). Einige Beispiele in diesem und dem ▶ Kap. 13 (gekennzeichnet mit „SAS") sind dem Buch von *Glenn A. Walker* und *Jack Shostak* „Common Statistical Methods for Clinical Research with SAS examples", Chapter 7, Third Edition (erschienen 2010 bei SAS Institute Inc.) entnommen.

12.1 Einfaktorielle Varianzanalyse

12.1.1 Zerlegung der Streuung

t-Lagetests eignen sich für den Vergleich von zwei Mittelwerten. In der medizinischen Forschung stellt sich jedoch hin und wieder das Problem, dass mehr als zwei Stichproben vorliegen – zum Beispiel bei einer Therapiestudie, in der eine Placebogruppe und zwei unterschiedliche Therapiegruppen verglichen werden.

Um mehr als zwei unverbundene Stichproben bezüglich einer quantitativen Zielgröße zu vergleichen, bietet sich eine einfaktorielle Varianzanalyse an. Formal überprüft diese Methode die Auswirkungen eines qualitativen Faktors A mit k Ausprägungen auf eine normalverteilte Variable. Anders formuliert: Es handelt sich um ein statistisches Modell, mit dem die Variabilität der Zielgröße mittels eines k-fach gestuften Faktors erklärt werden soll. Die Hypothesen lauten:

$$H_0 : \mu_i = \mu_j \text{ für alle } i, j = 1, 2, \ldots, k$$
$$H_1 : \mu_i \neq \mu_j \text{ für mindestens ein Paar } i \neq j$$

Die Nullhypothese besagt also, dass alle Erwartungswerte identisch sind. Die Alternativhypothese drückt dagegen aus, dass sich mindestens 2 Erwartungswerte unterscheiden. Die grundlegende Idee der Varianzanalyse besteht darin, die Gesamtvarianz aller Messwerte zu zerlegen. Der Einfachheit halber legen wir gleich große Subgruppen zugrunde. Dann setzt sich der Zähler der Gesamtvarianz aus 2 Summanden zusammen:

$$\sum_{i=1}^{k}\sum_{j=1}^{n}\left(y_{ij} - \bar{y}\right)^2 =$$

$$n \cdot \sum_{i=1}^{k}\left(y_i - \bar{y}\right)^2 + \sum_{i=1}^{k}\sum_{j=1}^{n}\left(y_{ij} - \bar{y}_i\right)^2 \qquad (12.1)$$

$$SAQ_{total} = SAQ_A + SAQ_{res}$$

Dabei bedeuten

k: Anzahl der Stichproben (Faktorstufen)

n: Umfang einer Stichprobe

y_{ij}: Messwert j der Stichprobe i ($i = 1, 2, \ldots, k; j = 1, 2, \ldots, n$)

$\bar{y}$: Gesamtmittelwert aller Messwerte y_{ij}

$\bar{y}_i$: Mittelwert der Stichprobe i ($i = 1, \ldots, k$)

Der erste Summand rechts vom Gleichheitszeichen in Formel (12.1) quantifiziert die

◘ Tab. 12.1 Zerlegung der Streuung bei einer einfaktoriellen Varianzanalyse. *SAQ*: Summe der Abstandsquadrate, *MQ*: mittleres Abweichungsquadrat („mean square"); *k*: Anzahl der Faktorstufen

Quelle	Quadratsumme	Freiheitsgrade	Varianz
Modell (Faktor A)	SAQ_A	$k - 1$	$MQ_A = \dfrac{SAQ_A}{k-1}$
Residuum	SAQ_{res}	$k(n - 1)$	$MQ_{res} = \dfrac{SAQ_{res}}{k(n-1)}$
Gesamt:	SAQ_{total}	$kn - 1$	$MQ_{total} = \dfrac{SAQ_{total}}{kn-1}$

Variabilität zwischen den Gruppenmittelwerten. Dieser Term wird auch als SAQ_A bezeichnet, weil er durch das zugrunde liegende statistische Modell (Faktor A) erklärbar ist. SAQ steht für „Summe der Abweichungsquadrate". Der zweite Summand quantifiziert den Anteil der Variabilität innerhalb der einzelnen Gruppen. Er wird mit SAQ_{res} bezeichnet, weil er Teil der Residualvarianz ist, die nicht durch das statistische Modell erklärt werden kann.

Wenn man nun diese Quadratsummen durch die entsprechenden Freiheitsgrade dividiert, erhält man die Varianzen MQ (mittleres Abweichungsquadrat).

Aus ◘ Tab. 12.1 wird ersichtlich: Die Anzahl der Freiheitsgrade der Gesamtvarianz $kn - 1$ setzt sich additiv zusammen aus der Anzahl der Freiheitsgrade des Modells $k - 1$ und der Anzahl der Freiheitsgrade der Residualvarianz $k(n - 1)$. Analoges gilt für die Summe der Abweichungsquadrate. Die Additivität gilt jedoch nicht für die Gesamtvarianz MQ_{total}.

12.1.2 Voraussetzungen

Die einfaktorielle Varianzanalyse basiert auf folgenden Voraussetzungen:

- Die Messwerte innerhalb der Subgruppen entstammen normalverteilten Grundgesamtheiten.
- Die Grundgesamtheiten weisen die gleiche Varianz auf (Homoskedazität).
- Die Einzelbeobachtungen sind unabhängig voneinander.

Diese Voraussetzungen sind formal sehr streng. Varianzanalysen sind allerdings robust gegenüber Verletzungen ihrer Voraussetzungen bei annährend gleich großen Stichprobenumfängen $n \geq 10$ und annähernd gleichen Verteilungsformen. Die Stichprobenumfänge müssen freilich nicht exakt gleich groß sein; es ist jedoch für statistische Zwecke günstig, wenn diese Bedingung erfüllt ist. Man spricht dann von einem „balancierten Design". Bei gleich großen Stichprobenumfängen beeinflussen ungleiche Varianzen (Heteroskedazität) die Ergebnisse der Varianzanalyse nur unerheblich.

Selbstverständlich können auch mit ungleichen Stichprobenumfängen Varianzanalysen durchgeführt werden. Die Formeln zur Berechnung von SAQ_{Modell} und SAQ_{res} sind wesentlich komplizierter (sie werden hier nicht dargelegt).

12.1.3 Prüfgröße und Gütemaße

Folgende Annahme erscheint naheliegend: Je größer die erklärte Varianz im Vergleich zur Residualvarianz ist, desto besser ist das statistische Modell. Dies wird durch folgende Prüfgröße zum Ausdruck gebracht:

$$F = \frac{MQ_A}{MQ_{res}} = \frac{\text{erklärte Varianz}}{\text{Residualvarianz}} \qquad (12.2)$$

Aus dieser Prüfgröße wird der globale p-Wert ermittelt, der darüber informiert, ob generell Unterschiede bezüglich der Erwartungswerte nachweisbar sind. Der Buchstabe F ist von „Fisher" abgeleitet (in Reminiszenz an *Sir Aylmer Fisher*, der die Varianzanalyse entwickelt hat). Diese Prüfgröße folgt einer F-Verteilung mit $k - 1$ Freiheitsgraden im Zähler und $k(n - 1)$ Freiheitsgraden im Nenner (▶ Abschn. 7.4.3). Wenn alle Mittelwerte übereinstimmen, nimmt F den Wert 0 an. Der Fall $F = 1$ besagt, dass die Mittelwerte im gleichen Maße variieren wie die Werte innerhalb der Subgruppen. Dies würde die Annahme der Nullhypothese implizieren.

Allgemein gilt: Je größer die Prüfgröße F ist, desto mehr spricht für die Alternativhypothese. Werte nahe bei 1 deuten darauf hin, dass es keinen signifikanten Unterschied zwischen den Erwartungswerten gibt.

Die Güte des Modells lässt sich quantifizieren durch den Quotienten η^2 (sprich: Eta-Quadrat):

$$\eta^2 = \frac{SAQ_A}{SAQ_{total}} \qquad (12.3)$$

Das Maß η^2 ist (im Gegensatz zur Prüfgröße F) unabhängig vom Stichprobenumfang und entspricht der Varianzaufklärung. Als Effektmaß wird üblicherweise ε (sprich: Epsilon) verwendet:

$$\varepsilon = \sqrt{\frac{SAQ_A}{SAQ_{res}}} = \sqrt{\frac{\eta^2}{1-\eta^2}} \qquad (12.4)$$

Nach gängiger Konvention spricht man ab $\varepsilon = 0,3$ von einem mittleren und ab $\varepsilon = 0,5$ von einem starken Effekt. Das entspricht nach Umrechnen von Formel (12.4) Varianzaufklärungen $\eta^2 = 8,3\%$ bzw. $\eta^2 = 20\,\%$.

Beispiel 12.1: Einfaktorielle Varianzanalyse (SAS)

48 an Krebs erkrankte Patienten, die eine Chemotherapie erhalten haben, nehmen an einer randomisierten Studie teil. Je 16 Patienten leiden an einem Zervix-, an einem Prostata- bzw. einem Kolonkarzinom; je 24 werden mit Verum bzw. mit Placebo behandelt. Jede Subgruppe besteht aus 8 Patienten. Die quantitative Zielgröße ist die Änderung des Hämoglobinniveaus (in *mmHg*) von der ersten Injektion bis eine Woche danach. Es ergeben sich folgende Kenngrößen (Mittelwerte ± Standardabweichungen)

	Verum	Placebo	
Zervix	1,313 ± 0,988	0,800 ± 1,258	1,056 ± 1,124
Prostata	2,200 ± 1,004	1,150 ± 0,469	1,675 ± 0,931
Kolon	0,825 ± 0,996	0,400 ± 1,707	0,613 ± 1,369
	1,446 ± 1,116	0,783 ± 1,238	1,115 ± 1,213

Es soll nun untersucht werden, ob die Behandlungsgruppe und die Krebsart die Zielgröße beeinflussen (zunächst für beide Faktoren separat). Die erste Frage lässt sich mit einem t-Test für zwei unverbundene Stichproben untersuchen: Es ergibt sich $p = 0,0577$ –

also ein schwach signifikanter Unterschied zwischen Verum und Placebo. Zum Vergleich der Karzinomgruppen wird eine einfaktorielle Varianzanalyse durchgeführt. Bei der Zerlegung nach ◨ Tab. 12.1 ergibt sich mit $k = 3$ und $n = 16$:

Quelle	Quadratsummen	Freiheitsgrade	Varianz
Faktor (Karzinom)	$SAQ_A = 9,11$	2	$MQ_A = 4,56$
Residuum	$SAQ_{res} = 60,07$	45	$MQ_{res} = 1,33$
	$SAQ_{total} = 69,18$	47	$MQ_{total} = 1,47$

Nach Formel (12.2) ist $F = 4,56/1,33 = 3,41$; daraus ergibt sich $p = 0,0417$. Der Einfluss der Krebsart ist also signifikant. Die Varianzaufklärung beträgt nach (12.3) $\eta^2 = 9,11/69,18 = 0,13$. Für die Effektgröße resultiert $\varepsilon = 0,39$ nach (12.4).

12.1.4 Post-Hoc-Tests

Falls das Ergebnis der Varianzanalyse signifikant ist, weiß man vorerst nur, dass nicht alle Gruppen den gleichen Erwartungswert haben. Man kann aber anhand des globalen p-Werts nicht erkennen, welche Gruppen sich paarweise unterscheiden. Es stehen mehrere sogenannte Post-Hoc-Testverfahren zur Verfügung:

■ **Testen ohne Adjustierung**

Theoretisch könnte man alle Mittelwerte paarweise mit t-Tests miteinander vergleichen. Bei k Faktorstufen beträgt die Anzahl der erforderlichen Tests $k \cdot (k - 1)/2$. Diese Vorgehensweise ist progressiv: Es würden zwar kleinstmögliche p-Werte und dementsprechend viele signifikante Ergebnisse resultieren. Allerdings wäre wegen der Vielzahl der Tests das Signifikanzniveau α nicht eingehalten; der globale α-Fehler wäre wesentlich größer als α.

■ **Bonferroni-Korrektur**

Um der Flut von signifikanten Ergebnissen Herr zu werden, entwickelte der Mathematiker *Carlo Bonferroni* (1892–1960) folgendes Verfahren: Es werden nur die interessierenden

paarweise Vergleiche durchgeführt (deren Anzahl sei m). Ein Testergebnis wird als signifikant angesehen, wenn $mp < \alpha$ (oder analog: wenn der p-Wert unter α/m liegt). Der Gedanke ist zwar genial einfach; allerdings ist dieses Verfahren recht konservativ. Das heißt: Man wird vergleichsweise wenige signifikante Ergebnisse erhalten. Andererseits kann man sich darauf verlassen, dass das Signifikanzniveau eingehalten wird.

■ **Bonferroni-Holm-Korrektur**

Der Biostatistiker *Sture Holm* (*1936) hat die Bonferroni-Prozedur zu einem weniger konservativen Verfahren weiterentwickelt: Man führt alle interessierenden Tests durch und ordnet die Ergebnisse entsprechend der p-Werte ($p_1 < p_2 < \ldots < p_m$). Dann multipliziert man p_1 mit m (der Anzahl der Tests). Falls $mp_1 > \alpha$, wird das Verfahren beendet (ohne signifikantes Ergebnis). Falls $mp_1 < \alpha$, testet man weiter: Beim zweiten Test ist man weniger restriktiv und prüft, ob $(m - 1)p_2 < \alpha$. Das Verfahren ist beendet, wenn erstmals keine Signifikanz auftritt.

■ **A-priori-Auswahl der Vergleiche**

Häufig besteht eine sinnvolle Strategie darin, a priori eine Hierarchie aufzustellen entsprechend der Wichtigkeit der Vergleiche (wobei die Reihenfolge allein inhaltlich begründet ist). Dann testet man entsprechend dieser Reihenfolge und beendet das Verfahren, sobald der erste p-Wert das Signifikanzniveau α überschreitet.

■ **Spezielle Post-Hoc-Tests**

In leistungsfähigen Statistikprogrammen wird eine Vielzahl von Post-Hoc-Testverfahren angeboten. Das jeweils geeignetste hängt von diversen Rahmenbedingungen ab. Bekannte Testverfahren, mit denen sich Mittelwerte paarweise vergleichen lassen, stammen von *Henry Scheffé* (Statistiker, 1907–1977) und

John Tukey (Mathematiker, 1915–2000). Der Tukey-Test eignet sich eher bei gleich großen Stichprobenumfängen; der Test nach Scheffé setzt dies nicht voraus. Mit diesen Tests ist gewährleistet, dass das Signifikanzniveau α eingehalten wird. Der Dunnett-Test (benannt nach dem Statistiker *Charles Dunnett*, 1921–2007) eignet sich, wenn eine Referenzgruppe existiert, mit der die anderen Subgruppen verglichen werden.

Beispiel 12.2: Post-Hoc-Tests

Der globale Test in ▶ Beispiel 12.1 ergab $p = 0,0417$. Bei 3 Gruppen sind $m = 3$ paarweise Vergleiche möglich.

	t-Tests	Bonferroni	Holm	Scheffé	Tukey
Kolon-Prostata	$p = 0,0125$	$p = 0,0376$	$p = 0,0376$	$p = 0,0428$	$p = 0,0329$
Zervix-Prostata	$p = 0,1368$	$p = 0,4105$	$p = 0,2736$	$p = 0,3266$	$p = 0,2937$
Zervix-Kolon	$p = 0,2831$	$p = 0,8493$	beendet	$p = 0,5585$	$p = 0,5274$

Auch wenn alle Verfahren zu einem signifikanten (jeweils beim Vergleich Kolon-Prostata) und zwei nicht signifikanten Ergebnissen führen, so wird doch deutlich, dass die p-Werte von der Art der Post-Hoc-Tests abhängen.

12.2 Zweifaktorielle Varianzanalyse

12.2.1 Zerlegung der Streuung

Mit einer zweifaktoriellen Analyse wird der Einfluss von zwei Faktoren A und B (mit k bzw. ℓ Faktorstufen) simultan analysiert. Es lassen sich generell drei Nullhypothesen aufstellen:

1. Nullhypothese: $\mu_{A1} = \mu_{A2} = \ldots = \mu_{Ak}$

2. Nullhypothese: $\mu_{B1} = \mu_{B2} = \ldots = \mu_{B\ell}$

3. Nullhypothese: keine Interaktion zwischen A und B

Die Faktoren A und B werden als Haupteffekte bezeichnet. Die Interaktion (oder Wechselwirkung) kennzeichnet einen weiteren Effekt, der dadurch zu erklären ist, dass mit der Kombina-

tion einzelner Faktorstufen von A und B eine eigenständige Wirkung verbunden ist. (Dazu mehr im nächsten ▶ Abschn. 12.2.2). Der Zähler der Gesamtvarianz lässt sich zerlegen in:

$$SAQ_{total} = SAQ_A + SAQ_B \\ + SAQ_{AxB} + SAQ_{res} \tag{12.5}$$

Dabei steht SAQ_A für die Variabilität der zu Faktor A gehörenden Mittelwerte; analog ist SAQ_B definiert. Der Term SAQ_{AxB} ist durch die Interaktion begründet. Mit diesen Angaben lässt sich bei einer zweifaktoriellen Varianzanalyse die Streuung zerlegen (◘ Tab. 12.2).

Man kann leicht nachvollziehen, dass sich die Quadratsumme und die Anzahl der Freiheitsgrade für das statistische Modell additiv zusammensetzen aus den jeweiligen Anteilen

◻ Tab. 12.2 Zerlegung der Streuung bei einer zweifaktoriellen Varianzanalyse. *SAQ*: Summe der Abstandsquadrate, *MQ*: mittleres Abstandsquadrat

Quelle	Quadratsumme	Freiheitsgrade	Varianz
Faktor A	SAQ_A	$k-1$	$MQ_A = \dfrac{SAQ_A}{k-1}$
Faktor B	SAQ_B	$\ell-1$	$MQ_B = \dfrac{SAQ_B}{\ell-1}$
Interaktion $A\mathrm{x}B$	$SAQ_{A\mathrm{x}B}$	$(k-1)\cdot(\ell-1)$	$MQ_{A\mathrm{x}B} = \dfrac{SAQ_{A\mathrm{x}B}}{(k-1)(\ell-1)}$
Modell	$SAQ_A + SAS_B + SAQ_{AB}$	$k\ell-1$	$MQ_{Modell} = \dfrac{SAQ_A + SAQ_B + SAQ_{A\mathrm{x}B}}{k\ell-1}$
Residuum	SAQ_{res}	$k\ell(n-1)$	$MQ_{res} = \dfrac{SAQ_{res}}{k\ell(n-1)}$
Gesamt:	SAQ_{total}	$k\ell n-1$	$MQ_{total} = \dfrac{SAQ_{total}}{k\ell n-1}$

für A, B und $A\mathrm{x}B$. Die Quadratsumme und die Anzahl der Freiheitsgrade für die Gesamtvarianz setzen sich aus den Komponenten der Modellvarianz und der Residualvarianz zusammen. Für jeden Faktor A und B sowie für die Interaktion (und auch für das Gesamtmodell) lässt sich eine F-Prüfgröße berechnen, indem man die jeweilige Varianz durch die Residualvarianz dividiert. Aus diesem Wert wird unmittelbar der p-Wert ermittelt. Nach Formel (12.3) lässt sich für jede Quelle ermitteln, welchen Anteil η^2 der Gesamtvariabilität SAQ_{total} sie zu erklären vermag.

Beim Vergleich der Analysen in den ▶ Beispielen 12.1 und 12.3 erkennt man:

Beispiel 12.3: Zweifaktorielle Varianzanalyse (SAS)

Wir greifen zurück auf die in ▶ Beispiel 12.1 beschriebene Studie und analysieren die beiden Faktoren „Krebsart" und „Behandlungsgruppe" sowie deren Interaktion ($k = 3$, $\ell = 2$).

Quelle	Quadratsumme	Freiheits-grade	Varianz	F	η^2	p-Wert
Krebsart (A)	$SAQ_A = 9,11$	2	4,56	3,55	0,13	0,0376
Behandlung (B)	$SAQ_B = 5,27$	1	5,27	4,11	0,08	0,0491
Interaktion $A\mathrm{x}B$	$SAQ_{A\mathrm{x}B} = 0,92$	2	0,46	0,36	0,01	0,7018
Modell	$SAQ_{Modell} = 15,30$	5	3,06	2,38	0,22	0,0543
Residuum	$SAQ_{res} = 53,88$	42	1,28	---	---	---
Gesamt:	$SAQ_{total} = 69,18$	47	1,47	---	---	---

- Mit einem 2-Stichproben-t-Test ergibt sich für die Therapiegruppe $p = 0,0577$; mit der zweifaktoriellen Varianzanalyse erhält man für denselben Faktor $p = 0,0491$. Wie ist das zu erklären? Mit dem einfachen t-Test werden die Therapiegruppen verglichen – ohne Berücksichtigung des zweiten Faktors (der Krebsart). Der p-Wert ändert sich, wenn nach der Krebsart adjustiert wird (das heißt: wenn die Krebsart konstant gehalten wird).
- Die Varianzaufklärung des Gesamtmodells $\eta^2 = 0,22$ zeigt, dass das erweiterte Modell wesentlich besser ist als das Modell, in dem nur der Einfluss der Krebsart berücksichtigt wurde ($\eta^2 = 0,13$). Das bestätigt den Spruch von Anton Tschechow: Es gibt verschiedene Grade der Unsicherheit!
- Die Interaktion ist nicht signifikant. Deshalb kann man sie eliminieren (sie muss nicht unbedingt im finalen Modell berücksichtigt werden). Siehe dazu auch Übungsaufgabe 12.1.

Fazit: Die zweifaktorielle Varianzanalyse ist nicht nur eleganter als zwei einfaktorielle Analysen, sondern darüber hinaus in der Lage, die Wirkung der einzelnen Faktoren prägnanter hervorzuheben.

❗ **Analysen, bei denen mehrere Einflussgrößen simultan untersucht werden, werden unter dem Begriff „multiple" oder „multivariable Methoden" zusammengefasst. Der viel verwendete Ausdruck „multivariate Methode" ist nicht ganz korrekt. Er bezieht sich eigentlich auf Verfahren, bei denen mehrere abhängige Variable simultan geprüft werden.**

12.2.2 Interaktionen

Eine Interaktion ist gegeben, wenn der Effekt des Faktors A von der Ausprägung des Faktors B abhängt (oder umgekehrt). In ▶ Beispiel 12.3 war keine Interaktion zwischen den beiden Faktoren nachweisbar. Dies wird bestätigt durch einen Blick auf die Mittelwerte (▶ Beispiel 12.1): Bei allen drei Krebsarten ist die Wirkung des Placebos geringer als die Wirkung des Verums. Oder: Bei jeder Therapieform ist bei Prostatakarzinomen die höchste Wirkung und bei Kolonkarzinomen die schwächste Wirkung zu verzeichnen. In ◘ Abb. 12.1 wird dieser Sachverhalt grafisch illustriert: die Kurvenzüge verlaufen angenähert parallel. Dagegen ist in ▶ Beispiel 12.4 die

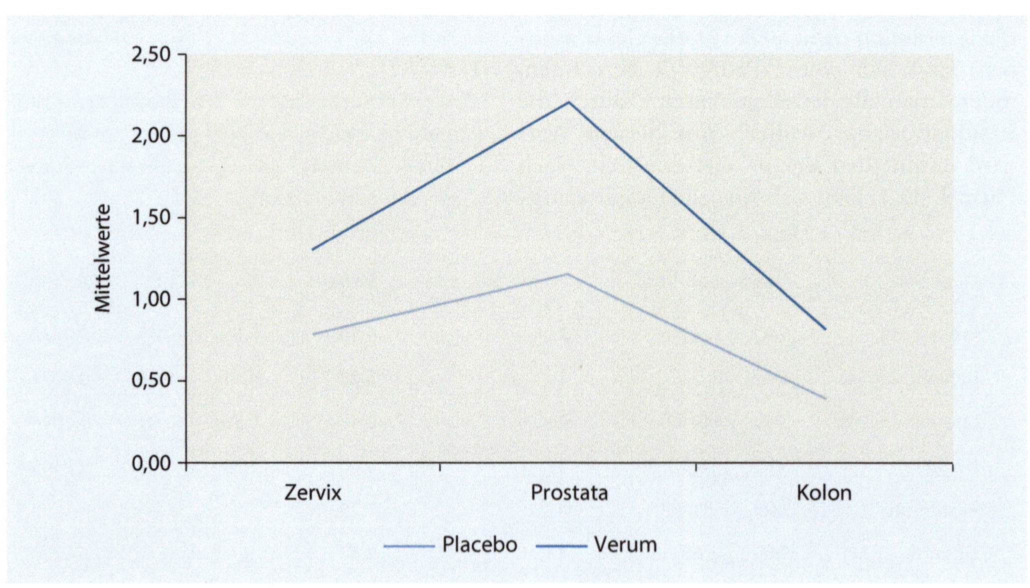

◘ **Abb. 12.1**   Zweifaktorielle Varianzanalyse ohne Interaktionseffekt (▶ Beispiel 12.1)

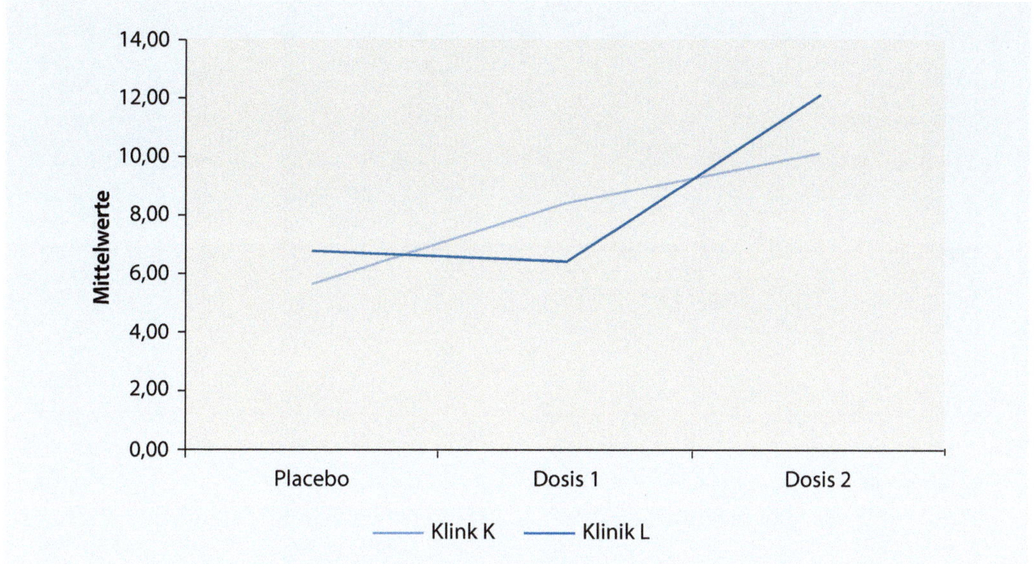

◘ Abb. 12.2 Zweifaktorielle Varianzanalyse mit Interaktionseffekt (▶ Beispiel 12.4)

Interaktion zwischen den beiden Faktoren signifikant; die Kurvenzüge in ◘ Abb. 12.2 sind nicht parallel.

Beispiel 12.4: Zweifaktorielle Varianzanalyse mit Interaktion (SAS)

In zwei Kliniken wird eine Studie durchgeführt, um die Wirkung eines Medikaments auf die Gedächtnisleistung zu überprüfen. Es gibt drei Behandlungsgruppen: eine Placebogruppe und zwei Behandlungsgruppen, bei denen die Patienten ein Medikament in unterschiedlichen Dosen erhalten. Insgesamt nehmen 59 Patienten teil. Die Gedächtnisleistung wird mittels eines Fragebogens mit 15 Items untersucht. Die Zielgröße ist die Anzahl der korrekt beantworteten Items. Die Mittelwerte ± Standardabweichungen sind:

	Klinik K	Klinik L	
Placebo	5,7 ± 1,5	6,8 ± 2,1	6,2 ± 1,9
Dosis 1	8,4 ± 2,2	6,4 ± 2,3	7,3 ± 2,4
Dosis 2	10,1 ± 2,5	12,1 ± 2,0	11,1 ± 2,4
	7,8 ± 2,8	8,3 ± 3,3	

Ein t-Test zum Vergleich der Kliniken führt zu $p = 0,5535$; eine einfaktorielle Varianzanalyse zum Vergleich der Behandlungsgruppen ergibt $p < 0,0001$ mit $\eta^2 = 0,48$. Die Komponenten einer zweifaktoriellen Varianzanalyse sind:

Quelle	Quadratsummen	Freiheitsgrade	Varianz	F	η^2	p-Wert
Klinik (*A*)	$SAQ_A = 2,23$	1	2,23	0,50	0,004	0,4810
Behandlung (*B*)	$SAQ_B = 251,42$	2	125,71	28,43	0,471	< 0,0001
Interaktion *AxB*	$SAQ_{AxB} = 39,77$	2	19,88	4,50	0,074	0,0157
Modell	$SAQ_{Modell} = 299,58$	5	59,92	13,55	0,561	< 0,0001
Residuum	$SAQ_{res} = 234,36$	53	4,42	---	---	---
Gesamt:	$SAQ_{total} = 533,93$	58	9,21	---	---	---

Ein Vergleich der Mittelwerte zeigt, dass zwar in beiden Kliniken mit der Dosis 2 die höchste Wirkung erzielt wurde. Aber nur in Klinik K ist in der Placebogruppe die geringste Wirkung nachweisbar. Wegen der Interaktion ist es sinnvoll, für beide Kliniken separat jeweils eine einfaktorielle Analyse durchzuführen. Mit der Placebogruppe als Referenz ergibt sich mit dem Dunnett-Test:

	Globaler p-Wert	Dosis 1 – Placebo	Dosis 2 – Placebo	η^2
Klinik K	$p = 0,0002$	$p = 0,0146$	$p < 0,0001$	0,49
Klinik L	$p < 0,0001$	$p = 0,8697$	$p < 0,0001$	0,61

Gleich große Subgruppen sind nicht zwingend erforderlich und in der Praxis oft nicht möglich. Bei ungleichen Stichprobenumfängen gibt es zwei unterschiedliche Ansätze zur Zerlegung der Varianzkomponenten, die leider zu unterschiedlichen Ergebnissen führen. Bei einem Ansatz werden die Mittelwerte entsprechend des jeweiligen Stichprobenumfangs gewichtet; der andere Ansatz vergleicht ungewichtete Mittelwerte. In der klinischen und der epidemiologischen Forschung verwendet man üblicherweise das Verfahren mit ungewichteten Mittelwerten.

> **Praxistipp**
>
> Die Anzahl der Faktoren, die im Rahmen einer ANOVA simultan analysiert werden, ist nicht auf 2 beschränkt. Theoretisch ist es möglich, 3 oder mehr Faktoren einzubeziehen und mehrstufige Interaktionen zu berechnen. Allerdings sollte man bedenken, dass die Interpretation eines solchen komplexen Modells schwierig sein kann.

12.2.3 Intraklassenkorrelationskoeffizienten

Die Reliabilität einer Messmethode stellt ein primäres Gütekriterium dar. Sie kennzeichnet die Zuverlässigkeit eines Messverfahrens und gibt an, inwieweit ein Messergebnis reproduzierbar ist. Interklassenkorrelationskoeffizienten sind ein geeignetes Maß, um die Reliabilität zu quantifizieren. Die Interrater-Reliabilität (Objektivität) beschreibt, inwieweit mehrere „Rater", die dieselben Messobjekte messen, übereinstimmen. Die „Rater" sind beispielsweise Ärzte, die Messobjekte Patienten. Die Intrarater-Reliabilität (Stabilität) gibt dagegen an, inwieweit ein einzelner Rater, der jedes Messobjekt mehrmals misst, annähernd gleiche Werte erhält. Ein Intraklassenkorrelationskoeffizient ICC ist definiert als das Verhältnis zwischen der Populationsvarianz σ_T^2 (das ist die Varianz der „wahren" Werte) und der Varianz aller Messwerte σ_X^2:

$$\rho_{ICC} = \frac{\sigma_T^2}{\sigma_X^2} \qquad (12.6)$$

Um die Varianzanteile zu schätzen, wird eine zweifaktorielle Varianzanalyse mit den Faktoren „Rater" und „Messobjekt" (ohne Interaktionsterm) durchgeführt. Der *ICC* wird nun geschätzt als:

$$ICC = \frac{MQ_{zw} - MQ_{res}}{MQ_{zw} + (\ell - 1)\,MQ_{res} + \ell\,(MQ_{rat} - MQ_{res})\,/\,n} \qquad (12.7)$$

Dabei sind

n: Anzahl der Messobjekte

ℓ: Anzahl der Rater

MQ_{zw}: mittleres Abstandsquadrat, bezogen auf die Messobjekte (zw = zwischen)

MQ_{rat}: mittleres Abstandsquadrat, bezogen auf die Rater

MQ_{res}: mittleres Abstandsquadrat, bezogen auf die Residuen

Die Interaktion zwischen Ratern und Messobjekten kann nicht direkt überprüft werden, da jeder Rater jedes Messobjekt nur einmal erfasst. Es ist anzunehmen, dass der Residual-term MS_{res} im Wesentlichen auf diese Interaktion zurückzuführen ist.

Der nach Formel (12.7) berechnete *ICC* ist genau dann gleich 1, wenn die Rater-Mittelwerte übereinstimmen (MQ_{rat} = 0) und wenn es keine Wechselwirkungen zwischen Rater und Messobjekt gibt (MQ_{res} = 0). Die Varianz der Messwerte wäre dann vollständig durch die Variabilität innerhalb der Population erklärt. Im Gegensatz zum Korrelationskoeffizient nach Pearson r können bei der Berechnung eines *ICC*s mehr als zwei Messreihen verglichen werden. Bei ℓ = 2 Messreihen stimmt der *ICC* mit r nur dann überein, wenn die Mittelwerte und die Varianzen der beiden Messreihen übereinstimmen. *ICC* ist ein Maß zur Quantifizierung der Übereinstimmung, während r lediglich den Grad eines Zusammenhangs quantifiziert.

Beispiel 12.5: Intraklassenkorrelationskoeffizient

Das Lungenvolumen von n = 40 Feten wird von ℓ = 2 Beobachtern mittels Magnetresonanztomografie bestimmt. Rater A erhielt im Durchschnitt $(11,8 \pm 6,5)$ *ml*, für Rater B ergab sich $(10,6 \pm 6,0)$ *ml*. Die 80 Werte werden mittels einer zweifaktoriellen ANOVA analysiert.

Quelle	Summe der Abstandsquadrate	Freiheitsgrade	Varianz
Rater	$SAQ = 25,7$	1	$MQ_{rat} = 25,7$
Messobjekte	$SAQ_{zw} = 2905,3$	39	$MQ_{zw} = 74,5$
Residuum	$SAQ_{res} = 148,3$	39	$MQ_{res} = 3,8$
Gesamt:	$SAQ_{total} = 3079,3$	79	

Nach Formel (12.7) ergibt sich:
$ICC = (74,5 - 3,8)/(74,5 + 3,8 + 2 \cdot (25,7 - 3,8)/40) = 0,8905$. Der Korrelationskoeffizient $r = 0,9064$ ist etwas höher. Die p-Werte betragen $p = 0,0132$ (Rater) bzw. $p < 0,0001$ (Messobjekte). Für die Berechnung des *ICC* sind die p-Werte jedoch unerheblich. Der Wert für *ICC* besagt: Etwa 89 % der Varianz der 80 Messwerte sind durch die Variabilität der Feten erklärbar; der Rest (etwa 11 %) ist auf diskordante Messwerte der beiden Beobachter A und B zurückzuführen.

◘ Tab. 12.3 Zerlegung der Varianzanteile bei einer Varianzanalyse mit Messwiederholungen. *SAQ*: Summe der Abstandsquadrate, *MQ*: mittleres Abstandsquadrat; *t*: Anzahl Messzeitpunkte

Quelle	Quadratsumme	Freiheitsgrade	Prüfgröße *F*
Patienten	SAQ_{zw}	$n-1$	---
Messzeitpunkt	SAQ_t	$t-1$	MQ_t/MQ_{res}
Residuum	SAQ_{res}	$(n-1) \cdot (t-1)$	---

12.3 Varianzanalyse mit Messwiederholungen

12.3.1 Zerlegung der Streuung

In longitudinalen Studien werden Patienten häufig mehrfach gemessen, um Änderungen über die Zeit zu evaluieren (etwa vor Beginn einer therapeutischen Maßnahme und nach gewissen zeitlichen Abständen). Wenn von jedem Patienten mehrere Messwerte vorliegen, sind die Einzelbeobachtungen nicht mehr unabhängig voneinander. Dies muss bei der Datenanalyse unbedingt berücksichtigt werden.

Bei einer Varianzanalyse mit Messwiederholungen setzt sich die Quadratsumme der Gesamtvarianz zusammen aus einem Anteil SAQ_{zw}, der durch die Variabilität der Patienten bedingt ist, und einem Anteil SAQ_{inn}, der die Variabilität der Messwerte innerhalb der Patienten quantifiziert. SAQ_{inn} lässt sich wiederum zerlegen in einen Anteil SAQ_t, der durch die Veränderungen über die Zeit bedingt ist, und einen Residualterm SAQ_{res}. Also gilt:

$$SAQ_{total} = SAQ_{zw} + SAQ_{inn}$$
$$= SAQ_{zw} + SAQ_t + SAQ_{res} \quad (12.8)$$

Bei dieser Art von Varianzanalyse sind also zwei Faktoren zu berücksichtigen: die Zeit und die Patienten. Die Quadratsummen werden zerlegt gemäß (◘ Tab. 12.3).

Wenn nur zwei Messzeitpunkte vorliegen, entspricht die Varianzanalyse mit Messwiederholungen einem *t*-Test für 2 verbundene Stichproben.

Die Varianzanalyse mit Messwiederholungen kann prinzipiell mehrere Messwiederholungs- und Gruppierungsfaktoren beinhalten. So kann beispielsweise neben Änderungen über die Zeit (Messwiederholungsfaktor) auch der Einfluss der Therapieform (Gruppierungsfaktor) analysiert werden. Dann gestaltet sich die Zerlegung der Varianzanteile etwas komplexer. Es ist vor allem darauf zu achten, dass bei der Berechnung der Prüfgröße, mit der der Einfluss der Gruppe getestet werden soll, die Gruppenvarianz nicht mit der Residualvarianz verglichen wird, sondern mit der Varianz MQ_{zw}, die die Variabilität der Patienten quantifiziert. Dies ist der Tatsache geschuldet, dass beim Gruppenvergleich jeder Patient nur einfach (nicht für jeden Messzeitpunkt) gezählt werden darf (◘ Tab. 12.4).

Beispiel 12.6: Varianzanalyse mit Messwiederholungen und einem Gruppierungsfaktor
Im Rahmen einer nicht-randomisierten Studie wurden adipöse Patienten operiert. Jeweils 30 erhielten einen Bypass bzw. einen Schlauchmagen. Der BMI (in kg/cm^2) wurde unmittelbar vor dem chirurgischen Eingriff und nach 6 Monaten ermittelt. Zielgröße war die Reduktion des BMI. Es ergaben sich folgende Kenngrößen.

	Präoperativ	6 Wochen post	6 Monate post
Bypass	$45,8 \pm 4,7$	$39,7 \pm 3,9$	$33,3 \pm 4,3$
Schlauchmagen	$57,7 \pm 7,6$	$51,4 \pm 6,0$	$44,4 \pm 5,9$

◘ Tab. 12.4 Zerlegung der Streuung bei einer zweifaktoriellen Varianzanalyse mit Messwiederholungen und einem Gruppierungsfaktor: Summe der Abstandsquadrate, MQ: mittleres Abstandsquadrat; t: Anzahl Messzeitpunkte, g: Anzahl Faktorstufen (Gruppe); n: Anzahl Patienten innerhalb einer Faktorstufe

Quelle	Quadratsumme	Freiheitsgrade	Prüfgröße F
Gruppe	SAQ_G	$g - 1$	MQ_G/MQ_{zw}
Patient (Gruppe)	SAQ_{zw}	$n - g$	---
Messzeitpunkt	SAQ_T	$t - 1$	MQ_t/MQ_{res}
Gruppe∗Zeit	SAQ_{GxT}	$(g - 1) \cdot (t - 1)$	MQ_{Gxt}/MQ_{res}
Residuum	SAQ_{res}	$(n - 1) \cdot (t - 1)$	---

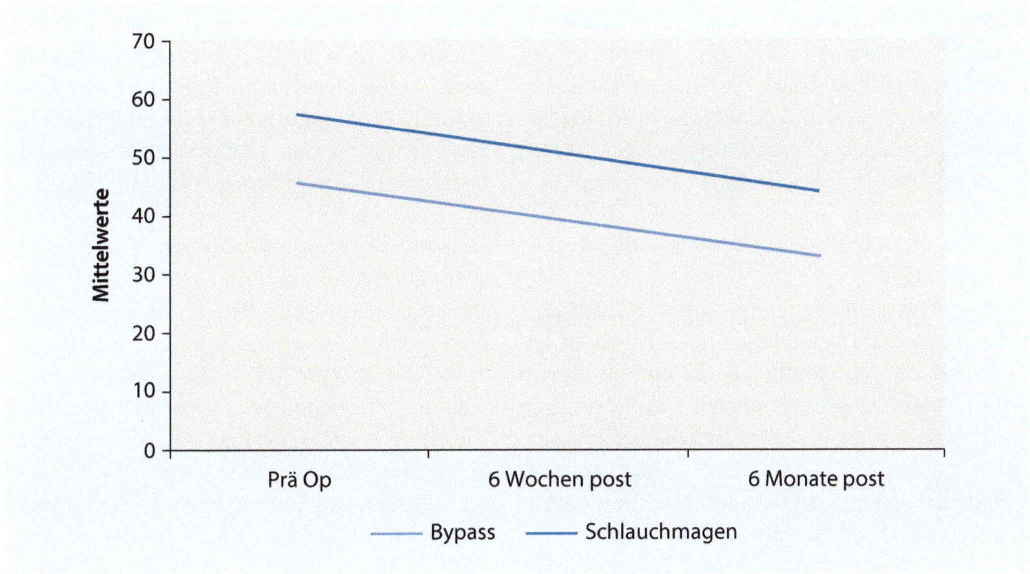

◘ Abb. 12.3 Varianzanalyse mit Messwiederholungen und Gruppierungsfaktor (▶ Beispiel 12.6)

Mit einer zweifaktoriellen Varianzanalyse gemäß ◘ Tab. 12.4 erhält man jeweils $p < 0,0001$ (für OP-Technik und Zeit) und $p = 0,4264$ für die Interaktion. Demnach ist der Unterschied zwischen den beiden Behandlungsgruppen signifikant; außerdem lassen sich signifikante Änderungen über die Zeit nachweisen. Bezüglich der Änderungen über die Zeit ist jedoch kein Unterschied zwischen den Behandlungsgruppen nachweisbar. Optisch wird dies an ◘ Abb. 12.3 erkennbar.

12.3.2 Feste und zufällige Faktoren

Eine Varianzanalyse für verbundene Messwerte kann theoretisch mehrere Gruppierungs- und Messwiederholungsfaktoren beinhalten. Eine leistungsfähige Software ist dabei ein unentbehrliches Hilfsmittel. Der Anwender hat allerdings dafür Sorge zu tragen, dass im Programmcode die Art der Einflussfaktoren korrekt festgelegt wird. Generell ist zwischen fixen und zufälligen Einflussgrößen zu unterscheiden:

◙ Tab. 12.5 Zerlegung der Streuung bei einer Covarianzanalyse. *QS*: Summe der Abstandsquadrate, *MS*: mittleres Abstandsquadrat; *k*: Anzahl Faktorstufen

Quelle	Quadratsumme	Freiheitsgrade	Varianz
Faktor A	SAQ_A	$k-1$	$MQ_A = \dfrac{SAQ_A}{k-1}$
Variable X	SAQ_X	1	$MQ_X = SAQ_X$

■ **Fixe Einflussfaktoren („fixed effects")**

Dabei handelt es sich um Faktoren, die Gegenstand der Fragestellung sind und für die man einen p-Wert ermittelt. Diese Faktoren haben meist nur wenige Ausprägungen. In ▶ Beispiel 12.6 sind die Merkmale „OP-Technik" und „Messzeitpunkt" fixe Faktoren. Es ist ein wesentlicher Teil der Fragestellung, ob sich die beiden OP-Techniken unterscheiden und ob sich der durchschnittliche BMI nach 6 Wochen oder nach 6 Monaten vom präoperativ erfassten BMI unterscheidet.

■ **Zufällige Einflussfaktoren („random effects")**

Der Patient stellt einen typischen zufälligen Einflussfaktor dar. Die teilnehmenden Patienten bilden in der Regel eine zufällige Stichprobe; ebenso gut hätten andere Patienten aus derselben Grundgesamtheit in die Studie gelangen können. Demzufolge gibt es zahlreiche „Ausprägungen" (Patienten-IDs). Unterschiede zwischen einzelnen Patienten interessieren nicht wirklich.

Die Entscheidung, ob ein Faktor als fix oder als zufällig anzusehen ist, ist aufgrund inhaltlicher Erwägungen zu treffen. Sie hat Konsequenzen, da die Berechnung der Prüfgrößen F und damit auch die p-Werte sowie die Interpretation der Ergebnisse von der Art des Faktors abhängen.

Faktor eine quantitative Variable einbezogen wird. Dies ist insbesondere dann wichtig, wenn die quantitative Variable mit der Zielgröße eng korreliert ist, so dass deren Nicht-Berücksichtigung das Endergebnis verzerren könnte. Durch die Covarianzanalyse wird der Einfluss dieser quantitativen Störgröße „neutralisiert". Insofern stellt dieses Modell eine Kombination aus einfaktorieller Varianzanalyse und einfacher linearer Regression dar. Die Varianzkomponenten lassen sich wie folgt zerlegen (◙ Tab. 12.5).

Beispiel 12.7: Covarianzanalyse

Wir greifen zurück auf das ▶ Beispiel 12.6 (Studie mit adipösen Patienten). Im Laufe von 6 Monaten reduzierte sich der BMI um durchschnittlich $12{,}5 \pm 3{,}0\ kg/m^2$ (Bypass) bzw. um $13{,}4 \pm 3{,}9\ kg/m^2$ (Schlauchmagen). Mit einem einfachen t-Test zum Vergleich der beiden Gruppen bezüglich der Reduktion ergibt sich $p = 0{,}3133$. Demnach würde man keinen Unterschied zwischen den Therapiegruppen annehmen. Wenn man nach dem Basis-Wert BMI_0 adjustiert, erhält man $p < 0{,}0001$ (BMI_0) und $p = 0{,}0064$ (OP-Technik). Die Regressionsgleichung für die BMI-Reduktion lautet: $y = -5{,}00 + 0{,}32 \cdot BMI_0 + C$. Die Konstante C hat den Wert 2,89 für Patienten mit Bypass und ist ansonsten 0. Dieses Ergebnis zeigt deutlich die unterschiedliche Wirkung der OP-Techniken (allerdings erst nach Adjustierung).

12.4 Spezielle Tests

12.4.1 Covarianzanalyse

Diese Technik ist eine Erweiterung der einfaktoriellen Varianzanalyse dahingehend, dass in das statistische Modell zusätzlich zum qualitativen

12.4.2 Parameterfreie Testverfahren

Zur einfaktoriellen Varianzanalyse gibt es eine Alternative: den Kruskal-Wallis-Test (benannt nach den Statistikern *William Krus-*

kal (1919–2005) und *Wilson Wallis* (1912–1998)). Er ist eine Erweiterung des *U*-Tests nach Mann und Whitney (für mehr als zwei unabhängige Stichproben) und basiert wie dieser auf Rangsummen. Die Prüfgröße wird berechnet als:

$$H = \frac{12}{N(N+1)} \sum_{i=1}^{k} \frac{R_i^2}{N_i} - 3(N+1) \qquad \textbf{(12.9)}$$

Dabei bedeuten N der gesamte Stichprobenumfang, N_i die Größen der Subgruppen und R_i deren Rangsummen. (Falls verbundene Ränge vorliegen, ist die Berechnung ein wenig komplizierter). Unter der Nullhypothese ist die Prüfgröße H Chi²-verteilt mit $(k-1)$ Freiheitsgraden. Falls der Kruskal-Wallis-Test zu einem signifikanten Ergebnis führt, bietet sich **Dunns-Test** für paarweise Einzelvergleiche an. Es handelt sich dabei um Mann-Whitney-*U*-Tests mit Bonferroni-Korrektur.

Beispiel 12.8: Kruskal-Wallis-Test

Wir greifen zurück auf ▶ Beispiel 12.1, in dem 3 Karzinomgruppen mit je 16 Patienten bezüglich der Senkung des Hämoglobingehalts verglichen wurden. Die Rangsummen sind 378,5 (Zervix), 475,5 (Prostata) und 322,0 (Kolon). Die Prüfgröße ist $H = 3,8535$ mit 2 Freiheitsgraden; daraus resultiert $p = 0,1456$. Paarweise Vergleiche mit Dunns Test erübrigen sich.

Es gibt auch eine parameterfreie Alternative zur Varianzanalyse für verbundene Messwerte: den Friedman-Test (benannt nach dem Wirtschaftswissenschaftler *Milton Friedman*, 1912–2006). Hier lautet die Prüfgröße (wobei n die Gruppengröße und k die Anzahl der Messwiederholungen bezeichnet):

$$H = \frac{12}{nk(k+1)} \sum_{i=1}^{k} R_i^2 - 3n(k+1) \qquad \textbf{(12.10)}$$

Auch diese Prüfgröße ist unter H_0 Chi²-verteilt mit $(k-1)$ Freiheitsgraden.

Diese Tests setzen keine spezielle Verteilungsform voraus und sind auch bei ordinal skalierten Daten anwendbar. Allerdings sind sie beschränkt auf die Untersuchung eines einzigen Faktors. Die simultane Analyse mehrerer Einflussfaktoren ist mit Rangsummentests nicht möglich.

Kapitelzusammenfassung

■■ Einfaktorielle Varianzanalyse
- Sie setzt normalverteilte Daten, gleiche Varianzen und unabhängige Beobachtungen voraus.
- Sie ist jedoch robust gegenüber geringer Verletzungen ihrer Voraussetzungen.
- Parameterfreie Alternative: Kruskal-Wallis-Test

■■ Zweifaktorielle Varianzanalyse
- Testet 2 Haupteffekte und einen Interaktionseffekt

■■ Varianzanalyse mit Messwiederholungen
- Mehrere Messwiederholungs- und Gruppierungsfaktoren möglich
- Parameterfreie Alternative: Friedman-Test

Übungsfragen/-aufgaben

1. **Randomisierte Studie: Einfaktorielle Varianzanalyse**
   Betrachten Sie ▶ Beispiel 12.3 und erstellen Sie eine Tabelle zur Zerlegung der Quadratsummen, allerdings ohne den Interaktionsterm. Der Umfang jeder Karzinomgruppe beträgt 16; in jeder Behandlungsgruppe befinden sich 24 Patienten.
   a. Ergänzen Sie die Anzahl der Freiheitsgrade.
   b. Berechnen Sie die Summe der Abstandsquadrate für das Gesamtmodell und den Residualterm.
   c. Berechnen Sie die Varianzen und die Werte für η^2.

d. Betrachten Sie die Fehlervarianz und vergleichen Sie diese mit der Fehlervarianz in Beispiel 12.3.

e. Berechnen Sie die Prüfgrößen F und ermitteln Sie den dazugehörenden p-Wert. Dazu können Sie die Excel-Funktion FVERT verwenden. Die Anzahl der Freiheitsgrade beträgt $k-1$ bzw. $k(n-1)$. Dabei ist k die Anzahl der Faktorstufen; n ist die Größe einer Subgruppe.

f. Vergleichen Sie die p-Werte mit den p-Werten aus ► Beispiel 12.3. Wo gibt es deutliche Unterschiede? Warum?

g. Welche Schlussfolgerungen ergeben sich?

Quelle	Quadratsumme	Freiheitsgrade	Varianz	F	η^2	p-Wert
Karzinom (A)	$SAQ_A = 9,11$					
Behandlung (B)	$SAQ_B = 5,27$					
Modell	$SAQ_{Modell}=$					
Residuum	$SAQ_{res}=$			---	---	---
Gesamt:	$SAQ_{total} = 69,18$	47	1,47	---	---	---

2. **Fixe und zufällige Effekte**
   In einer Studie wird überprüft, ob der systolische Blutdruck bei Patienten, die regelmäßig eine bestimmte Arznei einnehmen, Tagesschwankungen unterliegt. Zum Vergleich wird eine Kontrollgruppe herangezogen bestehend aus gesunden Probanden, die diese Arznei nicht einnehmen. Jede Gruppe besteht aus 25 Teilnehmern. Bei jedem Teilnehmer wird der Blutdruck 20 Tage lang um 8 Uhr, um 13 Uhr und um 19 Uhr gemessen. Als potenzielle Einflussgröße wird das Geschlecht der Patienten erfasst.

   a. Welche varianzanalytische Methode eignet sich bei dieser Fragestellung?

   b. Welche festen und welche zufälligen Faktoren sollten berücksichtigt werden?

   c. Welche Interaktionen sind denkbar? Wie lassen sich diese inhaltlich interpretieren?

Lösungen ► Kap. 20

Regressionsanalysen

© Springer-Verlag GmbH Deutschland, ein Teil von Springer Nature 2019
C. Weiß, *Basiswissen Medizinische Statistik*, Springer-Lehrbuch,
https://doi.org/10.1007/978-3-662-56588-9_13

Dieses Kapitel befasst sich mit wichtigsten Aspekten von Regressionsanalysen, wie z. B. der linearen und logistischen Regression oder der Cox-Regression. Ferner widmet sich ein Abschnitt der Modellbildung.

» Es ist normal, verschieden zu sein
   (unbekannte Quelle)

Nicht nur Mediziner wissen das: Menschen sind verschieden und reagieren höchst individuell auf äußere Einflüsse. Das lässt sich kaum ändern. Man kann aber versuchen, die Verschiedenheit zu erklären. Dafür gibt es Regressionsanalysen – und zwar verschiedene! Für quantitative Zielgrößen eignet sich die Lineare Regression (► Abschn. 13.1), bei einer binären Zielgröße die Logistische Regression (► Abschn. 13.2). Die Cox-Regression (► Abschn. 13.3) bietet sich für die Analyse von Überlebenszeiten an (die auch zensiert sein dürfen). Im letzten ► Abschn. 13.4 finden sich einige Betrachtungen zum Thema „Modellbildung".

13.1 Lineare Regression

13.1.1 Statistisches Modell

Bei einer multiplen linearen Regressionsanalyse sind eine quantitative Zielgröße und mehrere Einflussvariablen (Regressoren) gegeben. Es werde folgende Notation verwendet:

n: Anzahl der Beobachtungseinheiten
y: Zielvariable
k: Anzahl der Einflussvariablen
x_j: Einflussvariable ($j = 1, 2, …, k$)
y_i: gemessener y-Wert der i-ten Beobachtungseinheit ($i = 1, 2, …, n$)
$\hat{y}_i$: vom Modell berechneter y-Wert der i-ten Beobachtungseinheit ($i = 1, 2, …, n$)
e_i: Residuum $y_i - \hat{y}_i$ ($i = 1, 2, …, n$)
b_j: Regressionskoeffizient ($j = 0, 1, 2, …, k$)
Die Zielgröße wird modelliert als:

$$y = b_0 + \sum_{j=1}^{k} b_j x_j \tag{13.1}$$

Der Zähler der Gesamtvarianz der Zielvariablen y lässt sich folgendermaßen zerlegen:

$$\sum_{i=1}^{n} (y_i - \overline{y})^2 = \sum_{i=1}^{n} (\hat{y}_i - \overline{y})^2 + \sum_{i=1}^{n} (y_i - \hat{y}_i)^2 \tag{13.2}$$

Demnach setzt sich die Summe der Abstandsquadrate links vom Gleichheitszeichen SAQ_{total} zusammen aus einem Anteil SAQ_{model}, der durch das statistische Modell erklärt ist, und einem zur Residualvarianz gehörenden Anteil SAQ_{res}:

$$SAQ_{total} = SAQ_{model} + SAQ_{res} \tag{13.3}$$

In ein solches Modell lassen sich auch qualitative Merkmale (mit zwei oder mehr Ausprägungen) inkludieren. Diese werden aus rechentechnischen Gründen mittels sog. Dummyvariablen codiert: Bei k Ausprägungen sind ($k - 1$) Dummyvariablen erforderlich, die jeweils die Werte 1 oder 0 annehmen. Für ein binäres Merkmal reicht eine Dummyvariable.

Beispiel 13.1: Dummyvariablen
Bei einer Regressionsanalyse soll das Merkmal „Therapiegruppe" mit den 3 Faktorenstufen Placebo, Dosis 1 und Dosis 2 analysiert werden. Dies lässt sich mit zwei Dummyvariablen $D1$ und $D2$ folgendermaßen darstellen.

Placebo	D1 = 0	D2 = 0
Dosis 1	D1 = 1	D2 = 0
Dosis 2	D1 = 0	D2 = 1

13.1.2 Prüfgrößen und Gütemaße

Mit einer leistungsstarken Statistiksoftware lassen sich Werte für die Regressionsparameter b_j mittels der Methode der kleinsten Quadrate so schätzen, dass auf Basis der vorhandenen Daten die Summe der Fehlerquadrate $\sum e_i^2$ minimal wird. Als globale Prüfgröße für das Gesamtmodell dient:

$$F = \frac{SAQ_{model} / k}{SAQ_{res} / (n - k - 1)} \tag{13.4}$$

Diese Prüfgröße folgt einer F-Verteilung mit k Freiheitsgraden im Zähler und $(n - k - 1)$ Freiheitsgraden im Nenner. Die Regressionskoeffizienten b_j werden getestet mit der t-verteilten Prüfgröße (wobei s_{bj} die Standardfehler der b_j bezeichnen):

$$t = \frac{b_j}{s_{bj}} \tag{13.5}$$

Unter der Nullhypothese erwartet man den Wert $F = 1$ für die globale Prüfgröße und $b_j = 0$ für die Regressionskoeffizienten. Als Gütemaß für das statistische Modell dient das Bestimmtheitsmaß R^2:

$$R^2 = \frac{SAQ_{model}}{SAQ_{total}} \tag{13.6}$$

Praxistipp

Man beachte, dass das Bestimmtheitsmaß R^2 dem Verhältnis zweier Varianzen entspricht: Im Zähler steht die Varianz der durch das Modell berechneten Werte, im Nenner die Gesamtvarianz der gemessenen Werte der Zielgröße. R^2 ist vergleichbar mit dem Gütemaß η^2, das bei Varianzanalysen verwendet wird ($\blacktriangleright$ Formel (12.3)). Es ist unabhängig vom Stichprobenumfang.

Beispiel 13.2: Lineare Regression

In der in Übungsaufgabe 2.2 beschriebenen Studie wird die Zielgröße y „Senkung des Blutdrucks in *mmHg*" untersucht. Mit zwei Korrelationsanalysen und einem t-Test lässt sich nachweisen, dass der Blutdruck zu Beginn ($p = 0,0056$), das Alter ($p = 0,0075$) und die Therapiegruppe ($p = 0,0351$) die Zielgröße beeinflussen. Eine multiple Regressionsanalyse führt zu folgender Gleichung:

$$y = -31,54 + 0,252 \cdot x_1 + 0,153 \cdot x_2 + 3,341 \cdot x_3$$

Dabei stehen die Variablen x_1 für den Blutdruck zu Beginn, x_2 für das Alter; x_3 ist eine Dummyvariable ($x_3 = 1$ bedeutet, dass der Patient mit der neuen Therapie behandelt wird; ansonsten ist $x_3 = 0$).

Für das globale Modell gilt: $F = 6,26$ und $p = 0,0008$. Für die Regressoren im multiplen Modell ist $p = 0,0190$ (Blutdruck zu Beginn), $p = 0,0472$ (Alter) und $p = 0,0280$ (Therapie). Es zeigt sich also, dass die p-Werte für die Merkmale „Alter" und „Blutdruck zu Beginn" bei der multiplen Analyse höher sind als in den univariablen Analysen. Dies liegt daran, dass diese beiden Merkmale miteinander korreliert sind. Wenn sie gemeinsam ausgewertet werden, wird der Beitrag eines einzelnen Merkmals zur Erklärung der Zielgröße ein wenig schwächer.

13.1.3 Ergänzende Anmerkungen

Bei einer linearen Regressionsanalyse ist es (mit Hilfe von Dummyvariablen) möglich, sowohl quantitative als auch qualitative Einflussvariablen zu berücksichtigen. Man spricht dann von einem „Allgemeinen Linearen Modell". Anstelle der Variablen x_i lassen sich auch nicht-lineare Terme (beispielsweise e^x, $\log(x)$, x^2 oder $\sqrt{x}$) verwenden. Ob durch diese komplexeren Modelle die Zielgröße besser erklärt werden kann, lässt sich durch das Gütemaß R^2 beurteilen.

Wie lassen sich nun die unabhängigen Variablen (Regressoren) x_j bezüglich ihrer Wichtigkeit vergleichen? Dazu eignen sich die p-Werte: Je kleiner ein p-Wert, desto stärker ist der Einfluss der dazugehörenden Variablen auf die Zielgröße.

Welche Einflussvariablen sollte das finale Modell enthalten? Dazu sind vorab inhaltliche Überlegungen anzustellen. Für jede potenzielle Einflussgröße sollte mit einer univariablen Analyse geprüft werden, ob ihr Zusammenhang mit der Zielgröße signifikant ist. Im Allgemeinen enthält das finale Modell nur Einflussgrößen, die (in Kombination mit anderen Einflussgrößen) ein vorab vorgegebenes Signifikanzniveau nicht überschreiten.

Die in Formel (13.4) und (13.6) eingeführte globale Prüfgröße F bzw. das Bestimmtheitsmaß R^2 eignen sich, um mehrere Modelle (die auf demselben Datensatz basieren) miteinander zu vergleichen. Ein hoher Wert R^2 besagt, dass die Zielgröße anhand der Stichprobendaten gut erklärt werden; er beinhaltet jedoch keine Informationen bezüglich Signifikanzen. Das Bestimmtheitsmaß hat den Nachteil, dass es bei Hinzunahme einer weiteren Variablen automatisch größer wird (was nicht unbedingt mit einer Verbesserung des Modells einhergeht). Um dies zu verhindern, wird das korrigierte Bestimmtheitsmaß empfohlen:

$$R_{korr}^2 = R^2 - \frac{k \cdot \left(1 - R^2\right)}{n - k - 1} \qquad \text{(13.7)}$$

Noch ein letzter Hinweis: Wenn für eine Einflussgröße in der univariablen Analyse ein signifikanter Zusammenhang mit der Zielgröße nachweisbar ist, trifft dies nicht unbedingt in einem multiplen Modell zu. Wenn zwei Einflussgrößen eng miteinander korrelieren (z. B. Körpergewicht und BMI), wird in der Regel nur eine dieser Größen in einer multiplen Analyse berücksichtigt. Es erweist sich deshalb als sinnvoll zu überprüfen, wie die einzelnen Einflussgrößen untereinander zusammenhängen (Untersuchung auf **Multikollinearität**). Ein geeignetes Maß ist das Bestimmtheitsmaß R_j^2, das ermittelt wird, indem man eine multiple Regression mit x_j als Zielgröße und allen anderen Regressoren als Einflussgrößen durchführt. Daraus lässt sich der Varianz-Inflations-Faktor bestimmen:

$$VIF_j = \frac{1}{1 - R_j^2} \qquad \text{(13.8)}$$

Hohe Werte für VIF_j deuten auf eine starke Multikollinearität der Variablen x_j hin. In ▶ Abschn. 13.3 findet man weitere Hinweise bezüglich der Bildung des finalen Modells.

13.2 Logistische Regression

13.2.1 Statistisches Modell

Die logistische Regression ist eine Methode zur Analyse von binären Zielvariablen. Diese können bekanntlich nur zwei Werte annehmen, etwa „ja/nein" oder „pathologisch/physiologisch". Mit diesem Modell ermittelt man die Wahrscheinlichkeit, dass die Zielgröße in Abhängigkeit von einer oder mehreren Einflussgrößen den Wert 1 annimmt.

Wir betrachten zunächst ein einfaches Modell mit einer quantitativen Einflussvariablen. Dieses sieht folgendermaßen aus:

$$P(y = 1) = \frac{e^{a+bx}}{1 + e^{a+bx}} \qquad \text{(13.9)}$$

Auch wenn diese Formel auf den ersten Blick etwas seltsam anmutet: Diese Funktion gewährleistet, dass die so geschätzten Wahrscheinlichkeiten nur Werte zwischen 0 und 1 annehmen können (▪ Abb. 13.1) – das ist durchaus sinnvoll.

Durch Umformen von (13.9) erhalten wir:

$$\ln\left(\frac{P}{1 - P}\right) = a + bx \quad \text{mit } P = P(y = 1) \quad \text{(13.10)}$$

Der Ausdruck $P/(1 - P)$ ist eine Odds; deren natürlicher Logarithmus (also die Funktion $a + bx$) wird als **Logit** bezeichnet. Mit elementaren Rechenregeln leitet man her:

$$Odds(x) = \frac{P}{1 - P} = e^{a+bx} \qquad \text{(13.11)}$$

Daraus folgt für die Odds Ratio:

$$OR = \frac{Odds(x + 1)}{Odds(x)} = e^b \qquad \text{(13.12)}$$

Eine Erhöhung von x um eine Einheit bewirkt also eine Veränderung der Odds um den Faktor e^b. Wenn der Parameter b positiv ist, ist die Odds Ratio größer als 1; bei negativem b ist

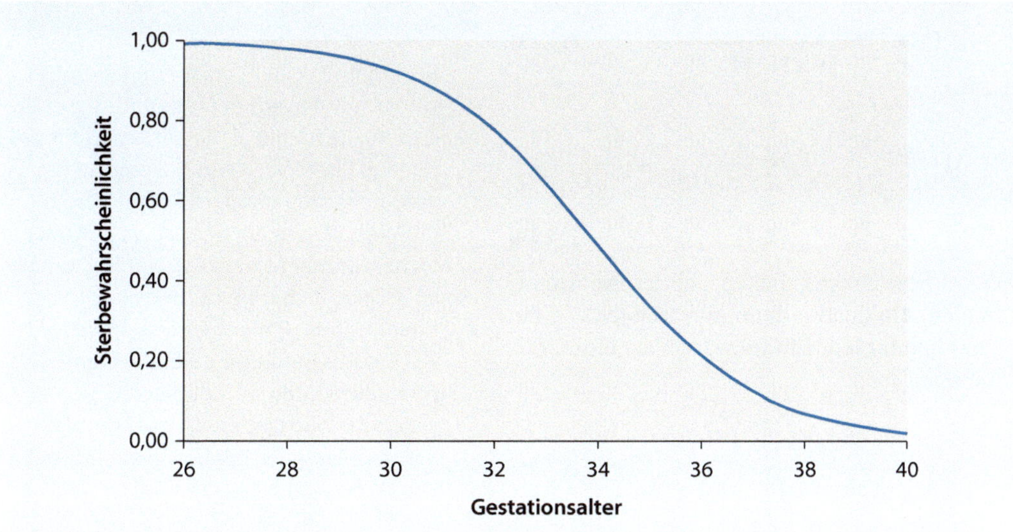

■ Abb. 13.1 Logistische Regressionsfunktion (► Beispiel 13.3)

OR kleiner als 1. Anstelle einer quantitativen Variablen kann theoretisch auch eine binäre Einflussgröße (mit den Ausprägungen 0 und 1) verwendet werden. Dann stellt die Odds Ratio das Chancenverhältnis zweier Subgruppen dar.

Beispiel 13.3: Einfache Logistische Regression

In einer retrospektiven Studie werden die Daten von 107 Kindern analysiert, die mit einer Zwerchfellhernie geboren wurden. 16 Kinder (15 %) verstarben kurz nach der Geburt. Das Gestationsalter schwankte zwischen 31 und 40 Wochen. Die Wahrscheinlichkeit, dass ein Kind *nicht* überlebt ($y = 1$), ist korreliert mit dem Gestationsalter x in Wochen ($p < 0,0001$):

$$P(y=1) = \frac{e^{21,5975-0,6368 \cdot x}}{1 + e^{21,5975-0,6368 \cdot x}}$$

Das negative Vorzeichen von $b = -0,6368$ besagt, dass mit steigendem Gestationsalter das Sterberisiko sinkt. Mit dieser Formel kann man berechnen, dass nach einer Schwangerschaft von 37 Wochen das Risiko, dass das Kind verstirbt, 12,3 % beträgt (oder positiv formuliert: Mit einer Wahrscheinlichkeit von 87,7 % wird das Kind überleben). Für die Odds Ratio berechnet man nach Formel (13.12): $OR = e^{-0,6368}$ = 0,529. Daraus ergibt sich (wenn man die Odds Ratio als Annäherungsmaß für das relative Risiko auffasst): Das Sterberisiko halbiert sich nahezu mit jeder zusätzlichen Gestationswoche.

Ein weiterer wichtiger Einflussfaktor ist die Lage der Leber: Eine Leberposition oberhalb des Zwerchfells geht mit einer geringeren Überlebenswahrscheinlichkeit einher ($p = 0,0399$). Dieser Einflussfaktor nimmt nur die Werte 1 (Leber oben) oder 0 an. Es ergibt sich

$$P(y=1) = \frac{e^{-2,9444+1,6132 \cdot x}}{1 + e^{-2,9444+1,6132 \cdot x}}$$

Demnach beträgt die Wahrscheinlichkeit, dass ein Kind nicht überlebt, 21 % ($x = 1$) bzw. 5 % ($x = 0$). Die Odds Ratio ist $e^{1,6132} = 5,019$.

Mit einer multiplen logistischen Regression lassen sich mehrere Einflussgrößen simultan analysieren. Dabei können quantitative und (mittels Dummycodierung) auch qualitative Variablen berücksichtigt werden. Das statistische Modell und die Logit-Funktion werden folgendermaßen dargestellt:

$$P(y=1) = \frac{e^{b_0 + b_1 x_1 + \ldots + b_k x_k}}{1 + e^{b_0 + b_1 x_1 + \ldots + b_k x_k}} \qquad (13.13)$$

$$\ln\left(\frac{P}{1-P}\right) = b_0 + \sum_{i=1}^{k} b_i x_i \quad \text{mit } P = P(y=1)$$

$$(13.14)$$

Dabei bezeichnet k die Anzahl der Einflussvariablen (inklusive Dummyvariablen). Man kann nun für jede Einflussvariable x_i eine Odds Ratio angeben:

$$OR = \frac{Odds(x_i + 1)}{Odds(x_i)} = e^{b_i} \qquad (13.15)$$

Dieser Ausdruck ist folgendermaßen zu interpretieren: Wenn sich die Variable x_i um eine Einheit erhöht (und alle anderen Variablen konstant bleiben), beträgt die Odds Ratio e^{b_i}.

Beispiel 13.4: Multiple Logistische Regression

Wir greifen zurück auf die in ▶ Beispiel 13.3 vorgestellte retrospektive Studie mit 107 Kindern (von denen 16 verstarben). Wenn die beiden Einflussfaktoren Gestationswoche (x_1, in Wochen) und Lage der Leber (x_2 mit den Ausprägungen 0 und 1) simultan ausgewertet werden, erhält man:

$$P(y=1) = \frac{e^{21{,}7215 - 0{,}6793 \cdot x_1 + 1{,}8820 \bullet x_2}}{1 + e^{21{,}7215 - 0{,}6793 \cdot x_1 + 1{,}8820 \bullet x_2}}$$

Daraus ergeben sich $OR_1 = e^{-0{,}6793} = 0{,}507$ und $OR_2 = e^{1{,}8820} = 6{,}567$. Es gilt $p = 0{,}0001$ (Gestationswoche) bzw. $p = 0{,}0385$ (Lage der Leber).

Diese Ergebnisse lassen sich wie folgt interpretieren: Wenn zwei Babys die gleiche Gestationsdauer haben und sich bezüglich der Position der Leber unterscheiden, ist die Odds für das Baby, dessen Leber oben liegt, etwa 6,6 Mal so hoch wie die Odds des anderen Babys.

Als Ergebnis einer Logistischen Regressionsanalyse werden Odds Ratios ausgegeben, die häufig als Annäherung für das relative Risiko verwendet werden. Nun verbindet man mit dem Begriff „Risiko" im Allgemeinen ein unerfreuliches oder nicht wünschenswertes Ereignis. Deshalb ist es inhaltlich sinnvoll, dieses negative Ereignis (z. B. „Patient wird sterben") als $y = 1$ anzusehen und dafür die Wahrscheinlichkeiten zu modellieren. Die Wahrscheinlichkeiten für das komplementäre Ereignis ergeben sich unmittelbar als $P(y = 0) = 1 - P(y = 1)$.

13.2.2 ROC-Analysen

Die einfache logistische Regression liefert eine Formel, mit der sich in Abhängigkeit eines individuellen Merkmalswerts die Wahrscheinlichkeit für das Eintreten eines bestimmten Ereignisses schätzen lässt. Damit kann eine Prognose (z. B. „Patient wird überleben oder versterben") oder eine Diagnose („Patient ist erkrankt und nicht erkrankt") gewagt werden. Um dem Arzt eine einfache und schnelle Entscheidung zu ermöglichen, erscheint es sinnvoll, einen Schwellenwert für das quantitative x-Merkmal festzulegen, der die beiden Subgruppen $y = 1$ und $y = 0$ so gut wie möglich diskriminiert. Um die Güte eines Schwellenwertes zu beurteilen, sind zwei Parameter relevant: die Sensitivität und die Spezifität. Das sind die Wahrscheinlichkeiten, mit denen die Ereignisse $y = 1$ bzw. $y = 0$ korrekt prognostiziert werden.

Jedem theoretisch denkbaren Schwellenwert lassen sich Werte für Sensitivität und Spezifität zuordnen. Den optimalen Schwellenwert findet man mit einer **ROC-Analyse**. ROC ist die Abkürzung für „receiver operating characteristic". Dieser Begriff stammt aus der Nachrichtentechnik und bedeutet

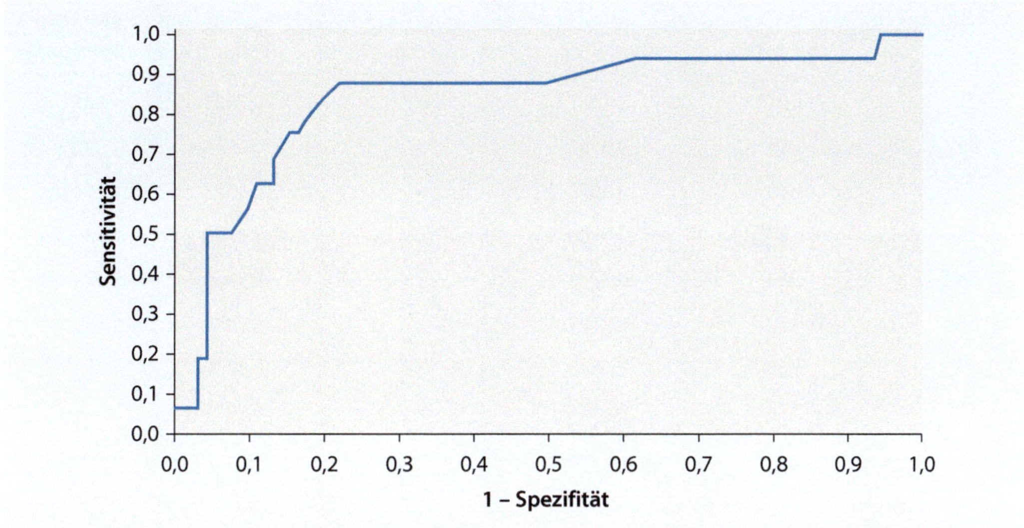

◨ Abb. 13.2   ROC-Kurve (▸ Beispiel 13.5)

Signalerkennung. In ◨ Abb. 13.2 ist die sog. **ROC-Kurve** dargestellt, die sich aufgrund der Daten in ▸ Beispiel 13.5 ergibt. In der ROC-Kurve ist für jeden Schwellenwert die Sensitivität (auf der y-Achse) und „1 – Spezifität" auf der x-Achse eingetragen. Die Güte eines diagnostischen Tests oder eines prognostischen Instruments lässt sich durch die Fläche unter der ROC-Kurve (im Englischen als „**Area Under the Curve**" oder AUC bezeichnet) quantifizieren. Nur wenn ein Schwellenwert existiert, der fein säuberlich die beiden Gruppen voneinander trennt (was praktisch kaum vorkommt), erreicht diese Fläche ihren maximalen Wert 1. Eine AUC von 0,5 besagt dagegen, dass die Vorhersagen nicht besser sind als zufällige Zuweisungen.

Beispiel 13.5: ROC-Analyse

In der in ▸ Beispiel 13.3 erwähnten Studie sind theoretisch alle Werte zwischen 31 und 40 Schwangerschaftswochen als Schwellenwerte denkbar. Je höher die Gestationswoche x, desto wahrscheinlicher ist das Überleben. Man wird also das Überleben des Kindes $y = 0$ prognostizieren, falls der Schwellenwert überschritten wird bzw. von einem Nicht-Überleben $y = 1$ ausgehen, falls der Schwellenwert unterschritten wird. Die Spezifität entspricht dann der Wahrscheinlichkeit, dass bei dieser Entscheidungsgrundlage das Überleben korrekt prognostiziert wird. Die Sensitivität ist die Wahrscheinlichkeit, dass kurz nach der Geburt der bevorstehende Tod eines Kindes prognostiziert wird. Mit den Daten der 91 Überlebenden und 16 Verstorbenen ergeben sich die Werte in der folgenden Tabelle.

Man erkennt: Mit steigendem Schwellenwert sinkt die Spezifität, während die Sensitivität ansteigt. Wenn man diese beiden Güteparameter als gleich wichtig erachtet, wäre $C = 37$ der optimale Schwellenwert mit einer Spezifität von etwa 68 % und einer Sensitivität von 87,5 %. Dennoch würden auf diese Weise bei etwa 32 % der Überlebenden fälschlicherweise der Tod prognostiziert werden; bei 12,5 % der verstorbenen Kinder hätte man aufgrund des Gestationsalters ein Überleben prognostiziert. Für die AUC ergibt sich der Wert 0,827.

Schwellenwert C	Überlebende mit $x > C$	Spezifität	Verstorbene mit $x \leq C$	Sensitivität	Spezifität + Sensitivität
31	91	1	1	0,0625	1,0625
32	89	0,9780	1	0,0625	1,0405
33	88	0,9670	3	0,1875	1,1545
34	87	0,9560	6	0,3750	1,3310
35	84	0,9231	8	0,5000	1,4231
36	79	0,8681	11	0,6875	1,5556
37	62	0,6813	14	0,8750	1,5563
38	14	0,1538	15	0,9375	1,0913
39	3	0,0330	16	1	1,0330
40	0	0	16	1	1

13.2.3 Prüfgrößen und Gütemaße

Zur Schätzung der Regressionsparameter wird die Maximum-Likelihood-Methode verwendet. („Likelihood" lässt sich am ehesten mit „Plausibilität" übersetzen). Dabei wird angestrebt, dass für Beobachtungseinheiten mit $y_i = 1$ die durch das Modell nach Formel (13.9) berechneten Wahrscheinlichkeiten $p(x_i)$ möglichst nahe bei 1 liegen, während für Beobachtungseinheiten mit $y_i = 0$ diese Wahrscheinlichkeiten Werte bei 0 annehmen sollen. Man betrachtet nun die sogenannte **Likelihood-Funktion** L:

$$L(b_0, b_1, \ldots, b_k) = \prod_{i=1}^{n} p(x_i)^{y_i} \cdot \left[1 - p(x_i)\right]^{1-y_i}$$

(13.16)

Die Regressionsparameter b_j werden nun so bestimmt, dass der Wert dieser Funktion maximal wird (er sollte möglichst nahe bei 1 liegen). Dafür wird der natürliche Logarithmus von Formel (13.16) – die sogenannte **Log-Likelihood-Funktion** LL – maximiert:

$$LL = \ln\left(L(b_0, b_1, \ldots, b_k)\right) \to \max \quad \textbf{(13.17)}$$

Da die berechneten Wahrscheinlichkeiten kleiner sind als 1, ist deren Logarithmus negativ. Deshalb kann LL nur negative Werte annehmen. Je näher der Wert der Likelihood-Funktion $L(b_0, b_1, \ldots, b_k)$ bei 1 und je näher LL bei 0 liegt, desto besser ist das statistische Modell in der Lage, die Zielgröße zu erklären. Die LL selbst stellt kein absolutes Gütemaß dar; vielmehr ermöglichen die LL-Werte den Vergleich mehrerer Modelle.

Vor diesem Hintergrund erscheint es sinnvoll, die Log-Likelihood eines gegebenen Modells LL_1 mit der Log-Likelihood des Nullmodells LL_0 zu vergleichen. Das Nullmodell beinhaltet **keine** Einflussgrößen und berechnet für jedes Individuum die gleiche Wahrscheinlichkeit (dabei wird nur ein Wert für den Koeffizienten b_0 geschätzt). Dieser Vergleich geschieht mittels des **Likelihood-Ratio-Tests.** Die Prüfgröße berechnet sich als:

$$LLR = -2 \cdot \ln\left(\frac{L_0}{L_1}\right) = -2 \cdot \left(LL_0 - LL_1\right)$$

(13.18)

Da im Allgemeinen $LL_0 < LL_1$, ist LLR positiv. Diese Prüfgröße ist Chi²-verteilt mit k Freiheitsgraden. Der **Likelihood-Ratio-Test** eignet sich generell zum Vergleich zweier statistischer Modelle und damit auch zur Prüfung, ob die Aufnahme zusätzlicher Variablen ein Modell signifikant verbessert.

An dieser Stelle seien zwei weitere Gütemaße erwähnt: Das Akaike-Informations-Kriterium AIC (1973 präsentiert von dem japanischen Statistiker *Hirotugu Akaike*, 1927–2009) berücksichtigt die Anzahl der Regressionsparameter k und ist definiert als:

$$AIC = -2LL + 2 \cdot (k+1) \qquad (13.19)$$

In das Bayes'sche Informationskriterium BIC fließt außerdem der Stichprobenumfang n ein:

$$BIC = -2LL + \ln(n) \cdot (k+1) \qquad (13.20)$$

Das BIC wurde 1978 von *Gideon Schwarz* (1933–2007) vorgeschlagen und wird deshalb auch „Schwarz-Kriterium" oder „Schwarz-Bayes-Kriterium" genannt.

Je höher die Zahlenwerte für AIC oder BIC, desto schlechter ist das Modell. Diese Kriterien stellen zwar keine absoluten Gütemaße dar; sie eignen sich gleichwohl für den direkten Vergleich mehrerer Modelle. Zahlreiche Regressionsparameter (beim BIC zusätzlich ein hoher Stichprobenumfang) tragen dazu bei, dass die AIC- und BIC-Werte ansteigen – je komplexer ein Modell ist, desto höher ist der „Strafterm".

Zur Prüfung, ob eine bestimmte Einflussvariable signifikant ist, wird ein Waldtest (benannt nach *Abraham Wald*) verwendet. Dessen Prüfgröße wird aus dem Regressionskoeffizienten und dessen Standardfehler berechnet:

$$W = \left(\frac{b_j}{s_{b_j}} \right)^2 \qquad (13.21)$$

Die Prüfgröße W ist Chi^2-verteilt mit einem Freiheitsgrad.

Beispiel 13.6: Beurteilung der Güte und Vergleich zweier Modelle

Wir betrachten ► Beispiel 13.3, in dem Sterbewahrscheinlichkeiten von Neugeborenen basierend auf dem Gestationsalter modelliert werden. Wir vergleichen nun das leere Modell (Modell 0) mit den Modellen 1 (Einflussgröße Gestationsalter GA) und 2 (Einflussgrößen GA und Leberposition LP). Dabei sei k die Anzahl der unabhängigen Variablen.

Zum Vergleich von Modell 1 mit dem leeren Modell berechnet man nach Formel (13.18) die Chi^2-Prüfgröße 19,270 = 90,286 − 71,016 (1 Freiheitsgrad). Demnach unterscheidet sich das Modell 1 vom Nullmodell signifikant ($p < 0,0001$). Analoge Berechnungen für das Modell 2 führen zur Chi^2-Prüfgröße 25,036 (2 Freiheitsgrade) und $p < 0,0001$. Auch der Unterschied zwischen den Modellen 1 und 2 ist signifikant mit $p = 0,0163$ (Chi^2 = 5,765). Man erkennt ferner, dass die AIC- und die BIC-Werte mit jeder zusätzlich aufgenommen Einflussgröße geringer werden (was darauf schließen lässt, dass die neue Einflussgröße zu einem verbesserten Modell führt).

	Modell 0	Modell 1	Modell 2
k	0	1	2
LL	$LL_0 = -45{,}143$	$LL_1 = -35{,}508$	$LL_2 = -32{,}626$
$-2 \cdot LL$	90,286	71,016	65,251
AIC	92,286	75,016	71,251
BIC	94,959	80,362	79,270
p-Werte	---	GA: $p < 0,0001$	GA: $p = 0,0001$ LP: $p = 0,0385$
AUC	---	0,827	0,851

13.2.4 Ergänzende Anmerkungen

In den obigen Abschnitten wurden Logistische Regressionsmodelle mit einer binären Zielvariablen behandelt. Es ist auch möglich, nominal skalierte Zielgrößen mit mehr als zwei Ausprägungen oder ordinal skalierte Zielgrößen zu analysieren. Diese Modelle werden als „multinomial" oder „polynomial logistisch" bzw. als „ordinal logistisch" bezeichnet.

An dieser Stelle soll eine weitere Regression erwähnt werden: Die Poisson-Regression, die zur Modellierung von Zähldaten oder Raten verwendet wird. Damit lässt sich beispielsweise modellieren, wie viele Komplikationen pro Patient in Abhängigkeit mehrerer Einflussgrößen (z. B. Alter des Patienten, OP-Art) auftreten. Da Zähldaten generell nicht negativ sind, bietet es sich an, die Logarithmen der Zielgröße durch eine lineare Gleichung zu modellieren.

Diese Regressionsmodelle stellen keine besonderen Anforderungen an die Einflussgrößen: Sie können quantitativ (ohne dass eine spezielle Verteilung vorausgesetzt wird) oder qualitativ sein (im letzteren Fall muss die Dummycodierung verwendet werden). Auch Interaktionen können getestet werden. Eine Faustregel besagt: Die Fallzahl sollte pro Subgruppe der abhängigen Variablen mindestens 25 betragen. Weitere Hinweise zur Wahl des finalen Modells finden sich in ▶ Abschn. 13.4.

13.3 Cox-Regression

Die Verteilung von Überlebenszeiten lässt sich häufig durch eine Exponential- oder eine Weibullverteilung beschreiben (▶ Abschn. 7.3). Bei bekannter Survival Function $S(t)$ lässt sich dann die Hazard Rate $h(t)$ (momentane Sterberate oder Ausfallrate) nach ▶ Formel (7.26) theoretisch herleiten. Bei praktischen Analysen ist die explizite Verteilungsfunktion $S(t)$ meist jedoch nicht bekannt. In der Regel gestaltet sich deren empirische Schätzung als schwierig.

Im Jahre 1972 stellte der britische Statistiker *David Cox* (∗1924) eine Methode zum Modellieren von Überlebenszeiten vor. Das „Cox Proportional Hazards Model" ermöglicht es, auch ohne explizite Kenntnisse der Funktion $S(t)$ oder der Hazard-Rate $h(t)$ das Verhältnis zweier Hazard-Rates zu schätzen. Dieses Modell kann auch bei Vorliegen zensierter Zeiten angewandt werden. Zensierte Zeiten entstehen dann, wenn das interessierende Endereignis während der Beobachtungszeit nicht eintritt (▶ Abschn. 17.2.2).

Die Idee ist folgende: Bei den meisten Überlebenszeitmodellen ist davon auszugehen, dass sich die Hazard-Rate im Laufe der Zeit ändert. Andererseits scheint die Annahme vernünftig zu sein, dass das Verhältnis der Hazard-Raten zweier Individuen oder zweier Subgruppen über die Zeit konstant ist. Im Cox-Modell wird nun die Hazard-Rate in Abhängigkeit von einem Einflussfaktor x modelliert als:

$$h(t) = \lambda(t) \cdot e^{bx} \tag{13.22}$$

Der Term $\lambda(t)$ stellt eine Baseline-Hazard-Rate dar, die zwar abhängig von der Zeit t, aber ansonsten für alle Individuen gleich ist. Der Quotient zweier Hazard-Rates ist dann unabhängig von der Zeit. Mit Formel (13.22) erhält man für den Vergleich zweier Individuen, die sich bezüglich der x-Variablen um eine Einheit unterscheiden:

$$HR = \frac{h_1(t)}{h_2(t)} = \frac{\lambda(t) \cdot e^{b(x+1)}}{\lambda(t) \cdot e^{bx}} = e^b \tag{13.23}$$

Bei einem multiplen Modell wird die Hazard-Rate folgendermaßen modelliert (wobei die x_i quantitative und als Dummy-Variablen auch qualitative Einflussfaktoren repräsentieren können):

$$h(t) = \lambda(t) \cdot e^{b_1 x_1 + b_2 x_2 + \dots} \tag{13.24}$$

Beispiel 13.7: Cox-Regression (SAS)

Bei 48 Patienten mit Genitalherpes (HSV-2) wird ein neuer Impfstoff $x_1 = 1$ mit einem Placebo $x_1 = 0$ verglichen. Alle Patienten werden maximal ein Jahr lang beobachtet. Es wird untersucht, wie viele Wochen nach der Impfung das Virus wieder aufgetreten ist. Mit dem Cox-Modell ermittelt man für die Hazard Ratio $HR = h(t|x_1 = 1)/h(t|x_1 = 0) = e^{-0{,}71541} = 0{,}489$. Das bedeutet: Die momentane Ausfallrate in der Gruppe der geimpften Teilnehmer ist etwa halb so hoch wie in der Placebo-Gruppe.

In dieser Studie wurde noch eine weitere Einflussgröße betrachtet: die Anzahl der Episoden in den 12 Monaten vor der Impfung.

Die p-Werte zeigen, dass die Anzahl der Episoden der wichtigere Einflussfaktor ist. Der Unterschied zwischen den Modellen 1 und 3 bezüglich $-2LL$ beträgt 5,582. Mit dem Chi^2-Test ergibt sich $p = 0{,}0181$. Dies zeigt, dass durch die Hinzunahme eines weiteren Faktors (Anzahl Episoden) das Modell 1 signifikant verbessert wurde.

Modell	Variable(n)	Hazard Ratio	p-Wert	$-2LL$	AIC
1	Behandlung	0,489	$p = 0{,}0521$	179,836	181,836
2	Anz. Episoden	1,141	$p = 0{,}0381$	179,376	181,376
3	Behandlung	0,431	$p = 0{,}0238$	174,254	178,254
	Anz. Episoden	1,167	$p = 0{,}0173$		

Praxistipp

Empirisch ermittelte Überlebenszeiten lassen mit Kaplan-Meier-Kurven grafisch darstellen (▶ Abschn. 17.2.2). Noch ein paar Bemerkungen bezüglich der Voraussetzungen des Cox-Modells: Wie lässt sich überprüfen, ob die Hazard Ratio tatsächlich konstant über den gesamten Beobachtungszeitraum ist? Einen ersten Hinweis liefert der Blick auf die Kaplan-Meier-Kurven. Wenn sich diese überlappen, ist kaum von proportionalen Hazard-Raten auszugehen. Um einigermaßen sicher zu gehen, empfiehlt sich die Schätzung der kumulativen Hazard-Funktionen $H_1(t)$ und $H_2(t)$ (das sind die Integrale der Hazard-Funktionen bis zum Zeitpunkt t) mittels einer leistungsstarken Statistiksoftware. Es lässt sich zeigen: Wenn die Voraussetzung proportionaler Hazard Rates erfüllt ist, sind die Funktionen $\ln H_1(t)$ und $\ln H_2(t)$ parallel. Dies lässt sich anhand einer graphischen Darstellung überprüfen.

13.4 Aspekte der Modellbildung

13.4.1 Komponenten eines statistischen Modells

In diesem Kapitel wurden multiple Modelle vorgestellt, die dazu dienen, eine Zielgröße in Abhängigkeit von mehreren Einflussgrößen zu erklären. Diese Modelle haben in der klinischen und der epidemiologischen Forschung vielerlei Anwendungsmöglichkeiten, da ein Untersuchungsgegenstand im Allgemeinen nicht monokausal erklärt werden kann, sondern von diversen Faktoren abhängt. Als Anwendungsbeispiele seien genannt:

- Individuelle Charakteristika der Studienteilnehmer und deren Einfluss auf die Zielgröße können im Rahmen eines multiplen Modells angemessen berücksichtigt werden.
- Bei nicht randomisierten Studien kann man – um ein verzerrtes Ergebnis zu vermeiden – nach möglichen Confoundern adjustieren.

- Kausalitäten lassen sich leichter (und mit weniger Zweifel) nachweisen.
- Durch die Berücksichtigung mehrerer Variablen kann eine Diagnose oder eine Prognose präziser gestellt werden.

Generell gilt: Ein Modell stellt eine vereinfachte (und damit unvollkommene) Abbildung der Realität dar. Viele Aspekte bleiben unberücksichtigt, sei es, weil sie unbekannt sind oder weil ihre Erfassung zu aufwendig ist. Der Vorteil eines Modells im Vergleich zum Original liegt in seiner Einfachheit und seiner leichteren Zugänglichkeit. Um ein statistisches Modell zu gestalten, braucht man Variablen, Beobachtungseinheiten und Daten. Die Wahl der Zielgröße und der Einflussgrößen sollte der jeweiligen Fragestellung angemessen sein. Wichtig sind dabei theoretisches Vorwissen und inhaltliche Überlegungen, insbesondere Kenntnisse über Kausalitäten.

Die Abhängigkeit der Zielgröße von einer oder mehreren Einflussgrößen wird durch eine mathematische Funktion beschrieben. Kenntnisse bezüglich dieser Beziehungen sind wichtig für die Modellierung. Zu Beginn der statistischen Analysen sollte man der Frage nachgehen, ob die dem Modell zugrunde liegenden Annahmen korrekt sind. So setzt beispielsweise die lineare Regressionsanalyse eine (annähernd) normalverteilte Zielgröße voraus. Bei Anwendung einer Poissonregression sollte man überprüfen, ob für die Zielgröße tatsächlich eine Poissonverteilung angenommen werden kann (Erwartungswert und Varianz müssten übereinstimmen). Falls die Voraussetzungen in nicht mehr akzeptabler Weise verletzt sind, muss der Anwender Gedanken darüber anstellen, ob und wie das Modell in sinnvoller Weise modifiziert werden kann.

13.4.2 Selektion der Variablen

Die Wahl eines statistischen Modells und damit einhergehend die Wahl der im finalen Modell enthaltenen Einflussvariablen und deren Interaktionen ist nicht trivial. Das „beste" Modell ist keineswegs eindeutig bestimmt; diese Wahl muss basierend auf inhaltlichen und statistischen Aspekten getroffen werden.

Zunächst ist es sinnvoll, für jede potenzielle Einflussgröße eine univariable Analyse durchzuführen, um zu evaluieren, wie stark der Zusammenhang mit der Zielgröße ist. Sodann erscheint es angebracht, auf Multikollinearität zu testen und Assoziationen zwischen den Einflussgrößen zu untersuchen (beispielsweise mit Korrelationskoeffizienten oder mit dem Varianz-Inflations-Faktor, ▶ Abschn. 13.1.3). Für das finale Modell sollten nur Variablen ausgewählt werden, die (in Kombination mit anderen Variablen) einen signifikanten Einfluss auf die Zielgröße ausüben. Ein leistungsfähiges Statistikprogramm stellt Selektionsmethoden zur Verfügung, um die Einflussgrößen so zu wählen, dass sie basierend auf den vorhandenen Daten in optimaler Weise die Zielgröße beschreiben:

- Die **Vorwärtsselektion** startet mit dem Nullmodell. Die erste Variable, die in das Modell aufgenommen wird, ist diejenige, die ein Gütekriterium wie *AIC* oder *BIC* am meisten reduziert oder R^2 am meisten erhöht. Analog erfolgt die Wahl jeder weiteren Variablen. Nach jedem Schritt werden die p-Werte der bereits im Modell vorhandenen Variablen angepasst. Der Selektionsprozess stoppt, wenn bei einer neu aufgenommenen Variablen das vorgegebene Signifikanzniveau überschritten wird.
- Die **Rückwärtsselektion** startet mit dem vollen Modell, das alle Einflussgrößen beinhaltet. Im ersten Schritt wird die Variable entfernt, bei der sich ein bestimmtes Gütekriterium (z. B. *AIC*) am meisten ändert. Auf diese Weise werden sukzessive weitere Variablen eliminiert – so lange, bis alle verbleibenden Variablen einen p-Wert aufweisen, der unterhalb des Signifikanzniveaus liegt.
- Die **schrittweise Selektion** stellt eine Kombination aus Vorwärts- und Rückwärtsse-

lektion dar. Sie startet wie die Vorwärtsselektion. Wenn allerdings bei Einschluss einer neuen Variablen nach Anpassung des Modells festgestellt wird, dass eine bereits inkludierte Variable keinen signifikanten Einfluss mehr auf die Zielgröße hat, wird diese Variable aus dem Modell entfernt.

— Es besteht auch die Möglichkeit, die Aufnahme von bestimmten Variablen in das Modell zu erzwingen (unabhängig vom Signifikanzniveau).

Es ist keineswegs sichergestellt, dass eine Variable, bei der sich mit einer univariablen Analyse ein signifikanter Einfluss auf die Zielgröße nachweisen lässt, automatisch in ein multiples Modell aufgenommen wird (etwa, weil sie mit anderen Kovariablen eng korreliert). Andererseits kann es passieren, dass eine Variable, die nicht direkt mit der Zielgröße zusammenhängt, dennoch Berücksichtigung in einem multiplen Modell findet. Eine solche Variable nennt man **Suppressorvariable**. Ihre Nützlichkeit im multiplen Modell ist dadurch zu erklären, dass sie mit anderen Prädiktorvariablen korreliert und daher in der Lage ist, deren Erklärungsbeitrag für die Zielgröße zu erhöhen.

Der Wert eines statistischen Modells wird letzten Endes dadurch bestimmt, ob es bei praktischen Anwendungen zufriedenstellende Ergebnisse liefert. Es ist sinnvoll, dies anhand eines neuen Datensatzes zu überprüfen. Letztlich stellt ein statistisches Modell ein Kompromiss zwischen guter Datenanpassung und hoher Komplexität dar.

Kapitelzusammenfassung

■■ Lineare Regression

— quantitative, normalverteilte Zielgröße
— mehrere quantitative Einflussvariablen
— auch qualitative Faktoren können (nach Dummycodierung) berücksichtigt werden

■■ Logistische Regression

— binäre Zielgröße
— quantitative und qualitative Einflussgrößen
— Odds Ratios werden modelliert
— auch anwendbar für ordinale Merkmale oder nominale Merkmale mit mehreren Stufen

■■ Cox-Regression

— Überlebenszeiten als Zielgröße
— Hazard Ratios werden modelliert

Übungsfragen/-aufgaben

1. **Klinische Studie: Multiple lineare Regressionsanalyse**
   Der Zusammenhang verschiedener Kovariablen mit der Zielgröße y (Senkung des Blutdrucks) lässt sich mittels einer multiplen linearen Analyse beschreiben (▶ Beispiel 13.2):

$$y = -31,54 + 0,252 \cdot x_1 + 0,153 \cdot x_2 + 3,341 \cdot x_3$$

   mit den Prädiktoren Blutdruck zu Beginn (x_1), Alter (x_2) und Therapie ($x_3 = 1$ bei neuer Therapie, 0 sonst). Für das finale Modell gilt: $R^2 = 0,21$.
   a. Schätzen Sie für einen 68-jährigen Mann, der einen Basiswert von $x_1 = 160$ *mmHg* aufweist und mit der neuen Therapie behandelt wird, welche Wirkung mit den univariablen und mit dem multivariablen Modell prognostiziert wird. Verwenden Sie dazu die Angaben in Übungsaufgabe 5.2.
   b. Vergleichen Sie die univariablen Modelle und das multiple Modell bezüglich ihrer Güte.

2. **Logistische Regression**
Wir greifen zurück auf die in ▶ Beispiel 13.3 beschriebene Studie und betrachten das gesamte relative Lungenvolumen (in %) als Einflussgröße für das Risiko, dass das Kind nicht überlebt ($y = 1$). Es ergibt sich folgende Gleichung:

$$P(y=1) = \frac{e^{2,0331-0,1510 \cdot x}}{1 + e^{2,0331-0,1510 \cdot x}}$$

a. Berechnen Sie das Risiko zu versterben für $x = 10\,\%$ bis $x = 100\,\%$ (in 10er-Schritten).
b. Berechnen Sie die Odds Ratio. Was besagt sie?
c. Bei diesem Modell gilt: $AUC = 0{,}825$, $AIC = 74{,}076$ und $p = 0{,}0005$. Vergleichen Sie dieses Modell mit den in ▶ Beispiel 13.6 vorgestellten Modellen.

Lösungen ▶ Kap. 20

Epidemiologie

Inhaltsverzeichnis

Grundlagen

© Springer-Verlag GmbH Deutschland, ein Teil von Springer Nature 2019
C. Weiß, *Basiswissen Medizinische Statistik*, Springer-Lehrbuch,
https://doi.org/10.1007/978-3-662-56588-9_14

Dieses Kapitel befasst sich mit wichtigsten Aspekten von epidemiologischen Studien im medizinischen Kontext. Welche Studientypen gibt es? Welche Maßzahlen sind wichtig und welche Fehlerquellen können auftauchen? Auf diese und weitere Fragen gibt das vorliegende Kapitel Antworten.

» Die Medizin ist eine soziale Wissenschaft – Politik ist Medizin mit anderen Mitteln. (Rudolf Virchow, Arzt und Politiker, 1821–1902)

14.1 Aufgaben und Ziele der Epidemiologie

Als Begründer der Epidemiologie gilt der englische Arzt *John Snow*, der um die Mitte des 19. Jahrhunderts nachwies, dass die damals herrschende Choleraepidemie in London durch verseuchtes Trinkwasser verursacht worden war. Etwas später setzte sich *Rudolf Virchow* für eine medizinische Grundversorgung aller Bevölkerungsschichten ein. Er war davon überzeugt, dass dadurch das Entstehen zahlreicher Krankheiten a priori verhindert werden kann. Dies ist charakteristisch für das Fachgebiet Epidemiologie: Im Gegensatz zu anderen medizinischen Disziplinen stehen nicht der einzelne Patient, sondern die Eigenschaften von Krankheiten und Patientengruppen im Fokus des Interesses.

Ursprünglich befasste sich die Epidemiologie nur mit Infektionskrankheiten. Gerade beim Bekämpfen der großen Seuchen in den vergangenen Jahrhunderten haben Epidemiologen große Erfolge erzielt. Noch heute sind bei ansteckenden, sich schnell ausbreitenden Krankheiten Epidemiologen gefragt, um geeignete Kontrollmaßnahmen zu erkennen und umzusetzen. Mittlerweile befasst sich die Epidemiologie mit allen Erkrankungen, also auch mit chronischen und nicht-infektiösen (so z. B. auch mit Diabetes mellitus oder Krebserkrankungen). Die Aufgaben und Ziele der Epidemiologie sind vielfältig und umfassen im Wesentlichen:

- Erforschung der Ausbreitung und Verteilungsmuster von Krankheiten
- Erkennung von Ursachen und Risikofaktoren sowie deren soziales, geografisches und ökonomisches Umfeld
- Untersuchung des natürlichen Verlaufs von Krankheiten und Ermittlung von prognostischen Faktoren
- Evaluation präventiver, diagnostischer und therapeutischer Maßnahmen

Von den Ergebnissen epidemiologischer Studien profitieren sowohl Ärzte als auch Patienten. Es gehört nämlich zu den Aufgaben eines jeden praktisch tätigen Arztes, Risiken zu kennen und seine Patienten entsprechend zu beraten, Diagnosen zu stellen, geeignete Therapien anzuordnen, Präventionsmaßnahmen durchzuführen und den Verlauf einer Krankheit zu prognostizieren.

Die Epidemiologie ist eine **interdisziplinäre Wissenschaft**. Eine enge Zusammenarbeit mit Wissenschaftlern anderer Fachrichtungen ist notwendig, um die Erkenntnisse, die aus epidemiologischen Studien hervorgehen, zu deuten und praktische Konsequenzen daraus zu ziehen. Dies betrifft in erster Linie die kurative Medizin. Darüber hinaus gibt es Berührungspunkte mit der Biologie und der Pharmakologie, mit Ernährungs-, Sozial- und Wirtschaftswissenschaften. Epidemiologische Studien schaffen Grundlagen für politische Entscheidungen; dies erfordert eine enge Kooperation mit Politikern. Seit den 1990er-Jahren ist in Deutschland **Public Health** (Gesundheitswissenschaften) als wissenschaftliche Disziplin etabliert. Die Vertreter dieses Fachs setzen die Erkenntnisse aus epidemiologischen Studien um, um die Gesundheit breiter Bevölkerungsschichten umfassend zu fördern und nachhaltig zu verbessern. Schließlich spielen die Informatik und die Biomathematik eine wichtige Rolle: Die Verarbeitung großer Datenmengen und effiziente Analysentechniken sind unentbehrliche Hilfsmittel, um Strukturen zu erkennen, Zusammenhänge aufzudecken und Ursachen nachzuweisen.

> **!** Der Inhalt von Teil III
> (▶ Kap. 14, 15, 16, 17 und 18) bezieht
> sich nicht nur auf groß angelegte
> Studien, sondern ist auch für kleinere
> Forschungsvorhaben (etwa Doktorarbei-
> ten) relevant.

14.2 Epidemiologie im Kontext der medizinischen Forschung

Studien in der medizinischen Forschung lassen sich nach inhaltlichen Aspekten einteilen
in:

Studien zur Grundlagenforschung

Dazu zählen Experimente im Labor wie
beispielsweise Zell- oder Tierversuche oder genetische Untersuchungen. Auch Studien im
Bereich der Biochemie und Physiologie sowie
Studien, in denen neue Messtechniken, analytische Messverfahren oder bildgebende Verfahren entwickelt oder modifiziert werden, gehören zu dieser Kategorie.

Epidemiologische Studien

Bei diesen Studien handelt es sich meist um
Risikostudien (▶ Kap. 15). Sie sollen klären,
welche ätiologischen Faktoren das Auftreten
einer Krankheit kausal beeinflussen. Sie können retrospektiv als **Fall-Kontroll-Studie** oder
prospektiv als **Kohortenstudie** durchgeführt
werden.

Klinische Studien

In diesen Studien werden Patienten oder
auch gesunde Probanden untersucht. Sie lassen
sich einteilen in:

- **Diagnosestudien** (▶ Abschn. 16.1): Deren
Gegenstand sind diagnostische Tests, die
dazu dienen, erkrankte von nichterkrankten Personen zu trennen. Das Ziel dieser
Studien besteht darin, die Sensitivität und
Spezifität eines diagnostischen Verfahrens
zu ermitteln.
- **Präventionsstudien** (▶ Abschn. 16.2): Sie
haben zum Ziel, den Nutzen einer präventiven Maßnahme (z. B. einer Impfung oder
eines Früherkennungsprogramms) auf Be-
völkerungsebene zu evaluieren.

- **Therapiestudien** (▶ Abschn. 17.1): Mit
diesen Studien soll die Wirksamkeit und
Sicherheit eines Medikaments, einer therapeutischen Intervention oder eines Medi-
zinprodukts überprüft werden.
- **Prognosestudien** (▶ Abschn. 17.2): Bei
diesen Studien wird der zeitliche Verlauf
einer Krankheit bis zum Eintreten eines
bestimmten Endereignisses (z. B. Auftreten eines Rezidivs, Tod eines Patienten)
evaluiert.

> **Praxistipp**
>
> Der Ausdruck „Epidemiologische Studie"
> wird manchmal gleichbedeutend mit „Ri-
> sikostudie" verwendet. Dies hat histori-
> sche Gründe: Ursprünglich befasste sich
> die Epidemiologie mit der Erforschung
> der Risikofaktoren von Infektionskrank-
> heiten. Der Forschungsgegenstand Klini-
> scher Studien wird häufig unter dem Be-
> griff „Klinische Epidemiologie"
> zusammengefasst. Es geht dabei um Fra-
> gestellungen, die sich aus dem klini-
> schen Alltag ergeben. Darüber hinaus
> gibt es Subdizziplinen wie etwa die die
> **Genetische Epidemiologie** (die die Rolle
> genetischer Faktoren auf die Entstehung
> von Krankheit analysiert), die **Pharmako-**
> **epidemiologie** (die sich mit Medikamen-
> tennebenwirkungen befasst), die **Sozial-**
> **epidemiologie** (die sich den
> Auswirkungen sozialer Ungleichheiten
> auf die Gesundheit widmet) oder die
> **Umweltepidemiologie** (die die Einflüsse
> von Luft, Wasser und Klima auf die Ge-
> sundheit untersucht). Die Zuordnung zu
> einer dieser Kategorien ist nicht immer
> eindeutig.

14.3 Studientypen

Studien in der medizinischen Forschung lassen
sich formal nach folgenden Aspekten klassifi-
zieren:

14.3.1 Deskriptiv – Analytisch

■ **Deskriptive Studien**

Sie sind rein beschreibend. Die zugrunde liegenden Daten werden ausgewertet, ohne dass zeitliche oder kausale Zusammenhänge hergeleitet werden. Zu diesem Studientypus zählen **Fallberichte**, **Fallserien** und **Querschnittstudien** (▶ Abschn. 15.2). Auch **Pilotstudien**, die hin und wieder im Vorfeld eines groß angelegten Forschungsvorhabens durchgeführt werden, um Informationen bezüglich Praktikabilität und bezüglich des zu erwartenden Nutzens der geplanten Studie zu gewinnen, lassen sich dieser Kategorie zuordnen. Weitere Beispiele sind Studien unter Nutzung eines **Registers** oder eines **Monitorings.** In Registern werden Informationen zu einem bestimmten Thema systematisch gesammelt und aufbereitet (etwa Krebsregister, Geburten- oder Sterberegister). Im Rahmen von Gesundheitsmonitorings (die regelmäßig vom Robert-Koch-Institut durchgeführt werden) werden Daten erfasst, die Auskunft geben über Krankheiten, Risikofaktoren und die sozioökonomische Lage breiter Bevölkerungsschichten.

Deskriptive Studien können Hinweise auf Auffälligkeiten und mögliche Zusammenhänge liefern (dann sind sie exploratorisch); daraus lassen sich eventuell Hypothesen generieren. Diese sollten dann im Rahmen einer analytischen Studie überprüft werden.

■ **Analytische Studien**

Wichtige Erkenntnisse der klinischen oder epidemiologischen Forschung basieren auf analytischen Studien, in denen mehrere Gruppen miteinander verglichen werden. Zu diesem Typus zählen **Fall-Kontroll-Studien** (▶ Abschn. 15.3), **Kohortenstudien** (▶ Abschn. 15.4) und **klinisch kontrollierte-Therapiestudien** (▶ Abschn. 17.1). Analytische Studien dienen zur Überprüfung von Hypothesen und sind damit konfirmatorisch: Zusammenhänge zwischen einer Zielgröße und einer (oder mehrerer) Einflussgrößen sollen inhaltlich hergeleitet und statistisch abgesichert werden. Das Studiendesign kann beobachtend oder experimentell sein (▶ Abschn. 14.3.4).

Die Übergänge zwischen deskriptiven und analytischen Studien sind fließend. Werden verschiedene Register miteinander verknüpft (in sog. Populationsstudien, ▶ Abschn. 15.2.4), kann die deskriptive Studie in eine analytische übergehen. Häufig bilden die Erkenntnisse aus einer einfachen deskriptiven Studie die Basis für eine nachfolgende analytische Studie.

14.3.2 Transversal – Longitudinal

■ **Transversale Studien**

Eine **transversale Studie** (**Querschnittstudie**) ist eine Momentaufnahme einer Population, bei der eine oder mehrere Eigenschaften der Studienteilnehmer erfasst werden. Einfachste Transversalstudien stellen etwa Fallserien dar (▶ Abschn. 15.2.2). Ein typisches Beispiel ist eine **Prävalenzstudie** (▶ Abschn. 15.2.3), bei der man die Prävalenz einer Krankheit zu einem bestimmten Zeitpunkt feststellt. Möglicherweise werden dabei noch weitere Merkmale erfasst (z. B. ob die Studienteilnehmer einem besonderen Risikofaktor ausgesetzt sind). Man kann dann zwar versuchen, einen statistischen Zusammenhang zwischen Krankheit und Risikofaktor herzuleiten; kausale oder zeitliche Beziehungen lassen sich jedoch nicht nachweisen. – Transversale Studien eignen sich generell für Zustandsbeschreibungen. Sie sind überwiegend deskriptiv.

■ **Longitudinale Studien**

Diese Studien (auch **Längsschnitt- oder Verlaufsstudien** genannt) haben zum Ziel, einen zeitlichen Zusammenhang herzuleiten. Sie können retrospektiv (z. B. als **Fall-Kontroll-Studien**) oder **prospektiv** (z. B. als **Kohortenstudien** und **klinisch-kontrollierte Studien**) angelegt sein. Im engeren Sinne bezieht sich die Bezeichnung „longitudinal" auf eine prospektive Studie, in der jeder Teilnehmer mehrmals nacheinander untersucht wird.

14.3.3 Retrospektiv – Prospektiv

■ **Retrospektive Studien**

Retrospektiv heißt „zurückblickend". Man ermittelt zunächst die Ausprägungen der Zielgröße und versucht dann, die Ausprägungen einer oder mehrerer Einflussgrößen zu erfassen. Das Paradebeispiel sind **Fall-Kontroll-Studien**, bei denen eine Gruppe erkrankter Personen (Fälle) mit einer Gruppe Nichterkrankter (Kontrollen) dahingehend verglichen wird, welchen Risikofaktoren die Teilnehmer in der Vergangenheit ausgesetzt waren (▶ Abschn. 15.3).

Bei retrospektiven Studien sind die relevanten Ereignisse zu einem Zeitpunkt geschehen, als die konkrete Fragestellung der Studie noch gar nicht vorlag. Die Daten sind entweder dokumentiert (z. B. in Krankenakten) oder müssen durch Befragungen (Interviews, Fragebogen) erhoben werden. Der **Vorteil** liegt auf der Hand: Man braucht nicht auf das Eintreten der interessierenden Endereignisse zu warten und kann deshalb relativ schnell Ergebnisse erhalten.

Dem stehen jedoch mitunter gravierende **Nachteile** gegenüber, die in erster Linie die Datenqualität betreffen:

– Im Nachhinein besteht nur eingeschränkte Möglichkeit, auf die Auswahl der Beobachtungseinheiten und der zu erfassenden Merkmale sowie auf die Mess- und Dokumentationstechniken Einfluss zu nehmen.
– Unvollständige oder falsche Angaben in Krankenblättern (z. B. Arzneimittelanamnese, klinische Befunde) lassen sich in der Regel nicht ergänzen oder korrigieren. (Fehlerhafte Einträge bleiben oft gänzlich unbemerkt.)
– Befragt man Personen nach zurückliegenden Ereignissen, ist man auf deren Erinnerungsvermögen angewiesen und kann keinesfalls sicher sein, korrekte und vollständige Informationen zu erhalten.

Derlei Fehler können zu einem Bias führen, der die Ergebnisse der Studie verzerrt und zu unzulässigen Schlussfolgerungen verleitet (▶ Abschn. 14.5.2).

Retrospektive Studien können wertvolle Hinweise auf mögliche Zusammenhänge liefern. Gegebenenfalls sind sie der Anlass zu einer nachfolgenden prospektiven Studie. Sie lassen sich – sofern man sich auf vollständig und richtig erfasste Daten stützen kann – auch zum Vergleich von Therapien einsetzen (z. B. um im Rahmen einer Qualitätskontrolle den Erfolg einer therapeutischen Maßnahme oder die Häufigkeiten von Komplikationen zu ermitteln).

■ **Prospektive Studien**

Prospektiv bedeutet „vorausschauend". Bei diesen Studien ermittelt man zunächst die Einflussgrößen und wartet ab, ob und ggf. wann das interessierende Endereignis eintritt. Die Untersuchungsrichtung ist somit logischer als bei retrospektiven Studien. Prospektive Studien sind üblicherweise so angelegt, dass sich die Daten überwiegend *nach* Studienbeginn ergeben. Der Versuchsleiter hat dabei Kontrollmöglichkeiten bezüglich der Stichprobe, der zu erfassenden Merkmale, der Messmethoden und der Dokumentation. Dem Vorteil der hohen Datenqualität stehen als Nachteile ein erhöhter Zeitbedarf und höhere Kosten gegenüber.

Kohortenstudien sind die bekanntesten prospektiven Studien. Viele Risiko- und Prognosestudien sind als Kohortenstudien angelegt (▶ Abschn. 15.4 und 17.2). Auch **Experimente** und **randomisierte Studien** sind prospektiv.

■ **Retrolektiv bzw. prolektiv**

Die Begriffe „prospektiv" und „retrospektiv" dienen nicht nur dazu, die Untersuchungsrichtung zu beschreiben (wie oben ausgeführt). Sie werden vielfach auch dazu verwendet, die Art der Datenerhebung darzustellen. In diesem Sinne bezeichnet eine prospektive Studie ein Design, bei dem die Daten erst nach Studienbeginn erhoben werden, während bei einer retrospektiven Studie die Daten zu Studienbeginn bereits erfasst sind. Streng genommen bezeichnet man diese letztgenannten Eigenschaften als **prolektiv** bzw. **retrolektiv**. (Allerdings sind diese

Ausdrücke wenig gebräuchlich.) Die unterschiedlichen Bedeutungen sind manchmal etwas verwirrend, etwa bei der Bezeichnung „retrospektive Kohortenstudie" (► Abschn. 15.4.4). Deren Untersuchungsrichtung ist prospektiv, die Art der Datenerhebung ist retrolektiv.

14.3.4 Beobachtend – Experimentell

■ **Beobachtende Studie**

Der Versuchsleiter nimmt in Bezug auf die interessierenden Eigenschaften der Untersuchungseinheiten eine passive Rolle ein: Er beobachtet, dokumentiert und analysiert die Daten. Er greift aber nicht aktiv ins Geschehen ein und er versucht nicht, die Studienteilnehmer in irgendeiner Weise zu beeinflussen. Beobachtende (oder: Nicht-experimentelle) Studien können sehr einfach und rein deskriptiv konzipiert sein (z. B. als Fallserie). Sie können jedoch auch als Longitudinalstudie angelegt sein und wertvolle Hinweise auf mögliche Zusammenhänge geben und damit analytischen Charakter annehmen (z. B. **Fall-Kontroll-Studie** oder **Kohortenstudie**). Epidemiologische Studien (Risikostudien) sind in aller Regel als beobachtende Studien angelegt. Nicht-experimentelle klinische Studien werden unter der Abkürzung NIS (nicht-interventionelle Studien) zusammengefasst. Dazu zählen Diagnose- und Prognosestudien.

■ **Experimentelle Studie**

Bei einem **Experiment** (oder einer **interventionellen Studie**) gibt der Versuchsleiter die Ausprägungen der Einflussgrößen zumindest teilweise vor. Experimentelle Studien sind in jedem Fall prospektiv. Der Versuchsleiter hat optimale Einflussmöglichkeiten auf Stichproben, Datenerhebung und -auswertung. In der Grundlagenforschung steht dabei meist eine nichtmenschliche Population (z. B. Tiere oder Zellkulturen) im Mittelpunkt.

Experimentelle Studien in der Humanmedizin sind ethisch nicht unproblematisch. Ein typisches Beispiel stellen **randomisierte klinische Studien** dar, bei denen man mehrere Therapiegruppen (z. B. Verum und Placebo) vergleicht (► Abschn. 17.1).

Eine Sonderform stellen **quasiexperimentelle** Studien dar: Hier ist die Zuteilung zur Experimental- oder Kontrollgruppe nicht durch Randomisierung, sondern durch natürliche Eigenschaften der Partizipanten bestimmt. Im englischen Sprachgebrauch bezeichnet man dieses Design als „randomization by nature", im Deutschen spricht man auch von einem „natürlichen Experiment".

14.3.5 Monozentrisch – Multizentrisch

■ **Monozentrische Studie**

Bei diesen Studien werden die Patienten oder Probanden aus einer einzigen Institution rekrutiert.

■ **Multizentrische Studie**

Bei seltenen Krankheiten mag es schwierig sein, eine ausreichende Zahl von Teilnehmern zu rekrutieren. In diesen Fällen bieten sich multizentrische Studien an, bei denen Patienten aus mehreren Einrichtungen gemeinsam analysiert werden. Diese Studienart hat den Vorteil, dass die Studienteilnehmer heterogener und die Ergebnisse eher verallgemeinerbar sind. Allerdings ist es bei diesem Design mitunter schwierig, die Patienten in gleicher Weise zu beobachten und zu behandeln. Derlei Ungleichheiten können zu einem Informationsbias führen (► Abschn. 14.5.2).

14.3.6 Primärforschung – Sekundärforschung

■ **Primärforschung**

Alle bisher erwähnten Studientypen lassen sich der Primärforschung zuordnen. Die Daten werden entsprechend der jeweiligen Fragestellung erhoben und analysiert; Ergebnisse werden im Rahmen der Studie generiert und interpretiert. Die Hinweise in diesem und den folgenden Kapiteln beziehen sich – falls nicht anders angegeben – auf Studien der Primärforschung.

■ **Sekundärforschung**

Den Studien aus dem Bereich der Sekundärforschung liegen Ergebnisse aus bereits durchgeführten Studien oder Erhebungen zugrunde. Diese Ergebnisse lassen sich aus Registern, Datenbanken, amtlichen Statistiken oder bereits publizierten Studien entnehmen. Zu diesem Typus zählen Übersichtsartikel (Reviews), die einen umfassenden Überblick über den aktuellen Stand der Forschung einer bestimmten Thematik geben sollen. **Metaanalysen** sind geeignet, die Ergebnisse diverser Studien statistisch zusammenzufassen und zu präsentieren.

14.4 Maßzahlen in der Epidemiologie

14.4.1 Maßzahlen zur Beschreibung der Verbreitung von Krankheiten

Die Bemühungen der Epidemiologie sind darauf ausgerichtet, dem gehäuften Auftreten von Krankheiten durch Risikoerkennung und Prävention vorzubeugen bzw. (bei unerwarteten Krankheitsausbrüchen) eine weitere Ausbreitung zu verhindern. Bezüglich der Verbreitung einer Krankheit unterscheidet man:

- **Epidemie:** Darunter versteht man das gehäufte Auftreten einer Krankheit, das örtlich und zeitlich begrenzt ist. Dies betrifft insbesondere Infektionskrankheiten.
- **Pandemie:** Von einer Pandemie spricht man, wenn sich eine Krankheit länder- oder gar kontinentübergreifend ausbreitet (aber zeitlich begrenzt ist). So waren beispielsweise die Pest, die sich im 14. Jahrhundert über ganz Europa ausbreitete, oder die Spanische Grippe zu

Beginn des 20. Jahrhunderts Pandemien. Ein aktuelles Beispiel stellt die Immunschwächekrankheit AIDS dar.
- **Endemie:** Dies ist eine Krankheit, die in gewissen Regionen permanent gehäuft auftritt (wie z. B. Malaria in tropischen Ländern).

Zur Quantifizierung der Häufigkeit von Krankheiten dienen die folgenden Maßzahlen:
- Prävalenz (im engeren Sinne: Punktprävalenz)
- Kumulative Inzidenz
- Inzidenzdichte
- Periodenprävalenz

Der sehr allgemeine Begriff „Morbidität" ist ein Sammelbegriff, der sowohl synonym für Prävalenz als auch synonym für Inzidenz verwendet wird.

■ **Prävalenz (im engeren Sinne: Punktprävalenz)**

Dies ist der relative Krankenbestand zu einem bestimmten Zeitpunkt – also die Wahrscheinlichkeit für eine beliebige Person aus der betrachteten Population zum Zeitpunkt t erkrankt zu sein. Seien K die Anzahl der Erkrankten und N die Größe der betrachteten Population. Damit berechnet man die Prävalenz als einfache Proportion

$$\mathrm{Pr} = \frac{K}{N} \tag{14.1}$$

Die Prävalenz beschreibt eine Momentaufnahme. Sie kann jedoch auch für einen längeren Zeitraum angegeben werden, wenn sie konstant bleibt. Sie wird üblicherweise im Rahmen einer Querschnittstudie bestimmt und eignet sich für Krankheiten, die chronisch sind oder wiederholt auftreten. Die Kenntnis der Prävalenz ist eine wertvolle Hilfe für die Bedarfsplanung im Öffentlichen Gesundheitswesen. Zu deren vollständigen Beschreibung gehören:

- Relevante Krankheit
- Bezugspopulation
- Zeitpunkt oder Stichtag, auf den sich die Prävalenz bezieht. Dies kann ein fixes Kalenderdatum sein oder auch ein Zeitpunkt während der Lebenszeit eines Menschen (etwa die Geburt)

■ **Kumulative Inzidenz**

Während sich die Prävalenz auf einen bestimmten Zeitpunkt (Stichtag) bezieht, beschreibt eine Inzidenz Änderungen über einen längeren Zeitraum (deshalb wird sie auch „Neuerkrankungsrate" genannt). Hierfür gibt es im Wesentlichen zwei Maßzahlen: Die kumulative Inzidenz und die Inzidenzdichte.

Bei der kumulativen Inzidenz handelt sich um die Wahrscheinlichkeit für eine beliebige Person, während der Beobachtungszeit zu erkranken. Die Basis für die Schätzung dieser Maßzahl ist eine Population, deren Mitglieder zu Beginn des Beobachtungszeitraums nicht erkrankt sind, die jedoch die interessierende Krankheit entwickeln können („Population unter Risiko"). Seien N_0 die Größe dieser Population und I die Anzahl der Neuerkrankungen (Inzidenzfälle). Dann gilt:

$$InK = \frac{I}{N_0} \qquad (14.2)$$

Die kumulative Inzidenz *InK* hat nur Aussagekraft bei Erkrankungen, die während der Beobachtungszeit maximal einmal pro Individuum auftreten. Die Krankheitsdauer bleibt unberücksichtigt. Folgende Angaben sind wichtig:
- Relevante Krankheit
- Bezugspopulation (Population unter Risiko)
- Beobachtungszeitraum. Dieser kann beispielsweise ein Kalenderjahr (etwa das Jahr 2018) oder ein individueller Lebensabschnitt (z. B. die Dauer eines Klinikaufenthalts oder das erste Lebensjahr eines Menschen) sein.

■ **Inzidenzdichte**

Die Bestimmung der kumulativen Inzidenz *InK* erfordert eine gewisse Stabilität der Bezugspopulation. Normalerweise ist jedoch davon auszugehen, dass eine Population dynamischen Prozessen unterliegt (bedingt durch Geburten, Todesfälle oder Migration). Dann stehen nicht alle Individuen während der gesamten Beobachtungszeit zur Verfügung. Die **Inzidenzdichte** stellt eine Alternative dar: Der Zähler dieses Maßes enthält die Anzahl aller während der Beobachtungszeit neu aufgetretenen Krankheitsfälle I (eine Krankheit kann dabei auch mehrfach auftreten). Der Nenner ist die Summe aller Personenzeiten t_i, die für jedes Individuum ermittelt werden (t_i ist die Zeitspanne, in der das Individuum der Population angehört und gesund ist). Es gilt:

$$InD = \frac{I}{\sum t_i} \qquad (14.3)$$

Die Inzidenzdichte ist – im Gegensatz zur kumulativen Inzidenz – keine Proportion. Sie gibt an, wie viele Neuerkrankungen in einer bestimmten Zeiteinheit eintreten und ist insofern vergleichbar mit einer Erkrankungsgeschwindigkeit oder der Hazard-Rate (▸ Abschn. 7.3.1).

Bei länger andauernden Krankheiten lässt sich die Prävalenz aus der Inzidenzdichte berechnen nach:

$$\text{Prävalenz} = \text{Inzidenzdichte} \cdot \text{durchschnittliche Krankheitsdauer} \qquad (14.4)$$

Diese Gleichung erklärt, weshalb viele chronische Krankheiten zwar eine geringe Inzidenz, aber dennoch eine hohe Prävalenz aufweisen. Während die Inzidenz angibt, wie groß das Erkrankungsrisiko für eine einzelne Person ist, informiert die Prävalenz über die Auswirkungen einer Krankheit auf die Gesamtpopulation.

■ Inzidenzrate

Der Begriff „Rate" stiftet oft Verwirrung! Die Inzidenzrate wird vielfach wird mit der Inzidenzdichte *InD* gleichgesetzt. In einigen Literaturstellen bezeichnet die Inzidenzrate jedoch die Anzahl von Inzidenzfällen während eines Beobachtungszeitraums bezogen auf die mittlere Größe einer Population. Die Berechnung erfolgt analog zur Berechnung der kumulativen Inzidenz nach Formel (14.2), wobei im Nenner N_0 durch die mittlere Populationsgröße N zu ersetzen ist.

> **Praxistipp**
>
> Bei der Definition der Bezugspopulation muss darauf geachtet werden, dass die Individuen tatsächlich dem Erkrankungsrisiko ausgesetzt sind. So ist der Begriff „Population unter Risiko" zu verstehen. Je nach Fragestellung wird man hier Einschränkungen vornehmen, etwa bezüglich Geschlecht oder Alter. Um beispielsweise eine Aussage zur Erkrankungshäufigkeit von Prostatakarzinomen zu machen, ist es nicht sinnvoll, eine Population bestehend aus Männern und Frauen aller Altersgruppen zu betrachten.
>
> Im allgemeinen Sprachgebrauch wird häufig von „Inzidenz" gesprochen, ohne dass zwischen kumulativer Inzidenz und Inzidenzdichte unterschieden wird. Letztlich unterscheiden sich diese Maße bezüglich der Art ihrer Herleitung. Die kumulative Inzidenz ist eine einfache Proportion, allerdings muss der Beobachtungszeitraum angeben werden (z. B. 2 % im Jahr 2017). Die Inzidenzdichte würde man als „2 % pro Jahr" angeben. Wenn eine Population einigermaßen stabil ist und wenn die Erkrankungshäufigkeit konstant bleibt, kann man (mit etwas Wagemut) eine kumulative Inzidenz zur Inzidenzdichte „verallgemeinern".

■ Periodenprävalenz

Die Punktprävalenz bezieht sich auf einen Stichtag, die kumulative Inzidenz auf einen Beobachtungszeitraum. Der Periodenprävalenz verknüpft diese zeitlichen Komponenten. Es handelt sich um eine Proportion, die analog zu Formel (14.1) und (14.2) ermittelt wird: Der Zähler erfasst alle Personen, die während eines Beobachtungszeitraums erkranken. Dabei spielt es keine Rolle, ob die Personen bereits zu Beginn erkrankt sind, ob die Erkrankung später auftritt oder am Ende noch nachweisbar ist. Im Nenner steht die Größe der Bezugspopulation bezogen auf einen bestimmten Stichtag oder die mittlere Größe einer Population. Die Periodenprävalenz ist aussagekräftig bei akuten Erkrankungen von kurzer Dauer oder bei rekurrierenden Erkrankungen. Eine spezielle Form der Periodenprävalenz stellt die **Lebenszeitprävalenz** dar: Sie quantifiziert die Wahrscheinlichkeit einer Person, krank geboren zu werden oder im Laufe des Lebens zu erkranken.

Beispiele 14.1: Prävalenz und Inzidenz

Beispiel 14.1.1: Im Dezember 2016 lebten in Deutschland etwa 88.400 HIV-positive Menschen; dies entspricht bei einer Gesamtbevölkerung von 82 Millionen 10,8 von 10.000 oder 1,08 Promille (Prävalenz).

Beispiel 14.1.2: Die Prävalenz von Fehlbildungen zum Zeitpunkt der Geburt beträgt in Deutschland etwa 6,5 %. Bei Neugeborenen werden häufig Prävalenzen angegeben, da sich bei dieser Personengruppe die Inzidenz in der Regel nicht ermitteln lässt.

Beispiel 14.1.3: Bei Asthma beträgt die Inzidenzdichte für alle Kinder und Jugendlichen zwischen 6 und 16 Jahren 3/1000/Jahr; die durchschnittliche Krankheitsdauer beträgt 11 Jahre. Dann lässt sich nach Formel (14.4) ermitteln, dass 33 von 1000 Personen in dieser Altersgruppe an Asthma erkrankt sind (Prävalenz).

Beispiel 14.1.4: In einem Betrieb wird ermittelt, dass während 28 Personenjahren 35 Neuerkrankungen auftreten. Das ergibt nach

Formel (14.3) eine Inzidenzdichte von $InD = 1{,}25/$ Jahr. Der reziproke Wert von InD ist 0,8 Jahre (= 9,6 Monate). Das bedeutet: Im Durchschnitt dauert es 9,6 Monate, bis eine Person dieser Population erkrankt.

Beispiel 14.1.5: Im Rahmen eines Mikrozensus wird gefragt: „Leiden Sie heute an Migräne oder waren Sie in den vergangenen 2 Wochen davon betroffen?" Aufgrund dieser Angaben lässt sich eine Periodenprävalenz ermitteln.

Bei Infektionskrankheiten sind außerdem folgende Maßzahlen von Bedeutung:

■ Kontagionsindex

Dieser Index gibt die Wahrscheinlichkeit an, dass sich eine nichtimmune Person, die mit dem Erreger in Kontakt kommt, infiziert. Er ist also ein Maß für die Ansteckungsfähigkeit.

■ Manifestationsindex

Dies ist die Wahrscheinlichkeit, mit der eine infizierte Person manifest erkrankt (die Krankheitsbereitschaft). Je kleiner dieser Index ist, desto mehr Infektionsfälle verlaufen klinisch stumm.

Beispiel 14.2: Kontagionsindex und Manifestationsindex

Bei Masern beträgt der Kontagionsindex 98 %; der Manifestationsindex liegt bei etwa 95 %. Das heißt: Fast alle Personen, die mit dem Virus in Kontakt kommen, infizieren sich. Von den Infizierten erkranken 95 % manifest, während 5 % der Infektionen klinisch stumm verlaufen. Hepatitis A hat dagegen einen vergleichsweise geringen Manifestationsindex von etwa 50 %. Das heißt: Die Hälfte aller Infektionen verläuft klinisch stumm.

14.4.2 Maßzahlen zur Beschreibung der Sterblichkeit

■ Krankheitsspezifische (ursachenspezifische) Mortalität

Darunter versteht man die die Wahrscheinlichkeit $P(K \cap T)$, während der Beobachtungszeit an der Krankheit K zu erkranken

und daran zu versterben. Auch bei dieser Maßzahl sind Angaben zu Krankheit, Population und Beobachtungszeitraum unbedingt erforderlich. Man ermittelt diese Maßzahl als die Anzahl der Verstorbenen T bezogen auf die mittlere Größe der Bezugspopulation N:

$$M = \frac{T}{N} \tag{14.5}$$

■ Letalität

Dies ist die Sterberate der Erkrankten. Sie berechnet sich basierend auf den Personen, die während der Beobachtungszeit erkranken (deren Anzahl sei K), als

$$L = \frac{T}{K} \tag{14.6}$$

Die Angabe der Letalität ist nur sinnvoll für Erkrankungen, deren Beginn und Ende innerhalb des Beobachtungszeitraums liegen

Aus diesen beiden Formeln und der Inzidenzrate K/N ergibt sich

$$\text{Mortalität} = \text{Inzidenz} \cdot \text{Letalität}$$

> **Praxistipp**
>
> Wenn man die Inzidenz als die Wahrscheinlichkeit $P(K)$ darstellt und die Letalität als bedingte Wahrscheinlichkeit $P(T \mid K)$, dann ergibt sich nach dem Multiplikationssatz [Formel (6.10)] für die Mortalität: $P(K \cap T) = P(K) \cdot P(T \mid K)$.

Beispiel 14.3: Letalität und Mortalität

Ignaz Semmelweis ermittelte für den April des Jahres 1846 in der Ärzteabteilung des Wiener Gebärhauses, dass 24 % der gebärenden Frauen während des Klinikaufenthalts an Kindbettfieber erkrankten (Inzidenz) und von den Erkrankten 80 % verstarben (Letalität). Daraus berechnet man eine Mortalität von etwa 19 %.

■ **Sterbeziffer**

Dies ist die Gesamtmortalität – also der Anteil der im Beobachtungszeitraum Verstorbenen bezogen auf die zugrunde liegende Population. Man spricht dabei auch von „roher" oder „allgemeiner" Sterblichkeit.

Die Gesamtsterblichkeit hängt von der Altersstruktur einer Population ab. Deshalb ist es sinnvoll, Sterbeziffern separat für verschiedene Altersgruppen (eventuell separat für Männer und Frauen) zu ermitteln (Sterbetafeln, ▶ Abschn. 14.4.3). 2 besondere Sterbeziffern seien an dieser Stelle erwähnt: Die **perinatale Mortalität** ist die Anzahl der Totgeburten und der Säuglinge, die vor Erreichen des 7. Lebenstages versterben, bezogen auf 1000 Neugeborene (Lebend- und Totgeburten). Die **Säuglingssterblichkeit** quantifiziert die Anzahl der Kinder, die vor Vollendung ihres ersten Lebensjahres versterben, bezogen auf 1000 Lebendgeborene.

14.4.3 Sterbetafeln

Eine **Sterbetafel** beschreibt die Verteilung von Lebensdauern. Sie basiert auf folgenden Häufigkeiten:

- ℓ_0: Größe der Kohorte zu Beginn des Beobachtungszeitraums
- ℓ_x: Anzahl der Personen, die ihren x-ten Geburtstag erleben und danach noch unbestimmte Zeit leben

Damit berechnet sich die Anzahl der Personen, die zwischen ihrem x-ten und $(x + 1)$-ten Geburtstag sterben, als

$$d_x = \ell_x - \ell_{x+1} \qquad (14.7)$$

Der Einfachheit halber wird die Lebensdauer als diskretes Merkmal aufgefasst mit den Ausprägungen x (Anzahl der erreichten Lebensjahre) und den absoluten Häufigkeiten d_x. Die **Sterbeziffern** sind die altersspezifischen Mortalitätsraten $q_x = d_x / \ell_x$ ($x = 0, 1, 2, …, \omega$).

Ein Wert q_x drückt die Wahrscheinlichkeit aus, dass jemand, der seinen x-ten Geburtstag erlebt hat, vor seinem $(x + 1)$-ten Geburtstag stirbt. Dabei ist ω (griechischer Buchstabe Omega) das letzte in der Sterbetafel berücksichtige Alter. Man nimmt also an: $\ell_{\omega + 1} = 0$ (oft wird $\omega = 100$ gesetzt).

Die **durchschnittliche Lebenszeit** (oder **Lebenserwartung**) eines Neugeborenen lässt sich schätzen als:

$$e_0 = \frac{1}{2} + \frac{1}{\ell_0} \sum_{x=1}^{\omega} \ell_x \qquad (14.8)$$

Die Lebenserwartung eines x-Jährigen berechnet sich analog als:

$$e_x = \frac{1}{2} + \frac{1}{\ell_x} \sum_{y=x+1}^{\omega} \ell_y \qquad (14.9)$$

Die Verteilungsfunktion $F(x)$ gibt den relativen Anteil der Lebendgeborenen an, deren Sterbealter kleiner als x ist:

$$F(x) = 1 - \frac{\ell_x}{\ell_0} \text{ für } 0 \leq x \leq \omega \qquad (14.10)$$

Die Sterbetafel in ◨ Tab. 14.1 beinhaltet – getrennt für männliche und weibliche Personen – die Lebenserwartungen zu Beginn des 20. Jahrhunderts im damaligen Deutschen Reich. Bei neueren Sterbetafeln sind nicht alle Sterbeziffern und Lebenserwartungen exakt (da viele Personen, deren Lebenserwartung aufgelistet ist, noch leben). Sie werden aufgrund von Erfahrungswerten aus vergangenen Jahren geschätzt.

Wie ◨ Tab. 14.1 zu entnehmen ist, war zu Beginn des 20. Jahrhunderts die Säuglingssterblichkeit sehr hoch. Nach dem 2. Lebensjahr sank die altersspezifische Mortalität, um nach dem 20. Lebensjahr wieder kontinuierlich anzusteigen. Aufgrund der geringen Säuglingssterblichkeit und besserer medizinischer Versorgung sehen aktuelle Sterbetafeln ganz anders aus. Nach wie vor stellen Sterbetafeln eine Planungsgrundlage in Politik und Versicherungswesen dar.

⬤ Tab. 14.1   Sterbetafel aus den Jahren 1901/10, entnommen aus dem Statistischen Jahrbuch der Bundesrepublik Deutschland (ℓ_x: Anzahl der Personen, die das Alter x erreichen; q_x: Sterbeziffern; e_x: Lebenserwartung in Jahren)

	Männliche Bevölkerung bezogen auf 100.000 lebend geborene Personen			Weibliche Bevölkerung bezogen auf 100.000 lebend geborene Personen		
x	ℓ_x	$q_x \cdot 1000$	e_x	ℓ_x	$q_x \cdot 1000$	e_x
0	100.000	202,34	44,82	100.000	170,48	48,33
1	79.766	39,88	55,12	82.952	38,47	57,20
2	76.585	14,92	56,39	79.761	14,63	58,47
5	74.211	5,28	55,15	77.334	5,31	57,27
10	72.827	2,44	51,16	75.845	2,56	53,35
15	72.007	2,77	46,71	74.887	3,02	49,00
20	70.647	5,04	42,56	73.564	4,22	44,84
25	68.881	5,13	38,59	71.849	5,37	40,84
30	67.092	5,56	34,55	69.848	5,97	36,94
35	65.104	6,97	30,53	67.679	6,86	33,04
40	62.598	9,22	26,64	65.283	7,71	29,16
45	59.405	12,44	22,94	62.717	8,54	25,25
50	55.340	16,93	19,43	59.812	11,26	21,35
55	50.186	23,57	16,16	55.984	16,19	17,64
60	43.807	32,60	13,14	50.780	24,73	14,17
65	36.079	47,06	10,40	43.540	39,60	11,09
70	27.136	69,36	7,99	34.078	62,06	8,45
75	17.586	106,40	5,97	23.006	98,31	6,30
80	8987	157,87	4,38	12.348	146,50	4,65
85	3212	231,60	3,18	4752	217,39	3,40
90	683	320,02	2,35	1131	295,66	2,59

14.4.4 Standardisierungen

Weil die Gesamtmortalität einer Population wesentlich von deren Altersstruktur abhängt, erscheint der direkte Vergleich dieser Maßzahl zwischen strukturell unterschiedlichen Populationen wenig sinnvoll. Aus diesem Grund sollte nach dem Alter standardisiert werden. Dafür stehen zwei Möglichkeiten zur Verfügung:

— Bei der **direkten Standardisierung** wird eine **Standardpopulation mit gegebener Altersverteilung** zugrunde gelegt. Von den zu vergleichenden Populationen müssen die Mortalitäten jeder Altersgruppe vorliegen. Dann werden für jede Population die altersspezifischen Mortalitäten und die Gesamtmortalität berechnet, die man erwarten würde, wenn die Altersstruktur der betrachteten Population mit der Altersstruktur der Standardpopulation identisch wäre. Die so berechneten altersstandardisierten Mortalitäten der unterschiedlichen Populationen lassen sich direkt miteinander vergleichen.

- Die **indirekte Standardisierung** basiert auf einer **Standardpopulation mit gegebener Altersverteilung und gegebenen Mortalitätsraten in allen Altersgruppen**. Von den zu vergleichenden Populationen müssen lediglich die Altersverteilung und die altersübergreifende Gesamtmortalität bekannt sein. Dann wird für jede Population und für jede Altersgruppe die Anzahl der Todesfälle ermittelt, die man erwarten würde, wenn die altersspezifischen Mortalitäten der Standardpopulation gelten würden. Daraus ergibt sich die Gesamtzahl der erwarteten Sterbefälle. Der Quotient aus den gegebenen und den erwarteten Todesfällen ist die sogenannte SMR (standardisierte Mortalitäts-Ratio). Die indirekte Standardisierung bietet sich vor allem dann an, wenn einzelne Subpopulationen sehr klein sind.

Die Wahl einer Standardpopulation (die auch fiktiv sein kann) ist mitunter recht willkürlich. Häufig wird die gesamte Population, die aus allen zu vergleichenden Subpopulationen gebildet wird, als Standardpopulation zugrunde gelegt. Die Standardisierungsmethoden können auch für ein anderes Merkmal verwendet werden (etwa für das Geschlecht). Außerdem lassen sich diese Verfahren auch für andere Maßzahlen (z. B. die Inzidenz) verwenden (Übungsaufgabe 14.2).

14.4.5　Weitere Maßzahlen der Demografie

Zur Beschreibung demografischer Charakteristika werden außer den oben genannten noch folgende Wahrscheinlichkeiten verwendet:

- **Natalität:** Das ist die Geburtenrate (auch Geburtenziffer genannt), also der Anteil lebend geborener Kinder im Verhältnis zur Gesamtpopulation während eines Beobachtungszeitraums. Sie ist abhängig von der Altersstruktur der beobachteten Population. Ein hoher Altenanteil impliziert eine niedrige Geburtenrate.
- **Fertilitätsziffer:** Dieses Maß beschreibt die Fruchtbarkeitsziffer – das ist die Zahl der Lebendgeborenen im Verhältnis zur Anzahl der Frauen im gebärfähigen Alter (bezogen auf ein Jahr). Sie ist (anders als die Natalität) *un*abhängig von der Altersstruktur der Population.
- **Pearl-Index:** Dieser ist ein Maß bezüglich der Sicherheit einer Verhütungsmethode. Zu seiner Schätzung müssen hinreichend viele Frauen, die eine bestimmte Verhütungsmethode anwenden, über einen längeren Zeitraum beobachtet werden. Der Pearl-Index wird bestimmt, indem man die Anzahl der ungewollten Schwangerschaften im Verhältnis zur Anzahl der beobachteten Zyklen mit dem Faktor 1200 multipliziert. Er gibt also an, wie viele von 100 Frauen in einem Jahr ungewollt schwanger werden (wobei davon ausgegangen wird, dass eine nichtschwangere Frau 12 Zyklen pro Jahr hat).

Beispiel 14.4: Geburten- und Sterbeziffer
Im Jahre 2016 betrug die Geburtenziffer im EU-Durchschnitt 9,6 pro 1000 Einwohner. In Deutschland wurden damals 8,5 Kinder pro 1000 Einwohner geboren – das war eine der niedrigsten Geburtenziffern der Länder der Europäischen Union. Wenn man bedenkt, dass die Sterbeziffer 11,6 Personen pro 1000 Einwohner betrug, bedeutet das einen Bevölkerungsrückgang um 3,1 Personen je 1000 Einwohner. Die Fertilitätsziffer betrug 2017 1,60 im EU-Durschnitt; in Deutschland lag sie bei 1,59, in Frankreich bei 1,92 und in Italien bei 1,34.

Zum Schluss sollen zwei Maßzahlen Erwähnung finden, die Indikatoren für den Lebensstandard einer Population darstellen:

- **Verlust an Lebensjahren:** Für dieses Maß werden alle Mitglieder einer Population herangezogen, die vor dem Erreichen ihres 65.Lebensjahres versterben. Der Verlust an Lebensjahren wird aus der Summe der fehlenden Jahre bezogen auf 100.000 Mitglieder der Population ermittelt.
- **Vermeidbare Todesfälle:** Dieses Maß quantifiziert die Anzahl der Todesfälle, die bei adäquater medizinischer Versorgung vermeidbar gewesen wären, bezogen auf 100.000 Menschen. Es ist ein Indikator für die Qualität der medizinischen Versorgung.

Schließlich sei noch angemerkt, dass all diese Maßzahlen keineswegs Naturkonstanten sind, die – nachdem man sie einmal bestimmt hat – für alle Zeit und in jeder Umgebung ihren Wert behalten. Es handelt sich vielmehr um Größen, die abhängig sind von den gesellschaftlichen Rahmenbedingungen sowie den aktuellen diagnostischen und therapeutischen Möglichkeiten. Folgendes ist zu beachten:

- Mit besseren diagnostischen Mitteln werden mehr Krankheitsfälle erkannt – dadurch steigt tendenziell die Inzidenz.
- Krankheiten, die selten auftreten und in kurzer Zeit zum Tode führen, haben eine niedrige Prävalenz.
- Steht für eine Krankheit eine adäquate Therapie zur Verfügung, durch die mehr erkrankte Personen überleben (aber nicht vollständig geheilt werden), steigt bei chronischen Erkrankungen die Prävalenz, während die Inzidenz konstant bleibt und Mortalität und Letalität sinken.

14.5 Fehlerquellen

Zufällige und systematische Fehler können das Ergebnis einer Studie ungenau werden lassen oder gar verzerren und damit zu nichtadäquaten Schlussfolgerungen verleiten. Systematische Fehler werden auch **Bias** genannt.

14.5.1 Zufällige Fehler

Zufällige Fehler („random errors") tragen dazu bei, dass Schätzungen unpräzise werden. Sie entstehen durch nichtverzerrende Störgrößen, die neben den erklärenden Einflussgrößen ebenfalls auf die Zielvariable einwirken. Nichtverzerrend bedeutet: Diese Störgrößen verfälschen das Ergebnis einer Studie nicht systematisch; sie machen es aber unpräzise. Dadurch werden möglicherweise bestehende Zusammenhänge nicht aufgedeckt oder Gruppenvergleiche erschwert. Der Begriff „Fehler" bedeutet hier nicht, dass etwas falsch gemacht wurde; er bezeichnet vielmehr Ungenauigkeiten. Zufällige Fehler sind durch die Variabilität der Studienteilnehmer bedingt. Man unterscheidet:

- **Interindividuelle Variabilität:** Bei mehreren Beobachtungseinheiten erhält man beim Messen eines bestimmten Parameters (z. B. des Blutdrucks) unterschiedliche Ergebnisse – auch dann, wenn die zu untersuchende Stichprobe eine weitgehend homogene Population darstellt.
- **Intraindividuelle Variabilität:** Selbst bei einer einzigen Beobachtungseinheit ergeben sich beim Messen eines Parameters unter ähnlichen Bedingungen (etwa zu verschiedenen Zeitpunkten) unterschiedliche Werte.

Zufällige Fehler sind generell nicht vermeidbar. Sie lassen sich aber bei einer sorgfältigen Versuchsplanung kontrollieren und reduzieren. Bei der Erörterung der Schätzmethoden in ▶ Kap. 8 wurde darauf hingewiesen, dass ein hoher Stichprobenumfang und eine geringe

Streuung dazu beitragen, den zufälligen Fehler gering zu halten. Es versteht sich von selbst, dass ein **präzises Messverfahren** verwendet werden sollte. Bei einem unpräzisen Messverfahren lässt sich der Messfehler reduzieren, indem bei jeder Untersuchungseinheit mehrere Messungen durchgeführt werden und das arithmetische Mittel der Einzelmessungen als endgültiger Messwert angesehen wird.

Es ist sinnvoll, darüber nachzudenken, welche Merkmale potenziell die Zielgröße beeinflussen und so zu einer hohen Variabilität der Zielgröße beitragen. Deren Einfluss lässt sich durch folgende Techniken kontrollieren:

- **Selektion oder Restriktion:** Man rekrutiert die Studienteilnehmer nur aus einer bestimmten Subgruppe der Grundgesamtheit. Die Ergebnisse gelten dann allerdings nur eingeschränkt für diese spezielle Population. Ist beispielsweise bekannt, dass die Wirkung einer Therapie vom Alter der Patienten abhängt, könnte man die Studie auf Patienten einer bestimmten Altersgruppe einschränken.
- **Stratifizierung oder Schichtung:** Man fasst mehrere Beobachtungseinheiten, die sich bezüglich eines oder mehrerer Merkmale gleichen oder ähneln, in einer Schicht zusammen (etwa nach Geschlecht, Alter oder Schweregrad der Krankheit). Innerhalb einer solchen Schicht ist der zufällige Fehler reduziert. Unterschiede zwischen den Schichten bezüglich der Zielgröße sind dann klarer erkennbar.
- **Multiple-statistische Analyse:** Im Rahmen eines multiplen statistischen Modells werden mehrere Variablen simultan analysiert. Auf diese Weise lässt sich nach potenziellen Störgrößen adjustieren, die Fehlervarianz des statistischen Modells reduzieren und so der eigenständige Einfluss eines Merkmals ermitteln. Diese Methode ist auch zweckmäßig, um den Einfluss einer verzerrenden Störgröße zu kontrollieren (► Abschn. 14.5.3).

Der zufällige Fehler lässt sich anhand des **Konfidenzintervalls** kontrollieren. Während der p-Wert die Irrtumswahrscheinlichkeit quantifiziert (also die Wahrscheinlichkeit dafür, dass ein nachgewiesener Effekt rein zufällig zustande gekommen ist), informiert das Konfidenzintervall über die Präzision der Schätzung.

14.5.2 Systematische Fehler

Während zufällige Fehler das Ergebnis einer Studie unsicher machen, können systematische Fehler (**Bias**) ein Versuchsergebnis in eine bestimmte Richtung verfälschen und mitunter zu fehlerhaften Schlüssen verleiten. Deshalb ist es sehr wichtig, Bias bei epidemiologischen Studien aufzuspüren bzw. durch ein geschicktes Studiendesign zu vermeiden. Man unterscheidet im Wesentlichen zwei Arten:

- Selektionsbias
- Informationsbias

Selektionsbias

Dieser entsteht bei der Rekrutierung der Studienteilnehmer vor oder während der Studie. Er kann dazu führen, dass sich die Studienteilnehmer systematisch von der Population unterscheiden, die der Fragestellung zugrunde liegt. Ein solcher Fehler ist beispielsweise zu befürchten,

- wenn bestimmte Personen bevorzugt an einer Studie teilnehmen (Freiwilligenbias) oder die Teilnahme verweigern (Nonresponse-Bias),
- wenn Teilnehmer während einer laufenden Studie ausscheiden („Drop Outs" oder „Loss to follow up").

Dem Selektionsbias kann man entgegenwirken, indem man bereits bei der Studienplanung darauf achtet, repräsentative Stichproben zu rekrutieren und während der Studie einen intensiven Kontakt zu allen Studienteilnehmern pflegt.

■ **Informationsbias**

Dieser entsteht bei der Informationsgewinnung. Erhebt man Daten der Einfluss- oder Zielvariablen systematisch falsch, kann dies die Ergebnisse verzerren. Systematische Erfassungsfehler, Übertragungsfehler, uneinheitliche Methoden zur Informationsgewinnung, durch Erwartungshaltungen verursachte Fehleinschätzungen, lückenhafte Beobachtung der Studienteilnehmer und schlecht ausgefüllte Fragebögen zählen zu diesem Fehlertypus ebenso wie bewusst oder unbewusst falsche oder unvollständige Angaben der Studienteilnehmer. Standardisierte Erhebungsinstrumente und Plausibilitätskontrollen tragen dazu bei, derlei Fehler zu vermeiden. Es versteht sich von selbst, dass die Messgeräte einwandfrei funktionieren müssen, die Messverfahren valide und die messenden Personen in der Lage sein sollten, die Messungen durchzuführen. Ein Vertrauensverhältnis zwischen dem für die Studie verantwortlichem Wissenschaftler und den Teilnehmern trägt ebenfalls dazu bei, Informationsbias zu vermeiden.

> **Praxistipp**
>
> **Gütekriterien von Messmethoden**
> Die Qualität einer Messmethode wird anhand dreier Gütekriterien beurteilt:
> - **Reliabilität:** Sie beschreibt, inwieweit Messwiederholungen, die unter identischen oder annähernd gleichen Bedingungen durchgeführt werden, identische Ergebnisse liefern.
> - **Objektivität**
>   Sie gibt an, inwieweit die Messergebnisse von der messenden Person abhängen.
> - **Validität:** Sie bezieht sich auf die Richtigkeit des Messinstruments.
>
> Es gibt spezielle statistische Verfahren (der Intraklassenkorrelationskoeffizient und die Bland-Altman-Analyse, ▶ Abschn. 5.4.4, oder der Kappa-Index, ▶ Abschn. 16.1.4), mit denen sich diese Kriterien überprüfen lassen.

Bias können sich beim Vergleich zweier Gruppen fatal auswirken – und zwar dann, wenn der Bias in den Vergleichsgruppen unterschiedlich stark in Erscheinung tritt. So kann es passieren, dass in einer Therapiestudie nur in einer bestimmten Gruppe zahlreiche Drop Outs beobachtet werden (Selektionsbias) oder dass sich im Rahmen einer Fall-Kontroll-Studie die erkrankten Fälle wesentlich besser an zurückliegende Ereignisse erinnern als die nicht erkrankten Kontrollen (Informationsbias). Dies kann zur Über- oder Unterschätzung des wahren Gruppenunterschiedes führen. Deshalb muss auf **Beobachtungsgleichheit** und **Behandlungsgleichheit** geachtet werden: Alle Studienteilnehmer sollten im selben Zeitraum, in derselben Umgebung, von denselben Personen und mit denselben Untersuchungsmethoden beobachtet werden. Bei klinischen Studien müssen alle Patienten in gleicher Weise behandelt werden (abgesehen von der Therapieform). Hier ist die Verblindung das Mittel der Wahl. Optimal ist eine **doppelblinde** Studie, bei der weder der untersuchende Arzt noch die Patienten über die Therapie im Einzelfall informiert sind (▶ Abschn. 17.1.4). Dadurch werden autosuggestive Einflüsse auf beiden Seiten ausgeschaltet. Es ist ein Manko multizentrischer Studien, dass die Beobachtungs- und Behandlungsgleichheit nur eingeschränkt gewährleistet sind.

14.5.3 Confounding

Confounder sind **verzerrende Störgrößen**, die einen Zusammenhang verfälschen und somit adäquate Maßnahmen verhindern oder fehlleiten können (insbesondere dann, wenn der Confounder gar nicht explizit bekannt ist). Ein Confounder ist sowohl mit einer Einflussgröße als auch mit der Zielgröße assoziiert; die Wirkung auf die Zielgröße ist kausal.

Ein Beispiel mag dies verdeutlichen: Die Erkrankung an Down-Syndrom ist statistisch mit dem Geburtenrang assoziiert. Kinder mit

Down-Syndrom haben oft mehrere ältere Geschwister, während erstgeborene Kinder weitaus seltener betroffen sind. Dieser Zusammenhang ist jedoch nicht kausal bedingt. Die eigentliche Ursache ist das Alter der Mutter, das als Confounder mit dem Geburtenrang assoziiert ist und kausal mit dem Erkrankungsrisiko zusammenhängt. Neben dem Alter stellen das Geschlecht und der sozioökonomische Status häufig Confounder bei epidemiologischen Studien dar.

Die Verzerrung durch einen Confounder ist zu befürchten, wenn zwei zu vergleichende Gruppen sich a priori in wesentlichen Charakteristika unterscheiden. Dieser Fall liegt beispielsweise vor, wenn Patienten bei einer Therapiestudie so verteilt werden, dass die Patienten der einen Gruppe nur leicht erkrankt und die Patienten der anderen Gruppe schwer erkrankt sind. Da der Schweregrad der Krankheit eine wichtige Determinante für die Wirkung einer Therapie ist, könnte ein direkter Vergleich der beiden Gruppen ohne Berücksichtigung des unterschiedlichen Schweregrades zu falschen Schlussfolgerungen verleiten. Der Krankheitsstatus wäre dann ein Confounder.

Folgende Gegenmittel können zur Kontrolle eingesetzt werden:

- Randomisierung
- Blockbildung
- Matchen

Randomisierung

Diese Methode wird vor allem bei klinisch kontrollierten Studien angewandt (▶ Abschn. 17.1.3): Die Gruppenzuteilung erfolgt allein durch den Zufall. Dadurch werden alle Störgrößen (auch unbekannte) gleichmäßig auf die Gruppen verteilt. Die Gruppen sind also strukturgleich; der Einfluss eines Confounders (auch eines unbekannten) ist somit ausgeschlossen.

Blockbildung

Ein Block wird gebildet aus Beobachtungseinheiten, die sich ähneln. Natürliche Blöcke sind z. B. eineiige Zwillinge, paarige Organe oder unterschiedliche Hautflächen bei denselben Patienten. Dies kann man sich bei Therapiestudien zunutze machen (wenn es der Versuchsplan zulässt): Wenn etwa die Augen eines jeden Studienteilnehmers unterschiedlich therapiert werden, entstehen (unter der Annahme, dass beide Augen von der Krankheit gleichermaßen betroffen sind) zwei strukturgleiche Vergleichsgruppen (▶ Abschn. 17.1.9).

Falls eine Randomisierung oder Blockbildung nicht möglich ist, sollte man überlegen, welche konkreten Merkmale als Confounder infrage kommen. Der Einfluss eines bekannten Confounders lässt sich durch eine der in ▶ Abschn. 14.5.1 genannten Techniken (Selektion, Stratifizierung oder multiple Analyse) kontrollieren.

Matchen

Dieses Verfahren wird vor allem bei Fall-Kontroll-Studien eingesetzt (▶ Abschn. 15.3.3). Dabei werden zu jedem Fall eine oder mehrere passende Kontrollen gesucht, die bezüglich relevanter Faktoren (etwa sozioökonomischer Status und Geschlecht) mit dem Fall übereinstimmen.

Es sei darauf hingewiesen, dass es mitunter schwierig ist, darüber zu befinden, ob eine Einflussgröße kausal mit der Zielgröße zusammenhängt oder ob der Zusammenhang durch einen (eventuell unbekannten) Confounder vorgetäuscht wird. In ▶ Abschn. 15.5 werden Kriterien genannt, mit denen sich Kausalitäten überprüfen lassen.

◘ Tab. 14.2 fasst die Informationen zu epidemiologischen und klinischen Studientypen prägnant zusammen.

◘ Tab. 14.2   Übersicht: Studientypen

Studientypus	Einflussgrößen	Zielgrößen	Im Text in
Risikostudie	Risikofaktoren (z. B. Umweltfaktoren, genetische oder verhaltensbedingte Faktoren)	Krankheit, Tod	► Kap. 15
Diagnosestudie	Krankheitsstatus	Ergebnis eines diagnostischen Tests	► Abschn. 16.1
Präventionsstudie	präventive Maßnahme (Impfen oder Screening)	Krankheit	► Abschn. 16.2
Therapiestudie	Therapieform (Arzneimittel, chirurgischer Eingriff, Diät)	Wirkung einer Therapie, Auftreten einer Nebenwirkung	► Abschn. 17.1
Prognosestudie	Krankheit oder andere prognostische Faktoren	Endzustand (Heilung, Remission, Progression, Tod); Zeit bis zum Eintreten eines Ereignisses	► Abschn. 17.2

Kapitelzusammenfassung

▪▪ Studiendesigns
- Deskriptiv – Analytisch
- Transversal – Longitudinal
- Retrospektiv – Prospektiv
- Beobachtend – Experimentell
- Monozentrisch – Multizentrisch

▪▪ Epidemiologische Maßzahlen
- Punktprävalenz (relativer Krankenbestand)
- Periodenprävalenz
- Inzidenz (Neuerkrankungsrate)
- Mortalität (Sterberate bezogen auf eine Population)
- Letalität (Sterberate bezogen auf die Erkrankten)

▪▪ Fehlerquellen bei epidemiologischen Studien
- Zufällige Fehler („random errors")
- Selektionsbias
- Informationsbias
- Confounding

Übungsfragen/-aufgaben

1. **Klinische Studie**
   a. Lesen Sie die Beschreibung der Studie in Übungsaufgabe 2.2. Beschreiben Sie das Studiendesign mit den in ► Abschn. 14.3 eingeführten Begriffen.
   b. Welche nicht-verzerrenden Störgrößen sind denkbar?
   c. Ist bei diesem Studiendesign damit zu rechnen, dass verzerrende Störgrößen existieren? Begründen Sie Ihre Antwort.

2. **Altersstandardisierung**
   Wir betrachten zwei Populationen A und B mit folgender Altersstruktur und Mortalitätsraten bezogen auf einen bestimmen Beobachtungszeitraum:

Altersgruppe	Population A			Population B		
	Größe	Todesfälle	Mortalität	Größe	Todesfälle	Mortalität
0–50	10.000	100		4000	20	
50–70	4000	200		6000	200	
ab 70	2000	150		6000	400	

a. Wie unterscheiden sich die beiden Populationen bezüglich ihrer Altersstruktur?

b. Berechnen Sie die altersspezifischen Mortalitäten und die Gesamtmortalität für jede der beiden Populationen.

c. Berechnen Sie die Größen der Altersgruppen, die Anzahl der Todesfälle und die Mortalitätsraten für die Gesamtpopulation und betrachten Sie diese als Standardpopulation.

d. Wenden Sie nun die direkte Standardisierung an und berechnen Sie die erwarteten Mortalitätsraten und die Gesamtmortalität für beide Populationen.

e. Wenden Sie nun die indirekte Standardisierung an, indem Sie die altersspezifischen Mortalitätsraten der Standardpopulation zugrunde legen. Ermitteln Sie für jede Population die SMR. Was besagen diese Maßzahlen?

3. **Studie in der Kinderklinik**

Um den möglichen Ursachen für die Bildung einer angeborenen Zwerchfellhernie auf die Spur zu kommen, werden 50 Mütter, die ein Kind mit dieser Fehlbildung zur Welt gebracht haben, nach diversen Risikofaktoren befragt. Außerdem werden 50 Mütter, die ein gesundes Kind zur Welt gebracht haben, nach den gleichen Risikofaktoren befragt.

a. Beschreiben Sie das Studiendesign mit den in ▶ Abschn. 14.3 eingeführten Begriffen.

b. Warum ist eine Vergleichsgruppe sinnvoll?

c. Welche Art von Informationsbias könnte hier auftreten?

d. Eignet sich dieses Studiendesign zum Nachweis eines kausalen Zusammenhángs? Begründen Sie Ihre Antwort.

Lösungen ▶ Kap. 20

Risikostudien

© Springer-Verlag GmbH Deutschland, ein Teil von Springer Nature 2019
C. Weiß, *Basiswissen Medizinische Statistik*, Springer-Lehrbuch,
https://doi.org/10.1007/978-3-662-56588-9_15

Dieses Kapitel befasst sich mit dem Thema Risikostudien. Dazu zählen vor allem Fallberichte, Fallserien, Fall-Kontroll-Studien und Kohortenstudien. Ein weiterer Abschnitt widmet sich dem Nachweis der Kausalität.

» Zu Risiken und Nebenwirkungen fragen Sie Ihren Arzt oder Apotheker. (Nachsatz bei Arzneimittelwerbung in den Medien)

15.1 Einleitung

15.1.1 Bedeutung von Risikostudien

Viele Menschen haben ein großes Interesse daran zu erfahren, welchen potenziellen Risiken sie ausgesetzt sind und wie hoch gegebenenfalls ihr persönliches Risiko ist, eine bestimmte Krankheit zu entwickeln. Für den Arzt kann die Kenntnis von Risikofaktoren, die mit einer Krankheit assoziiert sind, in mehrfacher Weise von Nutzen sein:

- **Vorhersage:** Falls ein gesicherter Zusammenhang zwischen einer Krankheit und einem ätiologischen Faktor besteht, lässt sich im Einzelfall die Wahrscheinlichkeit für das Eintreten einer Krankheit abschätzen.
- **Prävention:** Sollte es sich um ein vermeidbares Risiko handeln (z. B. Nikotinabusus), kann der Arzt dem Patienten raten, seine Lebensweise zu ändern. Andernfalls (z. B. bei einem genetisch bedingten Faktor) kann er Vorsorgemaßnahmen treffen, um die Auswirkungen zu kontrollieren oder abzuschwächen.
- **Diagnose:** Die Kenntnis, welcher Risikogruppe ein Patient angehört, kann in einem diagnostischen Prozess sehr wichtig sein (▶ Beispiel 16.1).

Das Wissen um Faktoren, die mit einer Krankheit assoziiert sind, ist nicht zuletzt von gesundheitspolitischem Interesse. Falls eine größere Population einem Risikofaktor ausgesetzt ist, kann dessen Beseitigung maßgeblich dazu beitragen, das Auftreten neuer Krankheitsfälle zu verhindern.

Ignaz Philipp Semmelweis gelang es beispielsweise Mitte des 19. Jahrhunderts, durch hygienische Maßnahmen die durch Kindbettfieber verursachte Mortalität drastisch zu senken. (Das Personal musste sich mit Chlorkalk die Hände desinfizieren). *John Snow* sorgte um das Jahr 1850 durch die Schließung eines Brunnens dafür, dass die Bewohner eines Londoner Bezirks nicht mehr an Cholera erkrankten.

Der Zusammenhang zwischen einer Erkrankung und einem Risikofaktor ist jedoch meist nicht so klar und eindeutig. Die meisten Krankheiten haben multiple Ursachen, und ein einzelner Faktor (z. B. Rauchen) begünstigt nicht nur das Auftreten einer, sondern diverser Krankheiten. Andere Gründe liegen in der mitunter langen Zeitspanne zwischen Exposition und Ausbruch der Krankheit (z. B. bei Krebs) oder in deren geringer Inzidenz. Ein praktisch tätiger Arzt kann sich deshalb nicht auf eigene Beobachtungen stützen, sondern ist auf Studien angewiesen, in denen der Einfluss eines Risikofaktors untersucht und beschrieben wird.

15.1.2 Wichtige Begriffe

Zunächst soll die Bedeutung einiger Begriffe erläutert werden.

■ Risiko

Darunter versteht man die Wahrscheinlichkeit eines unerwünschten Ereignisses. Häufig benutzte Risiken in der Medizin sind **Inzidenz** (▶ Abschn. 14.4.1) und **Mortalität** (▶ Abschn. 14.4.2).

■ Exposition

Eine Person gilt als exponiert, wenn sie einer möglichen Gefahr (potenziellen Krankheitsursache) ausgesetzt ist oder war. Die Exposition kann zu einem bestimmten Zeitpunkt stattfinden (z. B. Kontakt mit einem Infektionserreger); sie kann sich aber auch über einen längeren Zeitraum oder die gesamte Lebenszeit eines Menschen erstrecken. Beispiele hierfür sind jahrelanger Zigarettenkonsum oder die Expression eines Gens, das das Auftreten einer bestimmten Krankheit begünstigt.

■ Risikofaktoren oder ätiologische Faktoren

Dies sind Merkmale, die mit einem erhöhten Erkrankungsrisiko kausal assoziiert sind. Sie stellen eine Ursache für die Krankheit dar. Diese Faktoren lassen sich folgendermaßen einteilen:

- **Prädisponierende Faktoren** sind Merkmale, die vom Organismus ausgehen und nicht beeinflussbar sind (z. B. Alter oder Geschlecht einer Person oder genetische Dispositionen).
- **Ermöglichende Faktoren** beeinflussen langfristig die Entwicklung einer Krankheit. Dazu zählen sozial geprägte Faktoren (z. B. psychische Belastungen), verhaltensbedingte Faktoren (z. B. Rauchen, Alkoholkonsum) oder schlechte medizinische Versorgung.
- **Beschleunigende Faktoren** (etwa Erreger von Infektionskrankheiten oder Umweltgifte) bewirken, dass die Krankheit kurze Zeit nach der Exposition ausbricht.
- **Extrinsische Faktoren** stammen aus der Umgebung, **intrinsische Faktoren** betreffen den Patienten selbst.

Der Begriff „Risikofaktor" wird in der Literatur in unterschiedlichen Bedeutungen verwendet. In diesem Buch steht er ganz neutral für ein Merkmal, das mit einer Krankheit kausal assoziiert ist und dessen Ausprägungen (exponiert/nicht exponiert) eine Population in Risikogruppen einteilt. Andere Autoren identifizieren mit „Risikofaktor" eine vorhandene Gefährdung; wieder andere benutzen den Begriff als Synonym für „Wahrscheinlichkeit" oder auch anstelle des relativen Risikos.

> ❗ Der Begriff „Risikofaktor" impliziert, dass dessen positive Ausprägung tatsächlich mit einem erhöhten Erkrankungsrisiko assoziiert ist. Das ist zu Beginn einer Studie jedoch keineswegs klar. Ob das untersuchte Merkmal tatsächlich einen Risikofaktor darstellt (oder nicht), weiß man erst nach Abschluss der Datenanalyse.

■ Risikoindikatoren

Dies sind Merkmale, die mit einem erhöhten Erkrankungsrisiko assoziiert sind, aber nicht ursächlich zum Ausbruch der Krankheit beitragen (► Beispiel 15.1).

Das Entstehen einer Krankheit ist in den seltensten Fällen monokausal. Bezüglich der **Krankheitsursachen** unterscheidet man:

- **Notwendige Ursache:** Die Exposition eines Risikofaktors stellt eine notwendige Ursache dar, wenn ohne ihn die relevante Krankheit nicht auftreten kann. So ist beispielsweise das HIV eine notwendige Ursache für AIDS; ein Zeckenbiss gilt als notwendige Ursache für das Entstehen einer Borreliose. Gelingt es, eine notwendige Ursache zu beseitigen bzw. ihr Auftreten a priori unmöglich zu machen, wird das Auftreten einer Krankheit verhindert.
- **Hinreichende Ursache:** Deren Vorhandensein ruft eine Krankheit unweigerlich hervor.
- **Teilursachen:** Meist besteht eine hinreichende Ursache aus mehreren Teilursachen, die zusammenwirken müssen, damit es zum Auftreten der Krankheit kommt. Eine einzelne Teilursache führt jedoch in aller Regel nicht zum Auftreten. Wenn eine Teilursache beseitigt wird, wird das Erkrankungsrisiko reduziert.
- **Induktionsperiode:** Dies ist die Zeitdauer zwischen dem Auftreten einer Ursache (Beginn des ätiologischen Prozesses) und der manifesten Erkrankung (Beginn des pathologischen Prozesses).

- **Latenzzeit:** Darunter versteht man das symptomfreie Intervall zwischen dem Beginn des pathologischen Prozesses (z. B. Schädigung durch Strahlung) und dem Auftreten klinischer Symptome. Die Krankheit ist während dieser Zeitspanne „latent" vorhanden. Bei Infektionskrankheiten bezeichnet man diese Zeit zwischen Ansteckung und Krankheitsausbruch als **Inkubationszeit**.

Beispiel 15.1: Risikofaktor und Risikoindikator

Alkohol ist als Risikofaktor für das Auftreten einer Psoriasis (Schuppenflechte) identifiziert. Ein mit dem Alkoholkonsum assoziierter Faktor ist der Nikotinkonsum. Wenn nun in einer Fall-Kontroll-Studie nachgewiesen wird, dass Nikotinkonsum in Zusammenhang mit Psoriasis steht, mag es naheliegend erscheinen, diese Assoziation als kausal anzusehen. In Wirklichkeit ist Rauchen jedoch nur ein **Risikoindikator** (und der Alkohol ein Confounder). Präventionsmaßnahmen, die auf eine Verringerung des Nikotinkonsums ausgelegt wären, würden nicht zu einer Reduktion der Neuerkrankungen an Psoriasis führen.

Beispiel 15.2: Notwendige und hinreichende Ursachen

Eine Person, die gegen Masern nicht immun ist, wird fast unweigerlich an Masern erkranken, wenn sie mit dem Masernvirus in Kontakt kommt. Daher bilden diese beiden Faktoren (Nichtimmunität und Kontakt mit dem Virus) zusammen eine hinreichende Ursache für den Ausbruch der Krankheit. Jeder einzelne Faktor stellt eine Teilursache dar. Der Kontakt mit dem Masernvirus ist außerdem eine notwendige Ursache, denn ohne diesen Kontakt kann ein Mensch nicht an Masern erkranken.

Rauchen stellt bekanntlich einen Risikofaktor für das Entstehen eines Lungenkarzinoms dar. Die Ursache „Rauchen" ist aber weder notwendig (es gibt auch Nichtraucher, die an Lungenkrebs erkranken) noch hinreichend (manche Zeitgenossen rauchen bis an ihr Lebensende, ohne je ein Karzinom zu entwickeln). Die Induktionsperiode kann einige Jahrzehnte dauern.

Für die Erforschung von Risikofaktoren eignen sich diverse Studientypen. Sie reichen von deskriptiven Studien einfachster Art (▶ Abschn. 15.2) über Fall-Kontroll-Studien (▶ Abschn. 15.3) bis hin zu groß angelegten Kohortenstudien (▶ Abschn. 15.4).

15.2 Deskriptive Studien

15.2.1 Fallberichte

Ein Fallbericht ist eine ausführliche Beschreibung eines interessanten Einzelfalls oder einiger weniger Fälle. Er eignet sich um:

- erstmals beobachtete Krankheitsbilder einer akademischen Öffentlichkeit vorzustellen,
- einen Hinweis auf einen möglichen Risikofaktor der beschriebenen Erkrankung zu geben,
- ungewöhnliche oder atypische Manifestationen einer Krankheit zu beschreiben.

Fallberichte beinhalten bedingt durch die niedrige Patientenanzahl keine statistische Analyse. Dem Leser eines solchen Berichts fällt es mitunter schwer zu beurteilen, ob hier eine relevante Neuentdeckung oder nur ein zufälliges Aufeinandertreffen mehrerer seltener Ereignisse beschrieben wird.

Diverse Krankheitsbilder wurden aufgrund eines Fallberichts bekannt. So gab es in den 1980er-Jahren aufgrund eines Berichts über das Auftreten von Kaposi-Sarkomen bei jungen männlichen Homosexuellen in New York erste Hinweise auf eine neue Infektion.

Demnach können Fallberichte Anhaltspunkte auf mögliche Zusammenhänge zwischen einem Krankheitsbild und einem potenziellen Risikofaktor liefern – insbesondere dann, wenn aufgrund eines solchen Berichts weitere, ähnlich gelagerte Fälle bekannt werden. Der vermutete Zusammenhang muss dann im Rahmen einer nachfolgenden analytischen Studie überprüft werden.

15.2.2 Fallserien

Eine Fallserie unterscheidet sich von einem Fallbericht durch die Anzahl der involvierten Patienten. Es handelt sich um eine einfache deskriptive Studie an einer größeren Gruppe von Personen (deren Anzahl sollte mindestens 10 betragen), die an einer bestimmten Krankheit leiden und darüber hinaus einige Besonderheiten aufweisen. So veröffentlichte beispielsweise der Chirurg *Alton Ochsner* (1896–1981) aus New Orleans im Jahre 1941 eine Fallserie, in der er nachwies, dass fast alle in den USA an Lungenkrebs operierten Patienten Raucher waren. Er stellte daraufhin die Hypothese auf, dass Rauchen mit Lungenkrebs assoziiert sei. Dies war damals eine umstrittene Aussage, die mittlerweile eindrucksvoll bestätigt worden ist.

Wie dieses Beispiel zeigt, sind Fallserien durchaus in der Lage, Hypothesen zu generieren. Es ist auch möglich, einfache statistische Maßzahlen zu ermitteln. Das große Manko ist das Fehlen einer Vergleichsgruppe. Ochsner konnte nur aufgrund der ihm bekannten Tatsache, dass andere Leute weit weniger rauchen als die von ihm beschriebenen Patienten, seine Hypothese aufstellen. Zur Bestätigung von Hypothesen reichen Fallserien allerdings nicht aus.

15.2.3 Prävalenzstudien

Eine Prävalenzstudie ist eine Querschnittstudie, in der bei jedem Teilnehmer erfasst wird, ob er an einer bestimmten Erkrankung leidet und ob er exponiert ist. Ein Beispiel bestünde darin, die Mitglieder einer Population danach zu untersuchen, ob sie an einer koronaren Herzkrankheit leiden und ob gleichzeitig ihr Blutdruck erhöht ist. Der Anteil der Erkrankten entspricht der **Prävalenz**. Man kann mit einer geeigneten Analysemethode (z. B. einem Chi^2-Test) untersuchen, ob ein statistischer Zusammenhang zwischen Exposition und Krankheit besteht und diesen mittels eines Assoziationsmaßes wie der Odds Ratio quantifizieren (▶ Abschn. 3.3.3). Wird eine Assoziation nachgewiesen, sollte man dieses Ergebnis jedoch vorsichtig interpretieren:

— Die Prävalenz ist kein Maß für das Risiko, die Krankheit zu entwickeln.

— Es werden nur Personen erfasst, die die Krankheit überlebt haben. Todesfälle bleiben unberücksichtigt. Fälle, bei denen ein schneller Heilerfolg eintritt, sind meist unterrepräsentiert. Deshalb wird die Prävalenz einer Krankheit oft unterschätzt.

— Mit dieser Studienform lässt sich nicht nachweisen, dass die Exposition der Krankheit vorausging.

Prävalenzstudien sind überwiegend deskriptiv. Sie reichen keineswegs aus, um zeitliche oder kausale Zusammenhänge abzusichern, sondern können allenfalls Hinweise liefern. In erster Linie eignen sie sich zur Erfassung chronischer Krankheiten.

15.2.4 Populationsstudien

Populationsstudien unterscheiden sich von anderen Risikostudien dadurch, dass nicht Individuen, sondern Gruppen oder Länder die Beobachtungseinheiten darstellen. Andere Bezeichnungen sind **aggregative**, **ökologische** oder **Korrelationsstudien**. Ein Beispiel stellt eine Studie dar, in der nachgewiesen wurde, dass eine gegensinnige Korrelation zwischen dem Weinkonsum eines Landes und der kardialen Mortalität besteht. In Italien und in Frankreich, wo traditionsgemäß viel Wein getrunken wird, ist diese Mortalität wesentlich niedriger als etwa in Australien und den USA, wo der Weinkonsum deutlich geringer ist.

Populationsstudien können Hinweise auf mögliche Zusammenhänge geben. Rückschlüsse auf Individuen sind jedoch äußerst problematisch, da Confounding nicht ausgeschlossen werden kann.

15.3 Fall-Kontroll-Studien

15.3.1 Grundlagen

Bei diesem Studientypus werden **Fälle** (Patienten, die an einer bestimmten Krankheit leiden) und **Kontrollen** (Personen, die von dieser

Krankheit nicht betroffen sind) bezüglich eines oder mehrerer ätiologischer Faktoren miteinander verglichen. Fall-Kontroll-Studien sind retrospektiv und analytisch. Die Untersucher eruieren durch Befragungen, anhand von Patientenakten oder dokumentierten Laborbefunden für jeden Fall und für jede Kontrolle, ob die betreffende Person in der Vergangenheit exponiert war. Es bietet sich an, nicht nur einen, sondern mehrere potenzielle Risikofaktoren zu untersuchen.

15.3.2 Auswahl der Fälle und der Kontrollen

Die Fälle werden meist aus Kliniken oder Arztpraxen rekrutiert. Es ist sinnvoll, neu diagnostizierte Fälle in die Studie aufzunehmen (Inzidenzfälle). Sind die Patienten bereits seit längerer Zeit erkrankt (Prävalenzfälle), besteht die Gefahr, überwiegend Langzeitüberlebende zu berücksichtigen. Ferner ist es wichtig darüber nachzudenken, für welche Population die Fallgruppe repräsentativ ist.

Die Auswahl der Kontrollen ist weitaus schwieriger. Einerseits sollten die Kontrollen den Fällen ähneln, damit Vergleiche zwischen den Gruppen sinnvoll erscheinen. Andererseits sollte die Kontrollgruppe repräsentativ für alle nichterkrankten Personen der Population sein, um Rückschlüsse zu ermöglichen. Selbstverständlich darf unter den Kontrollen niemand an der zu untersuchenden Krankheit leiden. Mehrere Strategien sind entwickelt worden, um Kontrollen zu rekrutieren:

- Populationsbasierter Ansatz
- Krankenhausbasierter Ansatz
- Kontrollen aus dem Umfeld der Fälle
- Mehrere Kontrollgruppen

■ Populationsbasierter Ansatz

Die Kontrollen wählt man aus der Allgemeinbevölkerung. Im Idealfall geschieht dies in Form einer Zufallsstichprobe, etwa mit Hilfe eines Einwohnermeldeamtes. Problematisch ist jedoch, dass diese Personen im Allgemeinen wenig Interesse an der Studie haben und daher häufig nicht kooperativ sind. Ferner ist zu bedenken: Diese Kontrollen mögen zwar repräsentativ für die Allgemeinbevölkerung sein, sie sind aber nicht ohne weiteres mit den Fällen vergleichbar.

■ Krankenhausbasierter Ansatz

Diese Form bietet sich an, wenn es sich bei den Fällen um Patienten eines Krankenhauses handelt. Die Kontrollen werden in der Regel nicht zufällig aus den Krankenhauspatienten ausgewählt. Man versucht vielmehr durch Matchen (► Abschn. 15.3.3) zu erreichen, dass sich die Gruppen der Fälle und der Kontrollen bezüglich wichtiger Einflussfaktoren ähneln. Bei diesem Ansatz ist darauf zu achten, dass die Diagnose der Kontrollen mit den zu untersuchenden Risikofaktoren nicht assoziiert ist. Soll etwa ein Zusammenhang zwischen einer Krebsart und Rauchen nachgewiesen werden, wäre eine Kontrollgruppe bestehend aus Patienten, die an koronarer Herzkrankheit leiden, problematisch. Unter diesen Kontrollen könnten sich nämlich (ebenso wie unter den Fällen) überdurchschnittlich viele Raucher befinden. Es wäre dann schwierig, den interessierenden Zusammenhang abzusichern. Allerdings stellt sich beim krankenhausbasierten Ansatz das Problem, dass die Kontrollen nicht unbedingt repräsentativ für die Allgemeinbevölkerung sind. Eine weitere Schwierigkeit entsteht mitunter dadurch, dass nicht alle Krankenhausärzte motiviert sind, die Teilnahme ihrer Patienten als Kontrollen zu unterstützen, und die Kontrollen selbst mitunter wenig Interesse an einer Studienteilnahme zeigen.

■ Kontrollen aus dem Umfeld der Fälle

Manchmal ist es zweckmäßig, zu jedem Fall den Lebenspartner, ein Geschwister oder einen Freund als Kontrollperson heranzuziehen. Es ist anzunehmen, dass diese Kontrollen bezüglich vieler Eigenschaften mit dem passenden Fall übereinstimmen (paarweises Matching, ► Abschn. 15.3.3) und außerdem eine hohe Kooperationsbereitschaft zeigen.

■ Mehrere Kontrollgruppen

Eine andere Strategie besteht darin, mehrere Kontrollgruppen unterschiedlicher Herkunft zu wählen und diese Kontrollen miteinander zu vergleichen. Systematische Fehler aufgrund der Auswahl der Kontrollen sind dann eher erkennbar. Diese Vorgehensweise ist freilich entsprechend aufwendiger als die Verwendung einer einzigen Kontrollgruppe.

15.3.3 Matchen

Eine potenzielle Schwierigkeit bei Fall-Kontroll-Studien ist gegeben, wenn sich die beiden Gruppen – Fälle und Kontrollen – a priori in wichtigen Eigenschaften unterscheiden. Wenn beispielsweise die Fälle im Durchschnitt wesentlich älter sind als die Kontrollen und zudem häufiger einer Exposition ausgesetzt waren, lässt sich nicht zweifelsfrei erkennen, ob die Krankheit durch die Exposition oder das höhere Alter verursacht wurde. Dieses Problem lässt sich dadurch lösen, dass nach potenziellen Confoundern (z. B. dem Alter) gematcht wird. Man unterscheidet:

- Paarweises (individuelles) Matching
- Gruppen-Matching

■ Paarweises (individuelles) Matching

Dabei wird für jeden Einzelfall eine passende Kontrolle gesucht, die mit dem Fall in einigen relevanten Merkmalen übereinstimmt. Auf diese Weise erhält man **strukturgleiche Gruppen** bezüglich der gematchten Merkmale. Diese Methode wird üblicherweise angewandt, wenn die Kontrollen aus Krankenhauspatienten ausgewählt werden. Häufig erfolgt die paarweise Zuordnung nach Geschlecht und Alter (wobei das Alter in aller Regel nicht exakt übereinstimmen muss; eine Differenz von 1–2 Jahren wird meist toleriert). Werden Geschwister als Kontrollen herangezogen, wird automatisch nach genetischen Faktoren gematcht. Bei Lebenspartnern als Kontrollen wird nach sozioökonomischem Status gematcht.

■ Gruppen-Matching

Bei diesem Ansatz wird die Kontrollgruppe so zusammengestellt, dass die Häufigkeitsverteilungen eines bestimmten Merkmals bei den Fällen und den Kontrollen annähernd gleich sind. Wenn beispielsweise die Gruppe der Fälle aus 70 % Männern besteht, versucht man, eine Kontrollgruppe zu rekrutieren, bei der dieser Anteil ebenso hoch ist.

Bei der Auswahl der Faktoren, nach denen sinnvollerweise gematcht wird, ist zu beachten:

- **Praktische Probleme** entstehen, wenn nach zu vielen Faktoren gematcht werden soll. Es ist dann schwierig oder gar vollkommen unmöglich, passende Kontrollen zu rekrutieren.
- **Konzeptionelle Probleme** ergeben sich dadurch, dass ein Merkmal, nach dem gematcht wurde, nicht mehr als potenzieller Risikofaktor evaluiert werden kann. Ist beispielsweise in der Fall- und in der Kontrollgruppe die Altersverteilung identisch, lässt sich nicht mehr überprüfen, ob das Alter in Zusammenhang mit der Krankheit steht. Deshalb sollte man möglichst nur nach bekannten Risikofaktoren matchen.

15.3.4 Bias

Fall-Kontroll-Studien sind anfällig für diverse systematische Fehler wie Selektionsbias, Informationsbias und Confounding (▶ Abschn. 14.5.2):

- **Selektionsbias 1:** Ein Selektionsbias kann entstehen, wenn die Stichprobe der Fälle oder die der Kontrollen nicht repräsentativ für die jeweilige Zielpopulation ist. Dann ist es problematisch, aufgrund der jeweiligen Stichprobe Eigenschaften der Zielpopulation herzuleiten.
- **Selektionsbias 2:** Eine andere Art von Selektionsbias tritt auf, wenn sich die Fall- und die Kontrollgruppe in wesentlichen Eigenschaften (außer der zu untersuchenden Krankheit) unterscheiden. Dies könnte das Endresultat der Studie

entscheidend beeinflussen. Matching ist eine Methode, diesem Bias zu begegnen. Falls dies nicht möglich ist, sollte man versuchen, diesen Bias durch eine geschickte statistische Analyse aufzudecken.

❗ Matchen birgt einerseits die Gefahr eines Selektionsbias des Typs 1; andererseits wird ein Selektionsbias des Typs 2 verhindert. Bei Kontrollgruppen, die repräsentative Stichproben der nicht erkrankten Population darstellen, ist es umgekehrt: Ein Selektionsbias des Typs 1 ist dann nicht anzunehmen. Allerdings sind die zu vergleichenden Gruppen nicht unbedingt strukturgleich, was zu verzerrten Ergebnissen führen kann.

– **Informationsbias 1:** Eine Fall-Kontroll-Studie birgt die Gefahr eines **Recall-Bias** in sich, eine spezielle Form des Informationsbias. Der Recall-Bias betrifft das Erinnerungsvermögen von Fällen und Kontrollen: Fälle, die von der Krankheit unmittelbar betroffen sind, können sich an zurückliegende Ereignisse oft wesentlich besser erinnern als Kontrollen. Dies könnte zu einer Überschätzung eines Risikofaktors führen.
– **Informationsbias 2:** Eine andere Art von Informationsbias liegt vor, wenn Partner oder Freunde als Kontrollen fungieren oder anstelle der Fälle (z. B. nach deren Tod) befragt werden. Sie tendieren häufig dazu, im Sinne der sozialen Erwünschtheit negative Eigenschaften „ihres Falles" absichtlich zu verschweigen oder zu verharmlosen. Auch betroffene Fälle geben nicht immer uneingeschränkt die Wahrheit preis – etwa, wenn man ihnen Fragen stellt, die sie als peinlich empfinden.
– **Confounding:** Diese Gefahr ist bei Fall-Kontroll-Studien besonders groß. Wird ein statistischer Zusammenhang zwischen einer Krankheit und einem Faktor nachgewiesen, folgt daraus nicht notwendigerweise, dass dieser Zusammenhang kausal ist. Es könnte sich um einen **Risikoindikator** handeln (▶ Beispiel 15.1).

15.3.5 Odds Ratio

■ **Statistische Analyse**

Im einfachsten Fall untersucht man den Zusammenhang zwischen zwei Alternativmerkmalen. Geeignete Methoden, um einen solchen Zusammenhang abzusichern, sind der Chi^2-Vierfeldertest (▶ Abschn. 11.1.1) oder Fishers exakter Test (▶ Abschn. 11.2.2). Bei Fall-Kontroll-Studien ist es üblich, zusätzlich die **Odds Ratio** als Annäherung für das relative Risiko anzugeben (▶ Abschn. 3.3.3).

❗ Das relative Risiko lässt sich bei Fall-Kontroll-Studien nicht direkt ermitteln, da die Ausgangsgruppen nach dem Krankheitsstatus und nicht nach der Exposition gebildet werden. Deshalb lassen sich absolute Risiken für Exponierte und Nichtexponierte nicht bestimmen. Wenn die Odds Ratio mit einer Statistiksoftware berechnet wird, ist darauf zu achten, dass die Vierfeldertafel richtig angeordnet ist (die Zelle links oben sollte die Häufigkeit der exponierten Fälle beinhalten).

Beispiel 15.3: Fall-Kontroll-Studie

Wir betrachten eine hypothetische Studie, in der 50 Frauen, die ein krankes Baby zur Welt gebracht haben (Fälle), befragt werden, ob sie zu Beginn ihrer Schwangerschaft ein bestimmtes Medikament eingenommen hatten. Ihnen werden 50 Frauen gegenübergestellt, die ein gesundes Baby geboren haben (Kontrollen), und ebenfalls befragt. Folgendes Bild ergibt sich:

	Fälle	Kontrollen
Exponiert	$a = 35$	$b = 10$
Nicht-exponiert	$c = 15$	$d = 40$

Mit diesen Zahlen berechnet man $OR = ad/bc = 9{,}3$. Dies impliziert, dass exponierte Frauen ein 9,3-fach erhöhtes Risiko haben.

Das Konfidenzintervall erstreckt sich zwischen 3,7 und 23,4. Mit dem Chi^2-Test erhält man $p < 0{,}0001$. Damit ist der Zusammenhang zumindest statistisch abgesichert.

Beim paarweisem Matchen verwendet man anstelle des Vierfeldertests den McNemar-Test (▶ Abschn. 11.1.5). Die Odds Ratio wird in diesem Fall als der Quotient b/c bestimmt (wobei b die Anzahl der Paare ist, bei denen nur der Fall exponiert ist, und c die Anzahl der Paare, bei denen nur die Kontrolle exponiert ist).

Die Odds Ratio ist 1, falls kein Zusammenhang zwischen Erkrankung und Exposition besteht. Sie ist größer als 1, wenn anteilmäßig mehr Fälle als Kontrollen exponiert sind. Theoretisch kann die Odds Ratio kleiner als 1 sein, was aber praktisch kaum vorkommt. Um beurteilen zu können, ob die Schätzung präzise und der Zusammenhang statistisch signifikant und ist, sollte man zusätzlich ein Konfidenzintervall angeben und den p-Wert ermitteln.

Wenn mehr als ein potenzieller Risikofaktor zu analysieren ist, bietet sich eine **logistische Regression** (▶ Abschn. 13.2) an mit der binären Zielgröße „Studienteilnehmer erkrankt". Diese multiple Methode ist insbesondere bei Fall-Kontroll-Studien sehr mächtig:

- Mehrere Einflussgrößen (qualitative und quantitative) lassen sich simultan analysieren.
- Die Wirkung einer Einflussgröße lässt sich adjustieren. (So können mögliche Confounder erkannt werden).
- Für jede Einflussgröße lässt sich die zugehörige Odds Ratio mit Konfidenzintervall berechnen.

15.3.6 Anwendungen und Grenzen

Fall-Kontroll-Studien sind unverzichtbar für die Erforschung von Risikofaktoren. Ein immenser **Vorteil** liegt darin, dass man nicht Jahre oder Jahrzehnte warten muss, bis man genügend „Fälle" rekrutiert hat, sondern auf bereits erkrankte Personen zurückgreifen kann. Ergebnisse liegen deshalb relativ schnell vor. Dies ist besonders wichtig bei Risikofaktoren mit langer Induktionsperiode und Krankheiten mit geringer Inzidenz.

Die **Nachteile** liegen wie bei allen retrospektiven Studien in der mitunter mangelhaften Datenqualität. Außerdem sind Fall-Kontroll-Studien anfällig für Bias verschiedener Art. Die Odds Ratio ist eine Annäherung für das relative Risiko, falls die Inzidenz der Erkrankung gering ist. Diese Bedingung ist bei vielen Krankheiten, die mit Fall-Kontroll-Studien untersucht werden, erfüllt. Bei Kohortenstudien, die von Exponierten und Nichtexponierten ausgehen, lassen sich aussagekräftigere Effektmaße berechnen (▶ Abschn. 15.4.2).

15.4 Kohortenstudien

15.4.1 Grundlagen

Unter einer Kohortenstudie versteht man in der Regel eine prospektive, longitudinale Studie (auch Follow-up-Studie genannt), bei der man eine große Gruppe (Kohorte) von Personen, die in unterschiedlicher Weise exponiert und zunächst nicht erkrankt sind, eine Zeitlang beobachtet. (Ausnahmen bestätigen die Regel, ▶ Abschn. 15.4.4). Kohortenstudien dienen der Ermittlung von Inzidenzen in unterschiedlichen Subgruppen oder der Erforschung seltener Nebenwirkungen.

■ Vorteile

Sie ergeben sich unmittelbar aufgrund des Studiendesigns:

- Man kann die Inzidenzen für exponierte und nichtexponierte Personen direkt ermitteln und vergleichen. Deshalb werden diese Studien auch als **Inzidenzstudien** bezeichnet.
- Die Studie folgt derselben Logik wie die klinische Fragestellung: Man geht von den Einflussgrößen aus, wartet ab und analysiert schließlich, bei welchen Personen und zu welchem Zeitpunkt die Krankheit eintritt (▶ Beispiel 15.4).
- Die Studienteilnehmer werden kontinuierlich beobachtet. Die Gefahr eines Recall-Bias aufgrund mangelnden Erinnerungsvermögens der Teilnehmer (wie bei Fall-Kontroll-Studien) besteht daher nicht (oder in geringerem Maße).

— Der Versuchsleiter hat im Vergleich zu Fall-Kontroll-Studien weitergehende Gestaltungsmöglichkeiten bezüglich des Studiendesigns (Auswahl der Kohorte etc.) und bessere Kontrollmöglichkeiten (Beobachtung der Teilnehmer, Erfassung, Dokumentation und Analyse der Daten).

■ **Nachteile**

Im Vergleich zu Fall-Kontroll-Studien gibt es andererseits deutliche Nachteile:

— Es dauert unter Umständen sehr lange, bis hinreichend viele Krankheitsfälle aufgetreten sind. Dies gilt insbesondere bei Ursachen mit langer Induktionsperiode.

— Die Studie erfordert – speziell bei Krankheiten mit geringer Inzidenz – extrem viele Teilnehmer.

— Sie kann daher sehr aufwendig und teuer sein, da oft Tausende von Personen etliche Jahre lang beobachtet und in regelmäßigen Abständen untersucht werden müssen.

15.4.2 Effektmaße

Um zu eruieren, ob ein bestimmter Faktor tatsächlich mit einem erhöhten Erkrankungsrisiko assoziiert ist, erscheint es sinnvoll, die Gruppen der Exponierten und der Nichtexponierten miteinander zu vergleichen. Das Erkrankungsrisiko (die Inzidenz) bei Vorliegen einer Exposition R entspricht der Wahrscheinlichkeit $P(K|R)$. $P(K|\bar{R})$ ist die Wahrscheinlichkeit, dass bei nicht Exponierten die Krankheit entsteht. Folgende Effektmaße lassen sich berechnen:

— Absolute Risikoreduktion (ARR)
— Number Needed to Treat (NNT)
— Relatives Risiko (RR)
— Relative Risikoreduktion (RRR)
— Populationsattributabler Risikoanteil (PAR)

■ **Absolute Risikoreduktion (zuschreibbares oder attributables Risiko)**

Die absolute Risikoreduktion ist die Differenz:

$$ARR = P(K|R) - P(K|\bar{R}) \tag{15.1}$$

Sie gibt an, in welchem Maß die Exposition die Erkrankungswahrscheinlichkeit erhöht oder anders formuliert: Welcher Anteil des Erkrankungsrisikos der Exposition R zuzuschreiben ist. $P(K|\bar{R})$ ist das Hintergrundrisiko, dem alle Mitglieder der Population – Exponierte und Nichtexponierte – ausgesetzt sind.

■ **Number Needed to Treat**

Diese Anzahl wird sehr einfach berechnet nach:

$$NNT = 1 / ARR \tag{15.2}$$

Die NNT wurde ursprünglich für Therapiestudien entwickelt, um darzustellen, wie viele Personen durchschnittlich behandelt werden müssen, damit eine von der Behandlung profitiert. Bei Risikostudien quantifiziert die *NNT* die Anzahl exponierter Personen, die von der Exposition befreit werden müssen, damit eine Person profitiert.

■ **Relatives Risiko**

Darunter versteht man den Quotienten:

$$RR = \frac{P(K|R)}{P(K|\bar{R})} \tag{15.3}$$

Wenn es sich bei dem untersuchten Merkmal tatsächlich um einen Risikofaktor handelt, ist das relative Risiko größer als 1. Um dies beurteilen zu können, ist die Angabe eines Konfidenzintervalls sinnvoll. Man kann theoretisch auch bei Kohortenstudien die Odds Ratio als Annäherungsmaß berechnen. Da sich bei diesem Studiendesign das relative Risiko jedoch direkt ermitteln lässt, ist die Angabe der Odds Ratio nicht unbedingt notwendig.

■ **Relative Risikoreduktion**

Dieses Maß gibt an, wie sehr sich das Risiko eines exponierten Individuums $P(K|R)$ senken lässt, wenn die Exposition entfällt. Es ist definiert als:

$$RRR = \frac{P(K|R) - P(K|\bar{R})}{P(K|R)} \tag{15.4}$$

Populationsattributabler Risikoanteil

Dieses Maß quantifiziert, um welchen Anteil die Inzidenz $P(K)$ der gesamten Population sinken würde, wenn die Exposition entfallen würde (E sei der Anteil der Exponierten):

$$PAR = \frac{P(K) - P(K|\bar{R})}{P(K)}$$

$$\text{mit } P(K) = E \cdot P(K|R) + (1-E) \cdot P(K|\bar{R}) \tag{15.5}$$

❗ **Bei der Interpretation eines relativen Risikos ist zu beachten, dass durch die Quotientenbildung die absoluten Risiken nicht mehr erkennbar sind. Die relativen Risiken in ▶ Beispiel 15.5 sind sehr hoch. Sie verschweigen jedoch, dass das Risiko an Lungenkrebs zu sterben, generell gering ist.**

Die Wahrscheinlichkeit für das Auftreten einer Krankheit kann durch die **logistische Regression** ermittelt werden (▶ Abschn. 13.2). Dieses multiple Verfahren ermöglicht es, mehrere Faktoren und deren komplexe Wechselwirkungen simultan zu untersuchen. Anhand der Merkmale, die einen statistisch signifikanten Einfluss auf die Zielgröße haben, lässt sich dann im Einzelfall die Wahrscheinlichkeit berechnen, dass die Krankheit eintritt. Falls für jedes Individuum zusätzlich die Beobachtungsdauer vorliegt (Zeit, die bis zum Auftreten einer Krankheit bzw. bis zum Ende der Studie vergeht), bietet sich die Cox-Regression zur Berechnung von Hazard Ratios an (▶ Abschn. 13.3).

Beispiel 15.5: Effektmaße

In der Kohortenstudie von Doll und Hill (Doll R, Hill AB. Mortality in relation to smoking: Ten years' observations of British doctors. Brit Med J 1964; 1: 1399–1410) wurde bei 40.000 britischen Ärzten die Auswirkung des Faktors „Rauchen" auf die Mortalitätsrate bei Lungenkrebs untersucht. Seien R das Ereignis, dass eine Person mindestens 25 Zigaretten pro Tag raucht, und T das Ereignis, innerhalb eines Jahres an Lungenkrebs zu sterben. Die Autoren ermittelten $P(T|R) = 2{,}27$ ‰ für Raucher und $P(T|\bar{R}) = 0{,}07$ ‰ für Nichtraucher. Nach Formel (15.1) beträgt das zuschreibbare Risiko $ARR = 2{,}2$ ‰. Die Mortalität für Raucher setzt sich zusammen aus dem Anteil 2,20 ‰, der dem Rauchen zuzurechnen ist, und dem kleineren Anteil 0,07 ‰, der auf andere Ursachen zurückzuführen ist. Daraus ergibt sich nach Formel (15.2): $NNT = 1/0{,}0022 \approx 455$. Würden 455 starke Raucher das Rauchen aufgeben, würde durchschnittlich einer pro Jahr weniger an Lungenkrebs sterben. Das relative Risiko berechnet sich nach Formel (15.3) als $2{,}27/0{,}07 \approx 32$. Also ist für einen Raucher das Risiko, innerhalb eines Jahres an Lungenkrebs zu sterben, etwa 32-mal so groß wie für einen Nichtraucher. Die relative Risikoreduktion nach Formel (15.4) beträgt 97 %. Das individuelle Risiko, an Lungenkrebs zu sterben, lässt sich demnach um 97 % senken, falls man das Rauchen aufgibt. Oder anders formuliert: Stirbt ein Mensch an Lungenkrebs, so ist dies zu 97 % auf das Rauchen zurückzuführen. – Wenn man von einem (willkürlich angenommenen) Raucheranteil von $E = 0{,}60$ ausgeht, ist die Inzidenz der untersuchten Population (siehe Formel (15.5)):

$0{,}60 \cdot 2{,}27 \text{‰} + 0{,}40 \cdot 0{,}07 \text{‰} = 1{,}39 \text{‰}$.

Daraus folgt: $PAR = (1{,}39 - 0{,}07)/1{,}39 = 0{,}95$.

Das bedeutet: Die lungenkrebsspezifische Mortalität der Population ließe sich (theoretisch) um 95 % senken, wenn die Exposition entfällt.

15.4.3 Bias

Selektionsbias in Kohortenstudien können aus mehreren Gründen entstehen: Wenn die Kohorte oder eine ihrer Subgruppen keine repräsentative Stichprobe der jeweiligen Zielpopulation darstellt, kann dies zu verzerrten Ergebnissen führen. Auch Studienabbrecher (Drop Outs) können zu einem Selektionsbias beitragen, wenn die Gründe des Ausscheidens aus der Studie mit der Zielgröße assoziiert sind. Ferner kann es passieren, dass Teilnehmer ihre Gewohnheiten im Laufe der Studienzeit ändern (etwa, wenn aus einem starken Raucher ein Nichtraucher wird). Wenn diese Änderungen nicht in angemessener Weise bei der Datenanalyse berücksichtigt werden, könnten die Ergebnisse mit einem Bias behaftet sein.

Eine besondere Art von **Informationsbias** tritt auf, wenn Studienteilnehmer, die stark exponiert sind, häufiger oder gründlicher untersucht werden als andere Personen, bei denen das Eintreten einer Krankheit nicht erwartet wird. Dies kann zu verzerrten Ergebnissen führen. Probleme können auch dadurch entstehen, dass sich die Diagnosetechniken im Laufe der Zeit ändern.

Ein letzter Hinweis: Nicht jede Kohortenstudie muss Jahrzehnte dauern, ehe Ergebnisse vorliegen. Wenn die Induktionsperiode überschaubar ist (z. B. Erkrankung eines Neugeborenen infolge einer mütterlichen Infektion während der Schwangerschaft), kann die Studie nach wenigen Monaten beendet sein. Dennoch bleibt festzuhalten, dass der zeitliche Aufwand meist wesentlich höher ist als bei einer Fall-Kontroll-Studie. Darüber hinaus kann es bei zeitlich lang andauernden Studien passieren, dass die ursprüngliche Fragestellung an Relevanz verliert.

15.4.4 Spezielle Kohortenstudien

Die Population, die bei Kohortenstudien untersucht wird, wird meist in der Gegenwart zusammengestellt und dann über einen längeren Zeitraum beobachtet („begleitende Kohortenstudie"). Auf die damit verbundenen Problematiken (insbesondere bei langen Induktionsperioden oder Krankheiten mit geringer Inzidenz) wurde bereits hingewiesen.

Es ist aber auch denkbar, Kohortenstudien „mit Verspätung" durchzuführen: Man startet in der Vergangenheit und greift zur Erfassung der Exposition und der Zielgröße auf bereits dokumentierte Daten zurück. Diese wertet man dann prospektiv aus (die Art der Datenerfassung ist jedoch retrolektiv). Dieses Design nennt man **historische Kohortenstudie**. Andere Bezeichnungen sind **retrospektive Kohortenstudie** oder **Kohortenstudie mit zurückverlegtem Ausgangspunkt**. Dieser Studientyp wird häufig in der Arbeitsmedizin verwendet, wenn z. B. Bergwerkarbeiter und Büroangestellte auf Silikose (Staublungenkrankheit) untersucht werden. Der Vorteil besteht darin, dass die Zeit zwischen Exposition und Auftreten der Krankheit nicht abgewartet werden muss. Nachteile sind dadurch gegeben, dass man keine Einflussmöglichkeiten auf die Datenrekrutierung hat.

Eine weitere Besonderheit stellen die **eingebetteten („nested") Fall-Kontroll-Studien** dar. Eine solche Studie startet wie eine begleitende Kohortenstudie in der Gegenwart mit nichterkrankten Personen. Zu Beginn werden von allen Studienteilnehmern relevante Daten erhoben, Blut- oder Urinproben entnommen und in geeigneter Weise aufbewahrt. Sobald ein Krankheitsfall aufgetreten ist, wählt man zufällig aus den bis dahin noch nicht erkrankten Kohortenteilnehmern einen oder mehrere (etwa 2–4) Kontrollen. Je länger eine Person als gesundes Mitglied in der Kohorte verweilt, desto größer ist ihre Chance, als Kontrolle erwählt zu werden. Auf diese Weise erhält man eine überschaubare Kontrollgruppe. Die Laborproben und die Daten werden nur für die Fälle und die ausgewählten Kontrollen analysiert.

Ein etwas anderes Design weisen **Fall-Kohorten-Studien** („case cohort study") auf. Dabei wird die Kontrollgruppe bereits zu Beginn der Studie als zufällige Stichprobe der Kohorte ausgewählt. Deren Größe sollte basierend auf den zu erwartenden Fallzahlen bestimmt werden. Dieses Design ist insbesondere dann vorteilhaft, wenn gleichzeitig mehrere Krankheiten betrachtet werden (weil man dabei auf eine einzige Kontrollgruppe zurückgreifen kann).

Diese beiden Studiendesigns (die eine Mischung aus Fall-Kontroll- und Kohortenstudien darstellen) sind wesentlich weniger aufwendig als das Design einer begleitenden Kohortenstudie, bei der **alle** Teilnehmer untersucht werden. Die Datenqualität ist besser als bei Fall-Kontroll-Studien, da Daten erhoben und ggf. Laborproben entnommen werden, ehe die Krankheit eingetreten ist. Allerdings ist zu bedenken, dass eine adäquate statistische Analyse sehr komplex sein kann.

15.5 Nachweis einer Kausalität

Eine kausale Beziehung zwischen Risikofaktor und Krankheit lässt sich theoretisch am besten durch ein Experiment nachweisen, bei dem der Zufall entscheidet (Randomisierung), wel-

che Teilnehmer einem Risiko ausgesetzt werden. Aus ethischen Gründen ist dies jedoch nicht vertretbar. Laborexperimente (z. B. mit Ratten) können hier, obwohl sie in einem anderen biologischen System arbeiten, Hinweise geben.

In seltenen Fällen bietet sich ein quasiexperimentelles Design an: Dieses unterscheidet sich von einem „echten" Experiment dadurch, dass die Zuordnung zur Experimental- bzw. Kontrollgruppe aufgrund natürlicher Eigenschaften der Studienteilnehmer erfolgt. Ein Beispiel: Eine quasiexperimentelle Studie eignet sich zum Nachweis, dass das radioaktive Edelgas Radon ein Risikofaktor für Lungenkrebs darstellt. Die zu vergleichenden Gruppen sind auf natürliche Weise vorgegeben:

- Die „Radongruppe" setzt sich aus Personen zusammen, die aufgrund ihrer Wohn- oder Arbeitsplatzsituation dem Risikofaktor ausgesetzt sind.
- Die Kontrollgruppe besteht aus nichtexponierten Personen.

Ansonsten ist man auf Beobachtungsstudien angewiesen. Den höchsten Level nach Richtlinien der evidenzbasierten Medizin haben dabei Kohortenstudien. Diese sind – wenn sie sorgfältig geplant und durchgeführt werden – am wenigsten anfällig für Bias und lassen am ehesten Schlussfolgerungen bezüglich Kausalitäten zu. Das bedeutet jedoch nicht, dass die anderen Studienformen überflüssig oder generell minderwertig wären. Kohortenstudien sind in der Regel sehr aufwendig. Sie werden deshalb erst dann durchgeführt, wenn – etwa aufgrund von Fall-Kontroll-Studien – gesicherte Hinweise auf eine Assoziation zwischen einer Krankheit und einem Risikofaktor vorliegen.

Im Jahre 1939 brachte der bereits erwähnte *Alton Ochsner* eine Lawine ins Rollen, als er einen Fallbericht veröffentlichte, in dem er einen Zusammenhang zwischen Lungenkrebs und Rauchen vermutete. Zwei Jahre später publizierte er eine Fallserie zum selben Thema. Dies war der Anlass für Doll und Hill, eine (1952 publizierte) Fall-Kontroll-Studie durchzuführen. Diese war ihrerseits die Basis für eine extrem aufwendige, erst 1964 publizierte Kohortenstudie (▶ Beispiel 15.5).

Man kann zwar mit Beobachtungsstudien nicht zweifelsfrei eine Kausalität nachweisen; dennoch können statistische Analysen dabei nützlich sein. *Sir Austin Bradford Hill* stellte im Jahre 1963 einige Kriterien auf, mittels derer sich überprüfen lässt, ob ein Faktor tatsächlich kausal mit der Krankheit zusammenhängt oder ob dieser lediglich ein Risikoindikator darstellt. Folgende Argumente sprechen **für** eine Kausalität:

- **Stärke der Assoziation:** Je stärker ein statistischer Zusammenhang ist, desto mehr spricht für eine kausale Beziehung.
- **Konsistenz:** Die Ergebnisse der Studie müssen (mit anderen Studiendesigns und in anderen Populationen) wiederholbar sein.
- **Spezifität des Effekts:** Ein Faktor ist spezifisch, wenn er mit genau einer Krankheit assoziiert ist. Dieses Kriterium ist nützlich bei Infektionskrankheiten; bei Erkrankungen mit vielerlei Ursachen (z. B. Herz-Kreislauf-Erkrankungen) ist es dagegen wertlos.
- **Zeitliche Sequenz:** Eine mögliche Ursache muss der Krankheit zeitlich vorausgehen.
- **Dosis-Wirkungs-Beziehung (biologischer Gradient):** Wenn eine starke Exposition mit einem erhöhten Risiko verbunden ist, kann dies auf eine Kausalität hinweisen.
- **Plausibilität:** Der Zusammenhang muss biologisch plausibel sein.
- **Kohärenz:** Die Interpretation der Assoziation darf in keinem Widerspruch zum aktuellen Stand der Forschung stehen.
- **Reversibilität:** Das Risiko einer Erkrankung sinkt, wenn die Exposition entfällt.
- **Experimentelle Evidenz:** Dieses Kriterium bezieht sich auf die Überprüfbarkeit der Hypothese mittels eines geeigneten Studiendesigns und einer adäquaten statistischen Analyse.

Wie sich leicht nachvollziehen lässt, sind (außer der Spezifität) alle genannten Kriterien beim Zusammenhang „Rauchen und Lungenkrebs" erfüllt. Man sollte sich darüber klar sein, dass diese Kriterien nur eine Orientierungshilfe und keinen eindeutigen Beleg für oder gegen eine kausale Beziehung darstellen. Die Frage, ob ein Faktor und eine Krankheit kausal zusammenhängen, lässt sich in der Regel nur vorläufig (nicht endgültig) beantworten.

Kapitelzusammenfassung

▪▪ Deskriptive Risikostudien

- Fallberichte
- Fallserien
- Prävalenzstudien
- Populationsstudien

▪▪ Analytische Risikostudien

Studientyp	Studiendesign	Effektmaße
Fall-Kontroll-Studie	retrospektiv	nur Odds Ratio
Kohortenstudie	prospektiv	zuschreibbares Risiko, NNT, relatives Risiko, relative Risikoreduktion, Odds Ratio

▪▪ Kriterien für einen kausalen Zusammenhang

- Stärke der Assoziation zwischen Krankheit und Risikofaktor
- Biologische Plausibilität
- Kohärenz
- Zeitliche Sequenz
- Spezifität des Effekts
- Dosis-Wirkungs-Beziehung
- Konsistenz
- Reversibilität
- Experimentelle Evidenz

■ **Übungsfragen/-aufgaben**

1. **Framingham-Studie (Anlehnung)**
   Während der Framingham-Studie erkrankten in einem bestimmten Beobachtungszeitraum 50 von 1875 Rauchern an einer koronaren Herzkrankheit (KHK). Im selben Zeitraum erkrankten 54 von 3125 Nichtrauchern erkrankten.
   a. Berechnen Sie für beide Subgruppen die Inzidenzen.
   b. Vergleichen Sie die beiden Gruppen, indem Sie die Risikodifferenz *ARR*, die *NNT*, das relative Risiko *RR* und die relative Risikoreduktion *RRR* berechnen. Interpretieren Sie diese Werte.
   c. Berechnen Sie die Odds Ratio und vergleichen Sie diesen Wert mit dem Wert für *RR*.
   d. Berechnen Sie die *PAR*. Nehmen Sie dabei Raucheranteile von 10 % (und von 50 %) an.
   e. Stellen Sie sich vor, Sie seien Arzt und möchten einen Nichtraucher vor den Gefahren des Rauchens warnen. Wie würden Sie argumentieren?
   f. Wie würden Sie als Arzt versuchen einen Raucher zu überzeugen, das Rauchen aufzugeben?
   g. Welche Argumente mag ein Raucher anführen, um sein Gewissen zu beruhigen?

2. **Nachweis einer Kausalität**
   Lange Zeit glaubte man, dass das Risiko, dass ein Kind mit Down-Syndrom zur Welt kommt, vom Geburtenrang abhängt: Je mehr ältere Geschwister ein neugeborenes Kind hat, desto höher sei dieses Risiko. Heute weiß man, dass das Alter der Mutter der kausale Faktor ist.
   a. Wie kam dieser Irrglaube zustande?
   b. Wie müsste eine Studie designt sein, mit der man diese These widerlegen könnte?
   c. Versuchen Sie, anhand der Kriterien von Bradford Hill durch (► Abschn. 15.5) Argumente zu finden, die gegen diese These sprechen.

Lösungen ► Kap. 20

Studien zu Diagnostik und Prävention

© Springer-Verlag GmbH Deutschland, ein Teil von Springer Nature 2019
C. Weiß, *Basiswissen Medizinische Statistik*, Springer-Lehrbuch,
https://doi.org/10.1007/978-3-662-56588-9_16

Dieses Kapitel befasst sich mit Studien, die zur Evaluierung von diagnostischen und präventiven Parametern wichtig sind. Bei Diagnosestudien sind Aspekte wie die Sensitivität, Spezifität, Reliabilität und die Vorhersagewerte von zentraler Bedeutung. Bei Präventivstudien geht es um Formen der Prävention, den Nutzen und mögliche Bias.

>> Habe Mut, dich deines eigenen Verstandes zu bedienen.
(Immanuel Kant, Philosoph, 1724–1804)

16.1 Diagnosestudien

16.1.1 Validität eines diagnostischen Tests

Die Diagnosestellung gehört zu den wichtigsten Aufgaben eines praktisch tätigen Arztes. Dazu bedient er sich neben seinen Fachkenntnissen und seiner persönlichen Erfahrung eines oder mehrerer diagnostischer Testverfahren. Dies kann ein technisch aufwendiger Labortest sein; es kann sich auch um eine klinische Untersuchung, ein bildgebendes Verfahren oder Informationen aus der Anamnese handeln. Jedes diagnostische Verfahren wird eingesetzt, um größere Sicherheit bezüglich des Krankheitsstatus eines Patienten zu gewinnen.

Das Ziel einer Diagnosestudie besteht darin, die Güte eines diagnostischen Verfahrens zu evaluieren. Diese Studien sind beobachtend, da der Krankheitsstatus vorgegeben ist. Sie gehören zur Gruppe der NIS (nicht-interventionelle Studien). Sie sind nicht nur für die klinische Praxis, sondern auch für die epidemiologische Forschung von Bedeutung. Letzten Endes basieren die Ergebnisse aller Studien auf diagnostischen Verfahren, da diese die Voraussetzung für das Erkennen oder Ausschließen einer Krankheit sind.

Zu den Gütekriterien eines diagnostischen Tests zählen die Validität und die Reliabilität:

- Die **Reliabilität** ist ein Maß für die Reproduzierbarkeit der Testergebnisse unter ähnlichen Bedingungen (► Abschn. 16.1.4).

- Die **Validität** ist die Fähigkeit, zwischen Erkrankten und Nicht-Erkrankten zu unterscheiden. Sie wird bestimmt durch die Sensitivität und die Spezifität:
  - **Sensitivität:** Dies ist die bedingte Wahrscheinlichkeit $P(T_+|K)$, dass der Test bei einer kranken Person richtig (also positiv) reagiert.
  - **Spezifität:** Darunter versteht man die bedingte Wahrscheinlichkeit $P(T_-|\bar{K})$, dass eine nichterkrankte Person ein richtiges (also negatives) Testergebnis erhält.

Im Idealfall – wenn alle Testergebnisse korrekt sind – nehmen beide Wahrscheinlichkeiten den Wert 1 an. In der Praxis muss man leider damit rechnen, dass sich hin und wieder ein falscher Befund ergibt. Wenn der Test die Krankheit eines Patienten übersieht, erhält man ein **falsch negatives Ergebnis**. Die Wahrscheinlichkeit dafür ergibt sich aus der Sensitivität. Da nämlich T_- und T_+ komplementäre Ereignisse sind, berechnet man mit Formel (6.3):

$$P(T_-|K) = 1 - P(T_+|K) \tag{16.1}$$

In analoger Weise lässt sich aus der Spezifität die Wahrscheinlichkeit für ein **falsch positives Ergebnis** ermitteln:

$$P(T_+|\bar{K}) = 1 - P(T_-|\bar{K}) \tag{16.2}$$

Um im Rahmen einer Diagnosestudie die Sensitivität und die Spezifität ermitteln zu können, müssen folgende Voraussetzungen gegeben sein:

- Ein sog. **Goldstandard** muss verfügbar sein, mit dem sich der wahre Krankheitsstatus der Studienteilnehmer zweifelsfrei feststellen lässt. In der Regel ist dies ein aufwendiges, teures oder kompliziertes Verfahren (z. B. eine Biopsie). Im medizinischen Alltag wird selten ein Goldstandard benutzt. Man ist vielmehr bemüht, Ersatzverfahren einzusetzen – wohl wissend, dass diese zwar weniger genau, dafür aber einfacher in der Anwendung und mitunter weniger riskant sind als der Goldstandard. Falls kein Goldstandard verfügbar ist, kann der wahre Krankheitsstatus eventuell durch ein Expertengremium festgestellt werden.

- Hinreichend viele kranke und nichtkranke Personen müssen sowohl mit dem zu evaluierenden Test als auch mit dem Goldstandard diagnostiziert werden.
- Der Arzt, der die Befunde des neu zu evaluierenden Verfahrens interpretiert, sollte verblindet sein. Das heißt: Er darf den wahren Krankheitsstatus und andere klinische Informationen der Testteilnehmer nicht kennen. Nur dann ist gewährleistet, dass er die Befunde unvoreingenommen und objektiv beurteilt.

Beide Kenngrößen – Sensitivität und Spezifität – sollten zusammen mit einem Konfidenzintervall angegeben werden, damit sich die Präzision der Schätzungen beurteilen lässt. Zusammenfassende Maße sind der **Youden-Index** (berechnet als „Sensitivität + Spezifität – 1") und der **Kappa-Koeffizient** (► Abschn. 16.1.4), der den Grad der Übereinstimmung des diagnostischen Tests mit dem Goldstandard quantifiziert. Beide Maße haben einen maximalen Wert von 1 (wenn sowohl Sensitivität als auch Spezifität 100 % betragen). Wenn der diagnostische Test nur so gut ist wie der Zufall, haben sowohl der Youden-Index als auch der Kappa-Koeffizient den Wert 0.

Manchmal werden auch **Likelihood-Quotienten** benutzt, um die Güte eines diagnostischen Tests zu beschreiben. Der positive Likelihood-Quotient ist die Wahrscheinlichkeit, dass eine kranke Person einen positiven Befund erhält, dividiert durch die Wahrscheinlichkeit, dass sich dieser Befund bei einer gesunden Person ergibt:

$$LH_+ = \frac{P(T_+|K)}{P(T_+|\bar{K})} = \frac{\text{Sensitivität}}{1 - \text{Spezifität}} \qquad (16.3)$$

Analog ist der negative Likelihood-Quotient definiert als:

$$LH_- = \frac{P(T_-|K)}{P(T_-|\bar{K})} = \frac{1 - \text{Sensitivität}}{\text{Spezifität}} \qquad (16.4)$$

Wenn ein Likelihood-Quotient einen Wert nahe bei 1 annimmt, ist der Test unbrauchbar. Als grobe Orientierung gilt: Bei einem leistungsfähigen Test sollten der positive Quotient größer als 3 und der negative kleiner als $\frac{1}{3}$ sein.

16.1.2 Vorhersagewerte

Für den behandelnden Arzt und die betroffenen Patienten sind nicht so sehr die Sensitivität und die Spezifität interessant als vielmehr die **Vorhersagewerte** (oder **prädiktiven Werte**) – das sind die Wahrscheinlichkeiten, dass das Testergebnis den richtigen Krankheitsstatus anzeigt. Unter dem **positiven Vorhersagewert** versteht man die bedingte Wahrscheinlichkeit $P(K|T_+)$; der **negative Vorhersagewert** ist die bedingte Wahrscheinlichkeit $P(\bar{K}|T_-)$. Mit dem Bayes-Theorem [Formel (6.13)] leitet man her:

$$P(K|T_+) = \frac{P(K) \cdot P(T_+|K)}{P(K) \cdot P(T_+|K) + P(\bar{K}) \cdot P(T_+|\bar{K})}$$
$$(16.5)$$

$$P(\bar{K}|T_-) = \frac{P(\bar{K}) \cdot P(T_-|\bar{K})}{P(\bar{K}) \cdot P(T_-|\bar{K}) + P(K) \cdot P(T_-|K)}$$
$$(16.6)$$

Während die Prävalenz $P(K)$ die Wahrscheinlichkeit bezeichnet, erkrankt zu sein, **bevor** das Testergebnis bekannt ist, ist der positive Vorhersagewert $P(K|T_+)$ die Wahrscheinlichkeit, erkrankt zu sein, **nachdem** das positive Ergebnis vorliegt. Deshalb nennt man die Prävalenz auch „A-priori-Wahrscheinlichkeit", während man den positiven Vorhersagewert als „A-posteriori-Wahrscheinlichkeit" bezeichnet.

An ▶ Beispiel 16.1 wird deutlich, dass die Vorhersagewerte stark von der Prävalenz abhängen. Ein positiver Befund kann sich auch bei gesunden Personen ergeben aufgrund von Einflüssen, die in keinem Zusammenhang mit der relevanten Krankheit stehen. Deshalb ist bei geringer Prävalenz (wenn weitaus mehr gesunde als kranke Personen getestet werden) oft nur ein kleiner Teil der positiven Befunde auf die zu diagnostizierende Krankheit zurückzuführen. Der negative Vorhersagewert nimmt dagegen in allen Populationen einen Wert nahe bei 1 an. Während also bei einem negativen Befund die Krankheit praktisch ausgeschlossen werden kann, ist ein positiver Befund weitaus schwieriger zu interpretieren.

Beispiel 16.1: Sensitivität, Spezifität und Vorhersagewerte

Wir greifen zurück auf den HIV-Test in ▶ Beispiel 6.9: Dieser Test habe eine Sensitivität von 99 % und eine Spezifität von 99,5 %. Der positive und der negative Likelihood-Quotient sind nach Formel (16.3) bzw. Formel (16.4):

$$LH_+ = 0{,}99/0{,}005 = 198; \quad LH_- = 0{,}01/0{,}995 = 0{,}01$$

Diese Zahlen besagen: Die Wahrscheinlichkeit, dass eine infizierte Person einen positiven (bzw. negativen) Befund erhält, ist 198-mal (bzw. 0,01-mal) so hoch wie die Wahrscheinlichkeit bei einer nichtinfizierten Person. In Abhängigkeit von der Prävalenz ergeben sich mit Formel (16.5) und (16.6) folgende Vorhersagewerte:

Population	Prävalenz	Vorhersagewert	
		Positiver	Negativer
Ohne Risiko	0,00001	0,00198	1,00000
(Rechenbeispiel)	0,0001	0,01942	1,00000
Homosexuelle Männer	0,001	0,16541	0,99999
Drogenabhängige	0,01	0,66667	0,99990
(Rechenbeispiel)	0,1	0,95652	0,99888

Die Anwendung eines diagnostischen Tests kann bei praktischen Anwendungen zu Problemen führen, wenn die Zugehörigkeit zu einer Risikogruppe und damit die Prävalenz nicht bekannt sind. Problematisch ist dies vor allem bei Screening-Untersuchungen, bei denen die Prävalenz in der Regel sehr niedrig ist. Bei besonderen Risikogruppen oder in Spezialkliniken sind dagegen die Prävalenz und damit auch die Aussagekraft des Tests höher. In jedem Fall ist ein positiver Befund lediglich als Hinweis zu werten, dass die Krankheit vorliegen könnte. Um eine sichere Diagnose zu stellen, bedarf es weiterer Untersuchungen.

Leider sind sich viele Anwender darüber nicht im Klaren und interpretieren ein positives Testergebnis intuitiv so, als seien Zweifel an der Erkrankung eines Patienten quasi ausgeschlossen. Sie folgern naiv, dass – wenn mit 99 %-iger Wahrscheinlichkeit aus der Bedingung „Krankheit vorhanden" die Aussage „Testergebnis positiv" folgt – auch der Umkehrschluss gilt: dass also aus einem positiven Ergebnis mit 99 %-iger Sicherheit auf die Krankheit geschlossen werden kann. Dabei unterliegen sie jedoch einer kognitiven Täuschung – sei es aufgrund von Selbstüberschätzung, Bequemlichkeit oder einfach nur wegen mangelnder Erfahrung im Umgang mit Wahrscheinlichkeiten. Um ein Testergebnis zu beurteilen, bedarf es jedoch weniger Intuition als vielmehr fachlicher Fähigkeiten und solider Statistikkenntnisse.

In einigen Publikationen taucht in Zusammenhang mit diagnostischen Tests der Begriff „accuracy" auf. Dies bezeichnet die Wahrscheinlichkeit, dass eine beliebige Person, die sich dem Test unterzieht, einen korrekten Befund erhält. Allerdings ist dieses Maß eher ungeeignet, da es von der Prävalenz abhängt und keine Information bezüglich der Vorhersagewerte beinhaltet.

16.1.3 Wahl eines Schwellenwerts

Viele Testergebnisse beruhen auf physikalischen Messungen im Labor. Bei solchen Größen handelt es sich in der Regel um stetige Merkmale – und nicht, wie bisher angenommen wurde, um Alternativmerkmale mit den Ausprägungen „positiv" und „negativ". Um eine binäre Testentscheidung zu ermöglichen, wird eine Trenngröße τ (griech. Buchstabe tau) festgelegt: Das ist ein **Schwellenwert**, der den pathologischen vom physiologischen Bereich bestmöglich trennt. Der Messwert einer Person, die sich dem Test unterzieht, wird mit diesem Schwellenwert verglichen. Falls das Vorliegen einer Krankheit mit hohen Messwerten einhergeht (wie in ▶ Beispiel 16.2), gilt Folgendes: Falls der Messwert größer ist als τ, spricht man von einem positiven, ansonsten von einem negativen Befund. (Das Umgekehrte gilt, falls eine Erkrankung mit geringen Messwerten einhergeht.)

Schwellenwerte lassen sich finden und vergleichen mittels einer ROC-Analyse, die auf einer Logistischen Regression basiert (▶ Abschn. 13.2.2).

Aus ▶ Beispiel 16.2 und ▣ Abb. 16.1 geht hervor: Je höher die Sensitivität, desto geringer ist die Spezifität. Dies ist leicht nachvollziehbar.

– Bei einem geringen Schwellenwert erhalten zahlreiche Personen einen positiven Testbefund. Dadurch werden einerseits viele Kranke (richtig) positiv und andererseits zahlreiche Gesunde (falsch) positiv klassifiziert. Dies ist gleichbedeutend mit einer hohen Sensitivität und einer hohen Wahrscheinlichkeit für falsch positive Ergebnisse, was wiederum mit einer niedrigen Spezifität einhergeht.

– Ein hoher Schwellenwert ergibt dagegen für die meisten gesunden und für relativ viele kranke Personen einen negativen Befund (hohe Spezifität, hohe Wahrscheinlichkeit für falsch negative Ergeb-

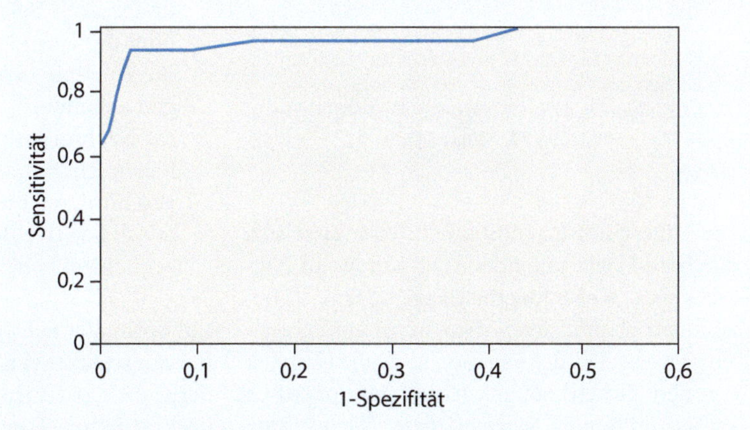

▣ **Abb. 16.1** ROC-Kurve für einen Test zur Diagnose eines Myokardinfarkts (▶ Beispiel 16.2). Eingezeichnet sind „1 minus Spezifität" auf der *x*-Achse und die Sensitivität auf der *y*-Achse für unterschiedliche Schwellenwerte

nisse und geringe Sensitivität). Schwellenwerte, die gut zwischen Kranken und Gesunden diskriminieren, findet man in der oberen linken Ecke der ROC-Kurve.

Beispiel 16.2: Schwellenwerte

Eignet sich der Kreatininkinase-Wert zur Diagnose eines akuten Myokardinfarkts? In einer Studie ergaben sich bei Infarktpatienten Werte zwischen 90 und 10.280, während Patienten mit anderen Herzbeschwerden Werte zwischen 25 und 370 aufwiesen. Sensitivität und Spezifität sind abhängig von unterschiedlichen Schwellenwerten:

τ	Sensitivität in %	Spezifität in %	Youden-Index
80	100	48	0,48
90	100	57	0,57
100	96	62	0,58
120	96	75	0,71
150	96	84	0,80
200	93	91	0,84
250	93	94	0,87
300	93	97	0,90
320	85	98	0,83
350	70	99	0,69
380	63	100	0,63
400	55	100	0,55

Wenn man Sensitivität und Spezifität als gleich wichtig erachtet, wäre $\tau = 300$ der optimale Schwellenwert. Die Fläche unter der ROC-Kurve (AUC) beträgt 0,94 (◘ Abb. 16.1).

Die Güte eines diagnostischen Tests lässt sich durch die Fläche unter der ROC-Kurve (im Englischen als „**area under the curve**" oder AUC bezeichnet) quantifizieren. Nur wenn ein Schwellenwert existiert, der fein säuberlich die Kranken von den Nichterkrankten trennt (was praktisch kaum vorkommt), erreicht diese Fläche ihren maximalen Wert 1. Eine AUC von 0,5 besagt dagegen, dass der diagnostische Test nicht besser ist als zufällige Zuweisungen „krank" oder „gesund".

Die Frage nach dem **optimalen Schwellenwert** lässt sich nicht allgemein beantworten. Dieser ist abhängig von den Konsequenzen, die sich aus falschen Testbefunden ergeben. Ein falsch negativer Befund kann fatale Folgen für den Patienten haben: Dieser wähnt sich zunächst gesund und wird möglicherweise zu spät oder gar nicht therapiert. Falsch positive Befunde belasten die betreffenden Personen und führen zu weiterer Untersuchungen, die unnötig, teuer und mitunter gefährlich sind.

Auf eine **hohe Sensitivität** legt man Wert, wenn

- es sich um eine Krankheit mit schwerwiegenden (oder gar lebensbedrohlichen) Folgen für den Patienten handelt,
- eine erfolgversprechende Therapie verfügbar ist,
- sich falsch positive Befunde mit vertretbarem Aufwand sowie ohne allzu große Belastungen für die betreffende Person klären lassen und
- falsch negative Befunde gefährliche Konsequenzen nach sich ziehen.

Eine **hohe Spezifität** ist anzustreben, wenn
- keine Therapie mit Aussicht auf Besserung bekannt ist,
- die Therapie zu unverhältnismäßig hohen finanziellen Belastungen für den Patienten oder das Gesundheitswesen führt,
- die Therapie mit schweren Nebenwirkungen behaftet ist,
- die Nachfolgeuntersuchungen mit erheblichen Risiken oder psychischen Belastungen für den Patienten verbunden sind und
- falsch positive Befunde gravierende Konsequenzen haben.

Ein optimaler Schwellenwert beruht also nicht nur auf wahrscheinlichkeitstheoretischen, sondern auch auf medizinischen, ökonomischen und ethischen Überlegungen. Ein Arzt muss bei der Interpretation eines Testbefundes in jedem Fall berücksichtigen, dass dieses unter Umständen auch von einem mehr oder weniger willkürlich festgelegten Schwellenwert abhängt.

16.1.4 Reliabilität eines diagnostischen Tests

Neben der Validität spielt die **Reproduzierbarkeit** (oder **Reliabilität**) bei der Bewertung eines diagnostischen Tests eine wichtige Rolle – also die Frage: Inwieweit ist der Test zuverlässig und wiederholbar?

Viele Testbefunde sind durch subjektive Einschätzungen des jeweiligen Untersuchers geprägt oder hängen von anderen Rahmenbedingungen ab. Beispiele hierfür stellen klinische Schweregrad-Scores wie etwa der PASI (Psoriasis Area and Severity Index) dar. Es ist keineswegs selbstverständlich, dass wiederholte Beurteilungen desselben Zustands durch unterschiedliche Beobachter jeweils zum selben Ergebnis führen. Es ist auch nicht garantiert, dass derselbe Beobachter, der einen Patienten zu verschiedenen Zeitpunkten untersucht, jedes Mal den gleichen Befund erhält.

Der **κ-Koeffizient nach Cohen** (κ: Griech. Buchstabe kappa) findet Verwendung, um – wie in ▶ Beispiel 16.3 – den Grad der Übereinstimmung zwischen zwei Beobachtern (die **interindividuelle Variabilität**) zu messen. Diese Zahl quantifiziert, inwieweit die Befunde vom Untersucher abhängen und stellt damit ein Maß für die Objektivität einer Methode dar. Der κ-Koeffizient eignet sich außerdem, um den Grad der Übereinstimmung der Beurteilungen desselben Beobachters zu zwei verschiedenen Zeitpunkten (die **intraindividuelle Variabilität**) zu messen. Er ist definiert als:

$$\kappa = \frac{p_o - p_e}{1 - p_e} \tag{16.7}$$

Dabei sind p_o und p_e die Anteile der übereinstimmenden Urteile, die man beobachtet hat bzw. die man rein zufällig erwarten würde (o und e stehen für „observed" bzw. „expected"). Der κ-Koeffizient quantifiziert demnach den Anteil von Übereinstimmungen, der über das hinausgeht, was man unter dem Zufall erwarten würde. Stimmen zwei Beobachter in allen Urteilen überein, ist $\kappa = 1$. Falls die Anzahl der Übereinstimmungen der Zufallserwartung entspricht, ist $\kappa = 0$. Theoretisch kann κ auch negative Werte annehmen. (Dieser Fall ist aber praktisch bedeutungslos.) $\kappa > 0,60$ zeigt eine gute, $\kappa > 0,80$ eine exzellente Übereinstimmung jenseits des Zufalls an.

Beispiel 16.3: Kappa-Koeffizient
Zwei Radiologen bewerten unabhängig voneinander 100 Röntgenbilder. Folgende Beurteilungen ergeben sich (in Klammer die Häufigkeiten, die rein zufällig zu erwarten sind):

	Beobachter A			erwartete Häufigkeiten
Beobachter B	normal	pathologisch	Σ	$e_{11} = e_{21} = 50 \cdot 60/100$
normal	40 (30)	10 (20)	50	$e_{12} = e_{22} = 50 \cdot 40/100$
pathologisch	20 (30)	30 (20)	50	
Σ	60	40	100	

Daraus ergibt sich:
$p_o = (40 + 30)/100 = 0,70$ und $p_e = (30 + 20)/100 = 0,50$. Die Untersucher haben also in 70 % der Fälle übereinstimmend geurteilt; der Anteil der rein zufällig zu erwartenden Übereinstimmungen beträgt 50 %. Nach Formel (16.7) resultiert $\kappa = (0,70 - 0,50)/(1 - 0,50) = 0,40$. Der Grad der Übereinstimmung ist also recht schwach.

Es gibt außerdem einen erweiterten κ-Koeffizienten, der sich eignet, um mehr als zwei Beobachter zu vergleichen. Weiterhin ist ein gewichteter κ-Koeffizient entwickelt worden, mit dem sich Abweichungen je nach ihrem Schweregrad unterschiedlich gewichten lassen.

16.1.5 Anwendung eines diagnostischen Tests in der Praxis

Sensitivität und Spezifität beschreiben die Güte eines diagnostischen Verfahrens aus der Sicht des Forschers, der den Test entwickelt. Mitunter erweist sich ein diagnostisches Verfahren in der Praxis als ungeeignet – trotz hoher Werte für Sensitivität und Spezifität. Dies kann vielfältige Gründe haben:
- Interpretation des Testbefundes
- Patientenspektrum
- Informationsbias

■ Interpretation des Testbefundes

Es ist bekannt, dass ein Testbefund nicht immer den korrekten Krankheitsstatus anzeigt. Die Vorhersagewerte informieren darüber, inwieweit man sich auf einen Befund verlassen kann (▶ Abschn. 16.1.2). Bei niedriger Prävalenz kann der positive Vorhersagewert – trotz hoher Werte für Sensitivität und Spezifität – extrem gering sein (▶ Beispiel 16.1). Ohne die Kenntnis, ob der Patient einer Risikogruppe angehört und wie hoch deren Prävalenz ist, ist ein Testbefund kaum zu interpretieren.

■ Patientenspektrum

Sensitivität und Spezifität sind theoretisch unabhängig von der Prävalenz. Andererseits bleibt festzuhalten, dass die Beurteilung der Testbefunde teilweise subjektiven Einflüssen der behandelnden Ärzte unterliegt und dass die Patienten, bei denen ein diagnostisches Verfahren in der Praxis oder im klinischen Alltag eingesetzt wird, andere Charakteristika aufweisen als Personen, die an einer Studie teilnehmen. Dies gilt nicht nur für die erkrankten Patienten, sondern auch für nichterkrankte Probanden. Davon werden wiederum Sensitivität, Spezifität und damit auch die Vorhersagewerte beeinflusst.

■ Informationsbias

Wenn ein Arzt aufgrund einer klinischen Untersuchung den Eindruck gewinnt, dass der Patient erkrankt ist, wird er versuchen, diesen Verdacht anhand des Testbefundes zu bestätigen. Umgekehrt wird er, wenn er glaubt, die Krankheit liege nicht vor, den Testbefund eventuell weniger aufmerksam begutachten. Deshalb sollten die Beurteiler bei einer diagnostischen Studie verblindet sein.

Wie diese Überlegungen zeigen, reicht ein einzelnes Testergebnis normalerweise nicht aus, um sich auf eine Diagnose festzulegen. Um den Diagnoseprozess effizienter zu gestalten, werden in der Praxis häufig mehrere Tests durchgeführt (**multiples Testen**). Dabei sind grundsätzlich zwei Vorgehensweisen denkbar:
- Parallele Tests
- Sequenzielle (oder serielle) Tests

■ Parallele Tests

Im klinischen Bereich oder bei Notfallpatienten werden oft mehrere Tests gleichzeitig (genauer: innerhalb einer kurzen Zeitspanne) angewandt. Ein Patient gilt als testpositiv, sobald ein einziger Test einen positiven Befund ergibt. Dies führt zu einer hohen Sensitivität. Die Wahrscheinlichkeit, eine Krankheit zu übersehen, ist bei diesem Prozedere gering. Allerdings ergeben sich dabei auch einige falsch positive Befunde.

■ Sequenzielle (oder serielle) Tests

Diese Strategie wird verwendet, wenn eine schnelle Diagnosestellung nicht erforderlich ist. Man beginnt mit einem einfachen, leicht anwendbaren Test. Nur bei einem positiven Befund führt man einen aufwendigeren zweiten Test durch. Ist das zweite Ergebnis negativ, gilt der Patient als testnegativ. Ansonsten wird eventuell ein zusätzlicher Test herangezogen. Dieses Prozedere ist zeitintensiver als das parallele Testen; andererseits beansprucht es weniger Laborkapazität. Es führt zu größerer Spezifität und geringerer Sensitivität.

Schließlich sollte sich ein Arzt bei seiner Entscheidungsfindung nicht ausschließlich auf die Ergebnisse diagnostischer Tests verlassen, sondern auch seine individuelle Erfahrung, sein persönliches Urteilsvermögen sowie seine fachspezifischen Kenntnisse und nicht zuletzt (entsprechend dem Vorschlag des berühmten Philosophen Immanuel Kant) seinen eigenen Verstand mit einfließen lassen.

16.2 Präventionsstudien

16.2.1 Formen der Prävention

Im allgemeinen Sprachgebrauch versteht man unter Prävention eine Maßnahme, die einer unerwünschten Entwicklung zuvorkommen soll. In diesem Sinne ist nahezu jede Tätigkeit eines Arztes als Prävention aufzufassen. Im engeren Sinne fasst man unter diesem Begriff ärztliche oder gesundheitspolitische Maßnahmen zusammen, die der Verhütung oder Früherkennung von Krankheiten dienen. Man unterscheidet drei Ebenen der Prävention:

- **Primäre Prävention:** Mit diesen Maßnahmen sollen das Auftreten einer Krankheit durch das Ausschalten der Ursachen verhindert werden und die Inzidenz gesenkt werden. Sinnvollerweise sollten diese Maßnahmen vor Beginn des pathologischen Prozesses stattfinden. Die Zielgruppe sind gesunde Individuen. Diese können selbst (etwa durch eine gesunde Lebensweise oder körperliche Aktivität zur Stärkung des Immunsystems) dazu beitragen, die Inzidenz zu senken. Ein Arzt betreibt primäre Prävention, wenn er Patienten vor dem Eintreten einer Krankheit über bestimmte Risiken informiert oder wenn er jemanden impft. Ein Beispiel stellt die Impfung eines jungen Mädchens gegen HPV 16 oder HPV 18 dar mit dem Ziel, das Auftreten von Gebärmutterhalskrebs zu verhindern. Auch kommunale Einrichtungen leisten primäre Prävention, etwa wenn sie für sauberes Trinkwasser oder hygienisch einwandfreie Lebensmittel sorgen. Aufklärungskampagnen, die Menschen zum verantwortungsbewussten Umgang mit Genussmitteln sensibilisieren sollen, fallen ebenfalls unter diese Kategorie.

- **Sekundäre Prävention:** Diese Form der Prävention hat zum Ziel, eine Entwicklungsstörung oder eine Krankheit im Frühstadium (während der Latenzzeit) zu erkennen, sodass rechtzeitig interveniert werden kann, um die Progression zu verhindern und die Inzidenz schwerer Fälle zu reduzieren. Dazu führt man Screening-Untersuchungen durch, meist in Arztpraxen oder anderen medizinischen Institutionen. Anders als bei der primären Prävention wird jeder Teilnehmer gezielt auf das Vorhandensein einer Krankheit oder einer Störung untersucht. Beispiele sind Krebsfrüherkennungsuntersuchungen wie etwa die Mammografie oder der PAP-Abstrich, mit dem Vorstufen des Gebärmutterhalskrebses erkannt werden sollen. Auch Früherkennungsuntersuchungen bei Kindern sind eine Form der sekundären Prävention.

- **Tertiäre Prävention:** Dieser Begriff bezieht sich auf manifest gewordene Krankheiten. Er umfasst Maßnahmen, mit denen deren Folgeerscheinungen begrenzt werden sollen. (Dazu zählen Rehabilitation oder Unterstützung durch Selbsthilfegruppen.) Wichtig ist dies vor allem bei letalen Krankheiten wie Krebs oder AIDS. Der Tod kann durch diese Form der Prävention in aller Regel zwar nicht verhindert werden; durch eine adäquate medizinische Betreuung lässt sich jedoch die Lebensqualität verbessern und eventuell der Todeszeitpunkt hinauszögern.

Im Allgemeinen wird die Notwendigkeit präventiver Maßnahmen kaum infrage gestellt. Dies betrifft insbesondere die Formen der primären Prävention. Diese haben im Laufe der vergangenen Jahrzehnte dazu geführt, dass viele Krankheiten nunmehr ausgerottet sind oder zumindest rückläufige Fallzahlen aufweisen. Ebenso wenig wird über tertiäre Präventionsmaßnahmen diskutiert. Niemand bestreitet, dass die bestmögliche Unterstützung manifest erkrankter Menschen ethisch geboten erscheint. Andererseits wird in den letzten Jahren über die Notwendigkeit von einigen Präventionsmaßnahmen (insbesondere Impfungen und Screenings) teilweise heftig diskutiert. Deshalb erscheint es sinnvoll, deren Nutzen anhand von geeigneten Maßzahlen zu evaluieren.

16.2.2 Nutzen einer Impfmaßnahme

Der Nutzen einer Schutzimpfung lässt sich durch folgende Zahlen quantifizieren:

- **Basisreproduktionszahl:** Sie gibt an, wie viele Menschen eine erkrankte Person durchschnittlich ansteckt, wenn **kein** Mitglied der Population gegen die betreffende Krankheit immun ist.
- **Nettoreproduktionszahl:** Diese Zahl informiert, wie viele Menschen eine erkrankte Person durchschnittlich ansteckt, nachdem ein (bekannter) Teil der Population PI immun ist. Sie berechnet sich aus der Basisreproduktionszahl R_0 als:

$$R = (1 - PI) \cdot R_0 \qquad \textbf{(16.8)}$$

Wenn die Nettoreproduktionszahl R kleiner als 1 ist, wird sich die Krankheit nicht weiter ausbreiten und mit der Zeit gänzlich ausgerottet werden. Mit Formel (16.8) lässt sich berechnen, wie hoch der Mindestanteil der Immunisierten sein muss, damit dieses Ziel erreicht wird. Wenn man $R = 1$ setzt, ergibt sich für diesen Anteil PI_{min}:

$$PI_{min} = (R_0 - 1) / R_0 \qquad \textbf{(16.9)}$$

Der Anteil PI_{min} stellt die kritische Immunisierungsschwelle oder die **Schwelle zur Herdenimmunität** dar. Wird dieser Anteil überschritten, wird die betreffende Krankheit in der Population aussterben. Der Erfolg einer Impfkampagne lässt sich also im Vorfeld abschätzen (falls die Basisreproduktionszahl bekannt ist).

Um den dauerhaften Nutzen einer Impfung und die damit verbundenen Risiken zu beurteilen, sind Langzeitstudien erforderlich.

16.2.3 Nutzen eines Screenings

Auch bei sekundären Präventionsmaßnahmen, insbesondere bei Screening-Untersuchungen, wird weithin die Meinung vertreten, dass sie in keinem Fall schaden. Die zugrunde liegende Idee erscheint einleuchtend: Krankheiten sollen bereits in der präklinischen Phase entdeckt werden, ehe die betroffene Person die ersten klinischen Symptome bemerkt. Zu diesem Zeitpunkt sollte eine therapeutische Intervention verhindern, dass die Krankheit sich weiter ausbreitet und in ein Stadium gelangt, in dem eine Heilung nicht mehr möglich ist.

Dies klingt so überzeugend, dass eine genaue Überprüfung der Effizienz eines Screenings überflüssig erscheint. Andererseits haben Screening-Untersuchungen offensichtliche Nachteile: Man denke nur an falsch positive oder falsch negative Befunde und deren Konsequenzen, an die mit manchen Untersuchungen verbundenen Risiken, Unannehmlichkeiten oder an die Kosten. Aus diesen Gründen sind Studien geboten, mit denen sich die Validität und die Effizienz eines Screenings objektiv beurteilen lassen.

Die **Validität** eines Screenings wird (ebenso wie bei einem diagnostischen Test) durch Sensitivität und Spezifität beschrieben (▶ Abschn. 16.1.1). In der Praxis sind jedoch die Vorhersagewerte interessanter: Sie geben an, inwieweit man sich auf einen Testbefund verlassen kann (▶ Abschn. 16.1.2). Dabei ist zu bedenken, dass die Prävalenz der untersuchten Population in der Regel sehr gering ist. Daher ist der positive Vorhersagewert sehr klein, was wiederum problematisch bei der Interpretation eines Befundes ist.

Die **Effizienz** lässt sich beschreiben, indem man die Risiko-Effektmaße aus ▶ Abschn. 15.4.2 berechnet. Der Verzicht auf Screenings wird dabei als Risiko aufgefasst. Während bei Risikostudien „Exponierte" und „Nicht-Exponierte" verglichen werden, werden bei Screenings die beiden Gruppen „ohne Screening" bzw. „mit Screening" gegenüber gestellt. Anstelle der *NNT* (Number Needed to Treat) wird die *NNS* (Number Needed to Screen) berechnet. Wie ▶ Beispiel 16.5 verdeutlicht, ist der Nutzen eines Screenings geringer als vielfach angenommen.

Beispiel 16.5: Screening

Die Bedeutung der Maßzahlen in ▶ Abschn. 15.4.2 in Zusammenhang mit Screening-Methoden sei an folgendem Beispiel verdeutlicht.

Zugrunde liegen die Ergebnisse von 10 randomisierten Studien, die durchgeführt wurden, um zu ermitteln, ob die regelmäßige Teilnahme am Mammografie-Screening das Risiko verringert, an Brustkrebs zu sterben (Kerlikowske K: Efficacy of screening mammography among women aged 40 to 49 years and 50 to 59 years: Comparison of relative and absolute benefit. J Nat Cancer Inst Monogr. 1997;22:79–86). Insgesamt hatten 500.000 Frauen in Europa und Nordamerika teilgenommen. Das Risiko, innerhalb des Beobachtungszeitraums von 10 Jahren an Brustkrebs zu versterben, betrug 3,6/1000 (ohne Screening) bzw. 2,9/1000 (mit Screening). Daraus ergibt sich: $ARR = 0,0007$, $NNS = 1429$, $RR = 1,24$ und $RRR = 0,19$. Welches dieser Maße eignet sich zur Darstellung des Nutzens?

Wie die *ARR* verdeutlicht, vermag Screening das Risiko nur minimal zu senken. Dies liegt freilich auch daran, dass das Ausgangsrisiko von 3,6/1000 sehr niedrig ist. Noch prägnanter kommt dies in der *NNS* zum Ausdruck: Wenn sich 1429 Frauen regelmäßig screenen lassen, wird durchschnittlich eine profitieren und vom Tod durch Brustkrebs bewahrt bleiben. Das *RR* zeigt, dass dieses Risiko für Frauen ohne Screening etwa 1,24-mal so hoch ist wie für Frauen in der Screening-Gruppe – allerdings kommt nicht zum Ausdruck, dass diese Risiken generell sehr gering sind. Gänzlich irreführend ist die *RRR*: Sie suggeriert, dass 19 % aller Frauen vom Screenen profitieren – in Wirklichkeit beziehen sich die 19 % nur auf die Frauen, die ohne Screening an Brustkrebs sterben würden.

16.2.4 Bias

Bei Studien zu Präventionsmaßnahmen gibt es eine Reihe spezifischer, systematischer Fehler (Bias):

- **Freiwilligenbias:** Dies ist eine besondere Form des Selektionsbias. Er kann auftreten, wenn man Personen, die sich freiwillig einer Impfung oder Früherkennungsmaßnahme unterziehen, mit einer Gruppe von Personen vergleicht, die dies nicht tun. Die Individuen beider Gruppen unterscheiden sich möglicherweise – sei es bezüglich ihres Lebensstils oder des familiären Risikos oder aus anderen Gründen. Verzerrte Ergebnisse wären dabei vorprogrammiert. Um diesen Bias zu vermeiden, sollte der Nutzen einer präventiven Maßnahme idealerweise im Rahmen einer randomisierten Studie evaluiert werden. Bei diesem Design entscheidet allein der Zufall, ob ein Teilnehmer an einem Früherkennungsprogramm teilnimmt oder nicht. Leider ist die Durchführung randomisierter Studien aus verschiedenen Gründen problematisch: Diese müssten sehr viele Teilnehmer umfassen und etliche Jahre dauern, um verlässliche Ergebnisse zu erhalten. Nicht jeder Proband wird gern den Zufall entscheiden lassen, ob er regelmäßig gescreent werden soll. Eine Alternative stellt eventuell eine quasirandomisierte Studie dar, bei der der Wohnort entscheidet, ob die Probanden gescreent werden oder nicht.
- **Lead-Time-Bias:** Bei Patienten, die sich einem Screening-Test unterziehen, werden die Tumoren früher entdeckt als bei anderen Patienten. Die Diagnose wird also

vorverlegt. Bei nicht heilbaren Tumoren wird sich die Überlebenszeit aufgrund des Screenings nicht verlängern, wohl aber die Zeit zwischen Diagnose und Tod. Dies darf aber in keinem Fall als Verlängerung der Lebenszeit interpretiert werden. In Wirklichkeit geht durch das Screening ein Teil unbeschwerter Lebenszeit verloren.

— **Length-Time-Bias:** Durch Screening-Untersuchungen werden vor allem langsam wachsende, wenig aggressive Tumoren mit langer präklinischer Phase und guten Chancen auf Heilung aufgespürt. Aggressive Tumoren mit schlechter Prognose werden dagegen häufig von den Patienten selbst bemerkt. Dies könnte zu der falschen Schlussfolgerung verleiten, die besseren Heilungschancen bei den langsam wachsenden Tumoren seien allein dem Screening zu verdanken.

— **Bias durch Überdiagnose:** Dieser ist eine extreme Form des Length-Time-Bias. Er entsteht dadurch, dass Erkrankungen bekannt werden, die ohne Screening niemals diagnostiziert worden wären. Dieser Fall kann eintreten, wenn Karzinome entdeckt werden, die zu Lebzeiten des Patienten gar nicht symptomatisch werden würden (weil der Patient vorher an einer anderen Ursache stirbt), oder wenn Tumoren erfasst werden, die sich ohne Screening zurückbilden würden.

Zusammenfassend bleibt festzuhalten: Der Nutzen eines Screenings ist abhängig von der Prävalenz, der Art der Erkrankung sowie den verfügbaren gesundheitsökonomischen Ressourcen. Darüber hinaus spielen Kriterien wie Sicherheit, Kosten, einfache Anwendung und Akzeptanz eine wichtige Rolle.

Kapitelzusammenfassung

■■ **Gütekriterien eines diagnostischen Tests**

— Sensitivität: Wahrscheinlichkeit für positiven Befund bei Erkrankung
— Spezifität: Wahrscheinlichkeit für negativen Befund bei Nichterkrankung

■■ **Vorhersagewerte**

— Positiver Vorhersagewert: Wahrscheinlichkeit, dass bei einem positiven Befund die Krankheit vorliegt
— Negativer Vorhersagewert: Wahrscheinlichkeit, dass bei einem negativen Befund die Krankheit *nicht* vorliegt
— Accuracy: Der Anteil korrekter Befunde bezogen auf die Gesamtpopulation
— Die Vorhersagewerte und die Accuracy sind abhängig von der Prävalenz!

■■ **Formen der Prävention**

— Primäre Prävention (um das Entstehen einer Krankheit zu verhindern und die Inzidenz zu senken). Zielgruppe: Nicht erkrankte Personen
— Sekundäre Prävention (um eine Krankheit frühzeitig zu erkennen und die Progredienz einzudämmen). Zielgruppe: Personen ohne klinische Symptomatik
— Tertiäre Prävention (um Folgeerscheinungen bei manifesten Krankheiten zu begrenzen) Zielgruppe: manifest erkrankte Patienten

■■ **Bias bei Screenings**

— Freiwilligenbias
— Lead Time Bias (bezüglich Überlebenszeit)
— Length Time Bias (bezüglich Heilungschancen)
— Bias durch Überdiagnose

Übungsfragen/-aufgaben

1. **Gütekriterien und Vorhersagewerte**
   Die Mammografie werde bei 10.000 Frauen angewandt, bei denen ein begründeter Verdacht auf ein Mammakarzinom besteht. Die Prävalenz betrage 20 %. Wir nehmen eine Sensitivität von 90 % und eine Spezifität von 95 % an.
   a. Erstellen Sie eine Vierfeldertafel und berechnen Sie die Häufigkeiten für richtig positive, richtig negative, falsch positive und falsch negative Befunde.

b. Berechnen Sie die positive und die negative Likelihood Ratio.
c. Berechnen Sie den positiven und den negativen Vorhersagewert (Prävalenz 20 %).
d. Betrachten Sie nun eine Population von Frauen, die gescreent werden. Die Prävalenz betrage 0,005. Erstellen Sie eine Vierfeldertafel und berechnen Sie die Vorhersagewerte.
e. Welche Umstände können bewirken, dass sich falsch positive oder falsch negative Befunde ergeben?

2. **Kappa-Koeffizient**
   200 Patienten werden unter 2 Konditionen A und B untersucht. Es ergeben sich folgende Befunde:

	B: Negative Befunde	B: Positive Befunde
A: Negative Befunde	90	20
A: Positive Befunde	10	80

a. Berechnen Sie die Prüfgröße des McNemar-Tests. Ist das Ergebnis signifikant?
b. Wie hoch ist der (tatsächliche) Anteil übereinstimmender Befunde?
c. Welche Häufigkeiten würde man rein zufällig erwarten? Wie hoch ist der Anteil der unter dem Zufall zu erwartenden Übereinstimmungen?

d. Berechnen Sie den Kappa-Koeffizienten. Vergleichen Sie ihn auch mit dem Ergebnis des McNemar-Tests. Wie lassen sich diese Ergebnisse interpretieren?

3. **Multiples (diagnostisches) Testen**
   Zum Nachweis eines Mammakarzinoms kann die Mammografie oder die Palpation verwendet werden. Die Sensitivität bei der Mammagrafie liegt bei 90 %, die Spezifität beträgt 95 %. Für die Palpation betragen diese Gütekriterien 60 % (Sensitivität) und 80 % (Spezifität). Die Befunde der beiden Methoden seien unabhängig voneinander.
   a. Welche Werte nehmen die Sensitivität und die Spezifität beim parallelen Testen an?
   b. Wir betrachten nun ein sequenzielles Testverfahren, bei dem mit der Palpation begonnen wird. Berechnen Sie die Sensitivität und die Spezifität für dieses Verfahren und den Anteil der Frauen, bei denen zwei Untersuchungen durchgeführt werden.
   c. Berechnen Sie diese Werte für ein sequenzielles Verfahren, bei dem mit der Mammografie begonnen wird.
   d. Berechnen Sie für die einzelnen Tests und die multiplen Testverfahren den Youden-Index.
   e. Welche Vorgehensweise würden Sie für praktische Untersuchungen empfehlen?

Lösungen ▶ **Kap. 20**

Studien zu Therapie und Prognose

© Springer-Verlag GmbH Deutschland, ein Teil von Springer Nature 2019
C. Weiß, *Basiswissen Medizinische Statistik*, Springer-Lehrbuch,
https://doi.org/10.1007/978-3-662-56588-9_17

Dieses Kapitel befasst sich mit den Charakteristika von Studien, die Therapien evaluieren und Prognosen beschreiben. Hierbei stehen Begriffe wie Randomisierung, Vergleichsgruppen, Studienprotokolle, Kaplan-Meier-Methode und Cochrane Collaboration im Mittelpunkt.

» Vorhersage ist schwierig, vor allem über die Zukunft.
(Niels Bohr, Physiker und Nobelpreisträger, 1885–1962)

17.1 Therapiestudien

17.1.1 Einleitende Bemerkungen

Wird bei einem Patienten eine Krankheit diagnostiziert, stellt sich fast immer die Frage nach einer wirksamen und sicheren Therapie. Dies ist eine Maßnahme, die den Gesundheitszustand des Patienten verbessern soll: Ein Medikament, ein chirurgischer Eingriff, eine Diät oder eine Psychotherapie. Bei der Verordnung einer Therapie stützt sich der Arzt zumeist auf die Ergebnisse von Studien, in denen deren Nutzen nachgewiesen wurde.

Manche Therapien wurden entwickelt aufgrund theoretischer Überlegungen zu den Krankheitsmechanismen (z. B. Hormomanaloga), andere Therapien basieren auf scharfsinnigen Beobachtungen eines Arztes (z. B. Penicillin) oder langjährigen Erfahrungen in der Anwendung (z. B. Naturheilmittel). Trotz einer immensen Vielfältigkeit an Arzneimitteln und Medizinprodukten besteht auch heute noch Bedarf an der Entwicklung neuer Therapien: Etwa für Krankheiten, die bisher noch nicht zufriedenstellend therapierbar sind (AIDS, viele Autoimmunerkrankungen, metabolisches Syndrom etc.), oder auch, um bei verfügbaren Therapieformen die Compliance (Art, wie die Patienten ärztliche Anweisungen befolgen) zu verbessern oder Nebenwirkungen zu mildern. In jedem Fall müssen Wirksamkeit, Sicherheit und Verträglichkeit einer formalen Prüfung unterzogen und mittels einer klinischen Studie untersucht werden. Man unterscheidet nach dem Untersuchungsgegenstand:

- **Arzneimittelstudien:** Hier stehen Arzneimittel im Fokus. Die Entwicklung eines Medikaments umfasst normalerweise vier klinische Phasen (► Abschn. 17.1.2). Ziel dieser Studien ist, klinische und pharmakologische Wirkungen nachzuweisen und Nebenwirkungen zu untersuchen.
- **Medizinproduktestudien:** Zu Medizinprodukten zählen Instrumente, Messapparate und Stoffe, die zu medizinischen Zwecken an Menschen eingesetzt werden. Als Beispiele seien Herzschrittmacher, Beatmungsgeräte, chirurgische Instrumente oder In-vitro-Diagnostika erwähnt.
- **Freie Studien:** Dies betrifft OP-Verfahren und Psychotherapien.

Wird eine Therapie an Menschen getestet, kann dies mit Risiken verbunden sein – insbesondere dann, wenn nicht genügend Erfahrungen vorliegen. Andererseits ist es nicht weniger problematisch, unter dem Deckmantel der Ethik Patienten Therapeutika zukommen zu lassen, deren Wirksamkeit und Sicherheit nicht untersucht worden sind.

Die Voraussetzungen zur Durchführung einer Therapiestudie sind daher sehr streng und in mehreren Gesetzesvorlagen verankert, unter anderem im Arzneimittelgesetz (AMG) und im Medizinproduktegesetz (MPG). In die neusten Fassungen des AMG sind die Leitlinien zur Durchführung von Therapiestudien nach der „Good Clinical Practice" (GCP) aufgenommen worden. Dies gewährleistet, dass bei der Durchführung von Arzneimittelstudien diese international anerkannten Qualitätsanforderungen zur Anwendung kommen.

Ferner muss jede Therapiestudie vorab von einer Ethikkommission begutachtet werden. Diese Kommission beurteilt die Relevanz des Forschungsvorhabens und wägt ab, ob der zu erwartende Nutzen und die mit der Therapie verbundenen Risiken in einer akzeptablen Relation stehen. Studien, die eine Zulassung eines Arzneimittels beinhalten, müssen zudem der zuständigen Landesbehörde (Regierungspräsidium) und dem Bundesinstitut für Arzneimittel und Medizinprodukte (BfArM) oder dem Paul-Ehrlich-Institut (Bundesinstitut für Impfstoffe und biomedizinische Arzneimittel) gemeldet werden.

Das Wohl der Patienten und Probanden hat in jedem Fall oberste Priorität. Der verantwortliche Arzt oder Studienleiter ist verpflichtet, jeden potenziellen Teilnehmer über das Ziel der Studie, mögliche Risiken und den zu erwartenden Aufwand aufzuklären und vor Studienbeginn dessen Einwilligung einzuholen. Niemand darf gegen seinen Willen gezwungen werden, an einer solchen Studie teilzunehmen, und niemand darf benachteiligt werden, wenn er die Teilnahme verweigert. Jeder Patient hat auch das Recht, nach Studienbeginn seine Einwilligung ohne Angabe von Gründen zurückzuziehen.

17.1.2 Phasen einer Arzneimittelstudie

Bei der Entwicklung eines Arzneimittels sind mehrere Phasen zu durchlaufen:

- **Präklinische Phase:** Im Tierversuch werden Hinweise auf den Wirkmechanismus ermittelt und Informationen bezüglich Akut- und Langzeittoxikologie erhoben.
- **Phase I:** Gesunde Probanden werden mit dem neuen Arzneimittel behandelt, um Fragen zur Pharmakokinetik (Einfluss des Organismus auf den Arzneistoff) und Pharmakodynamik (Wirkung des Arzneimittels im Organismus), zu Verträglichkeit und zu Nebenwirkungen zu klären.
- **Phase II:** Nun wird das Arzneimittel erstmals an Patienten eingesetzt. Dabei wird das Therapiekonzept überprüft; außerdem werden Informationen zu Therapiedosis und Nebenwirkungen gewonnen. Als Zielparameter wird manchmal ein Surrogatmerkmal erfasst. Diese Phase kann mehrere Hundert Patienten umfassen. Meist wird nur das

interessierende Arzneimittel verabreicht; hin und wieder wird jedoch mit einer Vergleichsgruppe (z. B. Placebo) gearbeitet. Bezüglich Dauer und Teilnehmerzahl ist diese Phase II überschaubar; deshalb können keine definitiven Wirkungsnachweise erbracht werden.

- **Phase III:** Darin vergleicht man eine Patientengruppe, die die neue Therapie erhält, mit einer Kontrollgruppe. Die zu vergleichenden Gruppen werden auch als Studienarme bezeichnet. Die Phase III kann mehrere Jahre dauern und mehrere Tausend Patienten umfassen. Die Ziele bestehen darin, ein Sicherheitsprofil zu erstellen, eine Nutzen-Risiko-Beziehung sowie eine Dosis-Wirkungs-Beziehung zu ermitteln.
- **Phase IV:** Erst wenn die Phasen I bis III erfolgreich abgeschlossen sind, kann die Zulassung des Arzneimittels beantragt werden. Phase IV beginnt mit dieser Zulassung und dauert an, solange die Therapie auf dem Markt verfügbar ist. Außerdem dient diese Phase der Dokumentation und Analyse seltener Nebenwirkungen (damit befasst sich die Pharmakoepidemiologie) und der Abgrenzung der Indikation. Diese Studien sind sinnvoll, weil viele Informationen zum Zeitpunkt der Zulassung noch gar nicht vorliegen. Da die Phase III bezüglich Dauer und Anzahl der involvierten Patienten begrenzt ist, können der Nutzen der Therapie unter Alltagsbedingungen, Langzeitfolgen und selten auftretende Nebenwirkungen erst in Phase IV erfasst werden.

Jede Phase I bis III ist im strengen Sinne experimentell, da der Studienleiter nicht nur beobachtet, sondern interveniert, indem er eine Therapie verabreicht (die der Proband nicht erhalten würde, wenn er an der Studie nicht teilnehmen würde). Studien der Phase IV können dagegen auch als reine Anwendungsbeobachtungen durchgeführt werden.

17.1.3 Randomisierung

Klinisch kontrollierte Arzneimittelstudien der Phase III sind quasi auf Patientenpopulationen beruhende Experimente, deren Ziel darin besteht, die Wirksamkeit oder Sicherheit eines Arzneimittels durch einen direkten Vergleich (z. B. mit der bisherigen Standardtherapie oder einem Placebo) nachzuweisen. Auch bei anderen Therapieformen führt man gern Vergleichsstudien durch, um die Wirksamkeit nachzuweisen. Diese Studien sind analytisch, longitudinal und prospektiv.

Sinnvollerweise bildet man die zu vergleichenden Gruppen nach einem Zufallsverfahren. Dann entscheidet in jedem Einzelfall ausschließlich der Zufall, welcher Behandlungsgruppe der Patient zugewiesen wird. Dieses Verfahren bezeichnet man als **Randomisierung**. Damit soll erreicht werden, dass die Gruppen **strukturgleich** sind – und zwar nicht nur bezüglich bekannter, sondern auch bezüglich unbekannter Einflussfaktoren. Hierin liegt ein wesentlicher Unterschied zu einer Kohortenstudie, bei der die Zuordnung zu einer Subgruppe von bestimmten Eigenschaften des individuellen Teilnehmers abhängig ist (z. B. ob er Raucher oder Nichtraucher ist) und nicht von einem Zufallsverfahren bei Studienbeginn.

Mittels einer geeigneten Software lässt sich eine Randomisierungsliste mit gleich großen Therapiegruppen erstellen. Dies gewährleistet, dass die Zuteilung wirklich zufällig und verdeckt erfolgt. Eine Zuteilung nach Geburtsdatum oder nach der Reihenfolge des Erscheinens im Studienzentrum ist nicht zufällig, da hier eine bestimmte Systematik vorliegt. Theoretisch wäre die Zuteilung aufgrund eines Münzwurfs möglich. Dieses Verfahren ist jedoch anfällig für Manipulationen, die Ergebnisse sind nicht nachvollziehbar; deshalb wird es nicht empfohlen. Eine verdeckte Zuteilung ist sinnvoll, damit der Prüfarzt, der darüber befindet, ob ein Patient für die Studienteilnahme geeignet ist, unvoreingenommen entscheiden kann.

Die Randomisierung bietet den Vorteil, dass ein Selektionsbias vermieden wird. Dieser könnte entstehen, wenn der behandelnde Arzt Patienten bewusst oder unbewusst (etwa aufgrund der Prognose oder dem Wunsch des Studienteilnehmers entsprechend) einer bestimmten Therapiegruppe zuordnet. Darüber hinaus gewährleistet die Randomisierung eine hohe interne Validität: Bei strukturgleichen Gruppen zu Beginn der Studie ist klar, dass Unterschiede zwischen den Gruppen, die am Ende der Studie erkennbar sind, durch die unterschiedlichen Therapien bedingt sind. Eine Verzerrung der Ergebnisse durch Confounder ist weitgehend ausgeschlossen. Folgendes ist zu jedoch bedenken:

- Einfache Randomisierung führt nicht automatisch zu gleich großen Gruppen, insbesondere bei kleinen Fallzahlen.
- Es ist keineswegs garantiert, dass die zu vergleichenden Gruppen bezüglich *aller* Einflussfaktoren strukturgleich sind.

Es gibt spezielle Designs, um dem entgegenwirken:

- Blockbildung
- Stratifizierung
- Minimisation

■ Blockbildung

Dabei werden die Patienten in kleine Blöcke einer fixen Größe eingeteilt – und zwar so, dass innerhalb jedes Blocks gleich viele Patienten auf die einzelnen Therapiegruppen verteilt sind. Sind etwa die beiden Therapien A und B zu vergleichen, kann man mit 6er-Blöcken arbeiten, in denen jeweils drei Patienten einer der beiden Therapien zugeordnet werden. Jeder Block wird vorab zufällig ausgewählt (z. B. *BAABBA*). Durch die Blockbildung erreicht man, dass die beiden Therapiegruppen nach jedem Block und am Ende der Studie den gleichen Umfang haben. Außerdem werden Zwischenauswertungen erleichtert.

■ Stratifizierung

Bei der **stratifizierten Randomisierung** teilt man die Patienten zunächst in homogene Schichten (auch Strata genannt) ein. Eine Schicht (Stratum) besteht aus Patienten, die sich bezüglich wichtiger Einflussfaktoren gleichen oder zumindest ähneln. Bei klinischen Studien ist es oft angebracht, Schichten nach spezieller

Diagnose, Alter oder Geschlecht zu bilden (und zwar dann, wenn bekannt ist, dass diese Faktoren den Therapieerfolg entscheidend beeinflussen). Dann wird innerhalb jeder Schicht blockweise randomisiert. Dadurch erreicht man, dass die Therapiegruppen weitgehend homogen sind bezüglich der Merkmale, nach denen stratifiziert wurde. Es ist sinnvoll, die Datenanalyse für jede Schicht separat durchzuführen und danach zu vergleichen. Dieses Verfahren wird häufig bei multizentrischen Studien angewandt, wobei die Strata mit den einzelnen Zentren identisch sind.

▪ Minimisation

Diese Methode eignet sich für kleine Studien. Die Zuweisung erfolgt nur beim ersten Patienten rein zufallsbedingt. Jeder nachfolgende Patient wird dann so zugeordnet, dass die Gruppen bestmöglich hinsichtlich vorab festgelegter Merkmale ausbalanciert werden. Um dem Zufall weiterhin eine Chance zu geben, verwendet man hin und wieder die **gewichtete Randomisierung**: Dabei ordnet man jeden Patienten mit einer vorab festgelegten Wahrscheinlichkeit (die größer ist als 0,5) der Gruppe mit der größeren Imbalance zu.

Randomisierte Studien sind für wissenschaftliche Fragestellungen sehr wichtig. Nur dieser Studientypus ist geeignet, um die Frage nach kausalen Zusammenhängen zuverlässig zu beantworten, und ist insofern beobachtenden Studien überlegen. Englische Bezeichnungen sind „randomized clinical trial" oder auch „randomized controlled trial" mit der Abkürzung RCT.

17.1.4 Verblindung

Ein Arzt, der eine bestimmte Therapie favorisiert, hat eine Erwartungshaltung und könnte deshalb (bewusst oder unbewusst) die Zielgrößen manipulieren, wenn er die Therapieform im Einzelfall kennt. Auch ein Patient ist in seiner Wertung möglicherweise beeinflusst, wenn er weiß, womit er therapiert wird. Diese Gefahr ist insbesondere dann gegeben, wenn die zu erfassenden Zielgrößen teilweise subjektiv geprägt sind (z. B. Therapieerfolg oder Lebensqualität).

Um derartige Fehlerquellen zu vermeiden, sollte – wann immer dies möglich ist – die Studie verblindet werden. Idealerweise kennen weder Patient noch behandelnder Arzt die im Einzelfall verwendete Therapie. Ein solches Design heißt **doppelblind**. Diese Vorgehensweise gewährt eine objektive und unvoreingenommene Beurteilung und trägt damit zur **Beobachtungsgleichheit** und **Behandlungsgleichheit** bei. Dies bedeutet: Alle Patienten werden in gleicher Weise beobachtet und behandelt (abgesehen von den unterschiedlichen Therapieformen). Des Weiteren besteht kein Anlass für den behandelnden Arzt, Patienten in Abhängigkeit ihrer Therapiegruppe mit unterschiedlicher Aufmerksamkeit zu beobachten (dies wäre ein Detektionsbias).

Gelegentlich wird eine Studie sogar **dreifachblind** durchgeführt. Dann hat die mit der Datenanalyse befasste Person keine Kenntnis bezüglich der speziellen Therapieformen. Diese Person muss freilich wissen, welcher Gruppe (A bzw. B) die einzelnen Teilnehmer angehören; sie weiß jedoch nicht, welche speziellen Therapieformen sich hinter A und B verbergen. Dadurch soll vermieden werden, dass die Wahl der statistischen Methoden, die Interpretation der Ergebnisse, der Umgang mit fehlenden Daten, unklaren Befunden oder die Behandlung von Drop Outs durch die Kenntnis der Therapieformen beeinflusst werden.

Leider sind manche Studien schwer oder gar nicht doppelblind durchführbar – z. B. wenn ein chirurgischer Eingriff mit einer konservativen Therapie verglichen wird. Studien, bei denen nur der Arzt die Therapieform kennt, nicht aber der Patient, heißen **einfachblind**.

Einfachblind kann auch bedeuten, dass der Patient über die Behandlungsform informiert ist, aber nicht der Arzt. Dieser Fall mag eintreten, wenn man verschiedene Diäten vergleicht. Eine Studie, bei der sowohl behandelnder Arzt als auch die Patienten wissen, welche Therapieform angewandt wird, heißt **offen**.

Der Studienleiter sollte sich bemühen, eine Therapiestudie doppelblind zu planen, wann immer dies realisierbar erscheint – auch wenn eine solche Studie organisatorisch wesentlich schwieriger durchzuführen ist als eine offene Studie. Die **Double-Dummy-Technik** ermöglicht ein doppelblindes Design auch dann, wenn zwei Medikamente in unterschiedlicher Applikation (z. B. oral und subkutan) verabreicht werden: Dann wird in jeder Gruppe eines der beiden Medikamente als Placebo verabreicht. Allerdings muss angemerkt werden, dass ein solches Studiendesign aufwendig, teuer und logistisch herausfordernd ist.

Bei einer doppelblinden Studie muss sichergestellt sein, dass sich der behandelnde Arzt im Notfall umgehend über die spezielle Therapie eines Patienten informieren kann. Dafür wird ein versiegelter Notfallumschlag mit dem Namen des Patienten und Informationen über dessen Therapie bereit gelegt.

Einschränkend ist hinzuzufügen, dass eine vollständige Verblindung bis zum Ende der Studie nicht immer realisierbar ist. Häufig treten im Laufe einer Studie Therapieeffekte oder Nebenwirkungen auf (oder nicht auf), die bei Arzt oder Patienten einen Verdacht aufkommen lassen. Dennoch sind eine Verblindung und eine objektive Auswertung der erhobenen Daten anzustreben. Notfalls sollte ein verblindeter Beobachter herangezogen werden, um den Therapieerfolg am Ende der Studie unvoreingenommen zu beurteilen. Dieses Design nennt man **beobachterblind**.

17.1.5 Vergleichsgruppen

Hat sich nach einer therapeutischen Maßnahme der Zustand eines Patienten verbessert, ist dies nicht unbedingt allein auf den Einfluss der Therapie zurückzuführen. Auch unspezifische Effekte könnten dafür maßgebend sein: Etwa der natürliche Krankheitsverlauf oder der **Hawthorne-Effekt**. Dieser Effekt entsteht dadurch, dass manche Patienten automatisch ihr Verhalten ändern, weil sie an einer Studie teilnehmen. Nicht zuletzt kann der **Placeboeffekt** wesentlich zur Verbesserung des Befindens beitragen. Der Nutzen einer Therapie lässt sich daher nur im direkten Vergleich ermessen. Die Qualität einer Studie wird nicht zuletzt durch die Vergleichsgruppe bestimmt. Theoretisch sind denkbar:

- **Standardtherapie:** Falls eine Standardtherapie bereits etabliert ist, sind andere Vergleichsgruppen wissenschaftlich und ethisch nicht vertretbar.
- **Placebo:** Ein Placebo ist ein Scheinmedikament, das keinen Wirkstoff enthält und sich im Aussehen, Geschmack und Geruch von der wirksamen Substanz nicht unterscheidet. Gleichwohl kann ein Placebo den Gesundheitszustand eines Patienten positiv beeinflussen. Placebos können sogar Nebenwirkungen hervorrufen (dann spricht man von einem Nocebo-Effekt). Man sollte ein Placebo als Vergleich nur dann verwenden, wenn keine Standardtherapie zur Verfügung steht und keine ethischen Bedenken gegeben sind.
- **Historische Kontrollgruppe:** Auf eine solche in der Vergangenheit behandelte Gruppe greift man zurück, wenn keine Standardtherapie existiert und ein Placebovergleich ethisch nicht zu rechtfertigen ist. Diese Vorgehensweise ist angebracht bei Krankheiten, die ohne Behandlung unweigerlich zum Tod oder zu einer dramatischen Verschlechterung des Zustands der betroffenen Patienten führen. Sie ist jedoch problematisch, vor allem dann, wenn sich auch andere Faktoren im Laufe der Zeit ändern (z. B. durch verfeinerte Diagnostik oder verbesserte Begleittherapien). Beobachtungsgleichheit ist dann nicht mehr gegeben. Historische Kontrollen tendieren dazu, den Wirkungseffekt der neuen Therapie zu überschätzen.

17.1.6 Studienprotokoll

Wegen der hohen Qualitätsansprüche und der strengen Voraussetzungen sollte man ein ausführliches Studienprotokoll mit folgendem Inhalt anfertigen:

- **Name und Ziel der Studie**.
- **Studiendesign:** z. B. Angaben zu Randomisierung, Verblindung, beteiligten Kliniken oder Institutionen.
- **Zeitplan:** Beginn, Rekrutierungs- und Untersuchungszeitraum sowie geplantes Ende der Studie.
- **Behandlung:** Die zu evaluierende Therapie und die Vergleichsbehandlung müssen vollständig beschrieben werden. Dazu zählen auch die Dauer und Dosierung der Anwendungen.
- **Einschlusskriterien:** Sie legen fest, welche Patienten von der Therapie voraussichtlich profitieren.
- **Ausschlusskriterien:** Sie beziehen sich auf Patienten, die zwar alle Einschlusskriterien erfüllen, aber dennoch von der Studie ausgeschlossen werden müssen (etwa weil ein erhöhtes Risiko besteht oder eine weitere Krankheit vorliegt).
- **Abbruchkriterien:** Sie geben an, unter welchen Bedingungen einzelne Patienten von der laufenden Studie ausgeschlossen werden oder die Studie vorzeitig beendet wird. Dieser Fall könnte beispielsweise eintreten, wenn unerwartete, gravierende Nebenwirkungen auftreten.
- **Angaben zur Biometrie:** Sie beinhalten die primären und sekundären Zielgrößen, die zu überprüfenden Hypothesen, Angaben zu den Stichproben, die statistischen Analysemethoden sowie die benötigte Anzahl von Patienten oder Probanden.
- **Mögliche Mängel der Studie:** Falls nicht alle Qualitätskriterien optimal erfüllt sind (z. B. Doppelblindheit), muss man dies dokumentieren und begründen.
- **Besondere Angaben:** Etwa Kostenträger oder Auftraggeber.

- **Angaben zur ethischen und rechtlichen Basis:** Dazu zählen die Stellungnahme der Ethikkommission sowie die Beschreibung, in welcher Weise man die Patienten oder Probanden über die Studie informiert hat und welche Versicherungen abgeschlossen werden. Die Einwilligung der Studienteilnehmer ist unbedingt zu dokumentieren.

Die Festlegung der Ein- und Ausschlusskriterien soll die interindividuelle Variabilität der Patienten verringern. Anhand dieser Kriterien lässt sich beurteilen, auf welchen Personenkreis die Ergebnisse der Studie übertragbar sind (→ **externe Validität**, ▶ Abschn. 18.2.2).

17.1.7 Statistische Analysemethoden

Die Voraussetzungen für die statistische Analyse sind optimal, wenn strukturgleiche Gruppen vorliegen, die sich lediglich bezüglich der Therapie unterscheiden. Geeignete Analysemethoden sind abhängig von der Zielgröße:

- **Quantitative Zielgröße** (z. B. Blutsenkung in mmHg): Zum Vergleich zweier Therapiegruppen eignet sich ein t-Test für unverbundene Stichproben (▶ Abschn. 10.1.3) oder der U-Test von Mann und Whitney (▶ Abschn. 10.2.3). Sind mehr als zwei Gruppen zu vergleichen, eignen sich stattdessen eine einfaktorielle Varianzanalyse oder der Kruskal-Wallis-Test (▶ Abschn. 12.1). Mit einem multiplen Verfahren (allgemeines lineares Modell) lassen sich mehrere Einflussgrößen simultan analysieren (▶ Abschn. 13.1). Dadurch kann die Zielgröße besser erklärt werden, und eventuell vorhandene Ungleichheiten der Gruppen (die trotz Randomisierung eintreten können) lassen sich ausgleichen.
- **Binäre Zielgröße** (z. B. Erfolg eingetreten: Ja/nein): In diesem Fall lassen sich für jede Subgruppe die Risiken (oder Ereignisraten) ermitteln, dass die jeweilige Therapie nicht erfolgreich ist oder dass ein uner-

wünschtes Ereignis eintritt. Die Differenz dieser Risiken ergibt die absolute Risikoreduktion; daraus berechnet man die *NNT* [▶ Formel (15.2)]. Diese Zahl zeigt, wie viele Patienten mit der neuen Therapie zu behandeln sind, damit durchschnittlich ein Patient profitiert. Für den Vergleich mehrerer Therapiegruppen bieten sich ein Chi²-Test oder der exakte Test nach Fisher an (▶ Abschn. 11.1.1 und 11.2.2). Als multiples Modell steht die logistische Regression zur Verfügung (▶ Abschn. 13.2).

— **Zeitdauer als Zielgröße** (z. B. Zeit zwischen Therapiebeginn und Tod): Bei onkologischen Studien wird häufig die Zeitdauer bis zum Eintreten eines bestimmten Ereignisses (z. B. Progression oder Tod) ermittelt. Geeignete Techniken zur Evaluation dieser Zielgrößen werden in ▶ Abschn. 17.2.3 vorgestellt.

Beispiel 17.1: Number Needed to Treat (NNT)

In einer (hypothetischen) randomisierten Studie werden 1000 Patienten mit bakterieller Lungenentzündung auf zwei Therapiegruppen verteilt: Jeweils 500 Patienten werden mit einem neuen Antibiotikum (Arm A) bzw. mit der herkömmlichen Standardtherapie (Arm B) behandelt. In Arm A versterben 200 Patienten (40 %), in Arm B 225 Patienten (45 %). Demnach beträgt die absolute Risikoreduktion 5 %, was mit einer *NNT* = 20 einhergeht. Es lässt sich leicht nachrechnen: Wenn 20 Patienten mit dem neuen Antibiotikum behandelt werden, sind 8 Todesfälle zu erwarten; wenn 20 Patienten die Standardtherapie erhalten, ist mit 9 Todesfällen zu rechnen.

Meist wird sich bei der Berechnung der *NNT* keine ganze Zahl ergeben. In diesem Fall rundet man auf die nächsthöhere ganze Zahl auf und präsentiert diese Zahl als *NNT*.

Hintergrundinformation

Beim Vergleich zweier Therapien geht es nicht immer darum, einen signifikanten Unterschied nachzuweisen. Ist beispielsweise bekannt, dass eine neue Therapie weniger Nebenwirkungen hat, einfacher zu applizieren oder preiswerter ist als eine Vergleichstherapie oder dass eine bessere Compliance zu erwarten ist, muss nicht zusätzlich gefordert werden, dass sie in ihrer Wirksamkeit überlegen ist. Bei derlei Fragestellungen würde der Nachweis genügen, dass die neue Therapie mindestens ebenso gut wirkt wie die Standardtherapie (**Nichtunterlegenheit**).

Der Nachweis der Nichtunterlegenheit basiert auf der Konstruktion eines Konfidenzintervalls für die Wirkungsdifferenz der beiden Therapien (▶ Abschn. 9.3.1). Man muss sich vorab überlegen, ab welcher Größe ein Unterschied als klinisch bedeutsam angesehen wird.

Es ist nicht unbedingt trivial, eine adäquate Zielgröße festzulegen. Generell ist bei deren Wahl abzuwägen zwischen dem, was praktisch realisierbar ist, und dem, was klinisch relevant erscheint. Aus statistischer Sicht eignen sich Merkmale, die präzise messbar und innerhalb eines absehbaren Zeitrahmens erfassbar sind (z. B. Laborwerte). Für den Patienten relevant sind jedoch oft andere Merkmale wie etwa Lebensqualität oder Überlebenszeit.

Bei klinischen Studien werden häufig **Surrogatmerkmale** anstelle von klinischen Endzuständen untersucht, um Studien schneller abschließen und publizieren zu können. Diese werden hin und wieder auch dann verwendet, wenn die Analyse der primären klinischen Zielgröße den Erwartungen nicht gerecht wird. Der kritische Leser einer Publikation sollte sich deshalb fragen, ob die Verwendung eines Surrogatmerkmals gerechtfertigt ist und ob die Schlussfolgerungen statthaft sind.

17.1.8 Protokollverletzungen

Die Randomisierung erfolgt, um strukturgleiche Gruppen zu erhalten. Idealerweise bleiben die Patienten bis zum Ende der Studie in der ihnen anfangs zugewiesenen Gruppe, werden wie vorgesehen therapiert und stehen bis zur letzten Untersuchung zur Verfügung.

Die Realität sieht jedoch häufig anders aus. Es ist keineswegs sichergestellt, dass sich die Studie mit den anfangs erstellten, strukturgleichen Gruppen protokollgemäß zu Ende führen lässt. So kann es passieren, dass Patienten vorzeitig ausscheiden (**Drop Outs**). Vielfältige Gründe sind denkbar: Der Patient kann die Studie auf eigenen Wunsch abbrechen (wegen damit verbundener Unannehmlichkeiten), oder der Arzt kann ihn ausschließen (wenn sich beispielsweise nach Studienbeginn herausstellt, dass die Ein- oder Ausschlusskriterien nicht erfüllt sind). Drop Outs sind nicht allzu problematisch, wenn deren Anzahl gering ist und der Grund dafür in keinem Zusammenhang mit dem interessierenden Endereignis steht.

Ein weit größeres Problem ergibt sich, wenn Patienten ausscheiden oder die Therapiegruppe wechseln aus Gründen, die mit der anfangs zugeteilten Therapie assoziiert sind: wegen vermeintlicher Wirkungslosigkeit oder unangenehmer Nebenwirkungen. Mehrere Analysemethoden wurden entwickelt, um derlei Protokollverletzungen zu handhaben:

- **Intention to Treat (ITT):** Bei diesem Verfahren werden alle Patienten in die Analyse einbezogen, und zwar in der Gruppe, zu der sie anfangs randomisiert worden sind. Dies setzt allerdings voraus, dass die Studienabbrecher wenigstens zur Enduntersuchung erscheinen oder dass die Zielgröße in Erfahrung gebracht werden kann (z. B. der Todeszeitpunkt eines Patienten).
- **As Treated (AT):** Dieser Ansatz wertet die Patienten danach aus, welche Therapie sie – eventuell nach einem Wechsel – zuletzt erhalten haben. Studienabbrecher werden dabei *nicht* berücksichtigt.
- **Per Protocol (PP):** Dieses Prinzip verlangt, alle nicht protokollgemäß behandelten Patienten (also Abbrecher und Wechsler) von der Analyse auszuschließen.

Der Vorteil der ITT-Analyse besteht darin, dass die Strukturgleichheit der Gruppen bis zum Ende der Studie gewahrt bleibt. Nachteilig ist jedoch, dass Unterschiede zwischen den Therapien verwässert werden. Allerdings ist zu bedenken, dass sich unter Alltagsbedingungen normalerweise nicht alle Patienten an die Therapieempfehlungen halten, was die durchschnittliche Wirksamkeit abschwächt. Insofern beschreibt die ITT-Analyse einen Effekt, der in der Praxis zu erwarten ist. (Im Englischen bezeichnet man dies als „effectiveness of treatment".)

Mit den AT- und PP-Analysen treten Unterschiede zwischen den Gruppen deutlicher in Erscheinung. Diese Strategien beschreiben eher die biologische Wirksamkeit („clinical ef-

ficacy"). Allerdings ist bei diesen Ansätzen die durch die Randomisierung erzielte Strukturgleichheit am Ende der Studie nicht mehr gegeben. Es kann daher keineswegs geschlussfolgert werden, dass ein nachgewiesener Unterschied **allein durch die Therapie** bedingt ist. Werden jedoch Nebenwirkungen untersucht, sind AT-Studien generell besser geeignet als ITT-Studien. Das PP-Prinzip eignet sich bei Äquivalenzstudien und Studien zur Nichtunterlegenheit (▶ Abschn. 9.3).

Man sollte versuchen, Protokollverletzungen durch sorgfältige Studienplanung weitestgehend zu vermeiden. Darüber hinaus empfiehlt es sich, während der Studie einen intensiven Kontakt zu den Patienten zu pflegen, um eine gute **Compliance** zu erzielen.

> **Prasixtipp**
>
> In den seltensten Fällen ist es möglich, eine Studie perfekt zu planen und wie vorgesehen bis zum Ende durchzuführen. Dann mag es angemessen sein, das Studiendesign den veränderten Gegebenheiten anzupassen. Man spricht dann von einem **adapativem Design**. Häufige Modifikationen betreffen das Anpassen der Fallzahl, das vorzeitige Schließen eines Therapiearms, die Änderung der Dosis oder der zu evaluierenden Endpunkte. Der Zeitpunkt einer eventuell durchzuführenden Adaption sollte vorab festgelegt werden.

17.1.9 Spezielle randomisierte Studien

Bei randomisierten Studien wird meist (wie oben beschrieben) jeder Patient einer bestimmten Therapiegruppe zugewiesen (Parallelgruppen-Design). In Sonderfällen ist es möglich, dass jeder Patient mit zwei unterschiedlichen Therapien behandelt wird. Diese können zeitlich versetzt (Cross-Over-Design) oder gleichzeitig (Blockdesign) erfolgen. Bei diesen Designs stellt jeder Patient seine eigene Kontrolle dar.

- **Cross-Over-Design:** Anwendungsmöglichkeiten sind gegeben bei chronischen Krankheiten wie z. B. rheumatischen Erkrankungen oder bei chronischen Hauterkrankungen wie etwa Neurodermitis, wo lediglich eine Symptommilderung zu erwarten ist. Bei progredienten Erkrankungen und Krankheiten, bei denen eine der beiden Therapien zur Heilung oder zur nachhaltigen Besserung des Gesamtzustands führt, ist dieses Design jedoch ungeeignet. Die Reihenfolge, in der die Therapien angewandt werden, sollte durch Randomisierung festgelegt werden. Zwischen den Behandlungsperioden sollte eine therapiefreie Übergangsphase liegen, um Überhangeffekte zu vermeiden.
- **Randomisiertes Blockdesign:** Dieses Design bietet sich bei paarigen Organen oder bei Organen, die sich in Areale einteilen lassen (z. B. Rücken), an. Die Zuteilung der Therapieformen erfolgt durch Randomisierung. Dabei ist zu beachten, dass möglicherweise Wechselwirkungen zwischen den beiden Therapieformen stattfinden.

Diese Studiendesigns erfordern statistische Auswertungsmethoden für verbundene Stichproben. Zur Analyse einer quantitativen Zielgröße bieten sich der t-Test (▶ Abschn. 10.1.2) oder der Wilcoxon-Test für verbundene Stichproben (▶ Abschn. 10.2.2) an. Als multiples Verfahren kann eine Varianzanalyse für verbundene Messwerte (▶ Abschn. 12.3) verwendet werden. Bei einem Alternativmerkmal eignet sich der McNemar-Test (▶ Abschn. 11.1.5).

- **N=1-Studie:** Dies stellt eine randomisierte Studie an einem einzelnen Patienten dar, der in zufälliger Reihenfolge in aufeinanderfolgenden Zeitperioden jeweils eine der zu vergleichenden Therapien erhält (idealerweise doppelblind, eventuell mit therapiefreien Übergangsphasen). Nach jedem Therapieintervall wird der Erfolg bewertet, so dass am Ende die beiden Behandlungen verglichen werden können. Dieses Design ist freilich nur bei chronischen Erkrankungen anwendbar, die einen stabilen Verlauf

aufweisen und bei denen der Behandlungseffekt unmittelbar eintritt (z. B. Migräne). Vertretbar ist dieser Ansatz, wenn zu einer Fragestellung keine Studien oder mehrere Studien mit widersprüchlichen Ergebnissen vorliegen oder wenn Patienten sehr unterschiedliche Reaktionen zeigen (so dass im Einzelfall nicht vorhergesagt werden kann, welche Therapieoption die bessere ist). Die Erkenntnis aus einer N=1-Studie ist zwar auf einen einzelnen Patienten beschränkt, der Ansatz ist aber systematischer als das Verfahren von „Versuch und Irrtum".

17.1.10 Nichtrandomisierte Studien

Randomisierte Studien sind generell sehr aufwendig und unterliegen strengen Vorschriften. Sie sind zwar wegen der Strukturgleichheit der Gruppen intern valide; wegen der strengen Ein- und Ausschlusskriterien mangelt es ihnen aber häufig an externer Validität. Das heißt, es ist mitunter problematisch, die Ergebnisse auf andere Patientengruppen zu übertragen.

Ferner ist zu bedenken, dass die Randomisierung nicht immer praktikabel ist. Manche Patienten verweigern sie, weil sie wünschen, dass ihr Arzt über die Therapie entscheidet oder weil sie eine bestimmte Therapieform favorisieren. Bei Notfallpatienten ist eine (immer mit Aufklärung und Einwilligung des Patienten verbundene) Randomisierung kaum möglich. Auch zur Evaluation von selten auftretenden Nebenwirkungen sind randomisierte Studien ungeeignet. Aus diesen Gründen ist es sinnvoll, Alternativen zu diskutieren.

- **Nichtrandomisierte Studien:** Bei diesem Design entscheidet in der Regel der behandelnde Arzt, welche Therapie angewandt wird. Dieses Design ist zwar im strengen Sinne experimentell (da die Therapie vorgegeben wird); der Nachteil besteht darin, dass keine Strukturgleichheit gewährleistet werden kann. Mit einem multiplen statistischen Verfahren lassen sich jedoch Unterschiede zwischen den Vergleichsgruppen ausbalancieren. (Dies gilt allerdings nur für bekannte Einflussfaktoren.)

- **Nichtinterventionelle Studien:** Ist eine Therapie längere Zeit auf dem Markt, erscheint es sinnvoll, deren langfristigen Nutzen zu überprüfen. Ein für den Patienten erkennbarer Nutzen ist beispielsweise dann vorhanden, wenn die Anwendung der Therapie die Lebenszeit verlängert. Zu dessen Überprüfung werden selten randomisierte Studien, sondern eher **Anwendungsbeobachtungen** (Phase IV bei Arzneimittelstudien) durchgeführt. Dabei werden Patienten, die mit der relevanten Therapie behandelt werden, mit einer anderen Gruppe (z. B. mit Patienten, die gar nicht oder anders therapiert werden) bezüglich der Wirkung oder bezüglich Nebenwirkungen verglichen. Dieses Vorgehen birgt allerdings die Gefahr eines Selektionsbias in sich. Bei diesem nicht-experimentellen Studiendesign werden die Patienten routinemäßig behandelt; es werden nur zugelassene Medikamente oder handelsübliche Medizinprodukte verwendet.

> **Praxistipp**
>
> Um die ungünstigen Auswirkungen einer neuen Behandlungsmethode zu quantifizieren, wird die Number Needed to Harm (*NNH*) angegeben. Sie zeigt auf, bei wie vielen Behandlungsfällen (mit der neuen Therapie) durchschnittlich eine zusätzliche Nebenwirkung auftritt. Analog zur *NNT* wird sie berechnet als der Kehrwert der Risikodifferenz zweier Therapien. Je geringer die *NNT* und je höher die *NNH*, desto effizienter ist die neue Therapie.

- **Studien ohne direkte Vergleichsgruppe:** Das denkbar einfachste Design, um die Wirkung einer Therapie zu überprüfen, besteht in einem einfachen Vorher-Nachher-Vergleich. Vereinzelt wird in Fallbeschreibungen (Kasuistiken) über eine zumeist erfolgreiche therapeutische Intervention berichtet, die bei einzelnen Patienten durchgeführt wurde. Allerdings ist die Aussagekraft solcher Studien gering: Wegen der fehlenden Vergleichsgruppe lässt sich schwer beurteilen, worauf eine Verbesserung des Zustands zurückgeht. Ersatzweise kann man eine historische Kontrollgruppe oder eine Vergleichsgruppe aus der Literatur heranziehen. Diese Designs sind jedoch wegen der mangelhaften Beobachtungsgleichheit problematisch und sollten nur in begründeten Ausnahmefällen verwendet werden (etwa wenn sich ein direkter Vergleich aus ethischen Gründen verbietet).

- **Retrospektive Studien:** Liegen die Daten für zwei Therapiegruppen bereits vor, ist auch ein retrospektiv durchgeführter Vergleich denkbar. Zu diesem Typus zählen auch Registerstudien. Allerdings ist anhand der Dokumentationen in der Regel nicht erkennbar, welche Beweggründe in die Therapieentscheidung des behandelnden Arztes eingeflossen sind. Deshalb sind die Ergebnisse dieser Studien mit Vorsicht zu bewerten.

17.2 Prognosestudien

17.2.1 Einleitende Bemerkungen

Viele akute Krankheiten haben, vor allem wenn sie gut therapierbar sind, einen zeitlich begrenzten Verlauf. Chronische Krankheiten können hingegen das Leben eines Patienten nachhaltig beeinflussen (insbesondere, wenn sie mit einer hohen Mortalität oder einer starken Beeinträchtigung der Lebensqualität einhergehen). In diesen Fällen ist es für den Patienten wichtig, Informationen bezüglich seiner Prognose zu erhalten. Der Begriff **klinischer Verlauf** bezeichnet die Prognose, wenn eine adäquate Behandlung erfolgt. Dagegen versteht man unter dem **natürlichen Verlauf** die Prognose ohne medizinische Intervention.

Prognosestudien werden in Angriff genommen, um einerseits eine Prognose über eine geeignete Maßzahl quantifizieren zu können und andererseits, um **Prognosefaktoren** zu finden, die den Verlauf einer Krankheit beeinflussen. Bei Kenntnis wichtiger Prognosefaktoren ist es eventuell möglich, Vorhersagen im Einzelfall zu treffen. Üblicherweise führt man derlei Studien als **Kohortenstudien** durch. Dabei wird eine Gruppe von Personen, die an einer bestimmten Krankheit leiden, prospektiv beobachtet, und zwar solange, bis ein definiertes **Endereignis** eintritt. Dies kann der Tod des Patienten sein; es kann sich jedoch auch um ein anderes, für den Patienten wichtiges Ereignis handeln (z. B. Auftreten eines Rezidivs oder Eintreten einer Remission). Hin und wieder werden auch kombinierte Endpunkte untersucht (z. B. Auftreten eines Rezidivs oder Tod). Der Startzeitpunkt, ab dem ein Patient beobachtet wird, muss ebenfalls klar definiert sein (etwa der Zeitpunkt der Diagnose oder des Behandlungsbeginns).

Häufig wird die Prognose mittels einer Rate ausgedrückt, wie etwa der **5-Jahres-Überlebensrate**, der Letalität, der Mortalität, der Remissions- oder der Rezidivrate. Eine andere Form der Darstellung ist die **mediane Überlebenszeit**. Diese gibt die Zeitspanne an, die die Hälfte der Kohorte überlebt. Sie hat den Vorteil, dass sie sich – im Gegensatz zur mittleren Überlebenszeit – bereits dann berechnen lässt, nachdem die Hälfte der Studienteilnehmer verstorben ist.

All diese Maßzahlen sind einprägsam, aber wenig informativ. So ist beispielsweise aus der 5-Jahres-Überlebensrate nicht ersichtlich, wie groß die Wahrscheinlichkeit ist, eine andere Zeitspanne zu überleben. Detaillierte Analysemethoden werden in den folgenden Abschnitten vorgestellt.

17.2.2 Kaplan-Meier-Methode

Um das Überleben einer Kohorte für jeden Zeitpunkt bis zum Ende der Studie zu beschreiben, müsste man die Kohorte so lange beobachten, bis der letzte Patient verstorben ist. Dies ist in den meisten Fällen aber nicht möglich, da man bei derlei Studien mit **Studi-**

enabbrechern (**Drop Outs**) rechnen muss. Außerdem ist anzunehmen, dass zum Zeitpunkt der Datenanalyse nicht bei jedem Patienten das Endereignis eingetreten ist. Diese (Überlebens-)Zeiten nennt man **zensiert**. Es würde das Studienergebnis verzerren, wenn man alle Patienten mit zensierten Zeiten von der Analyse ausschließen würde.

Zwei Statistiker – *Edward Lynn Kaplan* (1920–2006) und *Paul Meier* (1924–2011) – entwickelten im Jahre 1958 die nach ihnen benannte **Kaplan-Meier-Methode**, die die Informationen aller Patienten (also auch zensierte Zeiten) so weit wie möglich berücksichtigt. Diese Methode wird häufig bei Überlebenszeitanalysen angewandt. Der Begriff **Überlebenszeitanalyse** wird dabei ganz allgemein verwendet, um die Zeit zwischen einem definierten Anfangs- und einem bestimmten Endereignis zu untersuchen. Die Kaplan-Meier-Methode lässt sich wie folgt beschreiben:

- Die Studie startet mit n Patienten. Diese Anzahl reduziert sich im Laufe der Zeit, da Patienten ausscheiden (weil das Endereignis eintritt oder aus anderen Gründen).
- Die Zeiten, zu denen Endereignisse stattfinden, werden mit $t_1 < t_2 < \ldots < t_k$ bezeichnet. Die Anzahl der Patienten, die zu diesen Zeitpunkten ausscheiden, sei, $d_1, d_2 \ldots$ etc.
- Die Anzahl der Patienten, die unmittelbar vor einem Zeitpunkt t_i noch in der Studie involviert sind, sei n_i („patients at risk").
- Die Überlebensfunktionen $S(t_i) = P(t > t_i)$ werden für jeden Zeitpunkt t_i ($i = 1, \ldots k$) geschätzt nach:

$$\hat{S}(t_i) = \frac{n_1 - d_1}{n_1} \cdot \frac{n_2 - d_2}{n_2} \cdot \ldots \cdot \frac{n_i - d_i}{n_i} \quad (17.1)$$

Wenn es keine zensierten Daten gibt, ist $n_{i+1} = n_i - d_i$. Dann lässt sich der Bruch in Formel (17.1) kürzen und man erhält $\hat{S}(t_i) = n_{i+1} / n$ (mit $n_1 = n$). Dies ist also die Zahl derer, die den Zeitpunkt t_i überlebt haben, bezogen auf die Gesamtzahl der Patienten zu Beginn der Studie. In dieser Form ist die Schätzung einfach und unmittelbar einleuchtend.

Wenn bei einigen Patienten das Endereignis am Ende der Studie nicht eingetreten ist, lässt sich die Überlebensfunktion nur bis zum Zeitpunkt der letzten zensierten Beobachtung schätzen. Die grafische Darstellung der Wahrscheinlichkeiten $S(t_i)$ in Abhängigkeit der Zeitpunkte t_i ergibt die Überlebenskurve. Es leuchtet ein, dass die Schätzung nach Formel (17.1) mit zunehmender Zeit schlechter wird, da zu jedem neuen Beobachtungszeitpunkt t_i weniger Patienten zur Verfügung stehen.

Mit der Kaplan-Meier-Methode lassen sich für jeden Zeitpunkt im Beobachtungszeitraum die relativen Anteile der Personen schätzen und vergleichen, bei denen das Endereignis eingetreten ist. Außerdem lässt sich für jede Subgruppe die mediane Überlebenszeit t_m mit $S(t_m) = 0,5$ bestimmen (t_m ist der früheste Zeitpunkt, an dem mindestens für die Hälfte der Patienten das Endereignis eingetreten ist).

Beispiel 17.2: Kaplan-Meier-Methode (SAS)

Wir greifen zurück auf ▶ Beispiel 13.7: Bei 48 Patienten mit Genitalherpes (HSV-2) wird ein neuer Impfstoff mit einem Placebo verglichen. Alle Patienten werden maximal ein Jahr lang beobachtet. Es wird untersucht, wie viele Wochen nach der Impfung das Virus wieder aufgetreten ist. Es gibt bei dieser Studie aus mehreren Gründen zensierte Daten: Bei 9 Patienten ist bis zum Studienende das Virus nicht mehr in Erscheinung getreten, 8 sind vorzeitig ausgeschieden (Drop Outs). Die Kaplan-Meier-Kurven sind in ■ Abb. 17.1 dargestellt. Daraus sind die medianen Zeiten ablesbar (35 Wochen für Verum bzw. 15 Wochen für Placebo). Mit dem Logrank-Test ergibt sich $p = 0,0484$. Die Unterschiede zwischen den Kurven treten deutlicher gegen Studienende in Erscheinung. Deshalb führt der Wilcoxon-Gehan-Test zu einem etwas höheren $p = 0,0582$.

17.2.3 Evaluierung prognostischer Faktoren

Mit dem **Logrank-Test** (▶ Abschn. 11.1.7) und dem Test nach Wilcoxon-Gehan lassen sich zwei oder mehrere Gruppen, die sich bezüglich einer Einflussgröße (z. B. Therapieform oder Krankheitsstadium) unterscheiden, vergleichen. Beide Tests sind nicht-parametrisch (wobei der Logrank-Test der bekanntere ist). Während beim Logrank-Test jeder Zeitpunkt in gleicher Weise gewichtet wird, wird beim Test nach Wilcoxon-Gehan entsprechend der verbliebenen Fallzahl n_i gewichtet. Der Logrank-Test ist geeignet, um einen gleichmäßi-

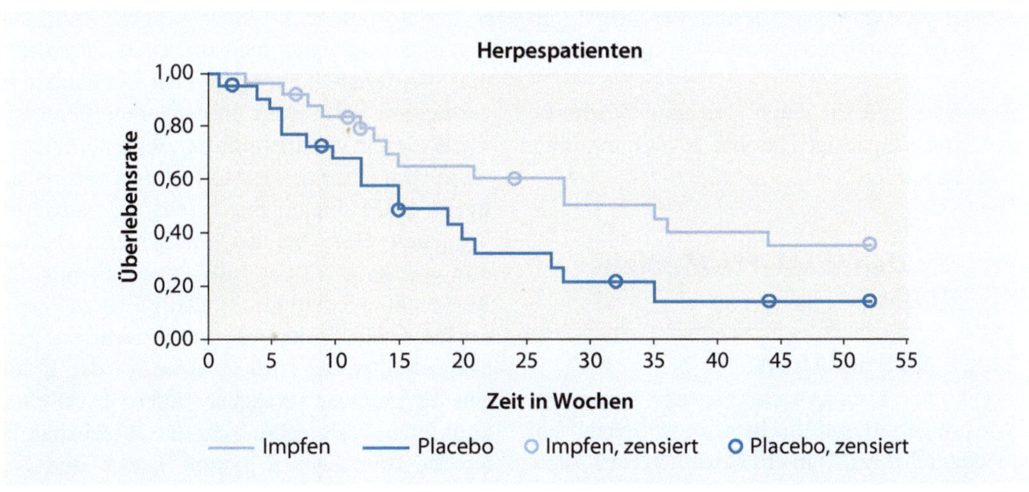

■ **Abb. 17.1** Empirische Überlebenskurve (▶ Beispiel 17.1). Zensierte Daten sind durch einen Asterisk (∗) dargestellt

gen Unterschied nachzuweisen; der Wilcoxon-Gehan-Test reagiert dagegen sensitiver auf ein Auseinanderdriften der Kaplan-Meier-Kurven zu Studienbeginn.

Ein signifikantes Testergebnis weist darauf hin, dass die Gruppierungsvariable prognostisch relevant sein könnte. Darüber hinaus liefern weder die Kaplan-Meier-Methode noch die Tests ein deskriptives Maß, um den Unterschied zu quantifizieren. Ein solches Maß ist die Hazard-Ratio (vergleichbar mit einer relativen Ausfallrate). Mit dem **Cox-Proportional-Hazards-Modell** (▶ Abschn. 13.3) lässt sich ein prognostischer Faktor oder eine Kombination mehrerer prognostischer Faktoren finden, mit der die Hazard-Ratio modelliert wird.

Bei der Planung einer Überlebenszeitstudie ist Folgendes generell zu beachten:

- Anfang und Ende des Beobachtungszeitraums sollten möglichst exakt definiert sein.
- Bei der Planung des Stichprobenumfangs muss man einkalkulieren, dass einige Zeiten möglicherweise zensiert werden.
- Die Beobachtungszeit sollte ausreichend lang bemessen sein, damit bei möglichst vielen Patienten das interessierende Endereignis eintritt.
- Wenn Patienten vorzeitig aus der Studie ausscheiden, sollten die Gründe dafür in keinem Zusammenhang mit der Prognose stehen. Ansonsten könnten die Drop Outs zu fehlerhaften Schlussfolgerungen führen.

Ansonsten gilt für jeden Einzelfall: Vorhersagen sind schwierig. Das hat *Niels Bohr* prägnant formuliert.

17.3 Evidenzbasierte Medizin (EBM)

17.3.1 Grundlagen

Warum gehört ein Abschnitt zu evidenzbasierter Medizin (EBM) in ein Lehrbuch für Biomathematik und Epidemiologie? EBM ist mit den Methoden der klinischen Epidemiologie und der Biomathematik eng verbunden. Ohne Kenntnisse dieser Methoden lassen sich wissenschaftliche Arbeiten nicht kritisch interpretieren – und diese Evaluierung stellt eine Grundlage der EBM dar.

Evidenzbasierte Medizin orientiert sich nicht nur an Intuition, unsystematischen individuellen Erfahrungen eines Arztes oder an veralteten Lehrbüchern, sondern versucht, ärztliche Entscheidungen auf wissenschaftliche und objektive Belege (und so ist das englische Wort „evidence" zu verstehen) zu gründen. Nach dem britischen Epidemiologen *David Sackett* (1934-2015) ist EBM der gewissenhafte, ausdrückliche und vernünftige Gebrauch der gegenwärtig besten externen, wissenschaftlichen Evidenz bei der Versorgung individueller Patienten. Systematische Übersichtsarbeiten mit Metaanalysen und einzelne randomisierte klinische Therapiestudien sind die Basis für eine solche Vorgehensweise, und es erscheint sinnvoll, dass sich ein Arzt bei der Patientenbehandlung an den Ergebnissen aller verfügbarer relevanter Studien guter Qualität orientiert. Dies bedeutet keineswegs, dass die Erfahrungen des behandelnden Arztes ausgeblendet würden. Es erscheint aber notwendig, den eigenen Kenntnisstand hin und wieder kritisch zu hinterfragen und – falls erforderlich – neueren Erkenntnissen anzupassen.

Dies hört sich selbstverständlich an, ist aber in der Realität nicht einfach umzusetzen. Die Ergebnisse aus der medizinischen Forschung und die daraus hervorgehenden Publikationen vermehren sich rasant. In der knapp bemessenen Lesezeit ist ein umfassendes Literaturstudium vom einzelnen Arzt nicht mehr zu bewältigen. EBM bietet durch ein strukturiertes Vorgehen Hilfe bei der ärztlichen Entscheidungsfindung. Dabei muss der behandelnde Arzt nicht in jedem Einzelfall die Originalliteratur lesen. Häufig kann er mittlerweile auf gute Sekundärliteratur zurückgreifen, in der Kollegen die gesamte verfügbare Literatur zu einer konkreten Fragestellung (z. B. „Wie behandle ich die Psoriasis am besten?") nach den Gesichtspunkten der EBM gesichtet und analysiert haben.

Darüber hinaus stellt die evidenzbasierte Bewertung medizinischer Literatur einen wichtigen Beitrag zur Qualitätsverbesserung und **Qualitätssicherung** in der Klinik und in der Gesundheitsversorgung dar. Aus diesen Gründen hat die EBM in den letzten Jahren an Bedeutung gewonnen und findet sowohl in der klinischen Praxis als auch im Bereich der **Leitlinienentwicklung** zunehmend Einzug. Leitlinien der höchsten Stufe setzen eine evidenzbasierte Evaluation der Literatur voraus.

17.3.2 Cochrane Collaboration (CC)

Die **Cochrane Collaboration** (CC) hilft dabei, dem Arzt die bestmögliche Evidenz für eine Therapieentscheidung zur Verfügung zu stellen. Sie ist eine internationale Organisation, deren Ziel die Erstellung, Verbreitung und regelmäßige Aktualisierung systematischer Übersichtsarbeiten zu diagnostischen und therapeutischen Fragestellungen ist. Systematische Übersichtsarbeiten nach den Kriterien der CC werden im Gegensatz zu den klassischen Übersichtsarbeiten, die unter anderem durch individuelle Erfahrungen und Netzwerke geprägt sind, strukturiert erstellt.

Ziel der Strukturierung durch Richtlinien und Kontrollinstanzen ist, die Ergebnisse der Übersichtsarbeit so objektiv und so nachvollziehbar wie möglich zu gestalten. Liegen genügend vergleichbare Arbeiten zu einer Fragestellung vor, steht am Ende eine **Metaanalyse**. Dies ist eine besondere Form der statistischen Auswertung, die vergleichbare Arbeiten zusammenfasst. Die Anzahl systematischer Übersichtsarbeiten der CC wächst ständig.

Im Logo der CC ist eine Metaanalyse grafisch dargestellt (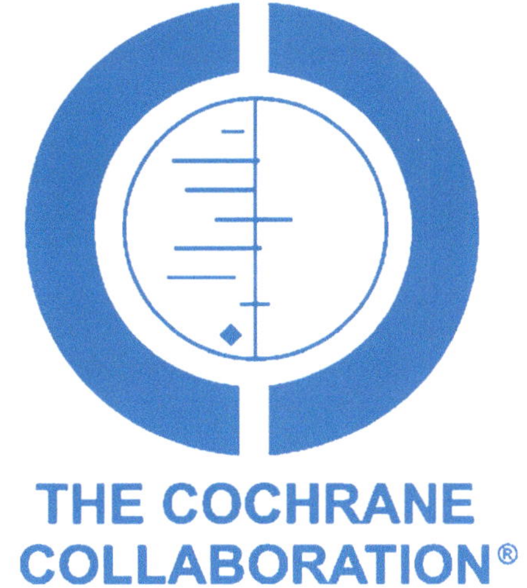 Abb. 17.2). Die kleine Raute im linken, unteren Teil des Kreises zeigt die gemeinsame Schätzung resultierend aus der Synthese aller vergleichbaren Studien zu einem bestimmten Thema, die in der Metaanalyse berücksichtigt werden.

Die Arbeiten der CC bedeuten im Kontext der EBM einen wichtigen Beitrag, um fundierte, wissenschaftlich hochwertige Antwor-

■ **Abb. 17.2**　Logo der Cochrane Collaboration

ten zu Fragen aus der klinischen Praxis mit hoher Validität und minimaler Verzerrung (Bias) zu erhalten.

17.3.3 Die Zukunft der evidenzbasierten Medizin

Evidenzbasierte Medizin wird in naher Zukunft nicht mehr wegzudenken sein. Sie wird gefördert durch das Bestreben nach Qualitätssicherung und die Notwendigkeit der Verwaltung eingeschränkter Ressourcen. Die EBM erfordert klinisch interessierte Mediziner, die sich nicht scheuen, kritische Fragen zu stellen und an alten und neuen Dogmen zu rütteln. Durch das Identifizieren von Forschungsdefiziten tauchen neue Fragen auf, die in sorgfältig geplanten, analytischen Studien überprüft werden müssen.

Die EBM soll Ärzte bei ihren Entscheidungen unterstützen. Nach Sackett ist sie zu verstehen als eine Kunst, bei der Behandlung eines individuellen Patienten die richtigen Fragen zu stellen und diese durch eine strukturierte Zusammenfassung der neuesten Erkenntnisse aus der medizinischen Forschung zu beantworten. Jedoch sind bei der Umsetzung immer die eigene klinische Erfahrung des Arztes wie auch das Patientenverständnis mit zu berücksichtigen:

Wenn z. B. der Arzt die Krankheit nicht richtig diagnostiziert, hilft die beste Literaturrecherche nicht weiter. Wenn der Arzt eine Therapieentscheidung fällt, die nicht zum Verständnis des Patienten von seiner Krankheit passt, wird diese Entscheidung vom Patienten nicht akzeptiert werden und wegen mangelnder Compliance nicht zum gewünschten Erfolg führen.

Zusammenfassend lässt sich schlussfolgern: Die ärztliche Entscheidungsfindung beruht auf drei Säulen:

1. auf dem erworbenen Wissen und der klinischen Erfahrung des behandelnden Arztes (**interne Evidenz**)
2. auf den individuellen Bedürfnissen des Patienten
3. auf dem aktuellen Stand der Forschung (**externe Evidenz**)

Kapitelzusammenfassung

■■ Phasen einer Arzneimittelstudie

- Präklinische Phase: Wirkungsmechanismus, Toxikologie
- Phase I: Verträglichkeit, Pharmakokinetik, Pharmakodynamik
- Phase II: Therapiekonzept, Dosisfindung
- Phase III: Sicherheitsprofil, Nutzen-Risiko-Beziehung, Kosten-Nutzen-Beziehung
- Phase IV: Seltene Nebenwirkungen, Abgrenzen der Indikation

■■ Qualitätskriterien

- Randomisierung
- Verblindung
- Vergleichsgruppe

■■ Typen von Therapiestudien

- Randomisiert mit Parallelgruppen
- Cross-Over-Design (randomisiert)
- Block-Design (randomisiert)
- Experimentell, nicht randomisiert
- Nichtinterventionelle Studie
- Retrospektive Studie
- Studie ohne Vergleichsgruppe (z. B. Fallberichte)

Übungsfragen/-aufgaben

1. **NNT und NNH**

   Wir betrachten eine (hypothetische) randomisierte Studie, an der 2500 Patienten mit koronarer Herzkrankheit teilnahmen. Es gab 2 Behandlungsarme (Verum und Placebo) à 1250 Patienten. 2 Jahre nach Studieneintritt waren in der Verumgruppe 200, in der Placebogruppe dagegen 300 Patienten verstorben.

   a. Erstellen Sie aus den obigen Angaben eine Vierfeldertafel.

   b. Wenden Sie die Chi^2-Vierfeldertest an (► Abschn. 11.1,1, Formel (11.2)) und interpretieren Sie das Ergebnis.

   c. Berechnen Sie die beiden Risiken für das unerwünschte Ereignis und daraus das relative Risiko, die Odds Ratio und die absolute Risikoreduktion.

   d. Ermitteln Sie die *NNT* und interpretieren Sie diese.

   e. Im Laufe der Studie traten bei 5 Patienten der Verum-Gruppe und bei einem Patienten der Placebo-Gruppe lebensbedrohliche Nebenwirkungen auf. Berechnen Sie aus diesen Angaben die *NNH*. Welcher statistische Test würde sich eignen, um die Nebenwirkungsraten zu vergleichen?

2. **Analysen nach Protokollverletzungen**

   Im Rahmen einer randomisierten Studie werden eine medikamentöse Therapie und eine Bypass-Operation verglichen. 768 Männer nehmen daran teil. Nach der Randomisierung sollten 374 medikamentös behandelt und 394 operiert werden. Die Gruppen, die durch Randomisierung entstanden, werden mit *M* bzw. *B* bezeichnet. Als Zielgröße wurde das Überleben zwei Jahre nach Studienbeginn untersucht (mit den Ausprägungen „ja" und „nein"). Es ergaben sich folgende Protokollverletzungen:

   - 48 Patienten der Gruppe *M* entschieden sich, sich einer Bypass-OP zu unterziehen. Zwei dieser Patienten verstarben.

- 25 Patienten der Gruppe B wurden nicht operiert, sondern medikamentös behandelt. 6 von ihnen waren zwei Jahre später verstorben.
- Zwei Patienten der Gruppe M und ein Patient der Gruppe B zogen ihre Einwilligung kurz nach Studienbeginn zurück. Es konnte in Erfahrung gebracht werden, dass einer dieser Patienten aus der Gruppe M nach zwei Jahren verstorben war.
- Von den protokollgemäß behandelten Patienten verstarben 26 in Gruppe M und 15 in Gruppe B.
  a. Welche Gründe könnten die Wechsler zu ihrer Entscheidung bewogen haben?
  b. Wie viele Patienten in jeder Gruppe wurden protokollgemäß behandelt?
  c. Erstellen Sie jeweils eine 4-Felder-Tafel für die Analysetechniken ITT, AT und PP. Ermitteln Sie den Anteil der Verstorbenen in jeder Subgruppe.
  d. Mit Chi²-Vierfeldertests ergibt sich $p = 0{,}1735$ (ITT), $p = 0{,}0042$ (AT) und $p = 0{,}0281$ (PP). Interpretieren Sie diese Ergebnisse.

3. **Kaplan-Meier-Kurven und Cox-Regression**
   Nach einer Organtransplantation wurde bei 10 Patienten die Überlebenszeit in Tagen ermittelt (Gruppe A). Diese Gruppe soll verglichen werden mit einer Gruppe B bestehend aus 10 Patienten, die in einer anderen Klinik behandelt wurden. In jeder Gruppe gab es einen Drop Out (gekennzeichnet durch *). Jeder Patient wurde maximal 160 Tage lang beobachtet. Folgende Zeiten wurden erfasst (siehe Tabelle):
   a. Ergänzen Sie die fehlenden Werte n_i (Anzahl der lebenden Patienten unmittelbar vor dem Zeitpunkt t_i) und d_i (Anzahl der Patienten, die zum Zeitpunkt t_i ausscheiden) und bestimmen Sie die empirische Überlebensfunktion $S_i(t)$ für jede der beiden Gruppen A und B.
   b. Skizzieren Sie die Kaplan-Meier-Kurven.
   c. Mit dem Logrank-Test ergibt sich $p = 0{,}0933$. Die Hazard-Ratio (Gruppe A : Gruppe B) ist $HR = 0{,}431$ mit $p = 0{,}1127$. Wie interpretieren Sie diese Ergebnisse?

Lösungen ▸ Kap. 20

Gruppe A				Gruppe B			
	n_i	d_i	$n_i - d_i$		n_i	d_i	$n_i - d_i$
$t_1 = 20$	10	1		$t_1 = 10$	10	1	
$t_2 = 35$		1		$t_2 = 12$		2	
$t_3 = 62$		1		$t_3 = 22$		1	
$t_4 = 94$		2		$t_4 = 34$		1	
$t_5 = 98*$		1		$t_5 = 40$		1	
$t_6 = 128$		1		$t_6 = 90*$		1	
$t_7 = 148$		1		$t_7 = 101$		1	
$t_8 = 160*$		2		$t_8 = 130$		2	

Zur wissenschaftlichen Methodik

© Springer-Verlag GmbH Deutschland, ein Teil von Springer Nature 2019
C. Weiß, *Basiswissen Medizinische Statistik*, Springer-Lehrbuch,
https://doi.org/10.1007/978-3-662-56588-9_18

Dieses Kapitel befasst sich mit der wissenschaftlichen Methodik: Wie lese ich ein Paper und beurteile es? Wie kann eine Studie sinnvoll geplant und durchgeführt werden? Auf diese und weitere Fragen gibt das vorliegende Kapitel Antworten.

» Doch Forschung strebt und ringt, ermüdend nie, nach dem Gesetz, dem Grund, Warum und Wie. (Johann Wolfgang von Goethe, Dichter, 1749–1832)

18.1 Paper lesen und beurteilen

18.1.1 Grundsätzliche Bemerkungen

Wissenschaft lebt von Kreativität, Interaktion und Kommunikation! Dazu braucht es einerseits Forschende, die Ideen entwickeln, Studien durchführen, deren Ergebnisse in Fachaufsätzen (sogenannten Papers) publizieren und andererseits Lesende, die sich dieser Papers widmen und deren Inhalt kritisch analysieren. Das Lesen wissenschaftlicher Literatur ist für die eigene Bildung und den geistigen Austausch essenziell wichtig. Dies gilt für junge Studierende, die ihre erste wissenschaftliche Arbeit anfertigen, ebenso wie für erfahrene Wissenschaftler, die sich über aktuelle Studien ihres Forschungsgebietes informieren und für praktisch tätige Ärzte, die ihren Patienten eine (nach dem aktuellen Stand der Wissenschaft) optimale Versorgung bieten möchten.

Die Lektüre eines Papers setzt voraus, dass der Leser sich für die zugrunde liegende Thematik interessiert und bereit ist, sich intensiv mit ihr auseinander zu setzen. Dies kann nur gelingen, wenn er über das medizinisch-fachliche Basiswissen verfügt und über gängige Studiendesigns und statistische Analysemethoden zumindest in Grundzügen Bescheid weiß. Ohne diese Kenntnisse dürfte es schwerfallen, die Aussagekraft einer Studie zu beurteilen. In den nächsten Abschnitten finden sich Hinweise, worauf man beim Lesen eines Papers, bei der Interpretation der Ergebnisse und bei der Beurteilung der Qualität zu achten hat.

18.1.2 Der Aufbau eines Papers

Papers sind im Allgemeinen nach einem festgelegten Schema aufgebaut, das dem Leser die Orientierung erleichtert. Die Lektüre beginnt mit dem **Abstract**. In diesem Teil wird die zugrunde liegende Fragestellung dargelegt. Ferner werden das Studiendesign beschrieben, die wichtigsten Ergebnisse präsentiert und Schlussfolgerungen gezogen. Anhand des Abstracts kann der Leser bereits während der Literaturrecherche beurteilen, ob sich das Lesen dieses Papers lohnt.

Sodann wird in der **Einleitung** der aktuelle Forschungsstand aufgezeigt. Darauf basierend wird ausgeführt, weshalb Bedarf für weitere Forschung besteht. In diesem Abschnitt erfahren die Leser etwas über die Motivation der Autoren, die sie bewogen hat, die Studie durchzuführen.

Der folgende Abschnitt „**Material und Methoden**" ist überwiegend deskriptiv. Hier werden präzise beschrieben:

- **Studiendesign** sowie Schritte der Planung und Durchführung.
- **Studienpopulation**. Bei Studien, in denen Patienten oder nicht erkrankte Probanden involviert sind, sollten die Eigenschaften der zu vergleichenden Subgruppen beschrieben sein und die Art der Rekrutierung dargelegt werden. Bei Therapiestudien müssen Ein- und Ausschlusskriterien genannt werden.
- **Untersuchungs- und Labormethoden.** Bei Studien aus dem Bereich der Grundlagenforschung sind die verwendeten Materialien, Laborproben oder Versuchstiere zu beschreiben. Auch Geräte, Medikamente, Chemikalien sowie spezielle Hard- und Softwareprodukte sind in diesem Teil zu nennen.
- **Angaben zur Statistik.** Hier sind alle relevanten Merkmale (Ziel- und Einflussgrößen) sowie die statistischen Analysemethoden zu nennen. Bei Experimenten und prospektiven Beobachtungsstudien erwartet man eine Fallzahlschätzung, bei retrospektiven Studien eine Poweranalyse.

– **Sonstiges.** Wenn die Studie für ein Studienregister angemeldet wurde, sollte dies vermerkt sein. Dies gilt auch für die Begutachtung der Studie durch eine Ethikkommission.

Anhand dieser Information kann der Leser abschätzen, inwieweit die der Studie zugrunde liegende Fragestellung für sein Arbeitsumfeld relevant ist und ob das Studiendesign geeignet ist, adäquate Antworten zu finden.

Der **Ergebnisteil** enthält die Resultate der Datenanalyse, häufig ergänzt durch Tabellen und grafische Abbildungen. Tabellen sollten vollständig und übersichtlich, Abbildungen selbsterklärend und informativ sein. Nach der Lektüre dieses Teils kann der Leser urteilen: Sind die Ergebnisse glaubwürdig und nachvollziehbar? Sind sie klinisch oder wissenschaftlich relevant?

Der letzte Abschnitt beinhaltet die **Diskussion**. Die Autoren interpretieren ihre Ergebnisse und vergleichen sie mit den Resultaten anderer Studien. Sie sollten ferner auf Limitationen des Studiendesigns hinweisen sowie mögliche Bias und Confounding diskutieren. Außerdem ist zu diskutieren, auf welche Populationen die Ergebnisse übertragbar sind. Sodann sollten die Autoren aufzeigen, welche Konsequenzen für die medizinische Wissenschaft oder die klinische Praxis aus den Studienergebnissen zu ziehen sind.

Der Leser kann nun urteilen: Wurden die anfangs aufgestellten Fragen beantwortet? Wurde der Studienplan stringent durchgezogen? Erscheinen die Schlussfolgerungen adäquat? Welcher Personenkreis (Patienten, Ärzte, Forscher) könnte Nutzen ziehen? Wie ist die Aussagekraft der Studie generell zu beurteilen? In welcher Weise profitiert der Leser selbst von der Lektüre?

18.1.3 Kritisches Lesen

Wenn alle Papers halten würden, was ihr Titel verspricht, wäre der medizinische Fortschritt rasant. Es ist jedoch allgemein bekannt, dass die wenigsten Publikationen bahnbrechende Entdeckungen offenbaren oder die klinische Praxis nachhaltig beeinflussen. Dessen ungeachtet nehmen Leser die in Studien präsentierten Ergebnisse mitunter arglos zur Kenntnis oder lassen sich von scheinbar beeindruckenden Zahlen oder Grafiken in die Irre führen. Deshalb seien einige Punkte genannt, auf die ein Leser sein Augenmerk richten sollte.

Bei jeder Studie ist zu prüfen:

– **Inhalt.** Enthält jeder Abschnitt des Papers die in ► Abschn. 18.1.2 erwähnten Informationen? Diese sind notwendig, damit der Leser die Qualität des Papers beurteilen kann.

– **Zielgrößen.** Der Leser sollte kritisch hinterfragen: Sind die gewählten Endpunkte klinisch relevant? Oder handelt es sich um Laborparameter, die zwar einfach zu messen, aber ansonsten für die Praxis wenig bedeutsam sind? Wird die eingangs aufgestellte Hypothese bestätigt? Insbesondere beim primären Endpunkt sollte darauf geachtet werden, mit welchen Methoden er analysiert wird und ob das Ergebnis angemessen diskutiert wird.

– **Ergebnisse.** Idealerweise sind die Ergebnisse übersichtlich in Tabellen zusammengefasst (oft zusammmen mit p-Werten), sodass der Leser auf einen Blick erkennt, welche Ergebnisse signifikant sind. Bekanntlich informieren jedoch p-Werte wenig über die Aussagekraft einer Studie. Deshalb ist zu eruieren: Sind Effektgrößen und Konfidenzintervalle angegeben? Werden geeignete Maßzahlen und aussagekräftige Grafiken präsentiert? Wie präzise sind die Schätzungen? Nur mit diesen Informationen ist es möglich, den praktischen Nutzen eines Ergebnisses angemessen zu beurteilen. Vorsicht ist geboten, wenn der Eindruck entsteht, dass Ergebnisse teilweise verschleiert werden oder durch relative Angaben oder manipulative Grafiken aufgebauscht werden.

– **Fallzahl.** Die optimale Fallzahl wird basierend auf der primären Zielgröße ermittelt. Der Leser sollte prüfen, ob die Annahmen, auf denen die Fallzahlschätzung basiert

(u. a. Größe des nachzuweisenden Effekts) realistisch sind. Falls sich die Fallzahl im Laufe der Studie reduziert und Beobachtungseinheiten für Zwischen- oder Endanalysen nicht zur Verfügung stehen, müssen Gründe genannt und mögliche Auswirkungen auf das Endergebnis diskutiert werden.

- **Statistische Analysemethoden.** Der Leser sollte überprüfen, ob die verwendeten statistischen Tests dem inhaltlichen Problem angemessen sind. Falls von allgemein üblichen Konventionen abgewichen wird (wenn beispielsweise ein Signifikanzniveau von 0,10 zugrunde gelegt oder bei einem 2-Gruppen-Vergleich 1-seitig getestet wird), sollten die Autoren dies nachvollziehbar begründen.

- **Diskussion.** Folgende Fragen sollte der Leser stellen: Wird die aktuelle Literatur berücksichtigt? Werden Schwachpunkte der Studie offengelegt? Sind methodische Mängel erkennbar, die nicht diskutiert werden?

- **Sonstiges.** Der Leser sollte sich über die Finanzierung der Studie, über Interessenskonflikte und Sponsoring informieren. Die Initiierung einer Studie durch eine Pharmafirma oder Konflikte der Autoren bedeuten nicht zwangsläufig, dass man den Ergebnissen nicht trauen kann. Der Leser sollte jedoch bei der Beurteilung des Papers eine gewisse Achtsamkeit walten lassen.

Bei Beobachtungsstudien sind einige besondere Punkte zu beachten:

- **Confounding.** Bekannte und leicht zu erhebende Confounder (etwa Alter und Geschlecht) sollten bei der Datenanalyse berücksichtigt werden. Ansonsten muss diskutiert werden, ob ein gefundener Zusammenhang (etwa die Assoziation zwischen einem Risikofaktor und einer Krankheit in einer Fall-Kontroll-Studie) kausal bedingt ist oder durch Confounder verursacht sein könnte.

- **Bias.** Alle nicht randomisierten Studien sind anfällig für Bias. Wird über diese Problematik diskutiert? Welche Maßnahmen werden getroffen, um potenzielle Auswirkungen zu kontrollieren?

- **Fehlende Werte.** Wie gehen die Autoren mit fehlenden Werten um, die vor allem bei retrospektiven Studien ein Problem darstellen können? Häufig werden fehlende Werte durch den jeweils plausibelsten Wert ersetzt. Dies mag in vielen Situationen sinnvoll sein (etwa wenn Patientenakten evaluiert werden, in denen unauffällige Befunde nicht gesondert vermerkt sind). Eine andere Vorgehensweise besteht darin, extreme Szenarios („best case" und „worst case") zu entwickeln und diese zu vergleichen.

Auch randomisierte Studien sind nicht frei von Problematiken:

- **Randomisierung.** Man sollte sich nicht darauf verlassen, dass die Randomisierung immer ihren Zweck erfüllt und strukturgleiche Gruppen erzeugt. Anhand einer Tabelle, in der die zu vergleichenden Gruppen bezüglich ihrer Basiswerte gegenübergestellt werden, lässt sich überprüfen, ob dies funktioniert hat. Bei erkennbaren Unterschieden sollte nach dem betreffenden Merkmal bei der statistischen Analyse adjustiert werden. – Bei manchen Therapiestudien mag es gute Gründe geben, nicht zu randomisieren. Dann sollten die Gründe erläutert werden. Außerdem sollte dargelegt werden, wie das Problem fehlender Strukturgleichheit behandelt wird.

- **Verblindung.** Im Idealfall wird eine Studie doppelblind durchgeführt. Dies ist insbesondere dann sinnvoll, wenn eine Zielgröße nicht direkt gemessen oder beobachtet werden kann, sondern anhand subjektiver Kriterien erfasst wird. Wenn eine Verblindung nicht möglich oder zu aufwendig erscheint, muss dargelegt werden, welche Maßnahmen ergriffen wurden, um eine objektive Beurteilung des Therapieerfolgs zu gewährleisten.

- **Vergleichsgruppe.** Welche Standardmedikation wurde verwendet? Entspricht die Kontrollbehandlung dem aktuellen Stand der Wissenschaft? Die Medikation der Kontrollgruppe sollte nicht zu niedrig dosiert sein; sonst wird der Effekt der neuen Therapie überschätzt. Auch eine zu hohe Dosierung der Standardmedikation kann das Studienergebnis verzerren.
- **Subgruppenanalysen.** Diese sollten bereits im Teil „Material und Methoden" zusammen mit einer plausiblen Erklärung spezifiziert werden. Skepsis ist angebracht, wenn die Analyse der primären Zielgröße (angewandt auf das gesamte Patientenkollektiv) zu keinem signifikanten Ergebnis geführt hat und dann gezeigt wird, dass in einer speziellen Subgruppe ein Unterschied nachweisbar ist – ohne dass dem Leser klar wird, warum ausgerechnet diese Subgruppe gesondert analysiert wird.
- **Verletzungen des Protokolls.** Auch bei optimaler Planung lässt es sich kaum verhindern, dass die Studie nicht planmäßig von Anfang bis Ende durchgeführt werden kann. Insbesondere bei lang andauernden Therapiestudien muss damit gerechnet werden, dass Probanden die Studie verlassen, dass mangelnde Compliance die Ergebnisse beeinträchtigen oder dass Patienten gar mit einer anderen Therapie als ursprünglich vorgesehen behandelt werden. In jedem Fall sollte eine ITT-Analyse durchgeführt werden. Sinnvoll ist es außerdem, im Rahmen einer Sensitivitätsanalyse darüber hinaus eine PP- und eine AT-Analyse durchzuführen, diese Ergebnisse zu vergleichen und Unterschiede zu diskutieren. Hilfreich ist eine schematische Darstellung, in denen die Anzahl der Probanden während der Studie nachgezeichnet wird.
- **Generalisierbarkeit der Ergebnisse.** Anhand der Ein- und Ausschlusskriterien lässt sich beurteilen, auf welchen Personenkreis die Ergebnisse übertragbar sind. Wenn diese zu eng gefasst sind, sind die Ergebnisse nur sehr eingeschränkt übertragbar.

18.1.4 Beurteilen der Qualität

Einen Anhaltspunkt für die Beurteilung eines Papers stellt der **Impact Factor** dar: Er quantifiziert, wie häufig die Artikel eines Journals innerhalb eines Jahres im Durchschnitt zitiert werden. Wenngleich dieses Maß gerne als Beurteilungskriterium herangezogen wird, muss einschränkend hinzugefügt werden, dass es in erster Linie den Einfluss des Journals und nicht die Qualität eines darin publizierten Papers quantifiziert. Ferner ist zu berücksichtigen, dass der Impact Factor vom jeweiligen Fachgebiet abhängt.

Nach den Richtlinien der Evidenzbasierten Medizin wird die Qualität einer Studie anhand von Evidenzklassen beurteilt (wobei Studien der Klasse 1 die höchste Evidenz aufweisen):

1a: systematische Übersicht von randomisierten Studien

1b: einzelne randomisierte Studie

2a: systematische Übersicht von Kohortenstudien

2b: einzelne Kohortenstudie

3a: systematische Übersicht von Fall-Kontrollstudien

3b: einzelne Fall-Kontroll-Studie

4: Studie mit methodischen Mängeln

5: Expertenmeinung ohne kritische Bewertung

Diese Evidenzhierarchie bietet allenfalls eine grobe Orientierung. Nicht für jede Fragestellung lässt sich eine randomisierte Studie durchführen. Eine Evidenzklasse von 2 (oder höher) bedeutet deshalb nicht zwangsläufig, dass die Studie von minderer Qualität ist. Andererseits gibt es auch bei Studien der Evidenzklasse 1 mitunter Einschränkungen, etwa im Hinblick auf die Verallgemeinerbarkeit der Studienergebnisse.

Letztlich muss jeder Leser mit seinem Fachwissen, seiner Fähigkeit zu systematischer Kritik und seiner Bereitschaft, sich intensiv mit dem Forschungsgegenstand auseinander zu setzen, sein eigenes Urteil bilden. Dabei können die in ▶ Abschn. 18.1.2 und 18.1.3 aufgelisteten Kriterien hilfreich sein.

> **Praxistipp**
>
> Ein Leser sollte bedenken, dass jedes Studiendesign und die äußeren Rahmenbedingungen Kompromisse erfordern. Deshalb sollte er bei aller berechtigter Kritik nicht allzu harsch in seinem Urteil sein. Vielmehr sollte er über Lösungen und Alternativen und deren Umsetzbarkeit nachdenken. Auf diese Weise wird er erkennen, wie aufwendig die Planung und Durchführung einer Studie mit all ihren Facetten sein kann, und wird den größtmöglichen Nutzen von der Lektüre ziehen.

18.2 Studien planen und durchführen

18.2.1 Forschen in der Medizin

Wenn ein Wissenschaftler eine Studie durchführt, eine neue Methodik entwickelt oder eine bestehende Methodik weiterentwickelt, eine Doktorarbeit oder Habilitation erstellt, leistet er einen eigenständigen Beitrag zur medizinischen Forschung. In Anbetracht der Komplexität der Untersuchungsgegenstände sind die Fragestellungen und die Methoden, mit denen Forschung in Medizin und Epidemiologie betrieben wird, sehr vielfältig. Von gesichertem Wissen kann man nur sprechen, wenn die untersuchte Hypothese durch eine rationale Begründung untermauert und empirisch bestätigt werden kann. Die empirische Bestätigung geschieht bei den meisten Studien mittels der Erhebung und Analyse von geeigneten Daten. Das Ziel der Analyse besteht darin, bestehende Ursachen-Wirkungs-Zusammenhänge statistisch abzusichern und zu quantifizieren. Insofern sind die Erkenntnisse, die aus einer Studie hervorgehen, reproduzierbar und überprüfbar. Eine hohe wissenschaftliche Qualität dient dem Erkenntnisgewinn und ist nicht zuletzt eine Grundvoraussetzung für die ethische Vertretbarkeit eines Forschungsprojekts.

18.2.2 Bedeutung der Planung

Studien in der medizinischen Forschung sind in der Regel mit einem hohen organisatorischen, zeitlichen und finanziellen Aufwand verbunden; zudem müssen ethische Grundsätze berücksichtigt werden. Die Ergebnisse werden meist publiziert und dienen anschließend zahlreichen Ärzten und Wissenschaftlern als Entscheidungshilfen bei der Behandlung ihrer Patienten oder bei ihrer Laborarbeit. Es ist daher essenziell wichtig, dass die Ergebnisse reproduzierbar und valide sind. Die Güte und praktische Relevanz einer Studie lassen sich anhand von zwei Kriterien beurteilen:

- Interne Validität
- Externe Validität

■ Interne Validität

Eine Studie ist intern valide, wenn deren Ergebnisse und die daraus gezogenen Schlussfolgerungen für die Personen, die an der Studie partizipierten, korrekt und nachvollziehbar sind. Die interne Validität ist unbedingt notwendig, aber nicht hinreichend dafür, dass die Studie praktisch relevant ist.

■ Externe Validität

Darunter versteht man die Generalisierbarkeit oder Verallgemeinerbarkeit der Studienergebnisse. Ein Arzt oder Forscher, der die Ergebnisse einer Studie zur Kenntnis nimmt, möchte natürlich wissen, ob und inwieweit diese auf seine Patienten oder sein Labor übertragbar sind. Eine Studie mit hoher interner Validität kann völlig in die Irre führen, wenn deren Ergebnisse auf die falschen Patienten, Versuchstierarten oder Zelltypen übertragen werden. Daher stellt sich die Frage: Für welches Kollektiv sind die Ergebnisse gültig? Kann man von der untersuchten Stichprobe (z. B. Patienten mit Psoriasis in einer bestimmten Klinik) auf die interessierende Grundgesamtheit schließen, und wie ist diese beschaffen (etwa Psoriasispatienten in ganz Deutschland, in Europa oder gar weltweit)? Bei derlei Schlussfolgerungen sollte man vorsichtig sein.

Die interne und die externe Validität und damit die Anwendbarkeit der Ergebnisse einer Studie werden in hohem Maße von einer sorgfältigen und detaillierten Planung bestimmt.

Der Imperativ einer guten Planung wird gern vergessen, wenn es darum geht, schnell Ergebnisse für eine Dissertation oder eine attraktive wissenschaftliche Tagung zu bekommen. Es ist sicherlich einfach, eine bekannte Labormethode mechanisch an einer kleinen Stichprobe einzusetzen oder für eine sog. „klinische Doktorarbeit" ohne wesentliche Vorbereitungen staubige Krankenakten zu ziehen. Bei derlei Vorgehen kommen jedoch zumeist nur schlechte Studien heraus. Auch spektakuläre Ergebnisse einer neuen Labormethode können nur kurz über ein mangelhaftes Studiendesign hinwegtäuschen. Was nutzt es beispielsweise, Zytokinpolymorphismen zu untersuchen, wenn keine Klarheit über die Repräsentativität der gewählten Stichprobe besteht? Was nutzen Unmengen von aus Patientenakten entnommenen Daten, wenn keine Fragestellung formuliert wurde, oder wenn sich die vorgegebene Fragestellung damit nicht beantworten lässt?

⊘ **Eine gute Planung ist die Voraussetzung für eine fundierte, aussagekräftige Studie.**

18.2.3 Komponenten des Studiendesgins

In der Primärforschung besteht das Ziel einer Studie im Allgemeinen darin, auswertbare Daten zu gewinnen, die dazu dienen, eine vorgegebene Fragestellung zu beantworten. Zu Beginn stehen folgende Überlegungen:

▪ Ziel der Studie
Zunächst ist zu klären, wie die Hauptfragestellung lautet. Diese sollte klar und präzise formuliert sein. Aufbauend auf eigenen oder fremden Vorstudien muss dann die Fragestellung als Hypothese formuliert und theoretisch abgesichert werden.

▪ Studientyp
Außerdem sind in diesem Zusammenhang der Studientyp und dessen spezifischen Eigenschaften (▶ Abschn. 14.3) festzulegen. Dies hängt ab von den äußeren Rahmenbedingungen, den personellen Kapazitäten sowie den ökonomischen und praktischen Ressourcen.

▪ Merkmale und Messverfahren
– **Ziel- und Einflussgrößen:** Da die Einflussgrößen in funktionalem Zusammenhang zur Zielgröße stehen, resultieren Erkenntnisse bezüglich der Zielgröße aus den Einflussgrößen. Die Zielgröße selbst und die erklärenden Einflussgrößen ergeben sich inhaltlich aus der Fragestellung. Darüber hinaus ist es sinnvoll, wichtige Begleitmerkmale zu erfassen, um Confounding zu kontrollieren. Natürlich ist es unmöglich, *alle* denkbaren Einflussgrößen zu erfassen. Bei deren Auswahl muss man abwägen zwischen dem, was wünschenswert ist, und dem, was praktisch realisierbar erscheint. Je mehr Merkmale berücksichtigt werden, desto aufwendiger wird die Studie, desto komplexer sind die Analysemethoden und desto schwieriger gestaltet sich die Interpretation der Ergebnisse.
– **Operationalisierung:** Ferner ist zu klären, mit welchen Messinstrumenten die Merkmale erfasst werden und welche Datenquellen zur Verfügung stehen. Bei den Messinstrumenten kann es sich z. B. um technische Geräte oder um Fragebögen handeln. Es muss sichergestellt sein, dass die Messungen reliabel und valide sind. Außerdem hat sich der Studienleiter zu vergewissern, dass die notwendigen Messgeräte vorhanden sind und einwandfrei funktionieren.

▪ Studienpopulation und Stichprobe
Zunächst ist die Studien- oder Zielpopulation einzugrenzen. Dabei handelt es sich um die Zielgruppe, für die die Studienergebnisse relevant sein werden. Sodann ist zu klären, wie die Beobachtungseinheiten (z. B. Studienteilnehmer, Laborproben) definiert sind und wie man eine möglichst repräsentative Stichprobe zu-

sammenstellt. Relevante Fragen lauten beispielsweise: Wie lassen sich die Patienten rekrutieren? Welche Ein- und Ausschlusskriterien sind relevant? Wie lange werden die Studienteilnehmer beobachtet? Welche Fallzahl wird angestrebt? Die erforderliche Fallzahl hängt von diversen Faktoren ab (u. a. statistische Analysemethode, Größe des zu schätzenden Effekts, gewünschte Präzision der Schätzung) und sollte zusammen mit einem Biomathematiker vorab ermittelt werden. Bei retrospektiven Studien ist mittels einer Poweranalyse zu klären, ob das vorhandene Datenmaterial ausreicht, um die Fragestellung zu beantworten.

■ **Wahl eines statistischen Modells**

Jede Analysemethode ist nur unter einschränkenden Voraussetzungen anwendbar; es werden also bestimmte Eigenschaften der zu analysierenden Merkmale angenommen. Ein statistisches Modell kann die Wirklichkeit zwar niemals vollständig widerspiegeln; es sollte sie aber unter bestmöglicher Ausnutzung aller verfügbaren Informationen optimal beschreiben. Der Anwender eines statistischen Verfahrens muss sich im Vorfeld überlegen, ob dessen Voraussetzungen erfüllt sind und ob die Hypothesen der inhaltlichen Fragestellung angemessen sind. Ein multiples Modell, bei dem mehrere Einflussgrößen simultan ausgewertet werden, ermöglicht eine effizientere Datenanalyse. Für dessen technische Umsetzung ist ein leistungsstarkes Statistikprogramm notwendig. Bei der Datenanalyse und der Interpretation der Ergebnisse sind sowohl medizinische als auch biomathematische Fachkenntnisse gefragt.

■ **Logistische Überlegungen**

Ist die Studie unter den vorgegebenen Bedingungen durchführbar? Stehen genügend Ressourcen an Zeit, Geld, Personal etc. zur Verfügung? Kann die Anzahl der benötigten Patienten in absehbarer Zeit rekrutiert werden?

■ **Ethik**

Nicht alles, was unter statistischen Gesichtspunkten sinnvoll und machbar ist, ist auch ethisch vertretbar. Deshalb müssen Studien,

bei denen Patienten oder gesunde Probanden involviert sind, von einer Ethikkommission begutachtet werden. Jede Studie ist zu beurteilen nach der individuellen Ethik (dies betrifft den Schutz der Studienteilnehmer) und der kollektiven Ethik (dies betrifft den zu erwartenden Nutzen für die Gesellschaft). Studien mit einem schlechten Design (beispielsweise zu hoher oder zu niedriger Fallzahl) sind unethisch, sei es, weil sie zu viele Ressourcen verschwenden oder weil das Studienziel aufgrund schlechter Planung nicht erreicht werden kann.

Planungsfehler können zu einem späteren Zeitpunkt kaum noch korrigiert werden. Deshalb ist es extrem wichtig, die oben angesprochenen Fragen im Vorfeld zu klären.

Antworten auf all diese Fragen sind nicht zuletzt abhängig davon, ob die Daten bereits vorliegen (wie bei retrospektiven Studien) oder erst nach Studienbeginn erhoben werden (wie bei prospektiven Studien üblich).

❗ **Diese Tipps mögen sich bitte auch Doktoranden zu Herzen nehmen. Es kommt leider immer wieder vor, dass Studenten mit großem Eifer eine Dissertation beginnen und dann nach etlichen Monaten oder sogar Jahren feststellen, dass die Arbeit so wie vorgesehen nicht durchführbar ist. Mit einer guten Planung (und einem kompetenten Betreuer) lässt sich ein solches Desaster vermeiden.**

18.2.4 Abschließende Bemerkungen

Studien in der Medizin werden letzten Endes durchgeführt mit dem Ziel, den Fortschritt zu mehren und Patienten im Bedarfsfall geeignete Therapien zur Verfügung zu stellen. Daher sind diverse Personenkreise an Studien direkt oder indirekt involviert:

– Studienteilnehmer erwarten einen persönlichen Nutzen.
– Forscher hoffen auf neue Erkenntnisse und auf berufliches Weiterkommen.

- Behandelnde Ärzte möchten ihre Patienten optimal versorgen.
- Statistiker pochen auf geeignetes Datenmaterial.
- Mitglieder der Ethikkommission wägen den potenziellen Nutzen und Risiken ab.
- Pharmafirmen trachten danach, neue Produkte zu vermarkten.
- Sponsoren sorgen für die Finanzierung einer Studie.
- Krankenkassen sind an effizienten und bezahlbaren Therapieprodukten interessiert.
- Herausgeber und Reviewer von Journals sind auf der Suche nach interessanten Papers.
- Schließlich erwarten alle Mitglieder einer Gesellschaft die Erforschung wirkungsvoller Therapien, von der jeder Patient im Bedarfsfall profitieren kann.

Jede Publikation in einer medizinischen Fachzeitschrift leistet einen originären (wenn auch bescheidenen) Beitrag für all diese Interessensgruppen. Bei der Wahl eines Journals dient häufig der Impact Factor als Orientierung. Beim Verfassen des Textes mögen den Autoren die in ► Abschn. 18.1.2 und 18.1.3 dargelegten Kriterien als Orientierung dienen.

Die Medizingeschichte lehrt: Erworbenes Wissen ist immer nur vorläufig gültig – und zwar so lange, bis es widerlegt wird oder an der Realität scheitert. Dann muss es korrigiert oder ergänzt werden. So entstehen neue Fragen, die zu weiteren Studien anregen. Vorhandenes Wissen entwickelt sich kontinuierlich weiter, indem es permanent bezweifelt und hinterfragt wird. *Johann Wolfgang von Goethe* hat dies bereits vor 200 Jahren erkannt und in wunderschöne Worte gefasst.

Prüfungsteil

Inhaltsverzeichnis

MC-Fragen und -Antworten

© Springer-Verlag GmbH Deutschland, ein Teil von Springer Nature 2019
C. Weiß, *Basiswissen Medizinische Statistik*, Springer-Lehrbuch,
https://doi.org/10.1007/978-3-662-56588-9_19

In diesem Kapitel sind exemplarisch einige MC-Fragen und -Antworten zum Üben enthalten, die den Inhalt der vorherigen Kapitel noch einmal aufgreifen.

19.1 MC-Fragen

1. **Merkmale:** In einer geburtshilflichen Klinik werden folgende Merkmale erfasst:
   (1) Geschlecht des Kindes (0 = männlich, 1 = weiblich)
   (2) Geburtsgewicht in Gramm
   (3) Schwangerschaftsdauer in Tagen
   (4) Parität (Anzahl der Geburten)
   (5) Diabetes der Mutter (0 = nein, 1 = ja, nicht insulinpflichtig, 2 = ja, insulinpflichtig)
   (6) Apgar-Wert, ermittelt 5 Minuten nach der Geburt
   (7) Körpertemperatur des Kindes, gemessen in Celsius eine Stunde nach der Geburt
   Welche Merkmale sind quantitativ?
   A.   alle
   B.   alle außer (1) und (5)
   C.   nur (2), (3), (4) und (7)
   D.   nur (2), (3) und (7)
   E.   nur (2) und (3)

2. **Häufigkeiten:** 60 Kinder wurden auf Kariesbefall untersucht. Es ergaben sich (◘ Tab. 19.1):
   Welche Aussage trifft **nicht** zu?
   A.   Das untersuchte Merkmal ist quantitativ diskret.
   B.   Für die Verteilungsfunktion gilt: $F(1) = 0,65$.
   C. $F(1) = 0,65$ besagt: 65 % der untersuchten Kinder haben keinen oder genau einen befallenen Zahn.
   D.   Es gilt $F(5) = 0$.
   E.   Die Verteilungsfunktion $F(x)$ basiert auf den relativen Summenhäufigkeiten.

3. **Lage- und Streuungsmaße:** Wir betrachten eine Stichprobe bestehend aus 81 Patienten, deren ALAT-Werte (in Einheiten pro Liter) gemessen wurden. Der Mittelwert beträgt $\bar{x} = 83$, der Median $\tilde{x} = 56$ und die Standardabweichung $s = 34$. Die Messwerte schwanken zwischen 48 und 230. Welche Schlussfolgerung ist **falsch**?
   A.   Diese Kenngrößen sprechen gegen die Annahme einer symmetrischen Verteilung.
   B.   Die Rangzahl des Medians ist 41.
   C.   Ein Histogramm bestehend aus 9 Klassen ist schief mit einem Gipfel auf der linken Seite.
   D.   Der Variationskoeffizient beträgt etwa 0,61.
   E.   Der Mittelwert wird von Ausreißern stärker beeinflusst als der Median.

4. **Korrelation und Regression:** Bei männlichen Patienten mit Diabetes mellitus ergab sich bezüglich des Zusammenhangs zwischen dem mittleren arteriellen Blutdruck in $mmHG$ (x) und dem Hämoglobingehalt in % (y) folgende Regressionsgerade: $y = 20,1 - 0,12x$. Der Korrelationskoeffizient nach Pearson r hat einen Betrag von 0,8. Welche Aussage folgt aus diesen Angaben **nicht**?
   A.   Der Zusammenhang ist gegensinnig.
   B.   Für einen Patienten mit einem Blutdruck von 140 $mmHg$ ist der Hämoglobingehalt um durchschnittlich 1,2 % höher als bei einem Patienten mit einem Blutdruck von 130 $mmHg$.
   C.   Die Varianz der mittels der Regressionsgeraden geschätzten y-Werte beträgt 64 % der Varianz der Hämoglobinwerte der Stichprobe.
   D.   Die Steigung der Regressionsgeraden ist negativ.
   E.   Für einen Patienten mit einem mittleren arteriellen Blutdruck von 150 $mmHg$ ist ein Hämoglobingehalt von 2,1 % zu erwarten.

◘ Tab. 19.1 Häufigkeiten Kariesbefall

Befallene Zähne	0	1	2	3	4
Häufigkeit	12	27	12	6	3

5. **Wahrscheinlichkeitsrechnung:** Bei einer Operation können 2 Komplikationen A und B mit den Wahrscheinlichkeiten $P(A) = 0,10$ und $P(B) = 0,02$ auftreten. Aus Erfahrung ist bekannt, dass diese Ereignisse unabhängig voneinander sind. Wie hoch ist die Wahrscheinlichkeit, dass bei einer Operation keine dieser Komplikationen eintritt?
   A. 88,0 %
   B. 88,2 %
   C. 90 %
   D. 98 %
   E. 99,98 %

6. **Binomialverteilung:** Bei einer Therapie betrage das Risiko einer schwerwiegenden Nebenwirkung 10 %. Es werden $n = 60$ Patienten behandelt. X sei die Anzahl der Personen, bei denen diese Nebenwirkung eintritt. Welche Aussage ist **falsch**?
   A. X ist binomialverteilt mit dem Erwartungswert $\mu = 6$ und der Standardabweichung $\sigma = \sqrt{60 \cdot 0,9 \cdot 0,1} \approx 2,32$.
   B. Die Wahrscheinlichkeit, dass bei keinem Patienten die Nebenwirkung eintritt, berechnet sich als $P(X = 0) = 0,9^{60} \approx 0,0018$.
   C. Die Wahrscheinlichkeit, dass bei maximal 2 Patienten eine Nebenwirkung eintritt, berechnet sich als
   $$P(X = 2) = \binom{60}{2} \cdot 0,10^2 \cdot 0,90^{58} \approx 0,0393$$
   D. Der Binomialkoeffizient in Antwort C beträgt 1770 und quantifiziert die Anzahl der Möglichkeiten, von 60 Patienten genau zwei auszuwählen.
   E. Man muss mit einer Wahrscheinlichkeit von mehr als 99 % davon ausgehen, dass in mindestens einem Fall eine Nebenwirkung beobachtet wird.

7. **Poissonverteilung:** Die Anzahl X der Notarzteinsätze pro Tag in einem Krankenhaus sei poissonverteilt mit dem charakteristischen Parameter $\lambda = 4$. Welche Aussage ist **falsch**?
   A. Pro Tag gibt es durchschnittlich 4 Einsätze.
   B. Die Wahrscheinlichkeiten $P(X = k)$ ist für jede natürliche Zahl $k \geq 0$ theoretisch größer als 0.
   C. Die Wahrscheinlichkeit, dass an einem Tag genau 2 Einsätze erforderlich sind, berechnet sich als $P(X = 2) = 8 \cdot e^{-4} \approx 0,1465$
   D. Die Wahrscheinlichkeit, dass an einem Tag kein Einsatz erforderlich ist, liegt unter 2 %.
   E. Die Standardverteilung von X kann mit den gegebenen Informationen nicht ermittelt werden.

8. **Normalverteilung:** Der diastolische Blutdruck von jungen Männern sei normalverteilt mit einem Erwartungswert $\mu = 70\ mmHg$ und einer Standardabweichung $\sigma = 10\ mmHg$. Welche Aussage folgt daraus?
   A. Etwa die Hälfte dieser Männer hat einen diastolischen Blutdruck zwischen 60 und 80 $mmHg$.
   B. Es ist ausgeschlossen, dass ein Mann aus dieser Population einen Blutdruck von mehr als 90 $mmHg$ aufweist.
   C. Der Median dieser Verteilung kann mit den vorliegenden Informationen nicht bestimmt werden.
   D. Etwa 95 % dieser Männer haben einen diastolischen Blutdruck zwischen 50 und 90 $mmHg$.
   E. Keine dieser Aussagen ist korrekt.

9. **Konfidenzintervall:** Für ein quantitativ stetiges Merkmal soll aus den Daten einer Stichprobe des Umfangs n ein 2-seitiges Konfidenzintervall auf dem Niveau $1 - \alpha = 95\ \%$ für den Erwartungswert konstruiert werden. Welche Aussage ist **falsch**?
   A. Je mehr die Daten streuen, desto breiter ist das Konfidenzintervall.
   B. Ein hoher Stichprobenumfang trägt dazu bei, dass das Intervall schmal wird.

C. Der aus der Stichprobe berechnete Mittelwert liegt in der Mitte des Intervalls.

D. Je breiter das Intervall, desto präziser ist die Schätzung.

E. Für die Irrtumswahrscheinlichkeit $\alpha = 1\%$ ergibt sich ein breiteres Intervall als für die Irrtumswahrscheinlichkeit $\alpha = 5\%$.

10. **α-Fehler und ß-Fehler:** Welche Aussage ist korrekt?

A. Falls der p-Wert kleiner ist als ein vor dem Testen festgelegter Wert α, wird die Alternativhypothese angenommen.

B. Ein ß-Fehler liegt vor, wenn man fälschlicherweise die Alternativhypothese annimmt.

C. Ein α-Fehler kann nur bei Gültigkeit der Alternativhypothese auftreten.

D. Je niedriger die Power eines Tests ist, desto niedriger ist der ß-Fehler.

E. Der ß-Fehler ist unabhängig vom Stichprobenumfang.

11. **Lagetests für unverbundene Stichproben:** Um die Mittelwerte zweier unabhängiger Stichproben zu vergleichen, bieten sich (unter bestimmten Voraussetzungen) der t-Test oder der U-Test von Mann und Whitney an. Welche Aussage ist falsch?

A. Wenn der kleinste Wert von beiden Stichproben reduziert wird, ändert sich das Ergebnis des U-Tests nicht.

B. Wenn die Daten normalverteilten Grundgesamtheiten entstammen, erhält man mit beiden Tests den gleichen p-Wert.

C. Der U-Test ist ein Rangsummentest.

D. Für den U-Test wird keine bestimmte Verteilung vorausgesetzt.

E. Je höher die Stichprobenumfänge sind, desto eher wird das Testergebnis signifikant.

12. **Testentscheidung:** Zum Vergleich der Mittelwerte aus 2 unverbundenen Stichproben werde ein t-Test verwendet. Es werde die Wirkung zweier Therapiegruppen (Verum und Placebo) verglichen. Man erhält $p = 0,2387$. Welche Schlussfolgerung lässt sich aus diesem Ergebnis ziehen (mit $\alpha = 0,05$)?

A. Die Nullhypothese wird beibehalten. Dieser Entscheidung könnte ein α-Fehler zugrunde liegen, dessen Wahrscheinlichkeit $p = 0,2387$ beträgt.

B. Die Nullhypothese wird beibehalten. Dieser Entscheidung könnte ein ß-Fehler zugrunde liegen, über dessen Wahrscheinlichkeit nichts ausgesagt werden kann.

C. Das Testergebnis zeigt, dass der Unterschied zwischen den Mittelwerten klinisch nicht relevant ist.

D. Das Testergebnis zeigt, dass die Wirkung des Verums genauso hoch wie die Wirkung des Placebos ist.

E. Es wird die Alternativhypothese angenommen.

13. **Chi²-Vierfeldertest:** In einer randomisierten Studie wurden 2 Techniken zum Anbringen eines Portkatheters an 2 unabhängigen Stichproben verglichen. Dabei ergaben sich folgende Häufigkeiten bezüglich erfolgreicher Implantierungen (◘ Tab. 19.2):
Aus einem Chi²-Vierfeldertest resultierten die Prüfgröße $\chi^2 = 2,5714$ und $p = 0,1088$. Welche Aussage lässt sich **nicht** herleiten?

A. Das Testergebnis ist nicht statistisch signifikant auf dem Niveau $\alpha = 0,05$.

B. Unter der Nullhypothese erwartet man 16 Misserfolge in jeder Gruppe.

C. Die Voraussetzungen des Chi²-Vierfeldertests sind erfüllt.

D. Wenn alle Häufigkeiten im Innern der Vierfeldertafel verdoppelt werden,

◘ **Tab. 19.2** Chi²-Vierfeldertest (Erfolge/Misserfolge)

	Erfolge	Misserfolge
Technik A	52	20
Technik B	60	12

wird das Testergebnis signifikant auf dem Niveau $\alpha = 0,05$.

E. Wenn alle Häufigkeiten im Innern der Vierfeldertafel verdoppelt werden, halbiert sich der p-Wert.

14. **Varianzanalysen:** Es soll der Einfluss der Therapieform (Verum Dosis 1, Verum Dosis 2 und Placebo) und des Geschlechts (männlich, weiblich) auf eine normalverteilte Zielgröße untersucht werden. Welche Aussage ist **falsch**?

A. Der Einfluss des Geschlechts kann mit einem t-Test untersucht werden.

B. Zum Vergleich der Mittelwerte der drei Therapiegruppen eignet sich eine 1-faktorielle Varianzanalyse.

C. Aus einem signifikanten Testergebnis bei der einfaktoriellen Varianzanalyse folgt, dass sich die Mittelwerte aller drei Therapiegruppen paarweise signifikant voneinander unterscheiden.

D. Eine zweifaktorielle Varianzanalyse bietet sich an, um den Einfluss von Geschlecht und Therapie auf die Zielgröße simultan zu untersuchen.

E. Ein signifikanter Interaktionsterm der zweifaktoriellen Varianzanalyse zeigt, dass der Einfluss der Therapieform bei Frauen und Männern unterschiedlich ist.

15. **Regressionsanalysen:** Welche Aussage ist **falsch**?

A. Bei einer binären Zielgröße eignet sich die Logistische Regression.

B. Die Cox-Regression bietet sich zur Analyse von Überlebenszeiten an.

C. Wenn die Zielgröße normalverteilt ist, bietet sich eine lineare Regressionsanalyse an.

D. Bei einer multiplen Regressionsanalyse können auch qualitative Einflussfaktoren berücksichtigt werden.

E. Für alle Einflussfaktoren, die bei den univariablen Analysen einen signifikanten Zusammenhang mit der Zielgröße aufweisen, wird sich auch bei der multiplen Analyse eine statistische Signifikanz ergeben.

16. **Inzidenz:** Welche der folgenden Aussagen beinhaltet eine Inzidenz? (Alle Angaben beziehen sich auf Deutschland).

A. 1,1 % aller neu geborenen Kinder leiden an einem Herzfehler.

B. Die 5-Jahres-Überlebensrate bei Patienten, bei denen ein Pankreas-Karzinom diagnostiziert wird, beträgt nach kurativer chirurgischer Resektion etwa 20 %.

C. Im Jahre 2008 erkrankten 70.800 Männer (40 Jahre oder älter) an einem Pankreaskarzinom.

D. Im Jahre 2008 erkrankten 126 von 100.000 Männern (40 Jahre oder älter) an einem Pankreaskarzinom.

E. Der Anteil der Pankreaskarzinome, bezogen auf alle Krebserkrankungen bei Männern, beträgt etwa 27 %.

17. **Risikostudie:** Im Rahmen einer Studie wurden 200 Frauen mit einem Uteruskarzinom befragt, ob sie jemals über einen längeren Zeitraum östrogenhaltige Arzneimittel eingenommen hatten. Außerdem wurden 200 Frauen als Kontrollen befragt. Beim Vergleich der Gruppen ergab sich $p < 0,0001$ (mit einem Chi^2-Vierfeldertest). Die Häufigkeiten sind (◘ Tab. 19.3):
Welche Aussage oder Schlussfolgerung ist **falsch**?

A. Die Odds Ratio beträgt 3.

B. Es handelt sich um eine Fall-Kontroll-Studie.

C. Für eine Frau, die östrogenhaltige Mittel eingenommen hatte, ist das Erkrankungsrisiko etwa 3mal so hoch wie für eine Frau, die derlei Mittel nicht eingenommen hatte.

D. Die Assoziation ist kausal bedingt.

E. Die Erkrankungsrisiken der Vergleichsgruppen lassen sich aus diesen Angaben nicht berechnen.

18. **Kohortenstudie:** Forscher der Universität Leiden ermittelten in einer Kohortenstu-

◼ **Tab. 19.3** Risikostudie zu östrogenhaltigen Mitteln		
Östrogenhaltige Arzneimittel	**Frauen mit Uteruskarzinom**	**Kontrollen**
Eingenommen	150	100
Nicht eingenommen	50	100

die, an der 370.000 schwangere Frauen teilnahmen, das Risiko für eine Uterusruptur. Dabei zeigte sich, dass ein Kaiserschnitt bei einer früheren Entbindung ein Risikofaktor darstellt: Von den exponierten Frauen erlitten $R_1 = 0{,}505\,\%$ eine Uterusruptur; bei den nicht exponierten Frauen betrug dieser Anteil nur $R_2 = 0{,}008\,\%$. Welche Aussage ist falsch?

A. Für eine Frau, die bereits einen Kaiserschnitt hatte, ist das Risiko für eine Uterusruptur etwa 63mal so hoch wie für eine nicht exponierte Frau.

B. Das dem Risikofaktor „vorangegangener Kaiserschnitt" zuschreibbare Risiko beträgt 0,505 %.

C. Das Studiendesign ist prospektiv.

D. Ein vorangegangener Kaiserschnitt stellt nicht die einzige Ursache für das Auftreten einer Uterusruptur bei späteren Entbindungen dar.

E. Bei den exponierten Frauen sind etwa 98,4 % des Gesamtrisikos dem früheren Kaiserschnitt zuzuschreiben.

19. **Sensitivität und Spezifität:** Ein diagnostisches Gerät ist defekt und liefert nur negative Befunde (obwohl auch erkrankte Patienten damit untersucht werden). Welche Aussage ist falsch?

A. Die Sensitivität ist 0.

B. Die Spezifität ist 0.

C. Der Youden-Index ist 0.

D. Der negative Likelihood-Quotient ist 1.

E. Der negative Vorhersagewert entspricht dem Anteil der Nicht-Erkrankten.

20. **Screening:** Das PSA-Screening wird zur Früherkennung eines Prostatakarzinoms durchgeführt. Wenn der PSA-Wert einen bestimmten Schwellenwert (z. B. 4 *ng/dl*) überschreitet, gilt der Befund als positiv. Es seien eine Sensitivität von 21 % und eine Spezifität von 94 % gegeben. Die Prävalenz betrage 10 %. Welche Schlussfolgerung ist **unzulässig**?

A. 6 % aller nicht erkrankten Männer erhalten einen positiven Befund.

B. Der negative Likelihood-Quotient berechnet sich als $79/94 = 0{,}84$.

C. Die Sensitivität steigt, wenn der Schwellenwert erhöht wird.

D. Die Spezifität sinkt, wenn der Schwellenwert gesenkt wird.

E. Der positive Vorhersagewert wird höher, wenn dieser Test in einer Population mit einer höheren Prävalenz angewandt wird.

21. **Randomisierte Studie:** Ein Schmerzmedikament wird mit einem Placebo verglichen. Dazu werde eine randomisierte, doppelblinde Studie mit insgesamt 200 Teilnehmern (die sich wegen eines Rektum-Karzinoms einem chirurgischen Eingriff unterziehen mussten) durchgeführt. Um Risiken zu vermeiden, müssen die Studienteilnehmer strengen Ein- und Ausschlusskriterien genügen. Als Zielgröße wird die Lebensqualität der Patienten mit dem SF36-Health-Survey ermittelt. Wozu trägt dieses Studiendesign auch im Idealfall nicht bei?

A. Die zu vergleichenden Gruppen sind etwa gleich groß.

B. Die Gruppen sind zu Beginn der Studie strukturgleich bezüglich bekannter Einflussfaktoren.

C. Die Gruppen sind zu Beginn der Studie strukturgleich bezüglich unbekannter Einflussfaktoren.

D. Autosuggestive Einflüsse auf Seiten des behandelnden Arztes oder des Patienten werden vermieden.

E. Die Ergebnisse der Studie sind übertragbar auf alle Patienten, die an einem Rektum-Karzinom operiert werden.

22. **ITT- und PP-Analyse:** Wir betrachten eine randomisierte Studie mit 2 Therapiegruppen „Verum" und „Placebo". In der Verum-Gruppe sind einige Teilnehmer wegen gravierender Nebenwirkungen vorzeitig ausgeschieden. Es war jedoch möglich, die relevante Zielgröße dieser Drop Outs in Erfahrung zu bringen. Welche Aussage ist **falsch**?

A. Nur bei der ITT-Analyse bleibt die durch die Randomisierung gewonnene Strukturgleichheit erhalten.

B. Nur bei der ITT-Analyse werden die Daten aller Patienten berücksichtigt.

C. Um den in der Praxis zu erwartenden Effekt zu messen, eignet sich eine PP-Analyse besser als eine ITT-Analyse.

D. Unterschiede zwischen den Therapiegruppen treten bei der PP-Analyse deutlicher in Erscheinung.

E. Wenn das Studienprotokoll exakt eingehalten wird, gibt es keinen Unterschied zwischen den beiden Analysemethoden.

23. **Prognosestudie:** Im Rahmen einer Studie über akute myeloische Leukämie (AML) wird die Dauer des rezidivfreien Überlebens untersucht. Jeder Patient wird nach Therapiebeginn bis zum Eintreten des relevanten Endereignisses (Auftreten eines Rezidivs oder Tod), längstens jedoch ein Jahr lang beobachtet. Bei welchem Patienten wird die Beobachtungszeit zensiert?

A. Bei Patient A ist nach 110 Tagen ein Rezidiv nachweisbar. Am Ende der Studie lebt er noch.

B. Bei Patient B ist bereits 2 Wochen nach Studienaufnahme ein Rezidiv nachweisbar. Er stirbt drei Monate später.

C. Patient C stirbt 9 Monate nach Studienbeginn an einem Myokardinfarkt.

D. Bei Patient D ist nach 78 Tagen ein Rezidiv nachweisbar. Unmittelbar danach scheidet er ohne Angabe von Gründen aus der Studie aus.

E. Patient E lebt am Ende der Studie noch. Ein Rezidiv ist nicht nachweisbar.

24. **Bias und Confounder:** Welche Aussage ist **falsch**?

A. Ein Recall-Bias tritt möglicherweise bei Fall-Kontroll-Studien auf, wenn sich die Fälle oder die Kontrollen an vergangene Ereignisse nicht richtig erinnern.

B. Wenn Patienten bei einer Therapiestudie selbst entscheiden, mit welcher Therapie sie behandelt werden, besteht die Gefahr eines Selektionsbias.

C. Ein Length-Time-Bias kann bei Screenings eine längere Überlebenszeit vortäuschen, weil die Krankheit diagnostiziert wird, ehe klinische Symptome auftreten.

D. Ein Confounder ist mit der Zielgröße kausal assoziiert.

E. Durch hinreichend hohe Fallzahlen kann die Auswirkung eines Bias minimiert werden.

19.2 MC-Lösungen

1. **Antwort C ist korrekt.** Das Geschlecht ist binär; das Merkmal „Diabetes der Mutter" ist nominal skaliert. Der Apgar-Score ist ordinal skaliert und damit nicht quantitativ.

2. **Antwort D ist falsch.** Es ist $F(5) = 1$. Die 1 (100 %) entspricht dem Anteil von Kindern mit maximal 5 befallenen Zähnen.

3. **Antwort D ist falsch.** Der Variationskoeffizient berechnet sich als der Quotient Standardabweichung: Mittelwert (das ergibt $34/83 \approx 0{,}41$).

4. **Aussage B folgt nicht.** Aus der Gleichung der Regressionsgeraden folgt, dass der Hämoglobingehalt durchschnittlich

1,2 % niedriger ist bei einem Blutdruck von 140 *mmHg* (verglichen mit 130 *mmHg*). Aussage A folgt aus der negativen Steigung der Regressionsgeraden; Aussagen D und E ergeben sich aus deren Gleichung. Aussage C ergibt sich aus der Definition des Bestimmtheitsmaßes r^2.

5. **Antwort B ist korrekt.** Mit dem Additionssatz berechnet man für die Wahrscheinlichkeit, dass eine oder 2 Komplikationen eintreten: $P(A \cup B) = 0{,}10 + 0{,}02 - 0{,}10 \cdot 0{,}02 = 0{,}118$. Daraus ergibt sich die gesuchte Wahrscheinlichkeit als $1 - 0{,}118 = 0{,}882$.

6. **Antwort C ist falsch.** Die angegebene Gleichung quantifiziert die Wahrscheinlichkeit, dass bei genau 2 Patienten eine Nebenwirkung auftritt. Antworten A, B und D ergeben sich aus den Regeln für binomialverteilte Zufallsvariable. Aussage E folgt direkt aus Aussage B.

7. **Antwort E ist falsch.** Der Parameter $\lambda = 4$ ist sowohl der Erwartungswert (daraus folgt A) als auch die Varianz. Demnach lässt sich die Standardabweichung 2 berechnen. Die Aussagen B, C und E ergeben sich aus der Formel zur Berechnung von $P(X = k)$ bei einer poisson-verteilten Zufallsvariablen.

8. **Aussage D ist korrekt.** Dies folgt aus den Eigenschaften der Normalverteilung (2σ-Bereich in Antwort D). Innerhalb des 1σ-Bereichs liegen etwa 2/3 aller Werte (Antwort A falsch). Etwa 2,5 % der Werte sind größer als $\mu + 2\sigma$ (Antwort B falsch). Der Median entspricht dem Erwartungswert (Antwort C falsch). Da Antwort D korrekt ist, ist Antwort E falsch.

9. **Aussage D ist falsch.** Es liegt auf der Hand, dass ein schmales Konfidenzintervall eine präzise Schätzung ermöglicht. Deshalb ist Antwort E korrekt. Die Aussagen A, B und C folgen aus der Formel zur Berechnung dieses Konfidenzintervalls.

10. **Antwort A ist korrekt.** So wird jede Testentscheidung getroffen. Dass B und C falsch sind, folgt unmittelbar aus der Definition des α-Fehlers und des ß-Fehlers. Die Power ist $1 - ß$; deshalb ist D falsch. Je kleiner der Stichprobenumfang, desto schwieriger ist es, die Alternativhypothese abzusichern und desto größer ist der ß-Fehler (E ist falsch).

11. **Antwort B ist falsch.** Die Algorithmen zur Berechnung der Prüfgrößen und der p-Werte sind bei den beiden Tests unterschiedlich. Aussagen C und D folgen aus den Eigenschaften des U-Tests, ebenso die Aussage A: Wenn der kleinste Wert reduziert wird, ändert sich nichts an dessen Rang 1. Aussage E gilt generell für jeden Test.

12. **Antwort B ist korrekt.** Da $p > 0{,}05$, wird die Nullhypothese beibehalten (Antwort E ist falsch). Diese Entscheidung könnte mit einem ß-Fehler einhergehen (Antwort A ist also falsch). Da der p-Wert keine Information bezüglich klinischer Relevanz beinhaltet, ist Aussage C falsch. Die Beibehaltung der Nullhypothese bedeutet keineswegs, dass die Therapien bezüglich der Wirkung übereinstimmen (Antwort D ist falsch).

13. **Antwort E ist falsch.** Wenn alle Häufigkeiten verdoppelt werden, verdoppelt sich die Prüfgröße auf $5{,}1428 > 3{,}841$. Damit wird das Testergebnis signifikant (Antwort D korrekt). Der p-Wert wird kleiner, aber er halbiert sich nicht (Antwort E falsch). Antwort A ist korrekt, da die Prüfgröße $< 3{,}841$. Da die Gruppen A und B gleich groß sind, erwartet man gleich viele Misserfolge in jeder Gruppe (Antwort B). Alle unter der Nullhypothese zu erwartenden Häufigkeiten sind größer als 5 (je 16 Misserfolge und 56 Erfolge pro Gruppe); deshalb ist Antwort C korrekt.

14. **Aussage C ist falsch.** Wenn eine einfaktorielle Varianzanalyse zu einem signifikanten Ergebnis führt, bedeutet dies, dass sich mindestens 2 Mittelwerte unterscheiden (aber nicht unbedingt alle paarweise voneinander). Die Korrektheit der anderen Aussagen folgt aus elementaren Eigenschaften der statistischen Verfahren.

15. **Antwort E ist falsch.** Es kann durchaus passieren, dass eine Einflussgröße (die bei einer univariablen Analyse mit der Zielgröße signifikant assoziiert ist) bei der multiplen Analyse nicht signifikant wird (weil sie mit anderen Einflussgrößen korreliert ist). Die Antworten A bis D folgen aus elementaren Eigenschaften der jeweiligen Regressionsanalyse.

16. **Antwort D ist korrekt.** Dies folgt aus der Definition für Inzidenz (Neuerkrankungsrate). In Antwort A ist eine Prävalenz angegeben, in B eine Letalität. In Antwort C ist nur eine absolute Häufigkeit angegeben. Auch in Antwort E ist keine Neuerkrankungsrate angegeben.

17. **Aussage D ist falsch.** Das Studiendesign ist eine Fall-Kontroll-Studie (Antwort B). Die Odds Ratio berechnet sich leicht als $(150 \cdot 100)/(100 \cdot 50) = 3$ (Antwort A). Da die Odds Ratio eine Annäherung für das relative Risiko darstellt, ist Antwort C korrekt. Antwort E ergibt sich aus dem Studiendesign. Mit retrospektiven Studien lässt sich allerdings keine Kausalität nachweisen.

18. **Antwort B ist falsch.** Das zuschreibbare Risiko ist die Differenz der angegebenen Risiken (0,497 %). Die Aussage A ergibt sich durch die Relation der beiden Risiken. Das Studiendesign ist prospektiv (Antwort C). Da auch Frauen ohne vorangegangenen Kaiserschnitt betroffen sind, ist Antwort D korrekt. Antwort E ist korrekt $(0,497/0,505 = 0,984)$.

19. **Aussage B ist falsch.** Alle Kranke werden negativ befundet (Antwort A ist korrekt), die nicht Erkrankten ebenfalls (deshalb ist B falsch). Die Antworten C und D folgen aus den jeweiligen Definitionen. Der negative Vorhersagewert ist bei dieser Konstellation der Anteil der richtig Negativen Befunde an allen Befunden – das ist der Anteil der Nicht-Erkrankten.

20. **Antwort C ist falsch.** Wenn der Schwellenwert erhöht wird, resultieren weniger positive Befunde. Dadurch sinkt die Sensitivität, die Spezifität steigt (weniger falsch positive Befunde). Wenn der Schwellenwert gesenkt wird, gibt es mehr positive Befunde; Antwort D ist korrekt. Antwort A folgt sofort aus der Spezifität; Antwort B aus der Definition des negativen Likelihood-Quotienten. Antwort E enthält eine allgemeine Eigenschaft des positiven Vorhersagewertes.

21. **Aussage E ist falsch.** Dies ist den strengen Ein- und Ausschlusskriterien geschuldet. Die Aussagen A bis C sind durch die Randomisierung bedingt, Aussage D ergibt sich aus der Doppelblindheit.

22. **Antwort C ist falsch.** Die Aussagen A und B ergeben sich aus der Definition einer ITT-Analyse. Da die PP-Analyse die nicht protokollgerecht behandelten Patienten ausschließt, ist Aussage C falsch. D ergibt sich aus den Eigenschaften der PP-Analyse. Wenn jeder Patient nach Protokoll behandelt wird, entspricht logischerweise der PP-Ansatz dem ITT-Ansatz (Antwort E).

23. **Bei Patient E wird zensiert.** Nur bei ihm ist weder der Tod eingetreten, noch konnte ein Rezidiv beobachtet werden. Bei allen anderen Patienten A bis D ist während der Beobachtungszeit eines der beiden relevanten Ereignisse (Tod oder Rezidiv) eingetreten.

24. **Antwort E ist falsch.** Ein Bias ist eine systematische Verzerrung, die nicht durch hohe Fallzahlen beeinflusst werden kann. Die anderen Aussagen ergeben sich aus den jeweiligen Definitionen.

Lösungen

© Springer-Verlag GmbH Deutschland, ein Teil von Springer Nature 2019
C. Weiß, *Basiswissen Medizinische Statistik*, Springer-Lehrbuch,
https://doi.org/10.1007/978-3-662-56588-9_20

In diesem Kapitel finden Sie die Lösungen zu den in den einzelnen Kapiteln gestellten Übungsfragen.

■ **Kapitel 1: Einführung**

1.1. Alle Mediziner, die forschen und publizieren, benötigen statistische Methoden, um Studien durchzuführen, deren Ergebnisse darzustellen, zu verallgemeinern und schließlich ihre Bedeutung für die klinische Praxis oder die medizinische Wissenschaft zu beurteilen. Die Statistik ist dabei eine unentbehrliche Hilfswissenschaft – ähnlich wie die Mathematik in der Physik.

1.2. Erkundungsphase, theoretische Phase, analytisch-statistische Phase, Interpretation der Ergebnisse

1.3. Bei der deskriptiven Statistik werden die Daten strukturiert, grafisch dargestellt und mit statistischen Kenngrößen beschrieben. Die induktive Statistik ermöglicht den Schluss von der Stichprobe auf die Grundgesamtheit.

■ **Kapitel 2: Grundlagen**

2.1. **Daten der Studierenden (▶ Tab. 2.2)**

a. Geschlecht, Blutgruppe, Rhesusfaktor, Raucher: Nominalskala
Größe, Gewicht, Anzahl Nüsse: Verhältnisskala
Einstellung Heilverfahren: Ordinalskala

b. Beispielsweise der BMI (= Gewicht/Größe^2)

c. Möglicherweise bei „Raucher" (wenn nicht ehrlich geantwortet wird)

d. Vergleich Männer vs. Frauen, Zusammenhang zwischen Größe und Gewicht

2.2. **Klinische Studie**

a. Therapieform und Geschlecht: Nominalskala
Alter, Blutdruck zu Beginn und nach 12 Wochen: Verhältnisskala
Differenz der Blutdruckwerte: Abstandsskala

b. Differenz der Blutdruckwerte als Maß für die Wirkung

c. Therapiegruppe (neues Medikament und Standardtherapie)

d. Weil diese dazu beitragen können, die Zielgröße zu erklären

e. Adipositas, psychische Krankheiten und andere Comorbiditäten

f. Durch die Randomisierung werden Confounder auf beide Therapiegruppen gleichmäßig verteilt. Deshalb kann ein Unterschied zwischen den Therapiegruppen nicht durch einen Confounder bedingt sein.

■ **Kapitel 3: Häufigkeiten**

3.1 **Daten der Studierenden**

a. Kontingenztafel (◘ Tab. 20.1)

b. Eine Assoziation ist nicht erkennbar. In beiden Subgruppen (Rhesusfaktor positiv und negativ) sind die Blutgruppen A und 0 am häufigsten vertreten; der Rhesusfaktor positiv überwiegt bei jeder Blutgruppe.

c. ◘ Tab. 20.2. Die H_i entsprechen den Werten der Verteilungsfunktion $F(x)$. Anhand der Tabelle (◘ Tab. 20.2, ◘ Abb. 20.1) ist erkennbar: $F(67\,kg) = 0,5$. Das bedeutet: Die Hälfte der Studierenden hat ein Körpergewicht von maximal 67 kg.

3.2. **Klinische Studie**

a. Vierfeldertafel (◘ Tab. 20.3)

b. Odds Ratio: $(7 \cdot 34)/(29 \cdot 5) = 1,64$

c. Beim Vertauschen der Zeilen (oder der Spalten) entsteht der Kehrwert $(5 \cdot 29)/(34 \cdot 7) = 0,61$

d. Bei der Standardtherapie gibt es relativ mehr Misserfolge (19 % vs. 13 %). Allerdings ist wegen der geringen Fallzahlen fraglich, ob dies verallgemeinerbar ist.

■ **Kapitel 4: Beschreibung eines Merkmals**

4.1. **Daten der Studierenden: Beurteilung homöopathischer Heilverfahren (◘ Tab. 20.4)**

a. Lagemaße: Median, Quartile, Minimum, Maximum Streuungsmaße: Quartilsabstand, Spannweite

◘ Tab. 20.1 Kontingenztafel Blutgruppen (absolute Häufigkeiten, relative Zeilen- und Spaltenhäufigkeiten)

	Blutgruppe A	Blutgruppe B	Blutgruppe AB	Blutgruppe 0
Rhesusfaktor positiv	31 48 % 91 %	7 11 % 78 %	3 5 % 100 %	23 36 % 85 %
Rhesusfaktor negativ	3 33 % 9 %	2 22 % 22 %	0 0 % 0 %	4 44 % 15 %

◘ Tab. 20.2 Körpergewicht, absolute Häufigkeiten, absolute und relative Summenhäufigkeiten

kg	n_i	N_i	H_i	kg	n_i	N_i	H_i	kg	n_i	N_i	H_i	kg	n_i	N_i	H_i
43	1	1	0,014	59	3	21	0,292	74	2	45	0,625	87	1	61	0,847
47	1	2	0,028	60	5	26	0,361	75	4	49	0,681	88	1	62	0,861
48	1	3	0,417	61	3	29	0,403	76	1	50	0,694	89	1	63	0,875
49	1	4	0,056	63	2	31	0,431	77	1	51	0,708	90	3	66	0,917
50	1	5	0,069	65	2	33	0,458	78	2	53	0,736	91	1	67	0,931
52	2	7	0,097	66	2	35	0,486	79	2	55	0,784	92	1	68	0,944
54	1	8	0,111	67	1	36	0,500	80	1	56	0,778	93	1	69	0,958
55	4	12	0,167	68	1	37	0,514	81	1	57	0,792	94	1	70	0,972
56	2	14	0,194	70	4	41	0,569	83	2	59	0,819	95	1	71	0,986
57	3	17	0,236	72	1	42	0,583	85	1	60	0,833	100	1	72	1
58	1	18	0,250	73	1	43	0,597								

◘ Abb. 20.1 Abbildung zu **◘** Tab. 20.2

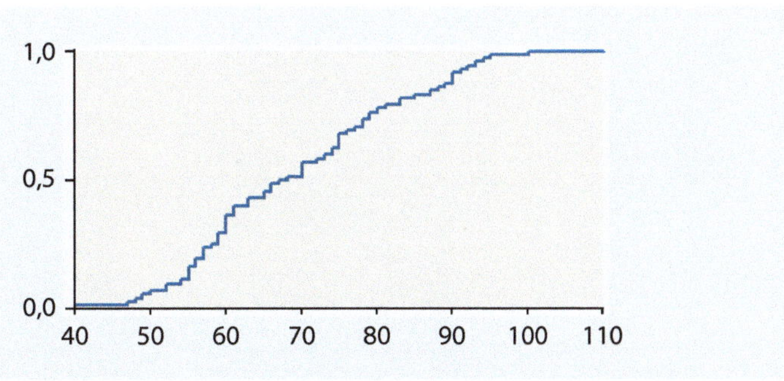

b. In die Plots (▪ Abb. 20.2) sind die Nulllinie und die Mittelwerte eingezeichnet (-2,4 bzw. -0,6), obwohl man bei einem ordinal skalierten Merkmal streng genommen diese nicht berechnen sollte.

c. Männliche Studierende urteilen tendenziell negativer und weniger heterogen.

▪ **Tab. 20.3**   Vierfeldertafel

	Misserfolge	Erfolge
Standard	7	29
Neu	5	34

▪ **Tab. 20.4**   Tabelle zu Aufgabe 4.1

	Männer	Frauen
Median	−2 (Rang 15)	−0,5 (Rang 22,5)
Q_1	−4 (Rang 8)	−3 (Rang 11,5)
Q_3	−1 (Rang 22)	+1,5 (Rang 33,5)
Minimum	−5	−5
Maximum	+2	+5
Quartilsabstand	3	4,5
Spannweite	7	10

4.2. Klinische Studie

a. Fehlende Eintragungen (▪ Tab. 20.5)

b. Der Variationskoeffizient für die Wirkung sollte nicht berechnet werden (das dieses Merkmal negative Werte aufweisen kann und daher nur intervallskaliert ist).

c. 95 %-Referenzbereiche für Wirkung in mmHg:
Standard: $15, 39 \pm 2 \bullet 7, 59 = [0, 21; 30, 57]$; neu: $18, 82 \pm 2 \bullet 6, 23 = [6, 36; 31, 28]$

d. Eventuell bei der Wirkung

▪ Kapitel 5: Beschreibung eines Zusammenhangs

5.1. Korrelationskoeffizienten und Regressionsgerade

a. Das Alter wirkt sich auf den Blutdruck aus (nicht umgekehrt)

b. Korrelationskoeffizient: $r = 26{,}58/(7{,}9 \bullet 8{,}6) = 0{,}39$
Steigung (in mmHg/Jahr): $b = 26{,}58/(7{,}9^2) = 0{,}426$
Achsenabschnitt (in mmHg): $a = 153{,}2 - 0{,}426 \bullet 60, 4 = 127{,}47$
Die Regressionsgerade ist:
$y = 127{,}47 + 0{,}426 \bullet x$

c. Das Bestimmtheitsmaß ist $r^2 = 0{,}39^2 = 0{,}1521$. Das heißt: Etwa 15 % der Variabilität der Blutdruckwerte sind auf den Einfluss des Alters zurückzuführen.

▪ **Abb. 20.2**   Plots zu Aufgabe 4.1

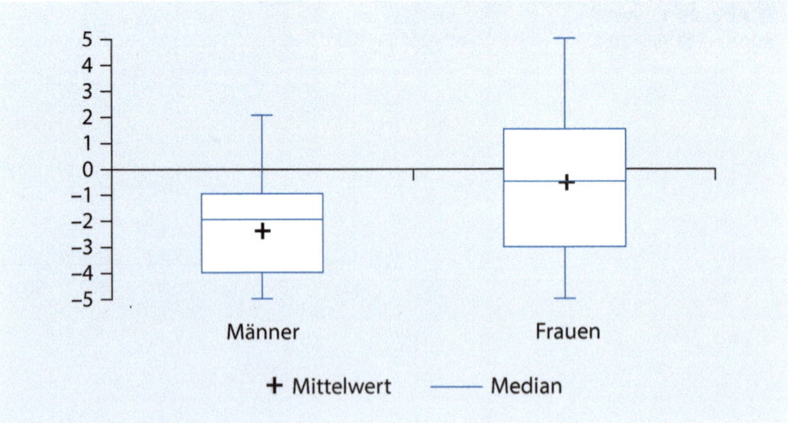

d. $x_1 = 50$ Jahre $\rightarrow y_1 = 127,47 + 0,426 \cdot 50$
   $= 148,77$ mmHg
   $x_2 = 60$ Jahre $\rightarrow y_2 = 127,47 + 0,426 \cdot 60$
   $= 153,03$ mmHg
   $x_3 = 70$ Jahre $\rightarrow y_3 = 127,47 + 0,426 \cdot 70$
   $= 157,29$ mmHg

e. Die Rangdifferenzen (Alter – Blutdruck) sind: 0, −6, 1, 1, −4, -1, 1, 4, 4, 0. Die Summe der Quadrate ergibt 88. Mit Formel (5.9) und $n = 10$ erhält man
   $$r_s = 1 - (6 \cdot 88)/(10 \cdot 99) = 0{,}467.$$

5.2. Klinische Studie

a. Der Blutdruck zu Beginn und das Alter haben einen etwa gleich starken Einfluss; die Therapieform einen schwächeren. Das Geschlecht scheint die Wirkung der Therapie nicht zu beeinflussen.

b. Erwartete Wirkung y (jeweils in *mmHg*):

Neue Therapie	$\rightarrow y = 18,8$
Alter 68 Jahre	$\rightarrow y = 5,62 + 0,211 \cdot 68$ $= 19,97$
Basisblutdruck 160 mmHg	$\rightarrow y = -29,3 + 0,303 \cdot 160$ $= 19,18$
Geschlecht männlich	$\rightarrow y = 17,2$

Dem Schätzwert aufgrund des Geschlechts ist weniger zu vertrauen.

- **Kapitel 6: Grundlagen der Wahrscheinlichkeitsrechnung**

6.1. Simpsons Paradoxon

a. Vierfeldertafel (◘ Tab. 20.6, in Klammer Anzahl der Überlebenden)

b. Lokalisationen: $P(M) = 120/300 = 0,4$; $P(D) = 180/300 = 0,6$

c. Überlebensraten für das **Gesamtkollektiv**:

◘ **Tab. 20.5** Tabelle zur Aufgabe 4.2

	Alter (Standard)	Alter (neue Therapie)	Wirkung (Standard)	Wirkung (neue Therapie)
Rangzahl Median	18,5	20	18,5	20
Standardabw.	9,49 Jahre	11,07 Jahre	7,59 mmHg	6,23 mmHg
Spannweite	37 Jahre	45 Jahre	34 mmHg	27 mmHg
Quartilsabstand	1,5 Jahre	3,5 Jahre	8 mmHg	6 mmHg
Variationskoeff.	0,175	0,200	---	---

◘ **Tab. 20.6** Vierfeldertafel zu Aufgabe 6.1

	Magenkarzinom	Rektumkarzinom	Gesamt
Therapie A	80 (20)	20 (10)	100 (30)
Therapie B	40 (8)	160 (72)	200 (80)

$P(S|A) = 30/100 = 0,30;$
$P(S|B) = 80/200 = 0,40$
Demnach scheint die Überlebenswahrscheinlichkeit bei der Therapie B höher zu sein.

d. Überlebensraten für **Magenkarzinom**:
$P(S|A) = 20/80 = 0,25;$
$P(S|B) = 8/40 = 0,20$

e. Überlebensraten für **Rektumkarzinom**:
$P(S|A) = 10/20 = 0,50;$
$P(S|B) = 72/160 = 0,45$

f. Für jede Lokalisation scheint bei der Therapie A die Überlebensrate höher zu sein. Das Ergebnis für das Gesamtkollektiv kommt dadurch zustande, dass mit der Therapie B hauptsächlich Rektumkarzinome behandelt werden, die a priori die höhere Überlebenswahrscheinlichkeit haben.

g. Bei einer randomisierten Studie wären beide Gruppen A und B etwa gleich groß, auch die Anzahl von Magenkarzinomen innerhalb jeder Gruppe wäre ungefähr gleich.

6.2. **Schätzen von Mittelwerten**

a. Erwartungswert und Standardabweichung der Mittelwerte für $n = 25$ und $\sigma = 12\ mmHg$:

$$E\left(\overline{X}\right) = 150\,mmHg;\ \ \sigma_{\overline{X}} = 12/5\,mmHg$$
$$= 2,4\ mmHg$$

b. Nach Formel (6.35) ist ein solcher Bereich mit $k = 2$ gegeben als:

$$\left(150 \pm 2 \bullet 2,4\right)mmHg = \begin{bmatrix} 145,2\,mmHg; \\ 154,8\,mmHg \end{bmatrix}$$

c. Berechnungen für $n = 25$ und $\sigma = 6\ mmHg$:

$$E\left(\overline{X}\right) = 150\,mmHg;\ \ \sigma_{\overline{X}} = 6/5\,mmHg$$
$$= 1,2\ mmHg$$

$$\left(150 \pm 2 \bullet 1,2\right)mmHg = \begin{bmatrix} 147,6\,mmHg; \\ 152,4\,mmHg \end{bmatrix}$$

d. Berechnungen für $n = 50$ und $\sigma = 12\ mmHg$:

$$E\left(\overline{X}\right) = 150\,mmHg;$$
$$\sigma_{\overline{X}} = 12/\sqrt{50}\,mmHg = 1,70\,mmHg$$

$$\left(150 \pm 2 \bullet 1,70\right)mmHg = \begin{bmatrix} 146,6\,mmHg; \\ 153,4\,mmHg \end{bmatrix}$$

e. Je kleiner die Standardabweichung σ und je höher der Stichprobenumfang n, desto geringer wird der Standardfehler $\sigma_{\overline{X}}$. Demnach gilt: Je größer die Stichprobe und je homogener die Daten, desto besser lässt sich der Mittelwert schätzen.

■ **Kapitel 7: Verteilungen**

7.1. **Binomialverteilung und Normalverteilung**

a. Der Erwartungswert beträgt mit $n = 200$ und $p = 0,7$:
Erwartungswert $\mu = 200 \bullet 0,7 = 140$,
Standardabweichung
$$\sigma = \sqrt{n \bullet p \bullet q} = \sqrt{42} = 6,48$$

b. Die Faustregel, nach der $n \bullet p \bullet q \geq 9$ zu gelten hat, ist erfüllt.

c. Die Anzahl der Erfolge ist um 1,54 Standardabweichungen höher ist man zufällig erwarten würde.

d. 95 %-Referenzbereich: $\mu \pm 1,96 \bullet \sigma = 140 \pm 1,96 \bullet 6,48 = [127,3; 152,7]$
Die Anzahl der Erfolge liegt zwischen 128 und 152 (mit einer Wahrscheinlichkeit von 95 %). Anders formuliert: Die Wahrscheinlichkeit, weniger als 128 oder mehr als 152 Erfolge zu erzielen, beträgt jeweils 2,5 %.

7.2. **Poissonverteilung**

a. Erwartungswert $\mu = 3$; Standardabweichung $\sigma = \sqrt{3} = 1,73$

b.

$P(X = 0) =$ $e^{-3} = 0,050$	$P(X = 1)$ $= 3 \bullet e^{-3} = 0,149$
$P(X = 2) = 3^2/$ $2 \bullet e^{-3} = 0,224$	$P(X = 3) = 3^3/$ $6 \bullet e^{-3} = 0,224$
$P(X = 4) = 3^4/$ $24 \bullet e^{-3} = 0,168$	$P(X = 5) = 3^5/$ $120 \bullet e^{-3} = 0,101$

c. $P(X \leq 5) = 0,916.$ Also gilt:
$P(X > 5) = 1 - 0,916 = 0,084.$

7.3. Normalverteilung

a. 95 %-Referenzbereich für X:
$\mu \pm 1{,}96 \cdot \sigma = [42{,}4; 81{,}6]$

b. Für $X_1 = 40$ ergibt sich
$Z_1 = (40 - 62)/10 = -2{,}2$. Es gilt
$\Phi(-2{,}2) = 0{,}0139$ (wobei Φ die
Verteilungsfunktion der Standardnormalverteilung ist). Demnach beträgt
die Wahrscheinlichkeit, dass ein
Mitglied der Population maximal 40 kg
wiegt, nur 1,39 %. Diesen Wert erhält
man über die Excel-Funktion NORMS.
VERT oder aus der Tab. 1 im Anhang
dieses Buches. In dieser Tabelle findet
man allerdings nur $\Phi(+2{,}2) = 0{,}9861$.
Wegen der Symmetrie der Verteilungsfunktion Φ ergibt sich
$\Phi(-2{,}2) = 1 - 0{,}9861 = 0{,}0139$.

c. Die Mittelwerte, die sich aus Stichproben des Umfangs $n = 25$ ergeben,
sind normalverteilt mit dem Erwartungswert $\mu_{\bar{X}} = 62$ und der Standardabweichung $\sigma_{\bar{X}} = 10/\sqrt{25} = 2$.
$\sigma_{\bar{X}}$ wird als der Standardfehler des
Mittelwerts bezeichnet.

d. 95 %-Referenzbereich für $\bar{X}$:
$\mu \pm 1{,}96 \cdot \sigma_{\bar{X}} = \left[58{,}08, 65{,}92\right]$

- ### Kapitel 8: Schätzverfahren

8.1. Klinische Studie 1

a. Es werden die t-Quantile $t_{38;\,0{,}975} =$
$2{,}0244$ (Neue Therapie, $n = 39$) und
$t_{35;\,0{,}975} = 2{,}0301$ (Standardtherapie,
$n = 36$) benötigt.

b.
Neue Therapie:	$18{,}8 \pm 2{,}0244 \cdot 6{,}2/\sqrt{39}$ $= [16{,}79; 20{,}81]$
Standardtherapie:	$15{,}4 \pm 2{,}0301 \cdot 7{,}6/\sqrt{36}$ $= [12{,}83; 17{,}97]$

c. Das Intervall für die Standardtherapie
ist breiter. Das liegt einerseits am
geringeren Stichprobenumfang und
andererseits an der größeren Streuung
der Daten.

d. Aufgrund des Konfidenzintervalls
für die Differenz der Mittelwerte
(Neu – Standard) ist anzunehmen,
dass ein Unterschied nachweisbar ist
(da die 0 nicht im Intervall enthalten
ist). Da das Intervall ausschließlich
positive Werte enthält, kann geschlussfolgert werden, dass mit der
neuen Therapie eine durchschnittlich
höhere Wirkung erzielt wird.

8.2. Klinische Studie 2

a. Mit $\hat{p} = 48/75 = 0{,}64$ und $n = 75$
ergibt sich für die Grenzen des
95 %-Konfidenzintervalls nach
Formel (8.15):

$$0{,}64 \pm \left(1/150 + 1{,}96 \cdot \sqrt{0{,}64 \cdot 0{,}36/75}\right)$$
$$= [0{,}525; 0{,}755].$$

b. Für $\alpha = 0{,}01$ hat man den Wert
1,96 in obiger Formel durch 2,56 zu
ersetzen (99,5 %-Quantil der
Standardnormalverteilung) und
erhält das breitere 99 %-Konfidenz-
intervall:

$$0{,}64 \pm \left(1/150 + 2{,}58 \cdot \sqrt{0{,}64 \cdot 0{,}36/75}\right)$$
$$= [0{,}491; 0{,}789].$$

c. Mit $\alpha = 0{,}05$ kann man die Aussage
verallgemeinern; mit $\alpha = 0{,}01$ jedoch
nicht.

8.3. Daten der Studierenden: Mediane für die Körpergröße von Frauen

Für den Mittelwert berechnet man mit
Formel (8.9) folgendes 95 %-Konfidenz-
intervall für die Körpergröße in cm:

$$168{,}5 \pm 2{,}0167 \cdot 6{,}2/\sqrt{44} = [166{,}62; 170{,}38].$$

Für das Konfidenzintervall bezüglich des
Medians berechnet man nach Formel
(8.11)

$$r_u = 44/2 - 1{,}96 \cdot \sqrt{44}/2 = 15{,}5 \text{ und}$$
$$r_o = 44/2 + 1{,}96 \cdot \sqrt{44}/2 = 28{,}5$$

Demnach basieren die Intervallgrenzen auf den Rangzahlen 15 und 29.

Dies entspricht den Werten 166 *cm* und 171 *cm*. Das Konfidenzintervall für den Median ist also breiter als das Intervall für den Mittelwert. Dies zeigt, dass die Schätzung des Medians unpräziser ist.

- **Kapitel 9: Prinzip eines statistischen Tests**

9.1. **Klinische Studie: t-Test für zwei verbundene Stichproben**

  a. Die Prüfgröße ist

$$t = \frac{\overline{x} - \mu_0}{s / \sqrt{n}} = \frac{15,39 - 5}{7,59 / \sqrt{36}} = 8,213$$

  b. Man sollte 2-seitig testen, da es nicht ausgeschlossen ist, dass der Blutdruck im Durchschnitt signifikant weniger als 5 *mmHg* sinkt.

  c. Der kritische Wert ist $t_{35;\,0,975} = 2,0301$.

  d. Die Prüfgröße ist wesentlich größer als der kritische Wert. Deshalb wird die Nullhypothese verworfen; die Alternativhypothese wird angenommen.

  e. Die Effektgröße berechnet sich nach Formel (9.2) als:

$$d = \frac{\overline{x} - \mu_0}{s} = \frac{15,39 - 5}{7,59} = 1,369$$

  f. Ein α-Fehler würde bedeuten, dass man annimmt, dass man aufgrund des Testergebnisses fälschlicherweise und voreilig eine Senkung um mindestens 5 *mmHg* zugrunde legt. Es könnte jedoch unangenehm für einen Forscher werden, wenn sich herausstellen sollte, dass seine Schlussfolgerung falsch war und dass die Wirkung einer Therapie geringer ist als gedacht. Ein ß-Fehler entsteht, wenn die Therapie tatsächlich geeignet ist, den Blutdruck im Mittel um mindestens 5 *mmHg* zu senken, ohne dass dies statistisch abgesichert werden kann (etwa wegen eines zu geringen Stichprobenumfangs). Dies ist nicht nur ärgerlich für den Forscher. Den Patienten wird unter Umständen eine wirksame Therapie vorenthalten.

9.2 **Test auf Nicht-Unterlegenheit**

  a. Mit den Erfolgsraten p_{plac} für Placebo und p_{verum} für Verum sowie der Äquivalenzschranke $\delta = 0,10$ formuliert man die Hypothesen als:

Nullhypothese:	$p_{plac} < p_{verum} - 0,10$
Alternativhypothese:	$p_{plac} \geq p_{verum} - 0,10$

Im Klartext bedeutet dies: Die Erfolgsrate für das Placebo p_{plac} muss nicht besser sein als die Erfolgsrate für Verum. Sie sollte aber nicht wesentlich schlechter (maximal 10 %) sein.

  b. Mit einem Äquivalenztest soll nachgewiesen werden, dass die Erfolgsraten (etwa) gleich sind. Abweichungen bis zu 10 % werden toleriert. Die Hypothesen lauten:

Nullhypothese:	$p_{plac} < p_{verum} - 0,10$ oder $p_{plac} > p_{verum} + 0,10$
Alternativhypothese:	$p_{verum} - 0,10 \leq p_{plac} \leq p_{verum} + 0,10$

- **Kapitel 10: Lagetests**

10.1. **Klinische Studie: *t*-Test**

  a. Mit $s_1 = 6,23$, $n_1 = 39$, $s_2 = 7,59$ und $n_2 = 36$ erhält man nach Formel (10.4) für die gepoolte Varianz:

$$s^2 = \frac{38 \cdot 6,23^2 + 35 \cdot 7,59^2}{73} = 47,824.$$

Daraus folgt: $s = 6,915$.

  b. Die Prüfgröße berechnet sich nach Formel (10.3) als:

$$ t = \frac{\overline{x} - \overline{y}}{s \cdot \sqrt{\dfrac{1}{n_1} + \dfrac{1}{n_2}}} $$

$$ = \frac{18,82 - 15,39}{6,915 \cdot \sqrt{\dfrac{1}{39} + \dfrac{1}{36}}} = 2,146 $$

Die Excel-Funktion T.VERT ergibt den Wert 0,9824 (mit $x = 2{,}146$ und 73 Freiheitsgraden). Das ist die Wahrscheinlichkeit, dass die Prüfgröße unter der Nullhypothese einen Wert von maximal 2,146 annimmt. Demnach beträgt die Wahrscheinlichkeit, dass die Prüfgröße unter der Nullhypothese einen Wert über 2,146 annimmt, $1 - 0{,}9824 = 0{,}0176$. Beim 2-seitigen Testen hat man diesen Wert mit 2 zu multiplizieren (weil die Wahrscheinlichkeit, dass die Prüfgröße einen Wert unterhalb von $-2{,}146$ annimmt, ebenfalls 0,0176 beträgt). Demnach ist der p-Wert beim 2-seitigen Testen $p = 2 \bullet 0{,}0176 = 0{,}0352$.

c. Für Cohens d ergibt sich nach Formel (10.5):

$$ d = \frac{18,82 - 15,39}{6,915} = 0,496 . $$

10.2. Klinische Studie: U-Test

a. Rangzahlen (Tab. 20.7):

b. Die Rangsummen sind $R_1 = 83$ und $R_2 = 127$. Mit $n_1 = n_2 = 10$ ergibt sich: $U_1 = 100 + 55 - 83 = 72$ und $U_2 = 100 + 55 - 127 = 28$. Die Prüfgröße beträgt demnach 28.

c. Aus der Tab. 4 im Anhang findet man 23 als den kritischen Wert. Die Nullhypothese wird abgelehnt, wenn die Prüfgröße maximal 23 beträgt. Also ist das erhaltene Testergebnis nicht signifikant. Zur Bestimmung des p-Wertes benötigt man eine Statistiksoftware und erhält $p = 0{,}1005$.

 Tab. 20.7 Tabelle zu Aufgabe 10.2

Standard			Neue Therapie		
ID	Wirkung	Rang	ID	Wirkung	Rang
1	−7	1	11	6	3
2	−2	2	12	9	4
3	12	5	13	17	8,5
4	15	6	14	19	11,5
5	16	7	15	20	13,5
6	17	8,5	16	20	13,5
7	18	10	17	22	16
8	19	11,5	18	26	18,5
9	21	15	19	26	18,5
10	23	17	20	28	20

d. Diese Aufgabe soll zeigen, dass U_1 und U_2 eine konkrete Bedeutung haben. Es lassen sich 100 Paare bilden mit je einem Partner aus jeder Gruppe. Bei ID 1 und ID 2 ist bei allen Paaren die Wirkung der neuen Therapie höher als die Wirkung der Standardtherapie. Bei den Paaren mit ID 3 ist in zwei Fällen die Wirkung der neuen Therapie geringer und in 8 Fällen höher. Auf diese Weise ermittelt man: Bei 71 Paaren ist die Wirkung der Standard-Therapie geringer, bei zwei Paaren sind die Wirkungen gleich und bei 27 Paaren ist die Wirkung in der Standardtherapie höher. Diese Informationen sind enthalten in $U_1/100 = 0,72$ und $U_2/100 = 0,28$. Diese Zahlen bedeuten: Die Wahrscheinlichkeit, dass ein beliebiger Wert der Standardtherapie kleiner bzw. größer ist als ein Wert der anderen Stichprobe, beträgt 72 % bzw. 28 %. Die beiden Paare, bei denen die Werte übereinstimmen, werden dabei nach U_1 und U_2 „gleichmäßig aufgeteilt".

10.3. Wilcoxon-Test für eine Stichprobe (⊡ Tab. 20.8)

a. Es wird mit dem Sollwert 0 verglichen. Demnach sind die angegebenen Bewertungen identisch mit den Differenzen „Stichprobenwert – Sollwert". Die Ränge werden entsprechend den Beträgen der Differenzen zugeordnet. Dabei wird die Bewertung 0 nicht berücksichtigt (es ist also $n = 11$). Weil Werte übereinstimmen, gibt es einige verbundene Ränge.

Aus den negativen Beurteilungen ergibt sich $R^- = (3 \cdot 10 + 8 + 2 \cdot 6,5 + 2 \cdot 4 + 1,5) = 60,5$, aus den positiven $R^- = (1,5 + 4) = 5,5$. Demnach ist $R = 5,5$.

b. In Tab. 3 findet man 10 als kritischen Wert (2-seitige Fragestellung, $\alpha = 0,05$). Da die Prüfgröße kleiner ist als der kritische Wert, wird die Nullhypothese abgelehnt. Mit einer adäquaten Software ermittelt man $p = 0,0127$.

c. Ein t-Test ist ungeeignet, da die Daten ordinal skaliert und diskret sind. Sie sind also nicht stetig und daher auch nicht normalverteilt.

■ Kapitel 11: Tests zum Vergleich von Häufigkeiten

11.1. Klinische Studie: Chi²-Vierfeldertest

a. Vierfeldertafel (⊡ Tab. 20.9) Die Häufigkeiten in Klammern geben an, welche Häufigkeiten man erwarten würde, wenn sich die beiden Therapien nicht unterscheiden würden. Man berechnet sie mit dem Dreisatz (z. B. $63 \cdot 39/75 = 32,76$).

b. Die Voraussetzungen des Chi²-Vierfeldertests sind erfüllt, da alle zu erwartenden Häufigkeiten mindestens 5 betragen.

c. Für die Prüfgröße berechnet man nach Formel (11.2):

$$\chi^2 = \frac{(34 \cdot 7 - 5 \cdot 29)^2 \cdot 75}{39 \cdot 36 \cdot 63 \cdot 12} = 0,611$$

⊡ **Tab. 20.8** Tabelle zu Aufgabe 10.3

Bewertung	−5	−5	−5	−4	−3	−3	−2	−2	−1	0	+1	+2
Betrag	5	5	5	4	3	3	2	2	1	0	1	2
Rang	10	10	10	8	6,5	6,5	4	4	1,5	--	1,5	4

▪ **Tab. 20.9** Vierfeldertafel zu Aufgabe 11.1			
	Erfolg	**Miss-erfolg**	**Summen**
Neu	34 (32,76)	5 (6,24)	39
Standard	29 (30,24)	7 (5,76)	36
Summen	63	12	75

▪ **Tab. 20.10** Tabelle zu Aufgabe 12.2			
	Palpation +	**Palpation –**	
Mammographie +	66	44	110
Mammographie –	7	3	10
	73	47	120

Zur Annahme der Alternativhypothese muss die Prüfgröße mindestens 3,841 betragen. Demnach wird die Nullhypothese beibehalten ($p = 0,4344$). Das Ergebnis ist nicht signifikant.

d. Dazu passt, dass der Phi-Koeffizient minimal ist:

$$\Phi = \sqrt{\frac{\chi^2}{n}} = \sqrt{\frac{0,611}{75}} = 0,090$$

11.2. Vergleich von Sensitivitäten: McNemar-Test

a. Tabelle (▪ Tab. 20.10)
b. Daraus schätzt man für die Wahrscheinlichkeit, dass mindestens ein Befund positiv ist:
117/120 = 0,975. Die geschätzte Wahrscheinlichkeit, dass beide Befunde negativ sind, ist
3/120 = 0,025.
c. Mit Formel (11.8) erhält man für die Prüfgröße:

$$\chi^2 = \frac{(44-7)^2}{44+7} = 26,84.$$ Dieses

Ergebnis ist signifikant mit $p < 0,0001$.

▪ **Kapitel 12: Varianzanalysen**

12.1. Randomisierte Studie: Einfache Varianzanalyse (▪ Tab. 20.11)

a. Für drei Karzinomarten und zwei Behandlungsgruppen beträgt die Anzahl der Freiheitsgrade 2 bzw. 1.

b. SAQ_{Modell} ergibt sich aus der Summe von SAQ_A und SAQ_B. Die Summe SAQ_{res} berechnet sich aus der Differenz $SAQ_{total} - SAQ_{Modell}$.
c. Die Varianzen ergeben sich aus der Division der Summe der Abstandsquadrate durch die jeweilige Anzahl von Freiheitsgraden. Die Varianzaufklärung η^2 ist das Verhältnis der jeweiligen SAQ durch SAQ_{total} (z. B. 9, 11/69, 18 = 0, 13).
d. Die Fehlervarianz in obiger Tabelle ist etwas kleiner als die Fehlervarianz in ▶ Beispiel 12.3 (1,25 vs. 1,28).
e. Die F-Werte ergeben sich aus der Division der jeweiligen Varianz durch die Residualvarianz (z. B. 4,56/1, 25 = 3, 65 für den Faktor „Karzinom").
f. Bei den Einflussfaktoren „Karzinom" und „Behandlung" sind die p-Werte ähnlich. Allerdings ist der p-Wert des Gesamtmodells in ▶ Beispiel 12.3 größer ($p = 0,0543$ vs. $p = 0,0157$). Dies liegt daran, dass die Modellvarianz in ▶ Beispiel 12.3 kleiner ist als in obiger Tabelle (3,06 vs. 4,79).
g. Dies zeigt, dass die Hinzunahme eines weiteren Faktors oder Interaktionsterms das Modell nicht unbedingt verbessert.

◘ Tab. 20.11   Tabelle zu Aufgabe 12.1

Quelle	Summe der Abstandsquadrate	Freiheitsgrade	Varianz	F	η^2	p-Wert
Karzinom (A)	$SAQ_A = 9,11$	2	4,56	3,65	0,13	0,0339
Behandlung (B)	$SAQ_B = 5,27$	1	5,27	4,22	0,08	0,0457
Modell	$SAQ_{Modell} = 14,38$	3	4,79	3,83	0,21	0,0157
Residuum	$SAQ_{res} = 54,80$	44	1,25	---	---	---
Gesamt:	$SAQ_{total} = 69,18$	47	1,47	---	---	---

12.2. Fixe und zufällige Effekte

   a. Es eignet sich eine Varianzanalyse mit Messwiederholungen und zwei Gruppierungsfaktoren.

   b. Die festen Faktoren sind der Tageszeitpunkt, die Behandlungsgruppe und das Geschlecht. Die Patienten-IDs fließen als zufälliger Faktor in die Analyse ein.

   c. Es ist denkbar, dass es eine Wechselwirkung zwischen der Behandlung und dem Messzeitpunkt gibt. Das würde bedeuten: Die Blutdruckschwankung im Laufe eines Tages ist abhängig von der Behandlungsgruppe. Denkbar ist freilich auch eine Interaktion zwischen Behandlungsgruppe und Geschlecht (dann wäre der Unterschied zwischen den Behandlungsgruppen bei Männern anders als bei Frauen) oder zwischen Geschlecht und Messzeitpunkt (dann wäre die Änderung des Blutdrucks über den Tag bei Männern anders als bei Frauen).

■ **Kapitel 13: Regressionsanalysen**

13.1. Klinische Studie: Multiple lineare Regressionsanalyse

   a. In Aufgabe 5.2 wurde hergeleitet, dass in Abhängigkeit verschiedener Merkmalswerte unterschiedliche Schätzwerte für die Senkung des Blutdrucks erhält. Wenn man alle relevanten Einflussfaktoren simultan berücksichtigt, ergibt sich:

$$y = -31,54 + 0,252 \cdot 160$$
$$+ 0,153 \cdot 68 + 3,341 = 22,525$$

   b. $R^2 = 0,21$ besagt: Die Variabilität der Zielgröße ist zu 21 % aufgrund des Alters, des Blutdrucks zu Beginn und der Therapie zu erklären. Für die univariablen Modelle ergibt sich mit den Angaben in Aufgabe 5.2 $R^2 = 0,0939$ (Alter), $R^2 = 0,1005$ (Blutdruck zu Beginn) und $R^2 = 0,0594$ (Therapie). Diese Bestimmtheitsmaße ergeben sich einfach durch das Quadrieren der Korrelationskoeffizienten. Dies zeigt: Das multiple Modell vermag die Zielgröße deutlich besser zu erklären als die univariablen Modelle.

13.2. Logistische Regression (◘ Tab. 20.12)

   a. Man erhält die Wahrscheinlichkeiten $P(y = 1)$, dass das Kind nicht überlebt, indem man in die angegebene Formel für x die Werte 10, 20 etc. einsetzt. Man erkennt: Bei extrem hohen Werten für das relative Lungenvolumen nähern sich die berechneten Wahrscheinlichkeiten dem Wert 0, ohne diesen jedoch zu erreichen.

b. Die Odds Ratio berechnet sich als $e^{-0,1510} = 0,860$. Dieser Wert besagt: Wenn man zwei Kinder vergleicht, die sich lediglich bezüglich ihres relativen Lungenvolumens um 1 % unterscheiden, hat das Kind mit dem höheren Lungenvolumen ein Sterberisiko, das etwa 86 % des Risikos des anderen Kindes beträgt. Bei einem Unterschied von 10 % beträgt die Odds Ratio $0,860^{10} = 0,221$.

c. Offensichtlich eignet sich das Gestationsalter (Modell 1 in ▶ Beispiel 13.6) ähnlich gut zur Erklärung der Zielgröße wie das relative Lebervolumen. Wesentlich besser ist das Modell 2 in ▶ Beispiel 13.6 (die AUC ist deutlich höher, das AIC geringer).

◘ Tab. 20.12 Tabelle zu Aufgabe 13.2

x	$P(y = 1)$	x	$P(y = 1)$
10	0,6279	60	0,0009
20	0,2715	70	0,0002
30	0,0761	80	0,00004
40	0,0179	90	0,00001
50	0,0040	100	0,000002

■ **Kapitel 14: Epidemiologie Grundlagen**

14.1. **Klinische Studie**

a. Es handelt sich um eine randomisierte Therapiestudie. Ein solches Studiendesign ist analytisch, longitudinal, prospektiv (Untersuchungsrichtung: Therapie → Wirkung) und experimentell. Sie ist außerdem prolektiv (weil die Daten nach Studienbeginn erhoben werden). Da es sich um ein häufiges Krankheitsbild handelt und die Anzahl der Studienteilnehmer überschaubar ist, ist davon auszugehen, dass die Studie monozentrisch ist (obgleich dies in der Aufgabenstellung nicht explizit wird). Es handelt sich um einen Studientypus aus dem Bereich der Primärforschung.

b. Gewicht der Patienten, BMI, Alkoholkonsum etc.

c. Wegen der Randomisierung ist anzunehmen, dass die Therapiegruppen zu Beginn der Studie strukturgleich sind. Deshalb ist der Einfluss von Confoundern quasi ausgeschlossen.

14.2. **Altersstandardisierung**

a. Die Population A ist im Durchschnitt jünger als die Population B.

b. ◘ Tab. 20.13
Demnach ist die Mortalität der Population A geringer als die

◘ Tab. 20.13 Tabelle 1 zu Aufgabe 14.1

Altersgruppe	Population A			Population B		
	Größe	Todes-fälle	Mortalität	Größe	Todes-fälle	Mortalität
0–50	10.000	100	1,000 %	4000	20	0,500 %
50–70	4000	200	5,000 %	6000	200	3,333 %
ab 70	2000	150	7,500 %	6000	400	6,667 %
	16.000	450	2,8125 %	16.000	620	3,875 %

Mortalität der Population B. Diese „rohen" Mortalitäten sind jedoch irreführend, da die Altersstrukturen nicht berücksichtigt sind.

c.   ◉ Tab. 20.14

d.   **Direkte Standardisierung:**
(◉ Tab. 20.15)

Nach der Standardisierung zeigt sich, dass die Population A eine höhere Mortalität aufweist.

e.   **Indirekte Standardisierung:**
(◉ Tab. 20.16)

Die *SMRs* für die beiden Populationen berechnen sich als $SMR_A = 450/383{,}2 = 1{,}174$ bzw. $SMR_B = 620/686{,}6 = 0{,}903$. In der Population A sind also mehr Menschen gestorben als man erwartet hätte, wenn das Sterbeverhalten der Standardpopulation vorgelegen hätte (weil $SMR_A > 1$). In der Population B sind dagegen weniger Menschen als erwartet gestorben.

◉ Tab. 20.14   Tabelle 2 zu Aufgabe 14.2

Alters-gruppe	Gesamtpopulation		
	Größe	Todes-fälle	Mortali-tät
0 – 50	14.000	120	0,857 %
50 – 70	10.000	400	4,000 %
ab 70	8000	550	6,875 %
	32.000	1070	3,344 %

◉ Tab. 20.15   Tabelle 3 zu Aufgabe 14.2

Alters-gruppe	Größe Standardpopulation	Population A		Population B	
		Mortalität	Todesfälle erwartet	Mortalität	Todesfälle erwartet
0 – 50	14.000	1,000 %	140	0,500 %	70,0
50 – 70	10.000	5,000 %	500	3,333 %	333,3
ab 70	8000	7,500 %	600	6,667 %	533,3
	32.000	3,875 %	1240	2,927 %	936,6

◉ Tab. 20.16   Tabelle 4 zu Aufgabe 14.2

Alters-gruppe	Mortalität Standardpopulation	Population A		Population B	
		Größe	Todesfälle erwartet	Größe	Todesfälle erwartet
0 – 50	0,857 %	10.000	85,7	4000	34,3
50 – 70	4,000 %	4000	160,0	6000	240,0
ab 70	6,875 %	2000	137,5	6000	412,5
			383,2		686,8

14.3. **Studie in der Kinderklinik**

a. Es handelt sich um eine Fall-Kontroll-Studie (analytisch, retrospektiv). Sie ist retrolog und monozentrisch.

b. Ohne Vergleichsgruppe kann man keine Aussage treffen, ob die erkrankten Fälle häufiger bezüglich eines bestimmten Risikofaktors exponiert sind als nicht-erkrankte Kontrollen.

c. Möglicherweise könnte ein Informationsbias auftreten, weil sich die Mütter der erkrankten und der nicht-erkrankten Kinder mit unterschiedlicher Intensität an Ereignisse erinnern, die vor Monaten geschehen sind.

d. Ein retrospektives Design ist generell wenig geeignet, um kausale Zusammenhänge nachzuweisen. Eine statistisch abgesicherte Assoziation zwischen einem Risikofaktor und dem Krankheitsstatus könnte möglicherweise durch einen Confounder verursacht sein.

■ Kapitel 15: Risikostudien

15.1. **Framingham-Studie**

Die Häufigkeiten lassen sich anschaulich in einer Vierfeldertafel darstellen (◘ Tab. 20.17):

a.

Raucher:	$Inz_R = 50/1875 = 2,67\,\%$
Nichtraucher:	$Inz_N = 54/3125 = 1,73\,\%$
Absolute Risikodifferenz:	$ARR = 0,94\,\%$

b. Number needed to treat: $NNT = 1/0,94\,\% = 106,4$ (aufgerundet 107)

Relatives Risiko:	$RR = Inz_R/Inz_N = 1,543$
Relative Risikoreduktion:	$RRR = ARR/Inz_R = 35,2\,\%$

c. Die Odds Ratio berechnet sich anhand der Häufigkeiten der Vierfeldertafel als

$$OR = (50 \cdot 3071)/(1825 \cdot 54) = 1,558$$

Die Odds Ratio hat eine ähnliche Größenordnung wie das relative Risiko.

d. Populationsattributaler Risikoanteil PAR:

Zunächst berechnet man die Inzidenz der gesamten Population mit $E = 0,10$ als

$P(K) = 0,10 \bullet Inz_R + 0,90 \bullet Inz_N = 1,82\,\%$. Dann ist $PAR = (1,82 - 1,73)/1,82 = 4,9\,\%$

Mit $E = 0,50$ ergibt sich:

$P(K) = 0,50 \bullet Inz_R + 0,50 \bullet Inz_N = 2,20\,\%$ und $PAR = (2,20 - 1,73)/2,20 = 21,4\,\%$

e. Etwa so: „Wenn Sie zum Raucher werden, erhöht sich Ihr Risiko um 54 %." Das relative Risiko RR klingt beeindruckender als ARR („Für Raucher ist das Risiko um 0,94 % höher als für Nichtraucher"). Allerdings verschweigt das relative Risiko die Basisrisiken.

f. Man könnte mit der relativen Risikoreduktion RRR argumentieren: „Wenn Sie Nichtraucher werden, verringert sich Ihr Erkrankungsrisiko um 35 %."

g. Ein Raucher könnte argumentieren, dass auch Nichtraucher erkranken und auf die absolute Risikoreduktion ARR verweisen. Auch die NNT mag zur Beruhigung beitragen. Wenn 107 Raucher das Rauchen aufgeben, profitiert nur einer!

◘ **Tab. 20.17**　Tabelle zu Aufgabe 15.1

	KHK	Keine KHK	Gesamt
Raucher	50	1825	1875
Nichtraucher	54	3071	3125

15.2. Nachweis einer Kausalität

a. In den 1950er- und 1960er-Jahren (als es noch viele kinderreiche Familien gab) konnte man beobachten, dass die meisten Kinder mit Down Syndrom einige ältere Geschwister hatten. Der Grund für das Down Syndrom des Kindes war allerdings das Alter der Mütter. Wenn dieser Faktor unberücksichtigt bleibt, wird er als Confounder zu unzulässigen Schlussfolgerungen verleiten.

b. Es wäre sinnvoll, die Zielgröße „Down-Syndrom" in Abhängigkeit des Alters der Mutter und der Anzahl der älteren Geschwister zu analysieren. Eine andere Möglichkeit bestünde darin, eine Fall-Kontroll-Studie durchzuführen, in der nach dem Alter der Mütter gematcht wird.

c. Wenn man diese Studie in Populationen durchführt, in denen die Frauen in jungen Jahren zahlreiche Kinder gebären, würde man diesen Zusammenhang nicht nachweisen können. Das Kriterium der Konsistenz wäre damit verletzt. Auch die Stärke der Assoziation spielt eine Rolle: Das Alter der Mütter ist stärker mit der Zielgröße assoziiert als der Geburtenrang des Kindes.

■ Kapitel 16: Studien zu Diagnostik und Prävention

16.1. Gütekriterien und Vorhersagewerte

a. Vierfeldertafel mit absoluten Häufigkeiten (Prävalenz 20 %) (■ Tab. 20.18)

b.

Positiver Likelihood-Quotient:	$LR_+ = 0{,}90/0{,}05 = 18$
negativer Likelihood-Quotient:	$LR_- = 0{,}10/0{,}95 = 0{,}105$

c.

Positiver Vorhersagewert:	$P(K\mid T_+) = 1800/2200 = 81{,}8\,\%$
negativer Vorhersagewert:	$P(\bar{K}\mid T_-) = 7600/7800 = 97{,}4\,\%$

d. Vierfeldertafel (■ Tab. 20.19) mit absoluten Häufigkeiten (Prävalenz 0,5 %)

e.

Positiver Vorhersagewert:	$P(K\mid T_+) = 45/542{,}5 = 8{,}3\,\%$
Negativer Vorhersagewert:	$P(\bar{K}\mid T_-) = 9452{,}5/9457{,}5 = 99{,}95\,\%$

f. Falsche Befunde können aufgrund eines schlechten diagnostischen Tests, durch ungünstige technische Rahmenbedingungen oder durch Unerfahrenheit des Arztes zustande kommen.

■ **Tab. 20.18**   Tabelle 1 zu Aufgabe 16.1

	Karzinom	Kein Karzinom	Gesamt
Befund positiv	1800	400	2200
Befund negativ	200	7600	7800
Gesamt	2000	8000	10.000

■ **Tab. 20.19**   Tabelle 2 zu Aufgabe 16.1

	Karzinom	Kein Karzinom	Gesamt
Befund positiv	45	497,5	542,5
Befund negativ	5	9452,5	9457,5
Gesamt	50	9950	10.000

16.2. Kappa-Koeffizient

a. Die Prüfgröße des McNemar-Tests (Formel (12.8)) ist:

$$\chi^2 = \frac{(20-10)^2}{20+10} = 3,33$$

Dieses Ergebnis ist nicht signifikant auf dem 5 %-Niveau (der exakte p-Wert ist $p = 0,0987$).

b. Insgesamt stimmen 170 Befunde ($p_{obs} = 85$ %) überein.

c. Die rein zufällig zu erwartenden Häufigkeiten sind in Klammern angegeben (◘ Tab. 20.20). Sie werden mittels Dreisatz berechnet (z. B. $100 \cdot 110/200 = 55$). Demnach würde man rein zufällig 100 übereinstimmende Befunde erwarten ($p_{exp} = 50$ %).

d. Kappa berechnet sich als:

$$\kappa = \frac{0,85 - 0,50}{1 - 0,50} = 0,70$$

Das Ergebnis des McNemar-Tests besagt, dass sich kein signifikanter Unterschied zwischen A und B nachweisen lässt. Das bedeutet jedoch keineswegs, dass die Konditionen in jedem Fall zu übereinstimmenden Befunden führen. Der Kappa-Koeffizient drückt aus, dass der Anteil von Übereinstimmungen um 70 % höher ist als unter dem Zufall zu erwarten ist. Er zeigt aber auch, dass es einen Anteil von Nicht-Übereinstimmungen gibt.

16.3. Multiples (diagnostisches) Testen

a. Sensitivität beim parallelen Testen: $0,90 + 0,60 - 0,54 = 0,96$
Dies ist die Wahrscheinlichkeit (berechnet nach dem Additionssatz), dass bei einer erkrankten Frau ein oder zwei positive Testbefunde resultieren.
Spezifität beim parallelen Testen: $0,95 \cdot 0,80 = 0,76$
Dies ist die Wahrscheinlichkeit, dass beide Befunde bei Nichterkrankung negativ sind.

b. Sensitivität beim sequenziellen Testen (Beginn Palpation): $0,60 \cdot 0,90 = 0,54$
(Wahrscheinlichkeit, dass beide Befunde bei Erkrankung positiv sind)
Spezifität beim seriellen Testen (Beginn Palpation): $0,80 + 0,20 \cdot 0,95 = 0,99$
Die Zweituntersuchung (Mammografie) wird durchgeführt bei 60 % der erkrankten Frauen und bei 20 % der nicht erkrankten Frauen.

c. Sensitivität beim sequenziellen Testen (Beginn Mammografie): $0,90 \cdot 0,60 = 0,54$
Spezifität beim seriellen Testen (Beginn Mammografie): $0,95 + 0,05 \cdot 0,80 = 0,99$
Die Zweituntersuchung (Palpation) wird durchgeführt bei 90 % der erkrankten und bei 5 % der nicht erkrankten Frauen.
Fazit: Für die Werte der Sensitivität und Spezifität ist es unerheblich, welcher Test zuerst angewandt wird. Daher ist es sinnvoll, mit dem einfacheren oder weniger riskanten Verfahren zu beginnen.

◘ **Tab. 20.20**   Tabelle 1 zu Aufgabe 16.2

	B: Negative Befunde	B: Positive Befunde	Gesamt
A: Negative Befunde	90 (55)	20 (55)	110
A: Positive Befunde	10 (45)	80 (45)	90
Gesamt	100	100	200

d.

Mammografie:	$YI = 0,90 + 0,95 - 1 = 0,85$
Palpation:	$YI = 0,60 + 0,80 - 1 = 0,40$
Paralleles Testen:	$YI = 0,96 + 0,76 - 1 = 0,72$
Sequenzielles Testen:	$YI = 0,54 + 0,99 - 1 = 0,53$

e. Der Youden-Index zeigt, dass die Mammografie als Einzelmethode das beste diagnostische Verfahren ist, wenn man Sensitivität und Spezifität als gleich wichtig erachtet.

■ Kapitel 17: Studien zu Therapie und Prognose

17.1. NNT und NNH

a. Vierfeldertafel (■ Tab. 20.21)

$$\chi^2 = \frac{(1050 \cdot 300 - 950 \cdot 200)^2 \cdot 2500}{2000 \cdot 500 \cdot 1250 \cdot 1250}$$

b. $= 25.$

Daraus folgt $p < 0,0001$.

c. Sterberisiken Placebo-Verum:
$R_P = 300/1250 = 0,24$
$R_V = 200/1250 = 0,16$

Relatives Risiko:	$RR = R_P/R_V = 1,5$
Odds Ratio:	$OR = (1050 \cdot 300)/(950 \cdot 200) = 1,66$
Absolute Risikoreduktion:	$ARR = R_P - R_V = 0,08$

d. $NNT = 1/ARR = 12,5$
Diese Zahl besagt: Wenn 12,5 Patienten mit Verum (anstatt mit Placebo)

■ Tab. 20.21 Tabelle zu Aufgabe 17.1

Nach 2 Jahren	Verum	Placebo	
Überlebt	1050	950	2000
Verstorben	200	300	500
	1250	1250	2500

behandelt werden, profitiert einer. Warum? Bei 12,5 Verum-Patienten erwartet man theoretisch zwei Todesfälle (16 %) und 10,5 Überlebende. Bei 12,5 Placebo-Patienten erwartet man theoretisch 3 Todesfälle (24 %) und 9,5 Überlebende.

e. Die Differenz der Nebenwirkungsrisiken beträgt $(5 - 1)/1250 = 0,32$ %. Demzufolge ist die $NNH = 1/0,32$ % $= 312,5$. Das heißt: Wenn 312,5 Patienten das Verum (anstelle eines Placebos) erhalten, ist eine zusätzliche lebensbedrohliche Nebenwirkung zu erwarten. Zum Vergleich der Nebenwirkungsraten eignet sich Fishers exakter Test (wegen der kleinen Subgruppen). Man erhält $p = 0,2182$.

17.2. Protokollverletzungen (■ Tab. 20.22)

a. Möglicherweise haben sich einige Patienten, die operiert werden sollen, auf Anraten ihres Arztes wegen ihres schlechten Gesundheitszustands entschlossen, sich nicht operieren zu lassen. Wiederum könnten Patienten mit stabilem Gesundheitszustand, die ursprünglich nicht für die OP vorgesehen waren, den Wunsch geäußert haben, sich operieren zu lassen (in der Hoffnung, schneller zu genesen).

b. Medikamentös: 324 (=374-48-2)
Bypass: 368 (=394-25-1)

c. Die Anzahl der 29 Toten bei der ITT-Analyse (Gruppe M) setzt sich zusammen aus 26 Verstorbenen, die protokollgemäß behandelt wurden, und 2 Verstorbenen, die in die Bypass-Gruppe wechselten, und einem verstorbenen Drop-Out. Analog wurden die anderen Häufigkeiten berechnet.

d. Nur bei der ITT-Analyse ist die durch die Randomisierung angestrebte Strukturgleichheit gewahrt. Durch den Weggang von Wechslern verbessert sich der gesundheitliche Status der B-Gruppe. Die Wechsler, die die M-Gruppe verlassen, tragen zu einem schlechteren Status dieser Gruppe bei. Bei der AT-Analyse verschlechtert bzw. verbessert sich der Gesundheitszustand in 2-facher Weise (durch den Weggang von Wechslern der eigenen und den Zugang von Wechslern der anderen Gruppe). Durch diese Verzerrungen werden die Unterschiede zwischen den Therapiegruppen größer und die Ergebnisse eher signifikant.

17.3. Kaplan-Meier-Kurven und Cox-Regression

a. (■ Tab. 20.23)

■ **Tab. 20.22** Tabelle zu Aufgabe 17.2

		Tot nach 2 Jahren	Überleben	Gesamt
ITT	Medikamentös	29 (7,8 %) (=26P+2W+1D)	345	374
	Bypass	21 (4,6 %) (=15P+6W)	373	394
AT	Medikamentös	32 (9,2 %) (=26P+6W)	317	349 (=324P+25W)
	Bypass	17 (4,1 %) (=15P+2W)	399	416 (=368P+48W)
PP	Medikamentös	26 (8,0 %)	298	324
	Bypass	15 (4,1 %)	353	368

■ **Tab. 20.23** Tabelle zu Aufgabe 17.3

Gruppe A	n_i	d_i	$n_i - d_i$	$S_i(t)$	Gruppe B	n_i	d_i	$n_i - d_i$	$S_i(t)$
$t_1 = 20$	10	1	9	0,9	$t_1 = 10$	10	1	9	0,9
$t_2 = 35$	9	1	8	0,8	$t_2 = 12$	9	2	7	0,7
$t_3 = 62$	8	1	7	0,7	$t_3 = 22$	7	1	6	0,6
$t_4 = 94$	7	2	5	0,5	$t_4 = 34$	6	1	5	0,5
$t_5 = 98*$	5	1	4	--	$t_5 = 40$	5	1	4	0,4
$t_6 = 128$	4	1	3	0,375	$t_6 = 90*$	4	1	3	--
$t_7 = 148$	3	1	2	0,25	$t_7 = 101$	3	1	2	0,267
$t_8 = 160*$	2	2	0	--	$t_8 = 130$	2	2	0	0

b. Kaplan-Meier-Kurven (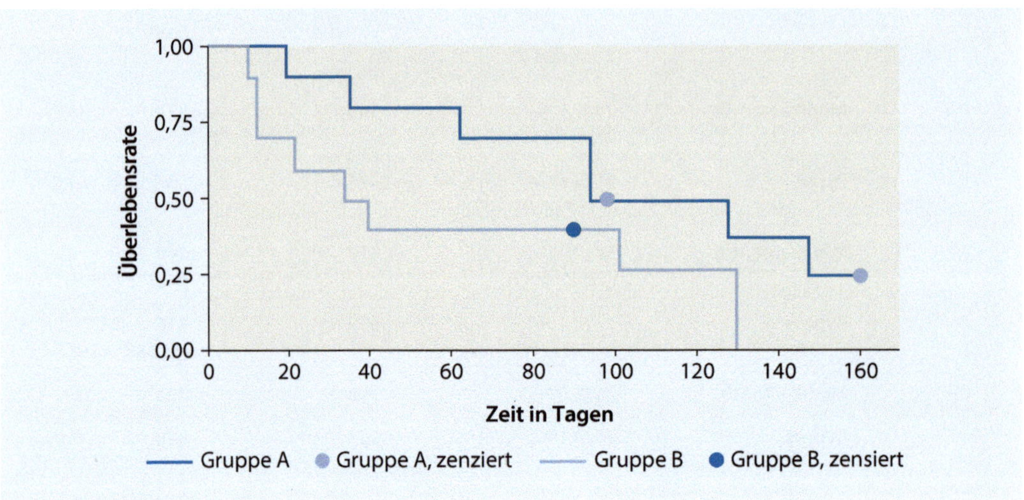 Abb. 20.3)
c. Die Kaplan-Meier-Kurven der beiden Gruppen überlappen sich nicht (außer zu Beginn). Die Tatsache, dass die Ergebnisse der statistischen Tests nicht signifikant sind, könnte auch durch die kleinen Fallzahlen bedingt sein. Die Kaplan-Meier-Kurven zeigen, dass die Überlebenszeiten für die Patienten der Gruppe A (obere Kurve) länger sind als für die Patienten der Gruppe B. Die Hazard-Ratio besagt, dass das Ausfall-Risiko für einen Patienten der Gruppe A zu jedem beliebigen Zeitpunkt knapp halb so hoch ist wie das Ausfallrisiko für einen Patienten der Gruppe B.

Abb. 20.3   Kaplan-Meier-Kurve

Serviceteil

© Springer-Verlag GmbH Deutschland, ein Teil von Springer Nature 2019
C. Weiß, *Basiswissen Medizinische Statistik*, Springer-Lehrbuch,
https://doi.org/10.1007/978-3-662-56588-9

Anhang

Abkürzungen und Symbole

Lateinische Buchstaben

A	Ereignis A
$\overline{A}$	Komplementärereignis zur A
a	y-Achsenabschnitt einer Geraden; Häufigkeit in einer Vierfeldertafel
AIC	Akaike-Informations-Kriterium
ARR	Zuschreibbares Risiko
AT	*as treated*
AUC	*area under the curve*
$B(n, p)$	Binomialverteilung
b	Steigung der Regressionsgeraden; Häufigkeit in einer Vierfeldertafel
BIC	Informationskriterium nach Schwarz und Bayes
BK	Breite eines Konfidenzintervalls
BMI	Body-Mass-Index
c	Konstante Zahl; Häufigkeit in einer Vierfeldertafel
CC	Kontingenzkoeffizient nach Pearson
CI	Cramérs Index
$Cov(X, Y)$	Kovarianz
D	Dichtemittel, Modus
d	Cohens d (Effektstärke); Häufigkeit in einer Vierfeldertafel
e	Euler'sche Zahl
$E(X)$	Erwartungswert von X
e_i	Residuum; erwartete Häufigkeit
e_x	Lebenserwartung eines x-Jährigen
$Exp(\lambda)$	Exponentialverteilung
F	Prüfgröße eines F-Tests
f	Anzahl Freiheitsgrade
$F(x)$	Empirische Verteilungsfunktion
$f(x)$	Empirische Dichtefunktion
g	Gramm
g_1	Empirische Schiefe
g_2	Empirische Wölbung
H	Prüfgröße des Kruskal-Wallis-Tests
H_0	Nullhypothese
H_1	Alternativhypothese
H_i	Relative Summenhäufigkeit
h_i	Relative Häufigkeit einer Subgruppe
h_{modal}	Relative Häufigkeit des Modalwerts
$h(t)$	Hazard Rate
$HG(n; N, M)$	Hypergeometrische Verteilung
i	Nummerierungsvariable
ICC	Intraklassenkorrelationskoeffizient
InD	Inzidenzdichte
InK	Kumulative Inzidenz
ITT	*intention to treat*
K	Krankenbestand (Anzahl)
k	Anzahl Klassen; Anzahl Ereignisse; Anzahl Freiheitsgrade
L	Letalität
ℓ	Anzahl Freiheitsgrade; Größe einer Kohorte
ℓ_x	Anzahl von Personen, die ihren x. Geburtstag erleben
LH_+	Positiver Likelihood-Quotient
LH_-	Negativer Likelihood-Quotient
lim	Grenzwert
LL	Log-Likelihood-Funktion

Symbol	Bedeutung
ln	Natürlicher Logarithmus
$LN(\mu,\sigma^2)$	Lognormalverteilung
M	Anzahl von Objekten; Mortalität
$MA_{\tilde{x}}$	Mittlere Abweichung vom Median
max	Maximum
min	Minimum
MQ	Mittleres Abstandsquadrat
N	Größe einer endlichen Grundgesamtheit
n	Stichprobenumfang
N_i	Absolute Summenhäufigkeit
n_i	Absolute Häufigkeit einer Subgruppe
$N(0,1)$	Standardnormalverteilung
$N(\mu,\sigma^2)$	Normalverteilung
$NB(1,p)$	Geometrische Verteilung
$NB(r,p)$	Negative Binomialverteilung
NNH	*number needed to harm*
NNS	*number needed to screen*
NNT	*number needed to treat*
OR	Odds Ratio
$P(A)$	Wahrscheinlichkeit für Ereignis A
$P(A\,|\,B)$	Bedingte Wahrscheinlichkeit
$P(\lambda)$	Poissonverteilung
p	Wahrscheinlichkeit; p-Wert
p_0	Sollwert (Wahrscheinlichkeit)
p_e	Erwarteter Anteil an Übereinstimmungen
p_o	Beobachteter Anteil an Übereinstimmungen
PAR	Populationsattributabler Risikoanteil
PI	Immuner Anteil einer Population
PP	Per Protocol
Pr	Prävalenz
q	Wahrscheinlichkeit $1-p$
Q_1	Oberes Quartil
Q_3	Unteres Quartil
R	Spannweite (Range); Prüfgröße eines Wilcoxon-Tests; Nettoreproduktionszahl
r	Korrelationskoeffizient nach Pearson
R^2, r^2	Bestimmtheitsmaß
R_0	Basisreproduktionszahl
R_1, R_2	Rangsummen
r_o	Obere Rangzahl
r_{pb}	Punktbiseriale Korrelation
r_s	Korrelationskoeffizient nach Spearman
r_u	Untere Rangzahl
$r(t)$	Momentane Sterberate
ROC	Receiver Operating Characteristic
RR	Relatives Risiko
RRR	Relative Risikoreduktion
s	Empirische Standardabweichung
s^2	Empirische Varianz
s_{xy}	Empirische Kovarianz
$S(t)$	Überlebensfunktion
SAQ	Summe von Abstandsquadraten
T, t	Variable der Zeit
t	Prüfgröße eines t-Tests
$t_{n-1;\,1-\alpha/2}$	Quantil einer t-Verteilung
U	Prüfgröße des Mann-Whitney-U-Tests
V	Variationskoeffizient
V_r	Relativer Variationskoeffizient
Var	Empirische Varianz
VIF	Varianz-Inflations-Faktor
VR	Variation Ratio
W	Prüfgröße des Wald-Tests
$WB(\lambda,\gamma)$	Weibullverteilung

Symbol	Bedeutung
X	Zufallsvariable; unabhängige Variable
$\bar{x}$	Mittelwert
$\tilde{x}$	Empirischer Median
$\tilde{x}_q$	Empirisches q-Quantil
$\bar{x}_G$	Geometrisches Mittel
$\bar{x}_H$	Harmonisches Mittel
Y	Abhängige Zufallsvariable
Z	Standardnormalverteilte Zufallsvariable
$z_{1-\alpha/2}$	Quantil der Standardnormalverteilung

Griechische Buchstaben

Symbol	Bedeutung
α	Irrtumswahrscheinlichkeit; Fehler 1. Art
ß	Fehler 2. Art
γ	Parameter einer Weibull-Verteilung (Gamma)
$\Delta(t)$	Länge eines Zeitintervalls (Delta t)
δ	Äquivalenzschranke oder Differenz (Delta)
ε	Kontante; Effektmaß (Epsilon)
γ_1	Schiefe
γ_2	Wölbung, Kurtosis
η^2	Maß zur Varianzaufklärung (Eta Quadrat)
κ	Kappa-Koeffizient
λ	Parameter einer Poissonverteilung oder einer Exponentialverteilung (Lambda)
$\lambda(t)$	Basis-Hazard-Rate
μ	Erwartungswert
μ_0	Sollwert (erwartungswert)
π	Kreiszahl (Pi)
ρ	Korrelationskoeffizient (Rho)
σ	Standardabweichung (Sigma)
σ^2	Varianz
$\sigma_{\bar{x}}$	Standardfehler des Mittelwerts
τ	Kendalls Tau; Schwellenwert
Φ	Phi-Koeffizient
$\Phi(x)$	Verteilungsfunktion der Standardnormalverteilung (Phi)
$\varphi(x)$	Dichtefunktion der Standardnormalverteilung (Phi)
χ^2	Prüfgröße eines Chi²-Tests (Chi Quadrat)
Ω	Ergebnismenge (Omega)
ω	Höchstes Alter einer Sterbetafel (Omega)

Symbole

Symbol	Bedeutung
Σ	Summenzeichen (Sigma)
Π	Produktzeichen (Pi)
$\varnothing$	Leere Menge; unmögliches Ereignis
$\cup$	Vereinigung (Mengenoperation)
$\cap$	Durchschnitt (Mengenoperation)
∞	Unendlich
$!$	Fakultät (z. B. $n!$)

Tabellen

◘ Tab. 1 Dichte- und Verteilungsfunktion der Standardnormalverteilung

z	$\phi(z)$	$\Phi(z)$
0,0	0,3989	0,5000
0,1	0,3970	0,5398
0,2	0,3910	0,5793
0,3	0,3814	0,6179
0,4	0,3683	0,6554
0,5	0,3521	0,6915
0,6	0,3332	0,7257
0,7	0,3123	0,7580
0,8	0,2897	0,7881
0,9	0,2661	0,8159
1,0	0,2420	0,8413
1,1	0,2179	0,8643
1,2	0,1942	0,8849
1,3	0,1714	0,9032
1,4	0,1497	0,9192
1,5	0,1295	0,9332
1,6	0,1109	0,9452
1,645	0,1031	0,9500
1,7	0,0940	0,9554
1,8	0,0790	0,9641
1,9	0,0656	0,9713
1,96	0,0584	0,9750
2,0	0,0540	0,9772
2,1	0,0440	0,9821
2,2	0,0355	0,9861
2,3	0,0283	0,9893
2,4	0,0224	0,9918
2,5	0,0175	0,9938
2,58	0,0143	0,9951
2,6	0,0136	0,9953

◘ Tab. 1 (Fortsetzung)

z	$\phi(z)$	$\Phi(z)$
2,7	0,0104	0,9965
2,8	0,0079	0,9974
2,9	0,0060	0,9981
3,0	0,0044	0,9987

Es gilt:

$$\phi(z) = \phi(-z) \text{ und } \Phi(z) = 1 - \Phi(-z)$$

Beispiel: $\varphi(1) = \varphi(-1) = 0,2420$

$$\Phi(1,0) = 0,8413 \Rightarrow \Phi(-1,0) = 1 - 0,8413 = 0,1587$$

◘ Tab. 2 Quantile der t-Verteilung (f = Anzahl der Freiheitsgrade)

F	$t_{f;\,0,90}$	$t_{f;\,0,95}$	$t_{f;\,0,975}$	$t_{f;\,0,99}$	$t_{f;\,0,995}$
1	3,078	6,314	12,706	31,821	63,657
2	1,886	2,920	4,303	6,965	9,925
3	1,638	2,353	3,182	4,541	5,841
4	1,533	2,132	2,776	3,747	4,604
5	1,476	2,015	2,571	3,365	4,032
6	1,440	1,943	2,447	3,143	3,707
7	1,415	1,895	2,365	2,998	3,499
8	1,397	1,860	2,306	2,896	3,355
9	1,383	1,833	2,262	2,821	3,250
10	1,372	1,812	2,228	2,764	3,169
11	1,363	1,796	2,201	2,718	3,106
12	1,356	1,782	2,179	2,681	3,055
13	1,350	1,771	2,160	2,650	3,012
14	1,345	1,761	2,145	2,624	2,977
15	1,341	1,753	2,131	2,602	2,947
16	1,337	1,746	2,120	2,583	2,921
17	1,333	1,740	2,110	2,567	2,898
18	1,330	1,734	2,101	2,552	2,878
19	1,328	1,729	2,093	2,539	2,861

(Fortsetzung)

◼ Tab. 2 (Fortsetzung)

F	$t_{f;\,0,90}$	$t_{f;\,0,95}$	$t_{f;\,0,975}$	$t_{f;\,0,99}$	$t_{f;\,0,995}$
20	1,325	1,725	2,086	2,528	2,845
21	1,323	1,721	2,080	2,518	2,831
22	1,321	1,717	2,074	2,508	2,819
23	1,319	1,714	2,069	2,500	2,807
24	1,318	1,711	2,064	2,492	2,797
25	1,316	1,708	2,060	2,485	2,787
26	1,315	1,706	2,056	2,479	2,779
27	1,314	1,703	2,052	2,473	2,771
28	1,313	1,701	2,048	2,467	2,763
29	1,311	1,699	2,045	2,462	2,756
30	1,310	1,697	2,042	2,457	2,750
40	1,303	1,684	2,021	2,423	2,704
50	1,299	1,676	2,009	2,403	2,678
60	1,296	1,671	2,000	2,390	2,660
70	1,294	1,667	1,994	2,381	2,648
80	1,292	1,664	1,990	2,374	2,639
90	1,291	1,662	1,987	2,368	2,632
100	1,290	1,660	1,984	2,364	2,626

◼ Tab. 3 Kritische Werte für den Wilcoxon-Test

n	Irrtumswahrscheinlichkeit α bei Zweiseitiger Fragestellung (oberer Wert) Einseitiger Fragestellung (unterer Wert)			
	0,10 0,05	0,05 0,025	0,02 0,01	0,01 0,005
5	0	–	–	–
6	2	0	–	–
7	3	2	0	–
8	5	3	1	0
9	8	5	3	1
10	10	8	5	3
11	13	10	7	5
12	17	13	9	7
13	21	17	12	9
14	25	21	15	12
15	30	25	19	15
16	35	29	23	19
17	41	34	27	23
18	47	40	32	27
19	53	46	37	32
20	60	52	43	37
21	67	58	49	42
22	75	65	55	48
23	83	73	62	54
24	91	81	69	61
25	100	89	76	68
26	110	98	84	75
27	119	107	92	83
28	130	116	101	91
29	140	126	110	100
30	151	137	120	109

▪ Tab. 4 Kritische Werte für den U-Test (zweiseitige Fragestellung, $\alpha = 0,05$)

Umfänge der Stichproben	1	2	3	4	5	6	7	8	9	10
4	–	–	–	0	–	–	–	–	–	–
5	–	–	0	1	2	–	–	–	–	–
6	–	–	1	2	3	5	–	–	–	–
7	–	–	1	3	5	6	8	–	–	–
8	–	0	2	4	6	8	10	13	–	–
9	–	0	2	4	7	10	12	15	17	–
10	–	0	3	5	8	11	14	17	20	23
11	–	0	3	6	9	13	16	19	23	26
12	–	1	4	7	11	14	18	22	26	29
13	–	1	4	8	12	16	20	24	28	33
14	–	1	5	9	13	17	22	26	31	36
15	–	1	5	10	14	19	24	29	34	39
16	–	1	6	11	15	21	26	31	37	42
17	–	2	6	11	17	22	28	34	39	45
18	–	2	7	12	18	24	30	36	42	48
19	–	2	7	13	19	25	32	38	45	52
20	–	2	8	14	20	27	34	41	48	55
21	–	3	8	15	22	29	36	43	50	58
22	–	3	9	16	23	30	38	45	53	61
23	–	3	9	17	24	32	40	48	56	64
24	–	3	10	17	25	33	42	50	59	67
25	–	3	10	18	27	35	44	53	62	71
26	–	4	11	19	28	37	46	55	64	74
27	–	4	11	20	29	38	48	57	67	77
28	–	4	12	21	30	40	50	60	70	80
29	–	4	13	22	32	42	52	62	73	83
30	–	5	13	23	33	43	54	65	76	87
31	–	5	14	24	34	45	56	67	78	90
32	–	5	14	24	35	46	58	69	81	93
33	–	5	15	25	37	48	60	72	84	96
34	–	5	15	26	38	50	62	74	87	99

(Fortsetzung)

Tab. 4 (Fortsetzung)

35	–	6	16	27	39	51	64	77	89	103
36	–	6	16	28	40	53	66	79	92	106
37	–	6	17	29	41	55	68	81	95	109
38	–	6	17	30	43	56	70	84	98	112
39	0	7	18	31	44	58	72	86	101	115
40	0	7	18	31	45	59	74	89	103	119
Umfänge der Stichproben	**11**	**12**	**13**	**14**	**15**	**16**	**17**	**18**	**19**	**20**
4	–	–	–	–	–	–	–	–	–	–
5	–	–	–	–	–	–	–	–	–	–
6	–	–	–	–	–	–	–	–	–	–
7	–	–	–	–	–	–	–	–	–	–
8	–	–	–	–	–	–	–	–	–	–
9	–	–	–	–	–	–	–	–	–	–
10	–	–	–	–	–	–	–	–	–	–
11	30	–	–	–	–	–	–	–	–	–
12	33	37	–	–	–	–	–	–	–	–
13	37	41	45	–	–	–	–	–	–	–
14	40	45	50	55	–	–	–	–	–	–
15	44	49	54	59	64	–	–	–	–	–
16	47	53	59	64	70	75	–	–	–	–
17	51	57	63	69	75	81	87	–	–	–
18	55	61	67	74	80	86	93	99	–	–
19	58	65	72	78	85	92	99	106	113	–
20	62	69	76	83	90	98	105	112	119	127
21	65	73	80	88	96	103	111	119	126	134
22	69	77	85	93	101	109	117	125	133	141
23	73	81	89	98	106	115	123	132	140	149
24	76	85	94	102	111	120	129	138	147	156
25	80	89	98	107	117	126	135	145	154	163
26	83	93	102	112	122	132	141	151	161	171
27	87	97	107	117	127	137	147	158	168	178
28	90	101	111	122	132	143	154	164	175	186
29	94	105	116	127	138	149	160	171	182	193

Tab. 4 (Fortsetzung)

30			98	109	120	131	143	154	166	177	189	200
31			101	113	125	136	148	160	172	184	196	208
32			105	117	129	141	153	166	178	190	203	215
33			108	121	133	146	159	171	184	197	210	222
34			112	125	138	151	164	177	190	203	217	230
35			116	129	142	156	169	183	196	210	224	237
36			119	133	147	161	174	188	202	216	231	245
37			123	137	151	165	180	194	209	223	238	252
38			127	141	156	170	185	200	215	230	245	259
39			130	145	160	175	190	206	221	236	252	267
40			134	149	165	180	196	211	227	243	258	274

Tab. 5 Quantile der Chi²-Verteilung (f = Anzahl der Freiheitsgrade)

f	$\chi^2_{f;0,90}$	$\chi^2_{f;0,95}$	$\chi^2_{f;0,975}$	$\chi^2_{f;0,99}$	$\chi^2_{f;0,995}$
1	2,706	3,841	5,024	6,635	7,879
2	4,605	5,991	7,378	9,210	10,597
3	6,251	7,815	9,348	11,345	12,838
4	7,779	9,488	11,143	13,277	14,860
5	9,236	11,070	12,833	15,086	16,750
6	10,645	12,592	14,449	16,812	18,548
7	12,017	14,067	16,013	18,475	20,278
8	13,362	15,507	17,535	20,090	21,955
9	14,684	16,919	19,023	21,666	23,589
10	15,987	18,307	20,483	23,209	25,188
11	17,275	19,675	21,920	24,725	26,757
12	18,549	21,026	23,337	26,217	28,300
13	19,812	22,362	24,736	27,688	29,819
14	21,064	23,685	26,119	29,141	31,319
15	22,307	24,996	27,488	30,578	32,801
16	23,542	26,296	28,845	32,000	34,267
17	24,769	27,587	30,191	33,409	35,719

(Fortsetzung)

◼ Tab. 5   (Fortsetzung)

f	$\chi^2_{f;0,90}$	$\chi^2_{f;0,95}$	$\chi^2_{f;0,975}$	$\chi^2_{f;0,99}$	$\chi^2_{f;0,995}$
18	25,989	28,869	31,526	34,805	37,156
19	27,204	30,144	32,852	36,191	38,582
20	28,412	31,410	34,170	37,566	39,997
21	29,615	32,671	35,479	38,932	41,401
22	30,813	33,924	36,781	40,289	42,796
23	32,007	35,172	38,076	41,638	44,181
24	33,196	36,415	39,364	42,980	45,559
25	34,382	37,652	40,647	44,314	46,928
26	35,563	38,885	41,923	45,642	48,290
27	36,741	40,113	43,194	45,963	49,645
28	37,916	41,337	44,461	48,278	50,993
29	39,087	42,557	45,722	49,588	52,336
30	40,256	43,773	46,979	50,892	53,672
40	51,805	55,759	59,342	63,691	66,766
50	63,167	67,505	71,420	76,154	79,490
60	74,397	79,082	83,298	88,379	91,952
70	85,527	90,531	95,023	100,425	104,215
80	96,578	101,879	106,629	112,329	116,321
90	107,565	113,145	118,136	124,116	128,299
100	118,498	124,342	129,561	135,807	140,169

□ Tab. 6 Kritische Werte für den Vorzeichentest

n	Irrtumswahrscheinlichkeit α bei Zweiseitiger Fragestellung (oberer Wert) Einseitiger Fragestellung (unterer Wert)					
	0,05 0,025		0,02 0,01		0,01 0,025	
6	1	5	0	6	0	6
7	1	6	1	6	0	7
8	1	7	1	7	1	7
9	2	7	1	8	1	8
10	2	8	1	9	1	9
11	2	9	2	9	1	10
12	3	9	2	10	2	10
13	3	10	2	11	2	11
14	3	11	3	11	2	12
15	4	11	3	12	3	12
16	4	12	3	13	3	13
17	5	12	4	13	3	14
18	5	13	4	14	4	14
19	5	14	5	14	4	15
20	6	14	5	15	4	16
21	6	15	5	16	5	16
22	6	16	6	16	5	17
23	7	16	6	17	5	18
24	7	17	6	18	6	18
25	8	17	7	18	6	19
26	8	18	7	19	7	19
27	8	19	8	19	7	20
28	9	19	8	20	7	21
29	9	20	8	21	8	21
30	10	20	9	21	8	22

Glossar Englisch – Deutsch

accuracy Genauigkeit, Richtigkeit

adjusted Adjustiert

alternative hypothesis Alternativhypothese

analysis of variance Varianzanalyse

arbitrary Willkürlich

attributable risk Zuschreibbares Risiko

average Durchschnitt

bar chart Balken-, Stabdiagramm

bias Systematischer Fehler

bimodal Zweigipflig

biostatistics Biostatistik

carry-over effect Nachhaltige Wirkung einer Therapie

case control study Fall-Kontroll-Studie

case report Fallbericht

case report form Patientenerhebungsbogen

case series Fallserie(n)

censored data Zensierte Daten

characteristic Merkmal

cluster Klumpen

coefficient of determination Bestimmtheitsmaß

coefficient of variation Variationskoeffizient

cohort study Kohortenstudie

compliance Akzeptanz der Behandlung, Compliance

component cause Teilursache (einer Krankheit)

composite endpoint Kombinierter Endpunkt

conditional probability Bedingte Wahrscheinlichkeit

confidence interval Konfidenzintervall

confounder Verzerrende Störgröße

contingency table Kontingenztafel

correlation coefficient Korrelationskoeffizient

critical appraisal Kritische Beurteilung einer Studie

cross-over Therapiewechsler

cross-over design Überkreuzungsstudie

cumulative frequency Summenhäufigkeit

curvilinear regression Nichtlineare Regression

cutoff point/cutoff value Schwellenwert

degree of freedom Freiheitsgrad

density function Dichtefunktion

dependent variable Abhängige Variable

distribution Verteilung

drop out Abbrecher, Ausfall

effectiveness (of treatment) Wirksamkeit einer Behandlungsstrategie

(clinical) efficacy (biologische) Wirksamkeit (im Kontext einer klinischen Prüfung)

(therapeutic) efficiency Therapeutischer Nutzen

eligible Die Einschlusskriterien erfüllend

endpoint Zielgröße

equivalence margin Äquivalenzschranke

estimator Schätzer

event Ereignis

evidence Wissenschaftlicher Nachweis, Beleg

evidence-based case report EBM-basierter Fallbericht

experimental study Experiment

false positive/false negative Falsch positiv/falsch negativ *follow up* Nachbeobachtungszeit

follow-up study Verlaufsuntersuchung

frequency Häufigkeit

Gaussian distribution Normalverteilung, Gauß-Verteilung

general linear model Allgemeines lineares Modell

goodness (of fit) Güte (der Anpassung)

hazard rate Ausfallrate

incidence Inzidenz

independent variable Unabhängige Variable

inferential statistics Inferenzstatistik

informed consent Einverständniserklärung

insignificant Nichtsignifikant

intercept Achsenabschnitt, Basiswert

interquartile range Interquartilsabstand

least square method Methode der kleinsten Quadrate

level of significance Signifikanzniveau

life table Sterbetafel

life-table analysis Überlebenszeitanalyse

longitudinal study Longitudinale Studie

(individual) matching (Paarweise) Zuordnung

mean Mittelwert, Erwartungswert

median follow up period Mediane Nachuntersuchungszeit

mode Modalwert, Modus

mortality rate Mortalität, Sterblichkeit(srate)

necessary cause Notwendige Ursache (einer Krankheit)

nested case cohort study Eingebettete Fall-Kontroll-Studie

noising factor Unverzerrende Störgröße

non-inferiority Nichtunterlegenheit

null hypothesis Nullhypothese

observation Beobachtung

observational study Beobachtungsstudie

odds ratio Odds Ratio, Chancenverhältnis

origin Nullpunkt

outcome Zielgröße, Therapieergebnis

outlier Ausreißer

paired samples Verbundene Stichproben

pie chart Kreisdiagramm

population Grundgesamtheit, Population

power Trennschärfe, Teststärke, Power

precision Genauigkeit, Präzision

prediction Vorhersage

predictive value Vorhersagewert

prevalence Prävalenz

probability Wahrscheinlichkeit

population Grundgesamtheit

population at risk Bevölkerung unter Risiko

p-value p-Wert

random experiment Zufallsexperiment

randomization Randomisierung, Zufallszuteilung

randomized clinical trial Randomisierte klinische Studie

randomized controlled trial Randomisierte kontrollierte Studie

random sample Zufallsstichprobe

random variable Zufallsvariable

range Spannweite

rank Rang, Rangzahl

ratio Verhältnis

recurrence rate Rezidivrate

reference interval Referenzbereich

regression line Regressionsgerade

reliability Zuverlässigkeit, Reproduzierbarkeit

repeated measure Messwiederholung

research Forschung

residual variance (Nichterklärte) Restvarianz

review Übersichtsartikel

risk Risiko, Risikofaktor

safety Sicherheit

sample Stichprobe

sample size Stichprobenumfang

sampling method Stichprobenverfahren

scatter plot Punktwolke

sensitivity Sensitivität

significance level Signifikanzniveau

skewed distribution Schiefe Verteilung

slope Steigung (einer Geraden)

specificity Spezifität

standard deviation Standardabweichung

standard error of the mean Standardfehler des Mittelwerts

statistical inference Statistische Schlussweise

steering committee Studienbegleitkommission

stem-and-leaf-diagram Stamm-Blatt-Diagramm

stratification Stratifizierung

student's test t-Test

study Studie, Untersuchung

subject Proband, Testperson, Objekt

sufficient cause Hinreichende Ursache (einer Krankheit)

surveillance Überwachung

survey Erhebung

survival analysis Überlebenszeitanalyse

survival probability Überlebenswahrscheinlichkeit

survival rate Überlebensrate

threshold Schwelle(nwert)

ties Verbundene Ränge

tolerability Verträglichkeit

transversal study Querschnittstudie

treatment Behandlung

treatment lag Wirkungsverzögerung

trial Untersuchung, Studie

true positive/true negative Richtig positiv/richtig negativ

two-by-two table Vierfeldertafel

two-tailed (two-sided) hypothesis Zweiseitige Fragestellung

type I/type II error Fehler erster Art/zweiter Art

unbiased Unverzerrt (frei von systematischen Fehlern)

uncorrelated Unkorreliert, ohne Zusammenhang

unimodal Eingipflig

validity Richtigkeit, Validität

value Wert

variability Variabilität

variance Varianz

vital statistics Bevölkerungsstatistik

washout period Therapiefreie Zwischenphase

withdrawal Studienabbruch, Abbrecher

Stichwortverzeichnis

A

B

C

D

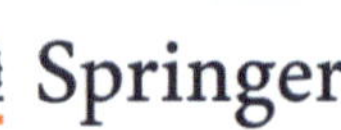

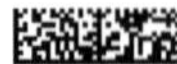